상심리사

> 2급 필기

기출문제 정복하기

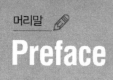

머리말

Preface

임상심리사는 인지장애, 신경증적 장애, 정신증적 장애, 성격장애 등 정신장애를 갖고 있는 환자 또는 일반인을 대상으로 관찰하고 인지검사, 성격검사, 신경심리검사를 실시하고 해석한다. 질환의 원인을 분석하고 치료방법, 빈도, 강도, 기간 등 적절한 치료계획을 수립하며, 정신분석, 내담자중심 상담, 행동치료, 인지치료, 인지행동치료, 심리극, 학습치료, 놀이치료 등 여러 가지 치료적 접근법을 활용하여 이상심리와 정신장애를 치료한다. 또한 심리평가 결과와 치료경과에 대해 정신과 의사 등 정신보건 관련 전문가들과 함께 토론하고 공조하며, 정신장애 및 사회부적응 등 장애의 심리적 원인과 과정을 밝혀내기 위해 연구하고 정신병리의 진단 및 치료를 위한 방법이나 도구를 개발하는 업무를 한다.

임상심리사는 임상장면에서 다양한 사람들이 지니고 있는 마음의 상처와 고통을 만나게 되고, 가장 가깝게 다가가 이해하고 치유하기 위해 노력을 한다. 한 사람의 심리를 평가하고 상담, 치료하며 자문하는 임상심리사의 일은 매우 가치 있는 일이지만, 그 만큼 어렵고 신중을 기해야 하는 직업이다.

본서는 최근 수험 흐름을 한 눈에 파악할 수 있도록 기출문제분석으로 구성되어 있다.

최근 7개년(2013 ~ 2019) 시행된 기출문제를 연도별로 분류하고, 또 다시 임상심리사 2급 시험과목인 심리학개론, 이상심리학, 심리검사, 임상심리학, 심리상담의 과목별로 분류하여 상세한 해설과 함께 수록하였다.
이를 통해 문제의 난이도와 유형을 확인할 수 있도록 하였으며, 해설과 함께 한 권으로 시험을 완벽히 마무리 할 수 있도록 하였다.

각자가 궁극적으로 목표하는 것은 비록 다를지라도 반드시 거쳐야 하는 시험의 합격은 모두의 목적일 것이다.
이러한 수험생들이 원하는 목적을 달성할 수 있도록 서원각은 항상 응원합니다. 한다.

시험의 개요

① **임상심리사 2급**

임상심리사는 인간의 심리적 건강 및 효과적인 적응을 다루어 궁극적으로는 심신의 건강 증진을 돕고, 심리적 장애가 있는 사람에게 심리평가와 심리검사, 개인 및 집단 심리상담, 심리재활프로그램의 개발과 실시, 심리학적 교육, 심리학적 지식을 응용해 자문을 한다. 임상심리사는 주로 심리상담에서 인지, 정서, 행동적인 심리상담을 하지만 정신과의사들이 행하는 약물치료는 하지 않는다. 정신과병원, 심리상담기관, 사회복귀시설 및 재활센터에서 주로 근무하며 개인이 혹은 여러 명이 모여 심리상담센터를 개업하거나 운영할 수 있다. 이 외에도 사회복지기관, 학교, 병원의 재활의학과나 신경과, 심리건강 관련 연구소 등 다양한 사회기관에 진출할 수 있다.

② **수행직무**

국민의 심리적 건강과 적응을 위해 기초적인 심리평가, 심리검사, 심리치료 및 상담, 심리재활 및 심리교육 등의 업무를 주로 수행하며, 임상심리사 1급의 업무를 보조하는 직무를 수행

③ **진로 및 전망**

임상심리사, 심리치료사

응시자격

임상심리와 관련하여 1년 이상 실습수련을 받은 자 또는 2년 이상 실무에 종사한 자로서 대학졸업자 및 졸업예정자 등

출제경향

국민의 심리적 건강과 적응을 위해 기초적인 심리평가, 심리검사, 심리치료 및 상담, 심리재활 및 심리교육 등의 업무를 수행하는 능력평가

시험과목

구분	시험과목	문항수	시험시간	시험방법
필기시험	1. 심리학개론 2. 이상심리학 3. 심리검사 4. 임상심리학 5. 심리상담	과목당 20문항 (총 100문항)	2시간 30분	객관식 4지 택일형
실기시험	임상 실무	18문항	3시간	필답형 (서술형, 단답형, 사례형 문제로 구성)

합격기준

① **필기시험** : 100점을 만점으로 하여 매 과목 40점 이상, 전 과목 평균 60점 이상을 득점한 자

② **실기시험** : 100점을 만점으로 하여 60점 이상을 득점한 자

※ 필기시험 면제

필기시험에 합격한 자에 대하여는 필기시험 합격자 발표일로부터 2년간 필기시험을 면제한다.

출제기준

필기과목명	문항수	주요 항목
심리학개론	20	1. 발달심리학
		2. 성격심리학
		3. 학습 및 인지심리학
		4. 심리학의 연구방법론
		5. 사회심리학
이상심리학	20	1. 이상심리학의 기본 개념
		2. 이상행동의 유형
심리검사	20	1. 심리검사의 기본 개념
		2. 지능검사
		3. 표준화된 성격검사
		4. 신경심리검사
		5. 기타 심리검사
임상심리학	20	1. 심리학의 역사와 개관
		2. 심리평가 기초
		3. 심리치료의 기초
		4. 임상심리학의 자문, 교육, 윤리
		5. 임상 특수 분야
심리상담	20	1. 상담의 기초
		2. 심리상담의 주요 이론
		3. 심리상담의 실제
		4. 중독상담
		5. 특수문제별 상담유형

이 책의
특징 구성 ✏️

Structure

CHAPTER **01** 심리학개론

1 다음은 무엇에 관한 설명인가?

> 수중에서 기억한 내용을 물속에서 회상시킨 경우가 물 밖에서 회상시킨 경우에 비해서 회상이 잘 된다.

① 인출단서효과
② 맥락효과
③ 기분효과
④ 도식효과

🔷 해설 맥락효과란 학습이나 정보를 얻던 상황·환경과 같은 상황·환경에서 그 내용을 더 잘 회상해내는 현상을 말한다.

○ **기출문제**

2013년부터 2019년까지 최근 7년간의 기출문제를 수록하여 출제유형과 경향파악이 쉽게 구성하였습니다.

---

10 Jung의 심리학적 유형에 기초하여 개발된 검사는?

① TAT
② MMPI
③ MBTI
④ BDI

🔷 해설 MBTI(Myers–Briggs Type Indicator)는 C. G. Jung의 심리유형론을 근거로 하여 Katharine Cook Briggs와 Isabel Briggs Myers가 보다 쉽고 일상생활에 유용하게 적용할 수 있도록 고안한 자기보고식 성격유형지표이다.
MBTI는 인식과 판단에 대한 융의 심리적 기능이론, 그리고 인식과 판단의 향방을 결정짓는 융의 태도 이론을 바탕으로 하여 제작되었다.
MBTI는 다음과 같은 네 가지 척도로 성격을 표현한다. 각각의 척도는 두 가지 극이 되는 성격으로 이루어져 있다.

지표		설명
외향(Extroversion)	내향(Introversion)	사고방향, 능동과 수동 어느 쪽인가?
감각(Sensing)	직관(Intuition)	인식기능 : 무엇을 인식하는가?
사고(Thinking)	감정(Feeling)	계산기능 : 어떻게 계산 하는가?
계획(Judging)	즉흥(Perceiving)	출력양식 : 어떤 출력양식을 선호하는가?

○ **상세한 해설**

매 문제에 상세한 해설과 핵심이론을 요약, 수록하여 시험에 완벽하게 대비할 수 있게 구성하였습니다.

---

11 다음 중 검사 윤리에 관한 설명으로 틀린 것은?

① 채점과 검사의 경우 자신감이며 검사를 사용해야 한다.

차례 ✎
Contents

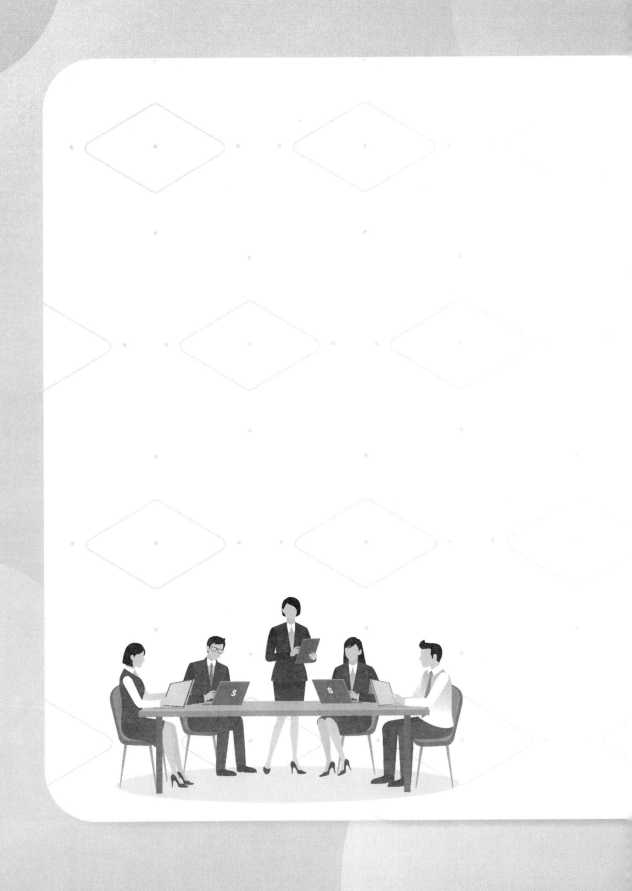

I

2013년 8월 18일 시행

01 심리학개론

1 Maslow의 5단계 욕구 중 "금강산도 식후경"이라는 속담의 의미와 일치하는 욕구는?

① 생리적 욕구　　　　　　　　　　② 안전의 욕구

③ 소속 및 애정의 욕구　　　　　　④ 자기실현의 욕구

> ⭐ ADVICE　Maslow가 인간에 대한 인본주의 심리학을 근거로 주장한 욕구 단계설이다.
>
> Maslow에 의하면, 인간 행동은 필요와 욕구에 바탕을 둔 동기(motive)에 의해 유발되고, 이러한 동기에는 위계가 있어서, 각 욕구는 하위 단계의 욕구들이 어느 정도 충족되었을 때 점차 상위욕구를 추구하게 된다.
>
> ※ Maslow의 5단계 욕구
> 　　㉠ 1단계 : 생리적 욕구(Physiological Needs) – 의식주 생활에 관한 욕구 즉, 본능적인 욕구 단계
> 　　㉡ 2단계 : 안전의 욕구(Safety Needs) – 신체적, 정서적인 안전을 추구하는 욕구 단계
> 　　㉢ 3단계 : 소속감과 애정의 욕구(Belongingness and Love Needs) – 조직이나 단체에 소속되어 소속감을 느끼고 사람들과 애정을 나누고자 하는 욕구 단계
> 　　㉣ 4단계 : 존경의 욕구(Esteem Needs) – 인정받고자 하는 욕구 단계
> 　　㉤ 5단계 : 자아실현의 욕구(Self-Actualization Needs) – 자신의 재능과 잠재력을 발휘하여 성취하고 자기만족을 느끼는 단계
>
> ※ Maslow는 말기에 위와 같은 5단계 욕구에 아래의 2가지 욕구를 추가하여 욕구의 7단계를 주장하였다.
> 　　㉠ 심미적 욕구 단계
> 　　㉡ 자아실현의 욕구 단계

2 여러 상이한 연령에 속하는 사람들로부터 동시에 어떤 특성에 대한 자료를 얻고 그 결과를 연령 간 비교하여 발달적 변화과정을 추론하는 연구방법은?

① 종단적 연구방법　　　　　　　　② 횡단적 연구방법

③ 교차비교 연구방법　　　　　　　④ 단기종단적 연구방법

> ⭐ ADVICE　횡단적 연구방법(cross sectional method)
> 　　㉠ 여러 다양한 연령에 속하는 사람들로부터 동시에 측정하고자 하는 특성에 대한 자료를 얻고, 연령 간 결과를 비교하여 발달적 변화 과정을 추론해보는 방법이다.
> 　　㉡ 발달심리 분야에서 보편적으로 쓰이는 방법이지만, 연령 외에도 각 연령집단이 가지는 여러 다른 특성의 차이로 인해 발달의 경향 만을 알아보는 데에는 한계가 있다.
>
> ※ 종단적 연구방법(longitudinal method)
> 　　㉠ 한 집단을 일정 기간 동안 추적하여 측정하고자 하는 특성의 변화 과정을 연구하는 방법이다.
> 　　㉡ 발달적 경향을 정확하게 이해하는데 크게 도움이 되나, 시간과 경제적 부담이 크고 추적하는 과정에서 연구대상이 탈락할 가능성이 있다.

3 자극추구(sensation-seeking) 성향에 관한 설명으로 옳은 것은?

① Eysenck이 자극추구성향에 관한 척도를 제작했다.
② 자극추구 성향이 높을수록 노아에피네프린(NE)이라는 신경전달물질을 통제하는 체계에서의 흥분 수준이 낮다는 주장이 있다
③ 성격특성이 일부 신체적으로 유전된다고 하는 주장을 반박하는 근거로 제시된다.
④ 내향성과 외향성을 구분하는 생리적 기준으로 사용된다.

> ⭐ADVICE ① 주커만(Zuckerman)이 감각 추구 성향을 측정하기 위한 척도를 개발했다.
> ③ 감각추구 성향은 생물학적 요인과 관련이 높다고 알려져 있다. 특히 일란성 쌍생아와 이란성 쌍생아의 자극 추구에 대한 비교 연구를 통해 유전이 개인의 성격에 영향을 끼친다고 보았다.
> ④ 아이젱크는 체액론에서 다루는 네 가지 성격 유형(다혈질, 점액질, 우울질, 담즙질)이 내향성/외향성, 안정성/신경증이라는 두 가지 초특질(supertrait)의 결합으로 구성된 것이라고 보았다.

4 Freud가 제시한 성격의 구조가 발달하는 순서로 올바른 것은?

① 초자아 – 원초아 – 자아
② 자아 – 원초아 – 초자아
③ 원초아 – 자아 – 초자아
④ 자아 – 초자아 – 원초아

> ⭐ADVICE 프로이트의 성격의 3요소 … 원초아, 자아, 초아자
> ㉠ 원초아는 신생아 때부터 존재하는 정신 에너지의 저장고이며, 이 원초아로부터 나중에 자아와 초자아가 분화된다.
> ㉡ 발달 순서 : 원초아 → 자아 → 초자아

답 1.① 2.② 3.② 4.③

5 단기기억의 기억용량은 일반적으로 어느 정도인가?

① 3±2개　　　　　　　　　　② 5±2개
③ 7±2개　　　　　　　　　　④ 9±2개

⭐ADVICE 단기기억은 정보를 20~30초 정도 저장하며, 일반 성인의 경우 처리 가능한 정보 수가 7±2개 정도이다.

6 다음 중 온도나 지능검사의 점수를 측정할 때 사용되는 척도는?

① 명목척도　　　　　　　　　② 서열척도
③ 등간척도　　　　　　　　　④ 비율척도

⭐ADVICE S. S.스티븐스는 척도를 4가지 유형으로 분류하였다.
　㉠ **명목척도** : 서로 대립되는 범주, 예 성별, 종교 등
　㉡ **서열척도** : 대상을 어떤 변수에 관해 서열적으로 배열할 경우, 예 소득 수준, 석차 등
　㉢ **간격척도** : 크기 등의 차이를 수량적으로 비교할 수 있도록 표지가 수량화된 경우, 예 온도, IQ, 학점 등
　㉣ **비율척도** : 간격척도에 절대영점(기준점)을 고정시켜 비율을 알 수 있게 만든 경우, 예 무게, 신장, 연령 등

7 다음은 무엇에 관한 설명인가?

> 물속에서의 기억한 내용을 물속에서 회상시킨 경우가 물밖에서 회상시킨 경우에 비해서 회상이 잘 된다.

① 인출단서효과　　　　　　　② 맥락효과
③ 기분효과　　　　　　　　　④ 도시효과

⭐ADVICE '맥락효과'란 학습이나 경험을 했던 상황/환경과 같은 상황/환경에서 그 내용을 더 잘 회상해내는 현상을 의미한다.

8 Erikson의 발달단계에 대한 설명으로 틀린 것은?

① 초기경험이 성격 발달에 중요하다.
② 사회성 발달을 강조한다.
③ 전생애를 통해 발달한다.
④ 성격은 각 단계에서 경험하는 위기의 극복양상에 따라 결정된다.

⭐ADVICE ① 에릭슨은 전 생애에 걸친 발달과 변화를 강조하였다. 성격 발달에서 초기 경험을 강조한 학자는 정신 분석이론의 프로이트와 개인심리이론의 아들러가 대표적인 예이다.

9 심리검사의 타당도를 측정하는 방법 중 검사의 내용이 측정하려는 속성과 일치하는지를 논리적으로 분석 · 검토하여 결정하는 것은?

① 예언타당도
② 공존타당도
③ 구성타당도
④ 내용타당도

⭐ADVICE ④ **내용타당도** : 논리적 타당도라고 하며, 검사문항이 측정하려고 하는 내용을 얼마나 잘 대표하고 있느냐를 논리적으로 분석 검토하여 판단하는 것이다.
① **예언타당도** : 한 검사가 미래의 어떤 행동특성을 얼마나 정확하게 예측하는지를 나타내는 타당도이다. **예** 내신 점수와 수능 점수
② **공존타당도** : 공시타당도라고도 하며, 새로 제작된 검사를 기존의 널리 사용되고 평가받아온 검사들과 비교하여 그 검사의 타당도를 확립하는 것이다.
③ **구성타당도** : 이미 확립된 관련 구성 개념들의 측정 도구와 비교를 하는 것으로, 구성 개념의 이론적 연관성에 따라 수렴타당도와 변별타당도로 나뉜다.

10 강화계획 중 소거에 대한 저항이 가장 큰 것으로 알려진 것은?

① 고정간격계획
② 고정비율계획
③ 변화간격계획
④ 변화비율계획

⭐ADVICE **강화계획**(schedule of reinforcement) … 시간간격과 비율을 고정과 변동으로 구분하여 총 4가지의 종류가 있다.
㉠ **고정간격계획** : 일정한 시간마다 강화를 주는 것이다. **예** 월급, 용돈
㉡ **변동간격계획** : 불규칙한 시간 간격마다 강화를 주는 것이다. 변동 간격에서 10분 계획이라는 것은 일정한 10분이 아니라, 평균 10분을 의미하는 것으로, 어느 때에는 1분도 되고, 10분도 되고, 20분도 되지만, 그 평균은 같다.
㉢ **고정비율계획** : 일정 수의 반응을 나타날 때 강화를 주는 것이다. **예** 성과급
㉣ **변동비율계획** : 불규칙한 반응에 강화를 주는 것이다. **예** 도박
※ 변동비율계획의 경우, 몇 번 반응해야 강화가 나올지 모르므로 반응속도는 빨라지고 반응률은 높아지는 경향이 있다.

답 5.③ 6.③ 7.② 8.① 9.④ 10.④

11 타인에 대한 호감이나 매력의 정도를 결정짓는 요인과 가장 가리가 먼 것은?

① 근접성

② 유사성

③ 신체적 매력

④ 행위자 – 관찰자 편향

⭐ ADVICE **행위자–관찰자 편향** … 귀인 과정에서의 오류에 해당되며 근본적 귀인 오류에서 좀 더 확장된 편향이다. 내 행동에 대해서는 외부 요인으로, 다른 사람의 행동에 대해서는 내부 요인으로 귀인하는 경향이 있다.

　예 상대편 차가 끼어들기를 하면 상대의 급한 성격과 잘못된 운전 습관 때문이지만 내가 끼어들기 하는 것은 바쁜 일이 있기 때문

※ 매력을 느끼게 하는데 중요한 4가지 요소

　㉠ 근접성 : 물리적으로 근접해 있을수록 자주 만날 수 있고, 자주 만나는 만큼 친숙해지게 된다.
　– 단순접촉효과 : 낯선 자극을 반복해서 접하게 되면 호감이 증가하는 경향. 단, 첫인상이 부정적이면 단순접촉효과는 나타나지 않는다.

　㉡ 신체적 매력(외모) : 사람들은 신체적으로 매력적인 사람을 좋아함. 외모는 동성보다는 이성 간의 관계에서, 그리고 관계 초기에 상대적으로 더 큰 영향력을 지님. 이는 "아름다운 것이 좋다"는 신체적 매력에 대한 고정관념 때문이며, 신체적으로 매력적인 사람이 다른 사회적으로 바람직한 능력도 지니고 있을 것이라는 후광효과(halo effect)와 매력적인 사람과 함께 있음으로 자신의 이미지도 고양되는 발산효과 때문이다.

　㉢ 유사성 : 유유상종, 사람들은 태도, 가치관, 성격 또는 배경 등이 자신과 비슷하다고 지각하는 사람을 좋아한다.
　– 걸맞추기 현상 : 데이트나 결혼에 있어서 외모나 기타 특성이 자신과 비슷한 상대를 선택하는 경향

　㉣ 상대의 호의 : 호감의 상호성으로, 자신을 좋아하고 긍정적으로 평가하는 사람을 좋아하는 것. 자신에게 호의를 보이는 상대를 좋아하는 이유는 상대에게 호의를 받은 만큼 자신도 동일한 정서로 보답해야 한다는 일종의 의무감을 느끼게 되기 때문이라고 해석한다.

12 달이 구름 속을 떠다니는 것처럼 보이는 현상은?

① 깊이지각

② 형태지각

③ 가현운동

④ 유도운동

⭐ ADVICE ④ **유도운동** : 달을 둘러싼 구름이 움직일 때 구름이 정지해 있고, 달이 반대 방향으로 움직이는 것처럼 느껴지는 일이 있는 것 같이, 둘러싼 큰 물체보다도 둘러싸인 작은 물체쪽이 움직이는 것처럼 지각하는 것이다.

① **깊이지각** : 시각적으로 감각되는 정보 중에서 2차원인 망막의 상을 3차원으로 지각하는 능력. 깊이 지각 능력은 우리가 3차원인 세상을 살아가는 데 가장 중요한 지각 능력 중 하나로, 깊이 지각 능력은 출생 후 6개월이 지나 나타난다.

② **형태지각** : 시각을 통해서 대상의 형태를 정확하고 빠르게 판별하고 차이를 알아보는 능력이다.

③ **가현운동** : 어느 정도 다른 위치에 있는 두 자극이 정확한 시간 간격을 교대해 하나씩 차례로 눈에 투사될 경우 하나의 자극으로부터 만들어진 운동으로 지각되는 운동 착시 현상이다. 예 네온 사인

13 성격이론가와 업적 또는 주장이 바르게 연결된 것은?

① Cattell − 체액론
② Allport − 소양인
③ Erikson − 심리성적발달
④ Jung − 내 · 외향성

⭐ADVICE ① Hippocrates − 체액론(다혈질, 우울질, 담즙질, 점액질)
　　　　　 Cattle − 16요인
② 이제마 − 소양인, 소음인, 태양인, 태음인
　　　　　 Allport − 주특질, 중심특질, 이차특질
③ Freud − 심리성적발달 단계
　　　　　 Erickson − 심리사회발달 단계

14 고전적 조건형성에서 연합형성의 강도에 영향을 주는 요인에 관한 설명으로 틀린 것은?

① CS와 UCS의 연합 횟수가 많을수록 연합강도는 증가한다.
② UCS가 CS보다 0.5초 전에 제시될 때 연합이 가장 강하게 형성된다.
③ CS가 UCS 없이 반복적으로 제시되면 조건 반응의 소거가 일어난다.
④ 잘 확립된 CS는 새로운 중성적 자극을 조건형성시킬 수 있는 힘을 갖는다.

⭐ADVICE ② 조건 자극(CS)이 무조건 자극(UCS)보다 시간적으로 동시 혹은 약간 앞서서 주어져야 연합이 가능하며, 조건 자극(CS)이 무조건 자극(UCS)보다 0.5초 빨리 제시되는 것이 이상적이라고 알려져 있다.

15 다음 중 아동으로 하여금 매일 아침 자신의 침대를 정리하도록 하는데 효과가 있는 것을 모두 짝지은 것은?

처벌, 긍정적 강화, 부정적 강화, 모방

① 처벌
② 처벌, 긍정적 강화
③ 처벌, 긍정적 강화, 부정적 강화
④ 처벌, 긍정적 강화, 부정적 강화, 모방

⭐ADVICE 처벌, 긍정적 강화, 부정적 강화, 모방 모두 행동주의 학습에 해당이 되며, 강화와 처벌은 조작적 조건 형성을 바탕으로 하고, 모방은 사회학습 이론을 바탕으로 한다.

답 11.④ 12.④ 13.④ 14.② 15.④

16 다음 중 Rogers의 "자기" 개념의 설명으로 틀린 것은?

① 사람의 세상에 대한 지각에 영향을 준다.
② 상징화 되지 못한 감정들로 구성되어 있다.
③ 자기에는 지각된 자기 외에 되고 싶어 하는 자기도 포함된다.
④ 지각된 경험에 의해 형성된다.

> ⚫ADVICE ② Rogers에 의하면, 개인이 지각하는 것과 의미가 현상적 장을 구성하며, 개인이 자기로서 보는 현상적
> 장이 바로 자기 self이다. 개인의 객관적 현실이 아닌 현상학적 장에 입각하여 재구성된 현실에 반응하게
> 되는데, 이것이 바로 '상징화'이다. 즉 개인의 의식이나 자각이 바로 그 사람이 경험하는 무언가의 상징화
> 라는 의미이다.

17 관찰법에 관한 설명으로 틀린 것은?

① 관찰법은 실험법과 같이 독립변인을 인위적으로 조작할 수 없으므로 관찰변인을 체계적으로 측
정하지 않는다.
② 관찰법에는 직접 집단에 참여해서 그 집단 구성원과 같이 생활하면서 관찰하는 참여관찰도 있다.
③ 관찰법은 임신 중 영향부족이 IQ에 미치는 영향과 같이 실험 상황을 윤리적으로 통제할 수 없을
때 사용한다.
④ 관찰법에서는 관찰자의 편견이나 희망이 반영되어 관찰자 편향(observer bias)이 일어날 수 있다.

> ⚫ADVICE 관찰법은 연구방법의 한 형태이며, 자연적 조건이나 상태에서 연구대상의 행동을 관찰하고 하는 절차를
> 통해 연구 자료를 수집하는 방법을 의미한다.
> ① 관찰법은 실험법과 같이 독립변인을 인위적으로 조작하는 것은 가능하지 않으나 관찰변인을 정해서 체
> 계적으로 측정하는 것은 가능하다.

18 다음 중 모집단의 범위와 변산도를 가장 잘 설명하는 통계방법은?

① 평균편차   ② 범위
③ 표준편차   ④ 상관계수

> ⚫ADVICE 변산도 … 측정치들의 분포가 대푯값(집중경향치)을 중심으로 하여 어느 정도 밀집 혹은 분산되어 있는가
> 를 나타내는 통계치로서 여러 점수들이 흩어져 있는 정도를 의미하며, 변산도가 클수록 분포의 구성원들
> 은 그만큼 이질적이고, 변산도가 작을수록 동질적임을 나타낸다.
> ③ 표준편차 : 자료가 많을 때 자료를 대표하는 하나의 값, 즉 대푯값으로 평균을 많이 사용한다. 산포도의
> 하나인 표준편차는 자료가 평균을 중심으로 얼마나 퍼져 있는지를 나타내는 대표적인 수치이다. 즉 표
> 준편차는 모집단의 범위와 변산도를 잘 설명해 주며, 표준편차가 클수록 평균값에서 이탈한 것이고,
> 표준편차가 작을수록 평균값에 가까운 것이다.

① 평균편차 : 모집단의 평균과 개개의 표본과의 차의 절댓값의 평균으로, 각 자료가 평균에서 평균적으로 어느 정도 떨어져 있는지를 나타내는 값이다.

② 범위 : 관찰된 자료가 흩어져 있는 정도를 측정하는 방법의 하나로, 최댓값에서 최솟값을 빼준 값이다. 범위를 R이라고 표현하면 R=최댓값−최솟값+1로 나타낼 수 있다. '1'을 더하는 이유는 최댓값 상한 계에서 최솟값 하한계까지의 거리가 범위가 되기 때문이다.

④ 상관계수 : 두 변량 X, Y 사이의 상관관계의 정도를 나타내는 수치(계수)이다. −1.00에서 +1.00까지 변할 수 있는 수로 두 변인 사이의 관계 정도를 가리킨다. 보통 소문자 r로 표시하며, r 값이 −1.00에 가까울수록 부적 상관관계를, +1.00에 가까울수록 정적 상관관계이며, 두 변수가 아무런 관계가 없는 경우 0으로 표시된다.

19 어떤 연구에서 종속변인에 나타난 변화가 독립변인의 영향 때문이라고 추론할 수 있는 정도를 의미하는 것은?

① 내적 신뢰도
② 외적 신뢰도
③ 내적 타당도
④ 외적 타당도

⭐ADVICE ③ 내적 타당도 : 실험적 연구에 있어서 주어진 실험처치(experimental treatments)가 정말로 실험효과를 가져왔는지를 판단하는 것이다. 즉, 내적 타당도는 주어진 실험처치가 이 실험에서 정말로 어느 정도 실험효과를 가져왔는지를 알아보는 것이다. 종속 변인에 나타난 변화가 독립변인의 영향 때문이라고 추론할 수 있는 정도를 의미한다.

① 내적 신뢰도 : 어떤 사건이나 현상에 대한 관찰자 간의 일치도이다. 자료의 수집이나 분석, 해석에서의 일치성을 의미한다.

② 외적 신뢰도 : 동일한 설계를 바탕으로 실험을 했을 때 다른 연구자들 역시 동일한 현상을 발견하는지를 보는 것이다.

④ 외적 타당도 : 한 연구의 결과를 그 연구에서 사용된 장면 및 피험자 이외에 다른 장면 및 피험자에게 일반화시킬 수 있는 정도를 판단한다. 즉, 실험실에서 이루어진 연구결과가 일상적인 상황에까지 일반화될 수 있는지 여부를 평가하는 것이다.

20 혼자 있을 때 보다 옆에 누가 있을 때 과제의 수행이 더 우수한 것을 일컫는 현상은?

① 몰개성화
② 군중 행동
③ 사회적 촉진
④ 동조 행동

⭐ADVICE ③ 사회적 촉진 : 다른 사람들이 있을 때 쉬운 과제를 더 잘하게 되는 현상으로, 사회적 시선 및 평가가 수행에 미치는 영향을 지칭한다.

① 몰개성화 : 집단으로 행동하는 상황에서 구성원 개개인의 정체성과 책임감이 약화되어 집단에 대해 몰입하면서 자신의 자의식을 상실하는 것이다.

② 군중 행동 : 군중이 특정 사건을 대상으로 똑같은 감정적 반응을 일으킨 결과로 발생한 군중의 집합적 행동을 의미한다.

④ 동조 행동 : 집단 규범이나 관습, 혹은 다른 사람의 반응에 일치하도록 행동하게 되는 것을 의미한다.

답 16.② 17.① 18.③ 19.③ 20.③

1 의존성 성격장애의 진단기준에 해당하지 않는 것은?

① 자신이 사회적으로 무능하고 열등하다고 생각한다.

② 자신의 일을 혼자서 시작하거나 수행하기가 어렵다.

③ 타인의 보살핌과 지지를 얻기 위해 무슨 행동이든 한다.

④ 타인의 충고와 보장이 없이는 일상적인 일도 결정을 내리지 못한다.

⭐ADVICE ① 자신을 사회적으로 무능하고, 개인적인 매력이 없으며 열등하다고 생각하는 것은 회피성 성격 장애의
진단 기준에 해당된다.

※ DSM-5 의존성 성격장애(Dependent Personality Disorder) … 독립적인 생활을 하지 못하고 다른 사람
에게 과도하게 의존하거나 보호받으려는 행동을 특징적으로 보이는 성격장애이다.

※ 진단기준 … 보호받고 싶은 과도한 욕구로 인해 복종적이고 매달리는 행동과 이별에 대한 두려움을 나
타낸다. 이러한 성격특성이 생활전반에 나타나고 다음 중 5개 이상의 항목을 충족시켜야 한다.
A. 타인으로부터의 많은 충고와 보장 없이는 일상적인 일도 결정을 내리지 못한다.
B. 자기 인생의 매우 중요한 영역까지도 떠맡길 수 있는 타인을 필요로 한다.
C. 지지와 칭찬을 상실하는 것에 대한 두려움 때문에 타인에게 반대의견을 말하기가 어렵다.
D. 일을 혼자 시작하거나 수행하기 어렵다(판단과 능력에 대한 자신감 부족).
E. 타인의 보살핌과 지지를 얻기 위해 무슨 일이든 다 할 수 있다.
F. 혼자 있으면 불안하거나 무기력해지는데, 혼자서 일을 감당할 수 없다는 과장된 두려움을 느끼기
때문이다.
G. 친밀한 관계가 끝났을 때, 필요한 지지와 보호를 얻기 위해 또 다른 사람을 급하게 찾는다.
H. 스스로를 돌봐야 하는 상황에 버려지는 것에 대한 두려움에 비현실적으로 집착한다.

2 불안장애나 우울증과 같이 정서적인 가변성이나 과민성과 관련이 깊은 eysenck의 성격차원은?

① 외 – 내향성(E)
② 신경증적 경향성(N)
③ 정신병적 경향성(P)
④ 허위성(L)

⭐ADVICE Eysenck가 분류한 성격차원
㉠ 외향성-내향성 : 각성 수준. 내향성이 외향성에 비해 쉽게 각성이 되어 사회적 자극을 회피하는 경향이
있다.
㉡ 신경증 성향 : 정서적 불안정성 및 예민성. 불안, 변덕, 걱정, 우울, 낮은 자존감 등
㉢ 정신병 성향 : 공격성, 자기 중심성, 반사회성과 관련이 있다.

3 정신분석학적 관점에서 볼 때 해리성 장애 환자들에게서 가장 흔히 나타나는 방어기제는?

① 억압
② 반동형성
③ 전치
④ 주지화

⭐ADVICE 해리성 장애 환자가 경험하는 기억 상실은 정서적 갈등이나 외부 스트레스를 경험하는 경우 억압이나 부
인을 사용해서 고통스러운 환경적 자극에서 벗어나려는 것으로 알려져 있다.
DSM-5에 의하면 해리 장애의 하위 유형은 다음과 같다.
㉠ 해리성 정체감 장애
㉡ 해리성 기억상실증
㉢ 이인증 / 비현실감 장애

4 성 정체감 장애에 관한 설명으로 틀린 것은?

① 1차 및 2차 성징을 제거하려는 성전환수술에 집착한다.
② 반대 성을 가진 사람으로 행동하고 인정되기를 바란다.
③ 자신의 생물학적 성에 대해 지속적으로 불쾌감을 느낀다.
④ 반대 성의 옷을 입는 경우가 많아 흔히 복장도착적 물품음란증으로 중복 진단된다.

⭐ADVICE 성 정체감 장애는 DSM-5에서는 성 불편증으로 바뀠다.
성도착 장애는 성 불편증(전, 성 정체감 장애)과 명확하게 구분이 되며, 성 불편증으로 인해 이성의 옷을
입는 경우에는 의상전환장애에 해당되지 않는다.
※ 성과 관련된 장애 범주(DSM-5)
㉠ 성기능 장애(Sexual Dysfunctions)
㉡ 성도착 장애(Paraphilic Disorder)
㉢ 성 불편증(Gender Dysphoria)
성도착 장애 하위 유형으로 의상전환장애(Transvestic Disorder, 복장도착증 : 이성의 옷을 입음으로써
성적 흥분을 하는 경우)가 해당된다.

5 Abramson 등의 '우울증의 귀인이론(attributional theory of depression)'에 관한 설명으로 틀린 것은?

① 우울증에 취약한 사람은 실패경험에 대해 내부적, 안정적, 전반적 귀인을 하는 경향이 있다.
② 실패경험에 대한 내부적 귀인은 자존감을 손상시킨다.
③ 실패경험에 대한 안정적 귀인은 우울의 만성화에 기여한다.
④ 실패경험에 대한 특수적 귀인은 우울의 일반화를 조장한다.

⭐ADVICE 실패경험에 대한 특수적 귀인을 하는 경우 우울증이 특수화되며, 실패경험에 대한 전반적 귀인을 하는 경
우 우울증이 일반화된다.

(답) 1.① 2.② 3.① 4.④ 5.④

6 다음은 주요 우울삽화의 진단기준이며, (　)는 가장 핵심적 증상이다. (　) 안에 알맞은 것은?

> 다음 증상 가운데 5개(또는 이상) 증상이 연속 2주 동안 지속되며, 이러한 상태가 이전기능으로
> 부터 변화를 나타낸다. 아래의 증상 가운데 적어도 하나의 증상이 (　) 또는 (　)이다.
>
> A. 체중감소 또는 증가　　　　　　　　　 B. 자살생각
> C. 흥미나 즐거움의 상실　　　　　　　　 D. 우울한 기분
> E. 무가치감 또는 죄책감

① A, B

② B, C

③ C, D

④ D, E

⭐ADVICE **주요 우울 장애** ⋯ 다음에 제시된 9가지의 증상 중 A, B항을 필수적으로 포함하고 5개 이상의 증상이 거의
매일 2주 이상 나타나야 한다.
A. 하루의 대부분, 거의 매일 지속되는 우울한 기분
B. 거의 모든 일상 활동에 대한 흥미나 즐거움 저하
C. 체중조절을 하고 있지 않은 상태에서 현저한 식욕과 체중의 감소나 증가
D. 거의 매일 불면이나 과다수면
E. 거의 매일 정신운동성 초조나 지체, 즉 좌불안석이나 처져있는 느낌
F. 거의 매일 피로감이나 활력상실
G. 거의 매일 무가치감이나 과도하고 부적절한 죄책감
H. 거의 매일 사고력이나 집중력의 감소 또는 우유부단함
I. 죽음에 대한 반복적인 생각이나 특정한 계획 없이 반복적으로 자살에 대한 생각이나 자살 기도를 하거
나 자살하기 위한 구체적 계획을 세움

7 섭식장애에서 부적절한 보상행동에 포함되는 것은?

① 폭식

② 과식

③ 과도한 금식

④ 하제 사용

⭐ADVICE **섭식장애의 종류**
㉠ **신경성 식욕부진증**(Anorexia Nervosa) : 체중증가와 비만에 대한 두려움이 극심하여 최소한의 음식만을
먹거나 거부함으로써 체중이 비정상적으로 줄어든 경우를 말한다.
㉡ **신경성 폭식증**(Bulimia Nervosa) : 짧은 시간 내에 많은 양을 먹는 폭식행동과 구토 등의 보상행동이
반복이 나타나는 것으로 보상행동으로는 구토, 설사약, 이뇨제, 과도한 운동 등이 있을 수 있다.
※ **폭식장애**(Binge Eating Disorder) ⋯ 반복적인 폭식으로 인해 고통을 경험하지만 음식을 토하는 등의
보상행동은 나타내지 않는 경우를 말한다.

8 Jellinek은 알코올 의존이 단계적으로 발전하는 장애라고 주장하면서 4단계의 발전과정을 제시하였다. 다음 중 4단계의 발전과정을 바르게 나열한 것은?

① 전 알코올 증상단계 - 전조단계 - 중독단계 - 만성단계
② 전조단계 - 결정적 단계 - 남용단계 - 중독단계
③ 전 알코올 증상단계 - 전조단계 - 결정적 단계 - 만성단계
④ 전조단계 - 유도단계 - 중독단계 - 만성단계

> **ADVICE** 알코올 의존의 4단계(Jellinek, 1952)
> ㉠ 1단계 전 알코올 증상단계(pre alcoholic phase) : 사교적 목적으로 즐기는 단계임 긴장이 해소되고 대인관계가 원활해지는 등 알코올의 긍정적 효과를 경험하는 단계이다.
> ㉡ 2단계 전조단계(prodromal phase) : 음주량과 빈도가 증가하고 음주 동안의 사건을 기억하지 못하는 일이 생긴다.
> ㉢ 3단계 결정적 단계(crucial phase) : 술에 대한 통제력을 상실하기 시작하고, 빈번한 과음으로 여러 가지 부적응적인 문제가 발생하는 단계이다.
> ㉣ 4단계 만성단계(chronic phase) : 알코올에 대한 내성 및 심한 금단증상을 경험하게 되고, 술에 대한 통제력을 상실. 술로 인한 신체적 어려움 뿐 아니라 여러 가지 부적응적인 상태에 빠지게 된다.

9 정신분열의 원인에 관한 설명으로 옳은 것은?

① 사회원인 가설 : 정신분열병 환자는 발병 후 도시에서 빈민거주지역으로 이동한다는 가설
② 도파민 가설 : 정신분열병의 발병이 도파민이라는 신경전도체의 과다활동에 의해 유발된다는 이론
③ 사회선택이론 : 정신분열병이 냉정하고 지배적이며 갈등을 심어주는 어머니에 의해 유발된다는 이론
④ 스트레스-소인가설 : 정신분열병이 뇌의 특정 영역의 구조적 손상에 의해 유발된다는 이론

> **ADVICE** 현재 명확한 원인이 밝혀지지는 않았으나. 다만, 조현병(정신분열병)의 원인을 밝혀내기 위해 도파민 등 신경전달 물질 시스템의 이상, 변연계 및 기저핵 이상 등의 신경병리적 영역, MRI, MRS, PET 등을 이용한 뇌 영상학 연구 영역, 그리고 신경생리학적 영역 등에 대한 연구가 이루어지고 있다.
> 고전적 도파민 가설에 의하면, 도파민의 과다 분비 혹은 도파민 수용체의 증가로 인하여 도파민 활동이 과잉된 상태가 되면 조현병(정신분열병)이 발생한다는 것으로 이 가설의 근거는 항정신병 약물의 효과가 도파민 D2 수용체 차단효과와 밀접한 상관성을 갖고 도파민 활성을 항진시키는 amphetamine과 같은 약물에 의해 유도, 악화되기 때문이다.

답 6.③ 7.④ 8.③ 9.②

10 치매의 진단에 필요한 증상과 가장 거리가 먼 것은?

① 기억장애 ② 함구증

③ 실어증 ④ 실행증

⭐ADVICE DSM-IV(APA, 2000) : 알츠하이머형 치매(Dementi of Alzheimer's type) … 복합적인 인지 기능 결함이 다음의 두 가지 양상으로 나타난다.

㉠ 기억장애(새로운 정보에 대한 학습 장해 또는 병전에 학습한 정보 회상 능력의 장해)

㉡ 다음의 인지 기능 장애 중 한 개(또는 그 이상)

- 실어증(언어 장애)
- 실행증(운동 기능은 정상이지만, 행위 능력의 실행이 불가능함)
- 실인증(감각 기능은 정상이지만, 물체를 인지하거나 감별하지 못함)
- 수행 기능의 장애(즉, 계획, 조정, 순서유지, 추상적 사고 능력)

※ DSM-5 주요 및 경도 신경인지장애

㉠ 주요 신경인지장애(Major Neurocognitive Disorder)
- 한 가지 이상의 인지적 영역(복합 주의, 실행기능, 학습 및 기억, 지각-운동 기능 또는 사회적 인지)에서 과거 수행 수준에 비해 심각한 인지적 저하가 나타나는 경우를 말한다.
- 일상생활을 독립적으로 영위하기 힘들 경우에 주요 신경인지장애로 진단한다.
- 하나의 영역에서 점차적인 감소를 나타내는 사람도 진단내릴 수 있으므로, 치매(dementia)보다 더 넓은 범위를 포함한다고 할 수 있다.
- 알츠하이머 질환, 뇌혈관 질환, 충격에 의한 뇌손상, HIV 감염, 파킨슨 질환 등과 같은 다양한 질환에 의해 유발될 수 있다.

㉡ 경도 신경인지장애(Minor Neurocognitive Disorder)
- 주요 신경인지장애에 비해 증상의 심각도가 경미한 경우를 말한다. 인지적 영역 중 하나 이상의 영역에서 약간의 저하가 나타나는 것을 뜻한다.
- 과거 수행 수준에 비해 인지적 저하가 상당하지만, 이로 인해 일상생활을 독립적으로 영위할 수 있는 능력이 저해되지 않는 경우를 말한다.
- 주요 신경인지장애와 마찬가지로 알츠하이머 질환, 뇌혈관 질환, 충격에 의한 뇌손상, HIV 감염, 파킨슨 질환 등과 같은 다양한 질환에 의해 유발된다.
- DSM-IV에서 달리 세분되지 않는 인지장애(Cognitive Disorder NOS)에 포함되었던 경미한 인지 손상에서 독립되었다.

11 다음 중 기질성 정신장애에 해당되지 않는 것은?

① 섬망 ② 치매

③ 기억장애 ④ 주요우울장애

✪ADVICE 기질성 정신장애란 현행 진단방법으로 확인할 수 있는 뇌조직의 일시적 또는 영구적 손상이나 기능장애로 인한 정신장애를 의미한다.

생물정신의학의 발달로 인해서 정신질환을 기질성 혹은 심인성으로 구분하기 어렵다는 것이 밝혀지면서 기질성 뇌증후군이라는 용어는 더 이상 사용되지 않는다.

※ **섬망(Delirium)**
ⓐ 의식이 혼미해지고 주의집중 및 전환 능력이 크게 감소하며, 기억, 언어, 현실판단 등의 인지기능에 일시적인 장애가 나타나는 경우를 말한다.
ⓑ 핵심증상으로는 주의장해(주의 집중/유지/전환 능력 손상)와 각성저하(환경에 대한 현실감각의 감소)이다. 이는 단기간(몇 시간에서 며칠)에 발생하여 악화되며 하루 중에도 그 심각도가 변할 수 있다.
ⓒ 노년기에 흔히 나타나는 인지장애의 하나로, 과도한 약물복용이나 신체적 질병(예 간 질환, 당뇨, 뇌수막염)의 직접적 결과로 발생했다는 명백한 근거가 있을 때 진단된다.

12 사람이 스트레스 장면에 처하게 되면 일차적으로 불안해지고 그 장면을 통제할 수 없게 되면 우울해진다고 할 때 이를 설명하는 모델은?

① 학습된 무기력감 모델　　　　② 강화감소 모델
③ 인지모델　　　　　　　　　　④ 정신분석 모델

✪ADVICE 학습된 무기력감 모델 … 마틴 셀리그만의 실험에 의하면, 구속 장치에 묶여서 피할 수 없는 쇼크를 반복적으로 받은 개는 무기력을 학습하게 되고, 나중에 단지 장애물만 넘어도 되는 상황에 놓이더라도 무기력하게 있게 된다. 사람 역시 통제할 수 없는 외상적 사건에 반복적으로 직면하게 되면, 무력하고 희망이 없고 우울감을 느끼게 되는데, 이런 상태를 학습된 무기력이라고 한다.

13 Clark의 인지이론에 따르면, 공황발작을 초래하는 핵심적 요인은?

① 신체건강에 대한 걱정과 염려
② 만성 질병에 대한 잘못된 귀인
③ 억압된 분노표출에 대한 두려움
④ 신체 감각에 대한 파국적 오해석

✪ADVICE 공황발작에 대한 인지이론(Clark 1986) … 공황장애를 가진 사람들이 신체 감각을 파국적으로 잘못 해석하여 정상적인 신체 감각을 문제가 생긴 것처럼 해석하고, 이로 인해 불안감이 강화되어 신체 감각이 더욱 증폭되게 된다.

답 10.② 11.④ 12.① 13.④

14 병적 도박은 DSM-IV의 어느 진단 범주에 속하는가?

① 성격장애

② 불안장애

③ 충동조절장애

④ 적응장애

> ⭐ADVICE DSM-IV에서는 병적 도박이 '다른 곳에 분류되지 않는 충동조절장애'에 분류가 되었으나, DSM-5에서는 도박장애가 물질 관련 및 중독장애 중 비물질 관련 장애에 포함이 되었다.

15 다음 중 불안장애에 해당하는 것을 모두 짝지은 것은?

㉠ 공황장애	㉡ 외상 후 스트레스 장애
㉢ 건강염려증	㉣ 강박장애

① ㉡㉢

③ ㉠㉡㉣

② ㉠㉢㉣

④ ㉠㉡㉢㉣

> ⭐ADVICE DSM-IV에서는 건강 염려증(hypochondriasis)은 신체화장애(somatization disorders), 전환장애(conversion disorders), 통증장애(pain disorders), 신체변형장애(body dysmorphic disorders)와 함께 신체형 장애에 포함되어 있었다.
> DSM-5에서는 건강염려증이 질병 불안장애로 명칭이 바뀌고, 신체증상 및 관련 장애에 포함이 되었다.
> ※ DSM-IV에서의 불안장애의 하위 분류 … 공황장애, 광장공포증, 특정 공포증, 사회공포증, 강박장애, 외상 후 스트레스 장애, 급성 스트레스 장애, 범불안 장애
> ※ DSM-5에서의 불안장애의 하위 분류
> 　㉠ 분리불안장애(Separation Anxiety Disorder)
> 　㉡ 선택적 무언증(Selective Mutism)
> 　㉢ 특정공포증(Specific Phobia)
> 　㉣ 사회불안장애(Social Anxiety Disorder or Social Phobia)
> 　㉤ 공황장애(Panic Disorder)
> 　㉥ 광장공포증(Agoraphobia)
> 　㉦ 범불안장애(Generalized Anxiety Disorder)

16 다음에서 정신지체의 진단기준 및 임상적 특징이 옳은 것은?

> ⊙ 경도 : IQ 50~55에서 약 70까지
> ⓛ 중증도 : 지도감독 아래 반숙련 작업을 수행할 수 있다.
> ⓒ 중증 : 정신지체자의 약 10%가 해당된다.
> ⓔ 최중증 : 환경적 요인으로 인해 발생한다.

① ⊙ⓛ   ② ⊙ⓔ
③ ⓛⓒ   ④ ⓒⓔ

⭐ADVICE 정신지체의 진단기준
　　 ⊙ 경도 정신지체 : IQ 50~55에서 70 미만에 해당되며, 정신지체자의 85%가 여기에 해당이 된다. 독립적인 생활 혹은 지도에 의한 일상 생활이 가능하다.
　　 ⓛ 중간 정도의 정신지체 : IQ 35~40에서 50~55에 해당되며, 지적장애의 약 10%가 해당되고, 초등학교 2학년 수준의 지적 수준을 넘기기 어렵다. 보호기관에서 지도 아래 반숙련 또는 비숙련 작업이 가능하다.
　　 ⓒ 심한 정도의 정신지체 : IQ 20~25에서 35~40에 해당되며, 지적장애의 약 3~4%가 해당되고, 매우 초보적인 언어 습득만 가능하고 매우 집중적인 지도 감독 하에서 비숙련 단순작업이 가능하다.
　　 ⓔ 아주 심한 정도의 정신지체 : IQ 20~25 이하에 해당되며, 지적장애의 약 1~2%로, 학습 및 사회적 적응이 거의 불가능하다. 초기 아동기부터 계속적인 보살핌이 필요하다.

17 인지이론에 따르면 범불안장애 환자는 불확실성에 대한 인내력이 부족하여 "만일 ~하면 어떡하지?"라는 내면적 질문을 계속하여 던지는 경향이 있다. 특히 이러한 질문과 대답을 반복하는 연쇄적인 사고 과정 속에서 점점 더 부정적이고 끝장난다는 식의 결과를 예상하게 되는데 이와 같은 특징을 무엇이라고 하는가?

① 주지화(Intellectualization)
② 파국화(catastrophizing)
③ 침투적 사고(intrusive thoughts)
④ 노출(exposure)

⭐ADVICE ② 파국화 : "만일 ~하면 어떡하지?"라는 내면적 질문을 계속해서 던지면서 점차 최악의 결과를 예상하는 생각의 오류
　　 ① 주지화 : 받아들이기 힘든 고통스러운 감정을 문제해결에 전혀 도움이 안 되는 방식으로 분석하고 지적으로 토론하고 몰두함으로써 불안을 회피하는 방어기제
　　 ③ 침투적 사고 : 우연히 의식 속에 떠오르는 원치 않는 불쾌한 생각

답 14.③ 15.③ 16.① 17.②

18 아동청소년기에 진단되는 사회공포증에 관한 설명으로 틀린 것은?

① 10세 이전에 주로 발생한다.
② 자기집중화와 자기비판적 사고와 연관된다.
③ 사회적 상황에 노출되면 급성 불안발작이 나타난다.
④ 생리적 신체반응을 남들이 알아차릴 것이라고 여긴다.

⊛ ADVICE ① 사회공포증은 10대 중반의 청소년기에 발병한다.
② 사회공포증을 가진 경우, 사회적 상황에서 다른 사람이 자신을 주목하고 있다고 생각하는 경우가 많으며 다른 사람들로부터 부정적 평가를 받는 것을 두려워하며 자신에 대해서도 비판적인 생각을 한다.
③ 두려운 사회적 상황이나 과제 수행 상황에 노출되면 거의 예외없이 불안이 유발된다.
④ 안면홍조, 목소리 떨림 등의 신체적 증상이 나타날 수 있으며, 사람들이 알아차릴 것이라고 생각한다.

19 순환성 장애의 경과 중에 주요 우울증 삽화가 추가적으로 발생한 경우, 순환성 장애의 진단과 함께 추가로 내려야 할 진단명은?

① 기분부전장애
② 주요 우울장애
③ 양급성 장애 Ⅰ형
④ 양극성 장애 Ⅱ형

⊛ ADVICE 순환감정 장애 발병 후 2년이 지나고(아동 및 청소년의 경우 1년), 조증 삽화나 혼재성 삽화가 추가적으로 나타나면 제1형 양극성 장애와 순환성 장애 둘 다 진단될 수 있으며, 주요 우울증 삽화가 추가적으로 발병한 경우, 2형 양극성 장애와 순환성 장애 둘 다 진단될 수 있다.

※ 순환감정 장애(Cyclothymic Disorder)
　㉠ 경미한 우울증 상태와 경조증 상태가 2년 이상 장기적으로 순환되어 나타나는 장애이다(아동, 청소년의 경우는 1년 이상).
　㉡ 증상이 없었던 기간이 2개월 이상 지속되어서는 안 된다.
　㉢ 장애가 있는 첫 2년 동안 주요 우울증 삽화, 조증 삽화, 혼재성 삽화가 없어야 한다.
　㉣ 제1형 또는 제2형 양극성 장애로 발전되는 비율은 15~20%로 매우 높다.
　㉤ 양극성 장애 : 우울한 기분 상태와 고양된 기분상태가 교차되어 나타나는 장애로 제1형 양극성 장애, 제2형 양극성 장애로 구분된다.
　　• 제1형 양극성 장애
　　－기분이 비정상적으로 고양되어 상기 제시된 조증 증상 중 3가지 이상(기분이 과민한 상태일 경우 4가지)이 심각한 정도로 나타나야 한다.
　　－비정상적으로 의기양양하거나 지나치게 기분이 고양된 조증상태(manic episode)가 적어도 1주일 이상 지속되어야 한다.
　　－물질이나 신체적 질병(갑상선 기능항진증 등)의 생리적 효과로 인한 것이 아니며, 일상생활에 현저한 곤란이 있거나 자신 및 타인을 해칠 가능성이 있어 입원이 필요하다. 또는 정신증적 양상(망상, 환각)이 동반된다.
　　－한 번 이상의 조증 상태가 나타나는 모든 경우가 이에 속한다.
　　• 제2형 양극성 장애(Bipolar II disorder)
　　－조증 삽화가 상대적으로 미약하게 나타나는 경조증 삽화(hypomanic episode)를 보인다.
　　－평상시 기분과는 분명히 다른 의기양양하거나 고양된 기분이 적어도 4일간 지속된다.
　　－입원이 필요할 정도로 심각하지 않으며, 정신증적 양상도 동반되지 않는다.

20 다음 약물 중 아편류에 해당하지 않는 약물은?

① 모르핀   ② 헤로인

③ 메사돈   ④ 엑스터시

✪ ADVICE   아편 … 양귀비에서 채취되는 진통 효과를 지닌 물질로, 의존과 중독 현상을 나타내는 대표적인 마약
        ※ **아편류** … 아편과 유사한 화학적 성분이나 효과를 나타내는 물질
           ㉠ **천연 아편류** : 모르핀
           ㉡ **반항성 아편류** : 헤로인
           ㉢ **모르핀과 유사항 작용을 하는 합성 아편류** : 코데인, 하이드로 모르핀, 메타톤, 옥시코돈, 메페리딘,
             펜타닐 등

1 Rosenzweig의 그림좌절검사(picture frustration test)에서는 표출되는 공격성의 세 방향을 구분하고 있다. 세 방향에 속하지 않는 것은?

① 투사지향형
② 내부지향형
③ 외부지향형
④ 회피지향형

⭐ADVICE 그림좌절검사(Rosenzweig)

　　⊙ 아동이 일상생활에서 경험하는 장면으로 좌절감을 느끼게 하는 만화와 같은 25개의 그림으로 구성되어 있다.

　　ⓛ 이 검사는 크게 자아 좌절장면과 초자아 좌절장면으로 나누어지는데 사태가 직접 그 중심인물을 좌절시키는 장면을 자아 좌절장면이라 하고, 사회적 규범을 위반하여 비난, 문책을 받는 장면을 초자아 좌절장면이라 한다.

　　ⓒ 검사의 채점은 두 가지 방향으로 이루어진다.

　　• 공격의 방향
　　－외부지향형(E) : 공격의 방향이 다른 사람이나 물건, 환경으로 향했을 경우
　　－내부지향형(I) : 공격의 방향이 자기 자신에게로 향했을 경우
　　－회피지향형(M) : 좌절을 억제하거나 속이거나 변명을 하는 등 공격을 피해버리는 경향

　　• 반응의 유형
　　－장애물우월형(O-D) : 좌절을 일으키는 장애가 반응 속에 현저하게 드러날 때, 즉 좌절을 일으키는 장애를 분명히 승인하고 말하는 경우
　　－자아방어형(E-D) : 자아를 강조하는 경우
　　－욕구지속형(N-P) : 좌절의 해결을 지향하는 경우

2 발달검사를 사용할 때 고려해야 할 사항이 아닌 것은?

① 다중기법적 접근을 취해야 한다.
② 경험적으로 타당한 측정도구를 사용해야 한다.
③ 규준에 의한 발달적 비교가 가능해야 한다.
④ 기능적 분석이 가장 유용하다.

> ✪ADVICE 발달 검사로 아동을 평가시 고려해야 할 사항
> ㉠ 다중기법 접근 : 변화를 필요로 하는 목표 행동이 많은 경우 다중 경험적으로 타당화된 측정 도구를 사용해야 한다.
> ㉡ 아이들의 경우, 발달이 이루어지는 시기이고 연령별로 차이가 클 수 있으므로, 규준에 의한 발달적 비교가 필요하다.
> ※ 기능적 분석은 만성환자나 신체장애를 가진 사람들의 기능을 분석하게 위해 사용된다.

3 신경심리검사의 목적에 관한 설명으로 틀린 것은?

① 기질적, 기능적 장애의 감별진단에 유용하다.
② 재활과 치료평가 및 연구에 유용하다.
③ CT나 MRI와 같은 뇌영상기법에서 이상소견이 나타나지 않을 때 유용할 수 있다.
④ 기능적 장애의 원인을 판단하는데 도움이 된다.

> ✪ADVICE 신경심리검사 … 후천적, 또는 선천적 뇌손상과 뇌기능 장애 진단을 위해 사용됨.
> ㉠ 신경심리검사의 목적
> • 진단적 목적
> –환자의 행동 변화를 초래하는 뇌손상이 있는지, 손상이 있다면 어떤 기능영역에서 있는지, 관련된 뇌 병변의 위치가 어디인지 등을 판단한다.
> –초기 치매나 폐쇄형 두부 손상처럼 MRI, PET, SPECT 등 첨단 뇌영상 촬영기법으로 탐지하기 어려운 미세한 장애 탐지에 이용된다.
> • 치료 계획에 도움 : 환자를 치료하는 과정에서 병의 진행과정과 속도, 호전이나 악화 여부 등을 평가하여 치료 계획을 더 정확하게 유연하게 진행시킬 수 있다.
> • 연구 및 법적 문제에 관련 : 신경심리평가는 뇌영상학과 더불어 뇌의 기능을 밝히는데 광범위하게 이용된다.
> ㉡ 신경심리검사는 주로 기질적 장애의 진단에 사용되며, 기능적 장애의 원인 파악에는 별로 도움이 되지 않는다.

🈷 1.① 2.④ 3.④

4 MMPI 상승척도 쌍에 관한 해석으로 틀린 것은?

① 1-3 : 우울감이 동반되는 신체적 증상을 나타낸다.
② 4-6 : 만성적인 적대감과 분노감이 있으며, 이로 인해 친밀한 관계를 형성하기 어렵다.
③ 6-8 : 사고장애와 현실판단력 장애 등 정신병적 상태를 나타낸다.
④ 7-0 : 불안과 긴장 수준이 높고, 이로 인해 사회적 상황을 회피하는 경향을 나타낼 수 있다.

⭐ADVICE 상승척도 1-3/3-1
ㄱ 증상과 행동
• 척도 2가 척도 1과 3보다 10점 이상 낮을 때 전환 V(conversion V)라 칭하며, 척도 2가 척도 1, 3보다 낮을수록 전환장애의 가능성이 증가한다.
• 심리적 갈등을 신체적인 증상으로 전환하므로 불안을 거의 경험하지 않는다.
• 메스꺼움, 식욕부진, 폭식증, 현기증, 마비감, 쇠약감, 피로감과 같은 다양한 신체적 불편감을 호소하는데, 자신의 증상에 대해 무관심한 모습을 보이기도 한다.
• 척도 3이 1보다 높은 경우, 소화기 장애, 폐 또는 심장 관련 증상을 호소할 수 있다. 자주 사용하는 방어기제는 부인과 억압이며, 자신의 신체증상을 이용해 다른 사람을 조종한다.
• 척도 1이 3보다 높은 경우 더 부정적이고 비관적인 경향이 있으며, 손과 다리 등 신체 사지에 증상이 나타날 수 있다.
• 스트레스 상황에서 증상 호소가 증가하며, 스트레스가 사라지면 증상도 감소하거나 사라지는 경향이 있다.
• 건강염려증, 전환장애, 우울장애, 수동-공격 성격장애, 연극성 성격장애 진단이 흔하다.
ㄴ 성격 특징
• 대인관계가 피상적이고 분노 및 적대감을 강하게 억압한다.
• 다른 사람들은 이들을 미성숙, 이기적, 자기중심적이면서도 외향적이고 애정에 대한 요구가 강한 사람으로 본다.

5 신뢰도의 추정방법으로 반분신뢰도를 사용할 때의 장점으로 옳은 것은?

① 검사의 문항수가 적어도 된다.
② 반분된 검사가 동형일 필요가 없다.
③ 속도검사의 신뢰도를 추정하는데 적합하다.
④ 기억과 연습의 효과를 통제할 수 있다.

⭐ADVICE 반분신뢰도
ㄱ 측정도구를 반으로 나누어 각각을 독립된 척도로 간주하여 문항 간의 측정결과를 서로 비교한다.
ㄴ 항목을 구분하는 방식에 따라 신뢰도 계수의 추정치가 달라질 수 있으며, 측정문항이 적은 경우 사용할 수 없다.
ㄷ 시간에 따른 결과의 안정성을 측정해주지는 못하지만 일회만 실시한다는 장점이 있다. = 즉, 기억과 연습의 효과를 통제할 수 있다.

6 다음 중 뇌 손상으로 인해 기능이 떨어진 환자를 평가하고자 할 때 흔히 부딪힐 수 있는 환자의 문제와 가장 거리가 먼 것은?

① 시력장애

② 주의력 저하

③ 동기저하

④ 피로

⭐ADVICE 외상성 뇌손상 환자의 상당수가 후유증을 보이는데 인지, 기분, 행동 영역의 다양한 신경정신과적 문제를 야기한다.

외상성 뇌손상 후 우울증은 10~70%에 이르는데 피로(29%), 주의 산만(28%), 분노/이자극성(28%), 반추(25%)가 가장 흔한 우울 증상이었고 외상성 뇌손상 환자의 27%가 절망감, 무가치함, 흥미상실 등의 주요 우울장애 진단기준에 부합한다.

7 다음에 제시된 검사제작 과정을 순서대로 나열한 것은?

> ㉠ 검사목적에 관한 조작적 정의 　ㄴ 문항 작성 및 수정
> ㄷ 검사목적의 명세화 　ㄹ 신뢰도, 타당도, 규준작성
> ㅁ 예비검사 실시와 문항분석 　ㅂ 최종검사 제작

① ㉠→ㄷ→ㄴ→ㅁ→ㅂ→ㄹ

② ㉠→ㄷ→ㅁ→ㄴ→ㄹ→ㅂ

③ ㄷ→㉠→ㄴ→ㅁ→ㅂ→ㄹ

④ ㄷ→㉠→ㄴ→ㅂ→ㄹ→ㅁ

⭐ADVICE 심리검사 개발과정

㉠ **검사의 사용목적 명료화** : 사용목적이 명확해야 그에 따른 검사개발의 기본 방향이 결정되고 이를 충족시킬 수 있는 검사를 만들 수 있게 된다.

ㄴ **구성개념을 대표하는 행동규정** : 검사가 측정하려고 하는 구성개념을 대표하는 행동유형을 규정하고, 이를 구체적인 검사 문항으로 만들어내는 것이다.

ㄷ **범주별 문항구성 비율설정** : 검사에서 구성요소 각각의 상대적인 비중을 결정하기 위한 계획을 수립한다.

ㄹ **문항 개발** : 문항을 구성하는 동안 검사개발자는 '어떻게 그것을 측정할 것인가'에 많은 노력을 기울여야 한다.

ㅁ **문항검토 및 수정** : 문항들이 준비되면 해당분야의 전문가들에게 그 문항들에 대한 검토를 의뢰한다. 이는 내용타당도(content validity)를 확보하기 위한 것이다.

ㅂ **사전검사 실시 및 문항분석** : 전체 문항에 대해 수검자들을 대상으로 사전검사를 실시하여 문제점이 있는지를 파악하는 과정을 거치게 된다.

ㅅ **본 검사** : 이상의 과정을 통해 예비문항들이 준비되었다면, 본격적인 문항분석을 통해 개발하고자 하는 검사가 잘 만들어졌는지를 확인해야 한다.

ㅇ **자료분석** : 검사를 실시하여 얻은 자료를 문항별로 문항분석을 실시하여 문제가 있는 문항을 삭제 또는 수정한 후, 검사의 신뢰도와 타당도를 분석하여 원래 목적에 부합되게 검사가 만들어졌는지를 확인한다.

ㅈ **검사의 규준화** : 확보된 점수들을 서로 비교 가능하게 만들려면 시간제한, 구두지시문, 예비실험, 수검자의 질문에 대처하는 방법, 검사 시행 시 세밀한 부분의 검사조건들까지 동일해야 한다.

ㅊ **발행과 개정** : 검사메뉴얼에는 검사목적부터 검사의 이론적 배경, 검사개발과정, 검사 실시, 채점 및 해석방법, 신뢰도 및 타당도, 측정의 표준오차, 규준표나 기준점 등의 내용이 제시되어 있어야 한다.

답 4.① 5.④ 6.① 7.③

8 다음 중 MMPI의 9번 척도 상승과 관련된 해석으로 가능성이 가장 높은 것은?

① 과잉 행동　　　　　　　　　　　② 사고의 혼란
③ 정서적 침체　　　　　　　　　　④ 신체증상

⭐ ADVICE　MMPI의 9번 척도 상승
　　㉠ 9번 척도는 정신적 에너지를 측정하는 척도로, 척도가 높은 경우 정력적이고 자신만만하며 자신을 과대 평가함. 예민성이나 부정적인 정서를 부인하는 특징도 보인다.
　　㉡ 9번 척도의 내용
　　　• 비도덕성
　　　• 심신운동 항진
　　　• 냉정함
　　　• 자아팽창
　　※ MMPI-2에서의 9번 척도(MMPI-2 매뉴얼)
　　　㉠ 아주 높음(75점 이상) : 목적 없는 과도한 활동, 환각, 과대 망상, 혼돈, 사고의 비약을 포함한 조증 증상들
　　　㉡ 높음(65-74점) : 과도한 에너지, 방향 상실, 개념의 혼란, 비현실적인 자기 평가, 좌절에 대한 인내력 부족, 충동적임
　　　㉢ 약간 높음(55-64점) : 에너지 넘침, 사교적이고 외향적, 반항적, 흥분거리를 찾음, 창조적이고 진취적임
　　　㉣ 보통(45-54) : 해석 없음
　　　㉤ 낮음(45 이하) : 해석 없음

9 웩슬러 지능검사에서 병전지능 추정을 위해 흔히 사용되는 소검사가 아닌 것은?

① 기본지식　　　　　　　　　　　② 빠진 곳 찾기
③ 어휘　　　　　　　　　　　　　④ 토막 짜기

⭐ ADVICE　병전 지능의 추정(또는 잠재지능)
　　㉠ 지능검사 후, 원래의 지능 수준을 추정하여 현재의 지능수준과의 차이를 계산해 봄으로써 급성적, 만성적 병적 경과, 지능의 유지나 퇴보 정도를 파악한다.
　　㉡ 병전 지능 추정의 기준이 되는 소검사는 가장 안정적이고 요인분석 결과 대표적인 언어성, 동작성 소검사인 '어휘'와 '상식', '토막짜기'(또는 공통성)로, 피검자의 현재 지능이 15점 이상 저하되어 있다면 유의한 지적 기능의 저하로 간주한다.
　　㉢ 현재 지능 : 각 조합점수(composite score)인 전체지능 지수(Full Scale Intelligence Quotient : FSIQ), 언어이해(VCI), 지각추론(PRI), 작업기억(WMI), 처리속도(PSI) 지수와 백분위, 오차범위를 밝히는 방식으로 기술된다.
　　※ 빠진 곳 찾기… 중요한 것과 중요하지 않은 것을 구분하는 능력, 집중력, 지각적 예민성, 시각적 구성력 및 시각적 기억력 등을 평가하며, 환경적 자극에 대한 기민성이나 주의력 뿐 아니라 현실 검증력을 평가함. 빠진 곳 찾기는 환경적 스트레스에 영향을 받을 수 있으므로 병전 지능 측정에 적절하지 않다.

10 Jung의 심리학적 유형에 기초하여 개발된 검사는?

① TAT
② MMPI
③ MBTI
④ BDI

> ⚙ ADVICE MBTI(Myers-Briggs Type Indicator)는 C. G. Jung의 심리유형론을 근거로 하여 Katharine Cook Briggs와 Isabel Briggs Myers가 보다 쉽고 일상생활에 유용하게 활용할 수 있도록 고안한 자기보고식 성격유형지표이다.
>
> MBTI는 인식과 판단에 대한 융의 심리적 기능이론, 그리고 인식과 판단의 향방을 결정짓는 융의 태도 이론을 바탕으로 하여 제작되었다.
>
> MBTI는 다음과 같은 네 가지 척도로 성격을 표시한다. 각각의 척도는 두 가지 극이 되는 성격으로 이루어져 있다.

지표		설명
외향(Extroversion)	내향(Introversion)	사고방향 : 유한과 무한 어느 쪽인가?
감각(Sensing)	직감(iNtuition)	인식기능 : 무엇을 인식하는가?
객관(Thinking)	주관(Feeling)	계산기능 : 어떻게 계산 하는가?
계획(Judging)	즉흥(Perceiving)	출력양식 : 어떤 출력양식을 선호하는가?

11 다음 중 검사 윤리에 관한 설명으로 틀린 것은?

① 제대로 자격을 갖춘 검사자만이 검사를 사용해야 한다.
② 일정한 자격을 갖춘 사람만이 심리검사를 구매할 수 있다.
③ 쉽게 이해할 수 있고 검사 목적에 맞는 용어로 검사결과를 제시하는 것이 좋다.
④ 검사 결과는 어떠한 경우라도 사생활보장과 비밀유지를 위해 수검자 본인에게만 전달되어야 한다.

> ⚙ ADVICE **검사 사용 시 고려할 점**
> ㉠ 피검자에게 가장 적합한 검사를 선택할 책임은 임상가에게 있다.
> ㉡ 임상장면에서의 피검자에 대한 평가는 단지 검사 결과만으로 이루어지는 것이 아니라 피검자의 행동 관찰이나 면접을 통해 얻은 자료들이 함께 고려되어야 한다.
> ㉢ 검사의 실시 및 해석
>   • 검사의 보다 정확한 실시와 해석을 위해 검사자는 자신의 유능함만을 믿어서는 안 되며, 의뢰된 질문에 깔려있는 동기에 대한 철저한 연구가 필요하다.
>   • 보다 유익하고 실제적인 정보를 얻기 위해 노력해야 하며, 의뢰된 질문을 폭넓은 맥락에서 이해하는 것이 무엇보다 중요하다.
> ㉣ 진단을 위해 검사를 사용할 때 주의할 점으로는 진단검사의 결과에 대해 과장된 믿음을 가져서는 안 된다.

> 답 8.① 9.② 10.③ 11.④

• 제48조 평가의 사용
1. 심리학자는 검사도구, 면접, 평가기법을 목적에 맞게 실시하고, 번안하고, 채점하고, 해석하고, 사용하여야 한다.
2. 심리학자는 타당도와 신뢰도가 검증된 평가도구를 사용하여야 한다. 그렇지 못한 경우에는 검사 결과 및 해석의 장점과 제한점을 기술한다.
3. 심리학자는 평가서 작성 및 이용에 있어서, 객관적이고 학문적으로 근거가 있어야 하고 세심하고 양심적이어야 한다.

제50조 평가에 대한 동의
1. 평가 및 진단을 하기 위해서는 내담자로부터 평가 동의를 받아야 한다. 평가 동의를 구할 때에는 평가의 본질과 목적, 비용, 비밀유지의 한계에 대해 알려야 한다. 그러나 다음의 경우는 평가 동의를 받지 않아도 된다.
   (1) 법률에 의해 검사가 위임된 경우
   (2) 검사가 일상적인 교육적, 제도적 활동 또는 기관의 활동(예, 취업시 검사)으로 실시되는 경우
2. 동의할 능력이 없는 개인과, 법률에 의해 검사가 위임된 사람에게도 평가의 본질과 목적에 대해 알려주어야 한다.
3. 검사결과를 해석해주는 자동화된 해석 서비스를 사용하는 심리학자는 이에 대해 내담자/환자로 부터 동의를 얻어야 하며, 검사결과의 기밀성과 검사 안정성이 유지되도록 해야 하며, 법정증언을 포함하여, 추천서, 보고서, 진단적, 평가적 진술서에서 수집된 자료의 제한성에 대해 기술해야 한다.

제51조 평가 결과의 해석
1. 평가 결과를 해석할 때, 심리학자는 해석의 정확성을 감소시킬 수 있는 다양한 검사 요인들, 예를 들어 피검사자의 검사받는 능력과 검사에 영향을 미칠 수 있는 상황이나 개인적, 언어적, 문화적 차이 등을 고려해야 한다.
2. 평가 결과의 해석은 내담자/환자에게 내용적으로 이해 가능해야 한다.

제52조 무자격자에 의한 평가
심리학자는 무자격자가 심리평가 기법을 사용하도록 허용해서는 안된다. 단 적절한 감독하에 수련 목적으로 사용하는 경우는 예외로 하며 다음과 같은 사항에 주의한다. 수련생의 교육, 수련, 및 경험에 비추어 수행할 수 있는 평가 기법들에 한정해 주어야 하며 수련생이 그 일을 유능하게 수행할 수 있는지 지속적으로 감독해야 한다.

제55조 평가 결과 설명
검사의 채점 및 해석과 관련하여, 심리학자는 검사를 받은 개인이나 검사집단의 대표자에게 결과를 설명해 주어야 한다. 그러나 관계의 특성에 따라서는 결과를 설명해 주지 않아도 되는 경우도 있다. (예, 조직에 대한 자문, 사전고용, 보안심사, 법정에서의 평가 등). 이러한 사실은 평가받을 개인에게 사전에 분명하게 알려주어야 한다.

제56조 평가서, 검사 보고서 열람
1. 평가서의 의뢰인과 피검사자가 동일하지 않을 경우에, 평가서와 검사보고서는 의뢰인이 동의할 때 피검사자에게 열람될 수 있다.
2. 건강에 피해를 줄 수 있다고 판단되지 않는 한, 피검사자가 원할 때는 평가서와 검사보고서를 볼 수 있도록 도와야 한다.
3. 평가서를 보여주어서 안 되는 경우, 사전에 피검사자에게 이 사실을 인지시켜 주어야 한다.

12 MMPI의 실시방법에 관한 설명으로 틀린 것은?

① 검사를 실시하는 방의 분위기는 조용하고 안정되어 있어야 한다.

② 피검자들이 피로해 있지 않고 권태를 느끼지 않는 시간을 택하는 것이 좋다.

③ 피검자의 독해력 여부를 확인하는 일이 중요하다.

④ 피검자가 환자이고, 개인적으로 실시할 경우에는 검사자와 피검자 간에는 친화력이 중요치 않다.

⭐ ADVICE **다면적 인성검사의 자격 및 조건**
　　㉠ **검사자의 자격**
　　　• 심리측정적 자격조건 : 최소한 심리검사에 대한 대학원 수준의 강의를 수강해야 한다.
　　　• 성격과 정신병리에 대한 배경지식을 갖고 있어야 한다.
　　　• 다른 분야 전문가들과의 효과적인 소통 : 검사의 해석은 의뢰사유를 감안하여 이루어져야 하며, 검사를
　　　　통해 얻어진 정보와 결론은 의뢰자가 이해하기 쉬운 방식으로 기술, 요약되어야 한다.
　　㉡ **수검자의 조건**
　　　• 최소한 초등학교 6학년 수준 이상의 독해력이 필요하다.
　　　• 적절한 검사 수행을 방해하는 신체적 혹은 정서적 문제가 있는지 확인해야 한다.
　　　• MMPI-2의 경우 19세 이상의 성인이 대상이며, MMPI-A는 중고등학생을 대상으로 한다.
　　㉢ **검사환경** : 검사지와 답안지를 놓을 수 있는 책상, 밝은 조명, 편한 의자, 방해받거나 주의가 산만해지
　　　지 않는 조용한 장소가 필요하다.

13 다음 중 뇌손상 환자의 병전지능 수준을 추정하기 위한 자료와 가장 거리가 먼 것은?

① 교육수준, 연령, 성별과 같은 인구학적 자료

② 웩슬러 지능검사에서 상황적 요인에 의해 잘 변화하지 않는 소검사 점수

③ 이전의 암기력 수준, 혹은 웩슬러 지능검사에서 기억능력을 평가하는 소검사 점수

④ 이전의 직업기능 수준 및 학업 성취도

⭐ ADVICE **병전지능 추정 방법**
　　㉠ 교육수준, 연령, 성별과 같은 인구학적 자료
　　㉡ 웩슬러 지능검사에서 상황적 요인에 의해 잘 변화하지 않는 소검사 점수
　　㉢ 이전의 직업기능 수준 및 학업 성취도 등 병전 상태

답 12.④　13.③

14 다음 중 MMPI에 관한 설명으로 틀린 것은?

① 제1차 세계대전 중 많은 사람들을 선발하는 과정에서 필요성이 대두되어 제작되었다.
② 성격검사의 유형 중 객관식 성격검사에 해당하는 대표적 검사이다.
③ 어느 한 문항이 특정 속성을 측정한다고 생각되면 특정척도에 포함시키는 논리적, 이성적 방법에 따라 제작되었다.
④ MMPI검사의 일차적인 목표는 정신과적 진단분류를 위한 측정이며, 일반적 성격특성에 관한 유추도 어느 정도 가능하다.

⭐ADVICE MMPI
　㉠ 성격검사의 유형 중 객관식 성격검사에 해당하는 대표적 검사이다.
　㉡ MMPI검사의 일차적인 목표는 정신과적 진단분류를 위한 측정이며, 일반적 성격특성에 관한 유추도 어느 정도 가능하다.
　㉢ 제1차 세계대전 중 많은 사람들을 선발하는 과정에서 필요성이 대두되어 제작되었다.
　㉣ **경험적 제작을 사용한 문항 결정**: 집단을 구별해주는 경험적 근거를 바탕으로 문항을 선정. 즉, 각 집단을 구별해줄 수 있는 항목들만을 선별하여 척도를 구성하였다.

15 두정엽의 병변과 가장 관련이 있는 장애는?

① 구성장애
② 감각양식의 장애
③ 운동기술의 장애
④ 고차적인 인지적 추론의 장애

⭐ADVICE 병변의 위치에 따른 이상
　㉠ **두정엽 병변**: 구성장애, 대상이나 형태 구성 능력에서의 어려움, 계산 불능, 좌우 구분의 혼동
　㉡ **전두엽 병변**: 무운동증(운동 기술의 장애), 실어증, 자기 조절 상실, 충동적 행동 등
　㉢ **측두엽 병변**: 언어장애, 기억상실증 등
　㉣ **후두엽 병변**: 시각장애, 시각 실인증, 착시 및 환시

16 다음은 Thurstone이 제안한 지능에 관한 다요인 중 어느 요인을 지칭하는 예인가?

> 4분 이내에 "D"자로 시작되는 말을 가능한 많이 적어보시오.

① 언어요인
② 단어 유창성 요인
③ 공간요인
④ 기억요인

✪ ADVICE Thurstone의 다요인설(1941) … 지능은 기본적인 정신능력으로 언어이해력(V요인), 단어 유창성(W요인), 수능력(N요인), 기억(M요인), 공간관계인식(S요인), 지각속도(P요인) 및 논리적 능력(R요인)으로 구성되어 있다고 제시하였다.
　⊙ 언어이해력(V요인) : 언어의 이해, 개념화 추리 및 활용 능력
　ⓒ 단어 유창성(W요인) : 단어를 신속하게 산출해내는 능력, 상황에 따라 적절하게 말을 구사할 수 있는 능력
　ⓒ 수능력(N요인) : 계산 및 추리력
　② 기억(M요인) : 기억력으로, 개념적이거나 지각적인 자료를 기억하고 재생하는 능력
　⑩ 공간관계인식(S요인) : 물체를 시각화하는 능력, 공간 상상
　ⓗ 지각속도(P요인) : 지각능력. 지각속도를 중심으로 정확하게 이해하고 객관적으로 문제를 파악하는 능력
　ⓢ 논리적 능력(R요인) : 추론, 주어진 자료에서 일반적인 원칙을 알아내어 적용하고 추리하는 능력. 적응 과정에서 목적을 성취하도록 생산적인 사고를 할 수 있는 능력

17 다음 중 성격평가질문지(PAI)의 특징과 가장 거리가 먼 것은?

① 현대의 문항반응이론에 근거해서 제작되었다.
② 각 척도는 고유문항으로 구성되어 있고 문항의 중복이 없다.
③ 정상인 보다는 정신 병리적 특징을 가진 사람들에게 더 유용하다.
④ 각 척도는 3~4개의 하위척도로 구분되어 있어서 장애의 상대적 속성을 평가할 수 있다.

✪ ADVICE PAI의 특징
　⊙ 임상장면에서 다양한 정신병리를 측정하기 위해 개발된 성인용 성격검사이다.
　ⓒ 22개의 척도와 4점 척도로 평가하는 344개의 문항으로 구성되어 있다.
　ⓒ PAI는 환자와 정상인 모두의 성격을 평가하는데 이용될 수 있다.
　② 즉각적 개입을 필요로 하는 정신병리, 잠정적인 공격행동이나 자해가능성, 망상 및 환각 등을 재빨리 파악할 수 있다.

답 14.③ 15.① 16.② 17.③

18 다음의 질문들은 정신상태검사에서 공통적으로 무엇을 위한 질문들인가?

> "오늘은 몇 월 며칠이죠?"
>
> "성함이 어떻게 되세요?"
>
> "여기가 어디죠?"
>
> "여기는 뭐 하는 곳인가요?"
>
> "저는 누구예요?"

① 지남력(orientation)　　　　　　　　　② 주의(attention)

③ 통찰(insight)　　　　　　　　　　　　④ 신뢰도(reliability)

✪ ADVICE 지남력이란 마음이 세 가지 차원-시간, 장소, 인간을 인식하는 기능이다. 일반적으로 지남력 상실은 시간으로 시작하여 공간으로 확장되고, 마지막으로 사람을 알아보지 못하게 된다.

※ Mental Status Examination[정신상태검사(MSE)]

　㉠ **전반적 외모, 태도 및 행동**
　　• 환자의 복장, 신체의 위생상태, 신분과 외모가 어울리는지
　　• 얼굴 표정
　　• 수족의 운동, 신체 부분의 운동, 자세의 이상, 상동증, 함구증, 강박적 행동 유무
　　• 주위에 관심이 있는지, 치료자에 대한 태도
　㉡ **기분상태(mood and affect)**
　　• 내담자가 호소하는 주관적이고 지속적인 기분(mood)과 겉으로 드러나는 기분 상태(affect)에 대해 기술
　　• 내담자의 기분이 상황과 적합한지, 기분의 정도가 타당한지 등
　㉢ **지각의 상태(perception)** : 착각과 환각에 대해 알아보기
　　• 귀에서 이상한 소리가 들린 적이 있습니까?
　　• 조용한 방에 계실 때 어떤 소리가 들린 적이 있습니까?
　　• 헛것이 보인 적이 있습니까?
　㉣ **사고의 상태 및 사고 내용** : 사고의 흐름과 내용을 알아보기
　　• 사고의 흐름 : 묻는 말에 적절하게 대답을 하는가, 논리적인가, 횡성수설한가?
　　• 사고의 내용
　　－피해망상
　　　ⓐ 누가 자신을 감시하고 괴롭힌다고 생각한 적이 있습니까?
　　　ⓑ 자기 자신만 피해를 본다고 생각을 하십니까?
　　－과대망상
　　　ⓐ 자신이 무엇이든지 할 수 있다고 생각하십니까?
　　　ⓑ 남들에게 없는 특별한 능력이 자신에게 있다고 생각하십니까?
　　－신체망상 : 자신의 몸 어디에 이상이 있다고 생각하십니까?
　㉤ **의식 및 인지기능**
　　• 의식상태(consciousness)
　　• 지남력 (orientation) time, person, place
　　－오늘은 며칠입니까?
　　－지금은 무슨 계절입니까?
　　－여기는 어디라고 생각하십니까? 여기는 무엇을 하는 곳입니까?
　　－저는 누구라고 생각하십니까?
　　• 주의집중력 (attention and concentration)
　　－100-7, 93-7, …
　　• 지능과 지식 (general information and intelligence)

−우리나라의 5대 도시는?

−현재 우리나라의 수도는?

−지금 우리나라의 대통령이 누구입니까?

−5 × 4 =

• 기억력(memory)

−당신의 생년월일은 언제입니까?

−당신의 주소는 어디입니까?

−당신의 주민등록번호는 무엇입니까?

−오늘 아침반찬은 무엇이었습니까?

ⓗ 판단력(judgement)

• 극장에서 불이 나면 어떻게 하시겠습니까?

• 길에서 남의 주민등록증을 주었을 때 어떻게 하시겠습니깐?

ⓢ 병식(insight)

• 자신이 병을 가지고 있다는 것을 알고 있는지, 그 병이 어떤 성질의 병인지 알고 있는지 그병을 가지고 있다는 것이 무슨 의미인지 알고 있는 지 등

• 당신의 병이 무엇이라고 생각하십니까?

19 다음 중 나머지 세 사람들과 공통점이 적은 지능이론을 주장한 사람은?

① Gardner

② Guilford

③ Spearman

④ Thurstone

⭐ ADVICE 스피어만(Spearman)의 2요인설(1904) ⋯ 지능을 일반요인(general factor)과 특수요인(special factor)*으로 구성되어 있다고 주장하였다.

일반요인은 개인이 공통적으로 가지고 있는 능력으로, 이는 검사들간의 정적 상관의 공통 부분을 설명하는 일반적인 능력이고, 다른 하나는 특수요인으로, 이는 수개념, 수학적 추리, 단어지식, 언어추리, 기억 등의 특수능력을 의미한다. 특수지능은 일반지능과 어느 정도 상관관계를 이루고 있으나 상관의 정도가 다 다르고, 스피어만은 지능을 결국 일반요인으로 설명하였다.

※ 서스톤(Thurstone)은 지능의 다요인설, 길포드(Guilford)는 지능구조의 3차원 모델, Gardner는 다중지능이론을 제시하였다.

20 ADHD(주의력결핍과잉행동장애)에서 나타날 수 있는 보편적인 지능검사 소검사들의 특징은?

① 산수, 숫자외우기 문제 점수의 저하

② 토막 짜기, 어휘 문제 점수의 상승

③ 언어성 IQ가 동작성 IQ보다 상승

④ 차례 맞추기, 이해문제 점수의 상승

⭐ ADVICE ADHD에서 나타날 수 있는 보편적인 지능검사의 특징으로 주의집중력의 어려움으로 인해 산수, 숫자외우기, 기호쓰기 등의 소검사 점수의 저하가 가장 두드러진다.

🅐 18.① 19.③ 20.①

1 다음 중 행동적 평가 요소에 관한 설명으로 옳은 것은?

① 목적 : 병인론적 요인을 확인하기 위해 강조된다.
② 과거력의 역할 : 현재 상태가 과거의 산물이라 생각하기 때문에 중시된다.
③ 행동의 역할 : 특정한 상황에서 사람의 행동목록의 표본으로 중시된다.
④ 도구의 구성 : 상황적 특성보다는 초맥락적 일관성을 강조한다.

> ✪ ADVICE **행동 평가**
> ㉠ 내적 과정이나 무의식을 문제 행동의 주요 원인으로 가정하는 정신역동적 평가와는 달리 행동주의 이론을 근거로 해서 특정한 상황에서 나타난 내담자의 행동이나 사고, 감정 등에 관심을 둔다.
> ㉡ 행동평가에는 다음과 같은 방법이 있다.
> • 자기-감찰 : 스스로 자신의 행동을 관찰하고 기록하는 방법이다. 행위를 관찰하는 것 자체가 더 나은 방향으로 개선시키는 경향이 있다. 또한 자신의 행동에 영향을 미치는 원인을 관찰해봄으로써 자신의 행동을 더 효과적으로 관리할 수 있으며, 관찰결과가 자신에 대한 피드백이나 보상으로 작용하게 된다.
> • 참여관찰 : 관찰자가 관찰 대상 집단 내에 들어가 집단의 구성원이 되어 함께 생활하여 관찰하는 방법이다.
> • 평정척도 : 피검자의 속성이나 반응 등을 단일연속선상에 배열하기 위해 일정한 기준에 따라 일정 수치를 부여하거나 몇 개의 범주로 구별하여 만든 척도이다.

2 다음에 해당하는 강화계획으로 옳은 것은?

> ㉠ 전혀 예상하지 못했지만 회사의 매출과 성과가 상당히 우수하여 성과급이 지원되었다.
> ㉡ to 메시지가 오면 이메일을 상당히 자주 체크하지만 정해진 시간에 하지는 않는다.

① A : 고정비율, B : 고정간격
② A : 고정간격, B : 변동비율
③ A : 고정비율, B : 변동간격
④ A : 변동비율, B : 고정비율

⭐ADVICE 강화계획
- ㉠ 고정간격 강화계획(fixed interval schedule : FI) : 일정한 간격마다 학습자가 올바른 반응을 하면 강화하는 것이다. **예** 월급 또는 정기시험
- ㉡ 고정비율 강화계획(fixed ratio schedule : FR) : 정해진 횟수만큼 반응을 해야 강화가 주어진다.
  예 도장 10번을 모으면 커피 한 잔을 제공, 성과급
- ㉢ 변동간격 강화계획(variable interval schedule : VI) : 임의로 정한시간 범위 내에서 불규칙한 시간 간격마다 강화를 주는 것이다. **예** 쪽지시험
- ㉣ 변동비율 강화계획(variable ratio schedule : VR) : 평균 n번 반응한 뒤 보상을 받지만, 두 번 반응한 뒤 보상을 받기도 하고 스무번 반응해도 보상을 받지 못한다. **예** 도박

3 다음 중 고전적 조건형성의 원리를 응용한 치료기법은?

① 혐오치료　　　　　　　　　　② 토큰경제
③ 타임아웃 기법　　　　　　　　④ 부적 강화

⭐ADVICE 혐오치료 … 내담자의 바람직하지 않은 행동에 대해 강력한 회피반응을 일으키도록 자극을 제시하는 것이다. 증상이 나타날 때마다 고통스러운 혐오자극을 가하여 문제행동을 처벌하면서, 동시에 대처할 수 있는 다른 행동을 강화해 줄 때 효과가 크다.
※ 강화 … 조작적 조건형성과 관련된 기법으로, 부적 강화물을 제거하거나 정적 강화물의 제시를 통해 바람직한 행동을 학습하는 것이다.
- ㉠ 정적 강화 : 목표 반응의 발생빈도나 강도를 높이기 위해 학습자가 선호하는 보상을 제공하는 것으로, 주로 칭찬, 인정, 보상, 음식 등이 해당된다.
- ㉡ 부적 강화 : 학습자가 혐오하는 자극을 제거해줌으로써 목표 행동의 강도와 빈도를 증가시키는 것이다.
※ 토큰경제(Token Economy) … 바람직한 행동들에 대한 체계적인 목록을 정해놓은 후 그러한 행동이 이루어질 때 그에 상응하는 보상(내담자가 선호하는 것으로 교환할 수 있는 가치가 있는 토큰)을 제공하는 기법이다.

답 1.③ 2.③ 3.①

4 심리치료 과정에서 저항이 일어나는 일반적인 이유와 가장 거리가 먼 것은?

① 환자가 변화를 원할지라도 환자의 삶에 중요한 영향을 미치는 타인들이 현 상태를 유지하도록 방해할 수 있기 때문이다.
② 부적응적 행동을 유지함으로써 얻는 이차적 이득을 환자가 포기하기 어렵기 때문이다.
③ 익숙한 행동을 변화시키려는 시도가 환자에게 위협을 주기 때문이다.
④ 치료자가 가진 가치나 태도가 환자에게 위협적이기 때문이다.

> ★ADVICE 정신분석치료에서 저항이 나타나는 이유
> ㉠ **억압 저항**: 위협적인 충동을 회피하고자 하는 자아의 시도로, 자아가 이드의 충동을 억압하는 과정에서 생긴다.
> ㉡ **이차이득 저항**: 환자가 자신의 질병에 동반된 이차적 이득을 포기하지 않으려는 시도에서 생긴다.
> ㉢ **초자아 저항**: 환자의 증상은 자신에게 고통을 주지만, 초자아의 처벌적 작용으로 증상이 없어지는 것을 꺼려한다. 죄책감이 많은 환자에게 나타나며 치료가 잘되면 자기처벌적인 행동을 하여 치료를 다시 원점으로 되돌려 놓는다.
> ㉣ **이득 저항**: 고통스러운 경험을 반복하려는 심리로 인해 나타나며, 이러한 저항으로 치료는 방해받게 된다.
> ㉤ **전이 저항**: 환자가 분석가를 자기 마음속의 대상으로 투사하여 동일시하려 하거나 또는 경쟁적인 태도를 취하는 것을 말한다.
> ※ 심리치료 과정에서 일반적으로 나타나는 저항의 이유
>   ㉠ 변화가 주는 위협감으로 인해 두려움을 느끼게 된다.
>   ㉡ 2차 이득(증상을 통해 얻는 물리적, 사회적, 심리적 이익)을 포기하기 어렵다.
>   ㉢ 다른 사람들이 내담자의 변화를 바라지 않을 경우 저항이 일어난다.

5 다음과 같은 자문의 유형은?

> 주의력 결핍장애를 가진 아동의 혼란된 행동을 다루는 방법을 확신하지 못하고 있는 초등학교 3학년 담임교사에게 자문을 해주었다.

① 내담자 중심 사례 자문
② 프로그램 중심 행정 자문
③ 피자문자 중심 사례 자문
④ 자문자 중심 행정 자문

> ★ADVICE 자문의 유형
> ㉠ **비공식적인 동료집단 자문**: 내담자에게 필요한 더 좋은 치료 전략을 얻기 위해 동료에게 해당 사례에 관한 자문을 요청하는 것을 말한다.
> ㉡ **내담자-중심 사례 자문**: 내담자의 특별한 요구를 충족시키기 위해 특정한 환자의 치료나 보호에 책임이 있는 동료 자문가에게 조언을 구하는 것을 말한다. 이 때 피자문가와 자문가는 모두 내담자치료에 어느 정도 책임이 있다.
> ㉢ **프로그램-중심 행정 자문**: 개인적인 사례보다는 프로그램이나 제도에 초점을 둔다. 진료소, 실무, 연구 프로그램 및 전체적 쟁점이 되는 문제에 관한 중요한 기능적 측면에 대한 자문을 제공한다.
> ㉣ **피자문자 중심 사례 자문**: 피자문자의 경험 내용에 대해 전문 자문가로부터 도움을 받는 것을 말한다. 임상실무 수련중인 학생이 나이 든 환자 치료 시 느끼는 불안에 대해 숙련된 지도감독자에게 자문을 구하는 것을 들 수 있다.
> ㉤ **피자문자-중심 행정 자문**: 기관 내의 행정적인 쟁점과 인사 쟁점에 관한 업무에 대해 전문 심리학자의 자문을 구하는 것을 말한다.

6 최초로 임상심리학이라는 용어를 사용하였고, 또 최초로 심리진료소를 개설한 학자는?

① W. Wundt
② L. Witmer
③ S. Freud
④ C. Rogers

ⓐ ADVICE ② 라이트너 위트머(Lightner Witmer) : 라이트너 위트머(Lightner Witmer)가 1896년에 펜실베니아 대학교에 첫 심리진료소를 개설하면서 임상심리학이 시작되었다. 위트머(Witmer)는 아동의 학습문제 및 학교에서의 어려움을 돕기 위한 아동 프로그램을 개발하였고, 연구증거에 기반한 중재와 진단전략을 사용하였다.
① 분트(Wundt) : 19세기 후반(1879년) 최초로 심리학 실험실을 개설하여 인간의 감각과 의식과정을 연구하며 심리학(인간의 정신과 행동과정을 과학적으로 연구하는 학문)이 발전하게 되었다.
③ 프로이트(Freud) : 20세기 초, 정신분석이론을 통해 성적 추동과 무의식적 갈등, 아동 초기의 경험이 심리적 문제와 관련이 있으며 인간의 마음을 이해하는데 무의식이 중요함을 강조하였다
④ 로저스(Rogers) : 내담자 중심치료로 인간을 지속적으로 변화하고 성장하려는 동기를 가진 존재로 보고, 치료자의 직접적인 지시가 없이도 자신의 문제를 이해하고 해결할 수 있는 잠재 능력이 있다고 가정하였다. 1960년 후반, 로저스(Rogers)와 매슬로우(Maslow)의 인본주의 심리학 이론이 상담분야에 큰 변화를 일으켰다. 개인의 주관적 경험과 성장가능성, 건강하고 긍정적인 측면에 초점을 맞추어 인간을 이해하고자 하였다.

7 자기보고형 성격검사를 실시한 결과 의도적 왜곡 가능성이 높아 결과 해석에 어려움이 있다. 다음 중 이러한 의도적 왜곡을 최소화 할 수 있는 검사는?

① 지능검사
② 신경심리검사
③ MBTI
④ 로샤검사

ⓐ ADVICE 심리검사의 유형과 특징
㉠ 객관적 검사(objective test)
• 과제가 구조화되어 있고 채점 과정이 표준화되어 있으며, 해석의 규준이 제시되어 있는 검사를 말한다.
• 대표적으로 웩슬러 지능검사, 성격검사인 MMPI, MBTI와 흥미검사로는 직업흥미검사, 학습흥미검사, 적성검사 등을 들 수 있다.
• 의도적으로 왜곡할 수 있는 가능성이 있다.
㉡ 투사적 검사(projective test)
• 검사 자극이 모호할수록 자극을 해석하는 과정에 개인의 욕구, 갈등, 성격 같은 심리적 특성의 영향이 강하게 포함된다는 전제 하에 개인의 독특성을 최대한 끌어내려는 목적을 지닌다.
• 대표적으로 로샤(Rorschach)검사, 주제통각검사(TAT), 사람그리기(Draw-a-person : DAP), 집-나무-사람 그리기(House-Tree-Person : HTP), 벤더게슈탈트도형검사(Bender Visual Motor Gestalt test : BGT), 문장완성검사(Sentence completion test : SCT) 등이 있다.
• 자극의 모호성 때문에 방어하기 어렵다.
• 개인의 독특한 전의식, 무의식적인 심리적 특성이 반영 가능하다.

답 4.④ 5.③ 6.② 7.④

8 Rogers가 제안한 내담자의 긍정적 변화를 촉진시키기 위한 치료자의 3가지 조건에 해당하지 않는 것은?

① 무조건적 존중   ② 정확한 공감

③ 창의성   ④ 솔직성

⭐ ADVICE   내담자 중심 상담은 치료 과정에서 내담자가 자유롭게 자신의 감정을 표현하도록 하고, 이를 적극적으로 경청하고, 비판 없이 반영하며 존중할 때 내담자가 스스로 문제를 극복하고 성장하게 된다고 보았다. 치료자가 갖추어야 할 기본적 태도는 진실성, 무조건적인 긍정적 존중, 공감적 이해가 있다. 무의식적 해석은 프로이트의 정신분석 상담에 해당된다.

9 다음 중 효과적인 경청과 가장 거리가 먼 것은?

① 내담자가 심각한 듯 얘기를 하지만, 면접자가 보기에는 그렇게 보이지 않을 때에는 중단시킨다.

② 면접자는 반응을 보이기 앞서서, 내담자가 스스로 말할 시간을 충분히 주려고 한다.

③ 면접자는 내담자에게 주의를 많이 기울인다.

④ 내담자가 문제점을 피력할 때 가로막지 않고, 문제점에 관한 논쟁을 피하지 않는다.

⭐ ADVICE   **효과적인 경청**
ⓐ 내담자의 감정과 생각을 이해하기 위해 그의 말을 주의 깊게 듣고 공감을 하는 것이다.
ⓑ 대화 중 불확실하거나 이해되지 않는 부분에 대해서는 질문을 함께 표현한다.
ⓒ 개방형 질문을 포함하여 적극적 경청을 사용하여 내담자의 언어적, 비언어적 메시지 모두에 관심을 기울인다.
ⓓ 내담자에게 주목하고 시선을 접촉하고 관심을 표현한다.
ⓔ 상담자는 반응을 보이기 앞서서, 내담자가 스스로 말할 시간을 충분히 주려고 한다.
ⓕ 상담자는 내담자의 말을 가로막거나 내담자의 발언 중에 질문을 던져 새로운 문제를 제기하지 않도록 한다.
ⓖ 상담자는 내담자가 하는 말이 중요하지 않게 느껴지더라도 내담자가 심각하게 얘기하면 충분히 존중해 준다.
ⓗ 상담자는 내담자가 문제점을 피력할 때 가로막지 않고, 문제점에 관한 논쟁을 피하지 않는다.

10 심리검사를 실시하거나 면접을 시행하는 동안 임상심리학자가 취해야 할 태도로 적합한 것은?

① 행동관찰에서는 다른 사람 또는 다른 장면에서는 관찰할 수 없는, 비일상적 행동이나 그 환자만의 특징적인 행동을 주로 기술한다.

② 관찰된 행동을 기술할 때에는 구체적인 행동을 기술하기보다 불안하다거나 우울하다와 같은 일반적 용어를 사용하는 것이 좋다.

③ 정상적인 적응을 하고 있는 사람들이 흔히 보이는 일반적인 행동까지 평가보고서에 포함시키는 것이 좋다.

④ 평가보고서에는 주로 환자의 특징적인 행동과 심리검사 결과만 보고하며, 외모나 면접자에 대한 태도, 의사소통방식, 사고, 감정 및 과제에 대한 반응은 보고할 필요가 없다.

> ⭐ ADVICE ② 관찰된 행동을 기술할 때에는 불안하다거나 우울하다와 같은 일반적 용어를 사용하기보다는 행동을 구체적인 용어로 기술하는 것이 바람직하다.
> ③ 평가보고서에는 임상적으로 유의미한 특징이나 증상을 나타내는 행동을 포함시켜야 한다.
> ④ 평가보고서에는 환자의 특징적인 행동과 심리검사 결과 뿐 아니라 외모나 면접자에 대한 태도, 의사소통방식, 사고, 감정 및 과제에 대한 반응까지 기술하는 것이 좋다.

11 다음 중 유관학습의 가장 적합한 예는?

① 욕설을 하지 않게 하기 위해 욕을 할 때마다 화장실 청소하기

② 손톱 물어뜯기를 금지하기 위해 손톱에 고무덮개 씌우기

③ 충격적 스트레스사건이 떠오른 때 '그만!'이라는 구호 외치기

④ 뱀에 대한 공포가 있는 사람에게 뱀을 만지는 사람의 영상 보여주기

> ⭐ ADVICE 고전적 조건형성에서는 근접성, 즉 조건 자극(CS)과 무조건 자극(UCS) 사이의 시간적 관계가 중요하다. 파블로프의 실험에서 먹이와 조건화된 종소리 사이의 시간적 간격이 짧을수록 조건형성이 잘 이루어진다. 반면 레스콜라는 파블로프의 고전적 조건형성을 사용해 근접성에 대항하는 수반성(유관성)을 증명하였다. 수반성(유관성)이란 자극이나 반응 사이의 연관성을 의미한다. 파블로프는 개가 종소리를 듣고 침을 흘린 것은 종소리와 먹이의 '연합'이라고 설명했지만, 레스콜라는 개가 종소리를 듣고 먹이가 나올 것을 "예상" 했기 때문이라고 주장했다. 즉 행동치료에서 처벌은 부적응적인 행동을 줄이기 위해서 그 행동에 대한 부적 결과를 유관시키는 것으로 볼 수 있다. 즉, 욕을 할 때마다 화장실 청소를 시켜서 욕을 안 하게 하는 것은 '정적 처벌'이며, 욕을 하는 것과 화장실 청소를 하는 것 사이에 유관이 이루어진 것이다.

8.③ 9.① 10.① 11.①

12 임상심리학 자문의 순서로 옳은 것은?

① 평가 → 중재 → 질문의 이해 → 추적조사 → 종결
② 질문의 이해 → 평가 → 중재 → 종결 → 추적조사
③ 중재 → 질문의 이해 → 추적조사 → 종결 → 평가
④ 추적조사 → 중재 → 평가 → 종결 → 질문의 이해

> ⭐ADVICE **자문의 단계** … 질문의 이해, 평가, 중재, 종결 및 추적
> ㉠ **질문의 이해**
> • 자문가는 의뢰된 질문의 성질과 자문의 목적을 이해하기 위해 상황을 판단해야 한다.
> • 자문가는 유능하고 전문적인 자문을 제공하기 위한 경험과 전문성을 가지고 있는지 검토해야 한다.
> • 자문가는 자문을 의뢰한 조직이나 기관이 실제로 자문을 받아들일 준비가 되어 있는지, 자문으로 인한 결과에 저항이 나타날 수 있는지 등에 대한 준비성과 개방성을 검토해야 한다.
> ㉡ **평가**
> • 자문가는 중재와 조언을 제공하기 전에 상황을 전반적으로 평가해야 한다.
> • 평가를 위해 면접, 심리검사, 기록 및 기타 자료들을 검토한다.
> • 종합적 평가가 완성되면 문제들의 진단적인 인상과 중재 목적을 해결하기 위한 자문을 제공한다.
> ㉢ **중재**
> • 자문가는 피자문가의 질문 혹은 문제에 대해 실제적인 조언이나 대안을 제공한다.
> • 중재는 개인적인 중재 외에도 집단 중재가 포함될 수 있으며, 중재가 제공된 후에는 이득이 되었는지의 여부를 평가한다.
> • 최종적으로 자문의 목표와 목적이 적절하게 이루어졌는지의 여부를 검토한다.
> ㉣ **종결**
> • 합의된 자문 목적이 충족된 후에 종결하거나 혹은 자문가가 그 목적이 이루어지기 어렵다고 판단될 때 종결 단계가 일어난다.
> • 종결 단계는 신중하게 고려해야 하며, 종결 시에는 마감 면접(자문과정 검토, 중재에 대한 피드백 공유, 잔여 쟁점 해결, 추적 계획, 모든 참가자들에게 적절할 종결 기회 제공 등)을 실시한다.
> ㉤ **추적**
> • 피자문자는 자문의 종결 뒤에 나타나는 새로운 위협 때문에 문제를 겪을 수 있다.
> • 추적 자문은 주기적인 추적 회기나 지속적 프로그램이 요구되며, 면대면, 전화 혹은 메일 등으로 추적 관리를 할 수 있다.

13 지역사회 심리학에서 지향하는 바가 아닌 것은?

① 자원 봉사자 등 비전문 인력의 활용
② 정신 장애의 예방
③ 정신 장애인의 사회복귀
④ 정신과 병동 등 입원 시설의 확장

> ⭐ADVICE **지역사회 심리학회 관심 분야 및 활동 영역**
> ㉠ **관심 분야**
> • 새로운 지역사회 정신건강 서비스의 개발 및 확대
> • 정신건강 문제의 예방
> • 사회적 지지, 사회적 변화, 생태학적 분석(ecological analyze)을 통한 개입
> ㉡ **활동영역**
> • 정신건강증진 및 예방사업
> • 정신질환자의 사회복귀 프로그램
> • 상담 및 단기치료, 위기개입
> • 자문 및 평가
> • 지역사회 개발 · 지역사회 평가

14 다음에 시행된 심리치료는 어떤 이론적 유형에 기초한 것인가?

> A양은 오랜 기간 사귀던 애인과의 관계가 끝난 후 우울해 하고 있다. 그녀는 자신이 애인에게 충분히 잘하지 못했고 그래서 그가 자산을 싫어했다고 믿었다. A양의 치료사는 심상을 통해 헤어진 이유에 대한 새로운 해석을 시도하는 것을 돕고, 대안적 설명을 시도해보면서 내담자가 결정을 하도록 도왔다.

① 인본주의
② 게슈탈트
③ 정신분석
④ 인지행동

⭐ADVICE 이 케이스에서 상담자는 내담자에게 새로운 해석을 통해 생각의 오류(내담자의 믿음)와 이로 인한 우울감에서 벗어나도록 개입하고 있다.

  ※ 인지행동 치료의 특징
  ㉠ 인간의 행동이 인지, 즉 사고나 신념에 의해 매개된다는 가정을 지니며, 문제행동과 관련된 내담자의 인지체계를 변화시키기 위한 치료적 접근이다.
  ㉡ 인지치료에서는 우리의 감정이나 행동이 어떤 사건이나 상황 자체가 아니라 그것에 대한 자신의 해석에 의해서 영향을 받는다고 본다.
  ㉢ 모든 심리적 문제는 왜곡되고 역기능적인 생각과 믿음이 주된 요인이라고 보고, 이러한 왜곡된 생각을 찾아내고 현실적으로 평가해서 수정하도록 돕는다.
  ㉣ 치료과정에서 치료자와 내담자는 상호 협력적이어야 하며, 내담자의 적극적인 참여가 중요하다.
  ㉤ 인지행동치료는 구조화되고, 단기적이며, 현재 지향적인 심리치료 방법이다.
  ㉥ 현재 일상생활에서 발생한 문제를 정의하고 해결하려는데 초점을 두며, 사고와 감정 탐색, 활동계획 수립, 과제 부여 등의 인지적, 행동적 기법을 사용한다.
  ㉦ 현재 인지행동치료는 우울증뿐만 아니라 불안장애, 공포증, 강박증, 건강염려증, 섭식장애, 성격문제, 부부갈등 등 다양한 심리적 문제에 적용되고 있으며, 경험적으로 입증된 치료효과를 통해 지속적으로 치료기법이 발전되고 있다.

15 체중 조절을 위하여 식이요법을 시행하는 사람이 매일 식사의 시간, 종류, 양과 운동량을 구체적으로 기록하고 있다면 이는 어떤 행동 관찰의 방법인가?

① 자기-감찰(self-monitoring)
② 통계적인 평가
③ 참여 관찰(paticipant observation)
④ 비참여 관찰(non-paticipant observation)

⭐ADVICE 자기-감찰 … 스스로 자신의 행동을 관찰하고 기록하는 방법이다. 행위를 관찰하는 것 자체가 더 나은 방향으로 개선시키는 경향이 있다. 또한 자신의 행동에 영향을 미치는 원인을 관찰해봄으로써 자신의 행동을 더 효과적으로 관리할 수 있으며, 관찰결과가 자신에 대한 피드백이나 보상으로 작용하게 된다.

🔒 12.② 13.④ 14.④ 15.①

16 임상심리학의 새로운 전문영역 중에서 비만, 스트레스 관리 등과 가장 밀접히 관련되는 것은?

① 신경심리학   ② 건강심리학

③ 법정심리학   ④ 아동임상심리학

> ✪ ADVICE   건강심리학(Health psychology)은 건강의 유지 및 증진, 질병의 예방과 치료를 목적으로 심리학적인 지식을 응용하는 학문이다. 건강에 대한 관심이 증가하면서 최근 급속도로 성장하고 있는 영역으로 신체질병, 스트레스, 비만, 흡연, 알코올 사용, 만성질환 등 다양한 건강 관련 주제를 다루고 있다. 우울증은 임상 및 상담심리학 분야의 주된 관심 영역에 해당된다.

17 다음 중 대뇌피질 각 영역의 기능에 관한 설명으로 옳은 것은?

① 측두엽 : 망막에서 들어오는 시각정보를 받아 분석하며 이 영역이 손상되면 안구가 정상적인 기능을 하더라도 시력을 상실하게 된다.
② 후두엽 : 언어를 인식하는데 중추적인 역할을 하며 정서적 경험이나 기억에 중요한 역할을 담당한다.
③ 전두엽 : 현재의 상황을 판단하고 상황에 적절하게 행동을 계획하고 부적절한 행동을 억제하는 등 전반적으로 행동을 관리하는 역할을 한다.
④ 두정엽 : 대뇌피질의 다른 영역으로부터 모든 감각과 운동에 관한 정보를 다 받으며 이러한 정보들을 종합한다.

> ✪ ADVICE   **대뇌피질 영역의 기능**
> ㉠ **후두엽** : 망막에서 들어오는 시각정보를 받아 분석하며 이 영역이 손상되면 안구가 정상적인 기능을 하더라고 시력을 상실하게 된다.
> ㉡ **측두엽** : 언어를 인식하는 데 중추적인 역할을 하며 정서적 경험이나 기억에 중요한 역할을 담당한다.
> ㉢ **전두엽** : 대뇌피질의 다른 영역으로부터 모든 감각과 운동에 관한 정보를 다 받으며 이러한 정보들을 종합하여 현재 상황을 파악하고 이에 맞게 계획하고 관리하는 역할을 담당한다.

18 건강심리학에서 개입방법에 관한 설명으로 틀린 것은?

① 조작적 조건형성에 의하면 통증은 정적 강화 때문에 지속된다.
② 인지행동치료는 만성 통증에 대한 신념과 기대를 변화시키고자 한다.
③ 바이오피드백 기법은 다른 개입 방안을 배제하고 단독으로 시행될 때 효과가 우수한 편이다.
④ 역조건 형성에 의한 체계적 둔감법은 고전적 조건형성에 기초한다.

> ✪ ADVICE   **바이오피드백(Biofeedback)** … 바이오피드백은 생물학적 반응들을 전자도구로 측정하는 것을 말한다. 우리 몸 내부에서 일어나는 생리현상들을 컴퓨터를 통해 시각적으로나 청각적으로 알 수 있게 해주고 스스로 훈련을 통해 생리현상들을 조절할 수 있게 도와주는 치료 방법이다. 근육이완, 심박동 조절, 혈압통제, 심인성 신체질환, 두통, 불면증 치료에 사용된다. 보통 이완요법과 같이 사용되는 경우가 많다.

19 다음 중 심리치료기법에 관한 설명으로 틀린 것은?

① 소망 및 방어 해석 : 내담자에게 반복되어 나타나는 소망과 방어의 내용을 현재 행동과 과거 행동에 비추어 현실적으로 검증할 수 있도록 한다.

② 재진술 : 비지시적 상담에서 내담자가 이야기한 내용의 의미를 요약하고 더 분명하게 해주는 상담기법이다.

③ 역할놀이 : 내담자에게 문제행동과 관련되는 장면에서 어떤 일이 일어나는지 알도록 하기 위하여 상담자와 내담자가 입장을 바꾸어 행동을 시도해 본다.

④ 체계적 둔감법 : 내담자가 특정 장면에 공포를 느낄 때 이완훈련을 도입하여 낮은 단계의 불안유발 장면에서부터 점차 높은 단계의 불안 유발하는 장면에 이르기까지 불안감소를 유도하는 방법이다.

> ⭐ADVICE **재진술** … 내담자가 말한 내용에 대해 상담가가 이해한 말로 다시 바꾸어 말해주는 것이다.
>
> ※ 비지시적 상담에서 내담자가 이야기한 내용의 의미를 요약하고 더 분명하게 해주는 상담기법은 명료화이다.

20 비밀보장에 관한 설명으로 틀린 것은?

① 업무를 수행하는 과정에서 개인으로부터 얻은 정보에 대한 비밀보장을 중요시해야 한다.

② 내담자 자신이나 타인에게 명백한 위험을 초래하게 되는 경우에도 비밀보장은 준수하여야 한다.

③ 적절한 시기에 내담자들에게 비밀보장의 법적인 한계에 대하여 알려주어야 한다.

④ 전문적인 관계에서 얻은 정보나 평가 자료는 전문적인 목적을 위해서만 토론되어야 한다.

> ⭐ADVICE 비밀보장의 원리상담과정에서 알게 된 내담자의 정보와 상담자와 내담자 간의 대화내용은 반드시 비밀을 보장해 주어야 한다. 이 원리는 상담자와 내담자 간의 신뢰관계를 형성하고 유지하는데 매우 중요하다. 다만, 비밀보장의 예외상황인 경우 내담자의 동의를 얻어 내담자가 노출되어 피해가 가지 않도록 최소한의 정보들을 신중하게 공개해야 한다.
>
> ※ 비밀보장의 예외 상황
> ㉠ 내담자가 자신과 타인에게 위해 행동을 할 위험이 있을 경우(학대, 폭행, 살인 등)
> ㉡ 내담자 자신이 타인의 위해 행동의 피해자인 경우
> ㉢ 내담자의 문제가 위급한 상황(병원치료, 자살시도)일 경우
> ㉣ 범죄 및 법적인 문제와 연류되어 있을 경우
> ㉤ 내담자가 비밀공개를 허락했을 경우

🅐 16.② 17.③ 18.③ 19.② 20.②

1 인간중심적 상담이론에서 공감적 이해란 무엇을 의미하는가?

① 전제나 조건 없이 내담자를 한 인간으로서 존중함

② 내담자와의 관계에서 상담자가 경험하고 느낀 바를 진솔하게 내담자에게 표현함

③ 내담자가 몰랐던 무의식적 내용을 지적하고 해석해줌

④ 내담자의 감정과 경험을 그 입장에서 민감하고 정확하게 이해하고 전함

> ⭐ ADVICE ① 전제나 조건 없이 내담자를 한 인간으로서 존중함 – 무조건적 긍정적 관심
> ② 내담자와의 관계에서 상담자가 경험하고 느낀 바를 진솔하게 내담자에게 표현함 – 진실성/솔직성
> ③ 내담자가 몰랐던 무의식적 내용을 지적하고 해석해줌 – 정신분석 상담의 이론
> ※ **공감적 이해**(empathic understanding)
> ㉠ 공감적 이해란 상담자가 마치 내담자가 된 것처럼 그의 심정을 느껴보고, 내담자가 경험하는 주관적 세계를 정확하고 깊이 있게 이해하는 것을 의미한다.
> ㉡ 내담자의 관점에서 그가 생각하고 느끼는 내면적 경험을 이해하려고 노력하는 것이 중요하다.

2 가치중심적 진로상담 모델의 주장으로 옳은 것은?

① 진로결정과정에서 흥미는 가치만큼 중요한 영향을 미친다고 본다.

② 가치는 후천적 경험보다는 선천적 요인에 의해 형성된다.

③ 개인은 여러 가치에 대해 우선권을 부여하고 있어 가치 갈등을 겪는다.

④ 개인은 가치를 충족시키는 역할수행 차원에서 진로를 고려한다.

> ⭐ ADVICE Brown의 가치중심적 진로모형
> ㉠ 인간 행동이 가치에 의해 상당부분 영향을 받는다는 가정 하에 내담자의 가치를 충분히 고려하여 진로 선택해야 한다.
> ㉡ 가치중심적 진로모형의 기본 가정
> • 개인이 우선권을 부여하는 가치들은 그리 많지 않다.
> • 우선순위가 높은 가치들은 생애 역할 선택에 있어서 중요한 결정요인이 된다.
> • 가치는 환경 속에서 가치가 담긴 정보를 획득함으로써 학습한다.
> • 생애 만족은 모든 필수적인 가치들을 만족시키는 생애 역할에 의해 결정된다.
> • 한 역할의 현저성은 역할 내에 있는 필수적인 가치들의 만족 정도와 직접 관련된다.

3 다음 중 단기상담에 적합한 내담자의 특성은?

① 반사회적 성격장애가 있다.
② 정상발달 중이며 발달과정상의 문제가 주증상이다.
③ 지지적인 대화상대자가 전혀 없다.
④ 만성적이고 복합적인 문제가 있다.

⭐ADVICE 단기상담에 적합한 내담자 … 상담에 대한 동기가 높은 경우, 주호소 문제가 비교적 구체적인 경우, 문제가
발생하기 이전에 비교적 기능적인 생활을 한 경우, 환경적 요인에 의해 갑자기 발생한 문제로 고통받는
경우, 주호소 문제가 발달과정상의 문제인 경우, 내담자 주위에 지지적인 사람이 있는 경우 등이다.

4 우울한 사람들이 보이는 체계적인 사고의 오류 중 결론을 지지하는 증거가 없거나 증거나 결론과 배치되는
데도 불구하고 어떤 결론을 이끌어 내는 과정을 의미하는 인지적 오류는?

① 임의적 추론
② 과일반화
③ 개인화
④ 선택적 추상화

⭐ADVICE ② 한 가지 사건에 기초한 결론을 광범위한 상황에 적용시킨다. 현재의 상황을 여러 상황들 중의 하나로
보지 않고, 전체 삶의 특징으로 보는 것을 말한다. (예 '이번 시험을 잘 보지 못했으니, 나는 졸업도 못
하고 대학에도 가지 못할 거야' 또는 '집안 사정이 안 좋으니, 진학이나 취업을 할 수 없어.')
③ 자신과 무관한 사건을 자신과 관련된 것으로 잘못 해석하는 것이다. (예 버스정류소에 서 있는 사람들
이 웃는 소리를 듣고 자신의 외모나 행동거지를 비웃는 것이라고 받아들이는 경우)
④ 전체를 보지 않고 부정적인 하나의 세부 사항에만 지나치게 집중하고 선택적으로 받아들여 결론을 내
리는 것이다. (예 '선생님께서 지난번 과제에 낮은 점수를 주셨어. 이건 내가 꼴찌라는 걸 의미해.', '발
표할 때 몇 명이 듣지 않고 웃었어. 내 발표가 형편없었던 거야.')

답 1.④ 2.④ 3.② 4.①

5 다음 중 특성 – 요인 상담에 관한 설명으로 틀린 것은?

① 상담자 중심의 상담방법이다.
② 사례연구를 상담의 중요한 자료로 삼는다.
③ 문제의 객관적 이해보다는 내담자에 대한 정서적 이해에 중심을 둔다.
④ 내담자에게 정보를 제공하고 학습기술과 사회적 적응 기술을 알려 주는 것을 중요시 한다.

✪ ADVICE **특성-요인 이론** … Parsons에 의해 제안된 초창기 이론으로, 개인의 특성과 직업(직무)을 구성하는 요인간의 연결(매칭)을 중요시하였다. 내담자가 자신의 문제를 객관적으로 보지 못하고 독립적으로 해결할 수 없다는 가정 하에, 내담자의 개인적 특성과 직업적 요인이 잘 부합될 수 있도록 조력한다.

ⓐ **특성-요인 이론의 기본 가정**
  • 독특한 개인의 심리적 특성으로 인하여 직업인들은 특수한 직업 유형에 잘 적응한다.
  • 여러 가지 타 직업에 종사하는 직업인들은 각기 다른 심리적 특성을 가지고 있다.
  • 직업 적응은 근로자의 특성과 직업에서 요구하는 것 사이의 조화 정도에 달려 있다.

ⓑ **Williamson의 상담모형 6단계**
  • 1단계-분석 ; 개인의 특성(태도, 흥미, 가족환경, 지적 능력, 교육정도 등)에 관한 자료를 수집하고 표준화된 검사를 실시한다.
  • 2단계-종합 : 개인의 장점과 단점, 진로와 관련된 문제를 파악하기 위해 다양한 정보를 수집하고 종합한다.
  • 3단계-진단 : 진로 문제의 원인을 파악하고 객관적으로 진단내린다.
  • 4단계-예측 : 진로 문제를 해결하기 위해 가능한 대안을 탐색하고, 각 대안의 성공가능성을 평가하고 예측한다.
  • 5단계-상담 : 개인 특성과 직업 요인간의 자료를 바탕으로 직업에 잘 적응하기 위한 방법을 모색한다.
  • 6단계-추수지도 : 내담자가 계획한 것을 잘 실천할 수 있도록 돕고, 진로결정의 적합성을 평가한 후, 추수지도를 안내한다.

ⓒ **Williamson의 특성-요인 상담의 기법**
  • 직접충고 : 내담자가 솔직한 의견을 요구하거나 심각한 실패와 좌절이 예견되는 직업선택을 하는 경우에 사용하는 방법이다. 내담자가 가장 만족할만한 선택이나 행동에 대해 상담자의 견해를 솔직하게 표현하는 것이다.
  • 설명 : 내담자가 의사결정 할 수 있도록 검사결과와 진단의 내용을 내담자에게 설명하는 것이다.
  • 설득 : 내담자가 비합리적인 선택을 하지 않고, 합리적이고 논리적으로 검사자료를 이해하고 의사결정 할 수 있도록 설득한다.

6 게슈탈트 심리치료에서 알아차림-접촉주기 단계의 진행순서로 옳은 것은?

① 배경 – 알아차림 – 감각 – 에너지 동원 – 행동 – 접촉 – 배경
② 배경 – 에너지 동원 – 감각 – 알아차림 – 접촉 – 행동 – 배경
③ 배경 – 감각 – 알아차림 – 에너지 동원 – 행동 – 접촉 – 배경
④ 배경 – 감각 – 알아차림 – 행동 – 에너지 동원 – 접촉 – 배경

ADVICE 게슈탈트 심리치료에서 건강한 유기체는 '알아차림-접촉주기(Awareness-Contact cycle)'를 반복하면서 성장하게 된다. 이 주기가 단절되어 미해결과제로 남게 되면 심리적 장애가 발생한다.

※ 알아차림-접촉 주기의 단계
ㄱ 1단계 : 배경 또는 배경으로 불러남(Withdrawal)
ㄴ 2단계 : 감각 – 유기체의 욕구나 감정이 신체감각의 형태로 나타남(Sensation)
ㄷ 3단계 : 알아차림 – 이를 개체가 자각하여 게슈탈트로 형성하여 전경으로 떠올림(Awareness)
ㄹ 4단계 : 에너지 동원 – 이를 해소하기 위해 에너지(흥분)를 동원함(Energy)
ㅁ 5단계 : 행동 – 행동으로 옮김(Action)
ㅂ 6단계 : 접촉 – 환경과의 접촉을 통해 게슈탈트를 해소함(Contact)

7 해결 중심적 가족상담에 관한 설명으로 틀린 것은?

① 병리적인 것보다 건강한 것에 초점을 둔다.
② 문제원인을 이해하는데 초점을 둔다.
③ 과거보다는 미래와 현재에 초점을 둔다.
④ 내담자의 강점, 자원, 건강한 특성을 치료에서 활용한다.

ADVICE 해결 중심적 가족상담의 기본 개념
ㄱ 해결중심 가족상담(solution-focused family therapy)은 내담자의 문제에 초점을 맞추기보다 내담자의 긍정적 자원에 초점을 맞추어 내담자가 원하는 삶을 위한 해결책을 강구하는데 집중하는 단기 치료이다.
ㄴ 현재와 미래를 지향하며, 내담자는 문제 해결을 위해 필요한 것을 가지고 있으며 알고 있다고 본다. 상담자는 내담자의 목표성취를 돕기 위하여 내담자의 자원을 신뢰하고 활용한다.
ㄷ 문제의 원인이나 증상을 파악하는 것보다 해결을 모색하는 것이 더 유용하다고 본다. 따라서 병리적인 것 대신에 '건강한 것', '성공적인 것'에 초점을 둔다.
ㄹ 내담자의 자율적인 협력을 중요시 하고, 내담자가 문제시 하지 않는 것은 다룰 필요가 없다고 가정한다. 탈 이론적이고 규범에 얽매이지 않으며, 내담자의 견해를 중시한다.

답 5.③ 6.③ 7.②

8 상담 초기 단계에서 내담자를 평가할 때 고려해야 할 사항을 모두 짝지은 것은?

> ㉠ 왜 지금 상담받기로 결정했는지
> ㉡ 지적인 기능과 사회경제적 조건
> ㉢ 자살에 대한 생각, 의지, 충동성
> ㉣ 활동수준을 통하여 에너지 상태가 어떠한지
> ㉤ 자신의 문제를 어떤 식으로 이해하고 있는지

① ㉠㉡㉤   ② ㉡㉢㉣
③ ㉠㉡㉢㉤   ④ ㉠㉢㉣㉤

⭐ADVICE 상담의 초기 단계에 반드시 이루어져야 하는 것으로는 상담관계(Rapport) 형성, 내담자의 이해와 평가, 상담의 구조화, 목표 설정이 있다. 또한 내담자가 지금 상담을 받기로 결정한 동기나 기대가 무엇인지, 자신의 문제를 어떻게 보고 있는지, 자살과 같은 위기 상황에 놓여있는지 여부 등을 살펴봐야 한다.

9 부모들은 자식을 양육할 때 처벌을 사용하기도 한다. 다음 중 처벌을 사용할 때 중요하게 고려해야 할 사항이 아닌 것은?

① 강도   ② 융통성
③ 일관성   ④ 즉시성

⭐ADVICE 처벌이 고려해야 할 사항
㉠ **즉시성** : 벌 받을 행동이 일어난 직후에 즉각적으로 벌을 준다.
㉡ **강도** : 처벌의 강도가 충분히 강해야 한다.
㉢ **일관성** : 처벌을 주는데 있어 일관성이 있어야 한다.

10 지금과 여기, 현재의 체험을 중시하는 치료이론이 아닌 것은?

① 인간중심적 치료   ② 게슈탈트 치료
③ 정신분석   ④ 실존치료

⭐ADVICE 정신분석 이론
㉠ **결정론적 관점** : 인간을 이해하는데 있어 인생 초기의 경험을 중시하며 무의식이라는 인간 내면의 심층에 감춰져 있는 심리적 갈등이 인간의 행동을 결정한다고 본다.
㉡ **무의식의 영향** : 인간의 사고, 감정, 행동은 비이성적인 힘이 본능적인 욕구나 무의식에 의해 결정된다고 본다. 특히, 어린 시절의 경험(특히 부모와의 관계)이 무의식과 성격 형성에 많은 영향을 미친다. 한 개인의 심리를 이해하기 위해서는 어린 시절의 경험과 기억을 탐색하는 것이 중요하다.

11 다음 중 약물중독의 단계로 옳은 것은?

① 실험적 사용단계 – 사회적 사용단계 – 의존단계 – 남용단계
② 실험적 사용단계 – 사회적 사용단계 – 남용단계 – 의존단계
③ 사회적 사용단계 – 실험적 사용단계 – 남용단계 – 의존단계
④ 사회적 사용단계 – 실험적 사용단계 – 의존단계 – 남용단계

🌟 ADVICE 약물(물질)중독의 단계

ⓐ 1단계 : 실험적 사용단계
• 호기심의 일차적인 동기에서 약물(물질)을 실험적으로 사용한다.
• 약물의 심리적 효과에 대해 관심이나 주의를 크게 기울이지 않는다.

ⓑ 2단계 : 사회적 사용단계
• 사회적 상황에서 약물을 사용하는 것으로, 청소년의 경우 또래집단과의 사회적 관계가 영향을 미친다.
• 약물사용으로 인해 심리적 효과를 경험하지만, 약물사용을 문제라고 인식하는 경우는 드물다.

ⓒ 3단계 : 남용단계
• 약물에 의해 유발되는 심리적 효과에 익숙해져서 특별한 목적을 위해 의도적으로 약물을 사용하기 시작한다.
• 약물사용 목적은 크게 2가지 유형으로 분류되는데, '쾌락적 약물사용(즐거움과 쾌락을 추구하기 위해 약물을 사용)'과 '보상적 약물사용(고통스럽고 불쾌한 감정을 해소하거나 잊기 위해 약물을 사용)'이다.

ⓓ 4단계 : 의존단계
• 약물사용이 개인의 일상생활에 영향을 미치며, 약물에 대한 의존증상이 나타나기 시작한다.
• 약물사용으로 인한 정신적, 신체적 변화가 발생하여 약물을 중단하거나 조절하는 것이 어렵다. 약물을 사용하지 않으면 불안감, 초조감 등의 불쾌감을 경험하고, 내성으로 인해 더 많은 양의 약물을 사용하거나 더욱 강한 효과를 지닌 새로운 약물을 찾게 된다.

12 정신분석 상담에서 전이분석이 중요한 이유로 가장 적절한 것은?

① 내담자애 대한 상담자의 감정이 나온다.
② 상담자의 감정을 드러내지 않게 해준다.
③ 무의식 내용을 알 수 있는 최선의 길이다.
④ 내담자에게 현재 관계에 대한 과거의 영향을 깨닫게 해준다.

🌟 ADVICE 전이분석

ⓐ 전이(transference)란 내담자가 과거에 중요한 대상에게 느꼈던(긍정적, 부정적) 감정이나 환상을 무의식적으로 현재 상담자에게 옮겨와 나타내는 것을 말한다.

ⓑ 전이는 정신분석 상담의 핵심으로, 상담과정에서 내담자가 보이는 전이현상을 면밀히 분석하고 해석해야 한다. 전이분석을 통해 내담자는 자신의 무의식적 갈등과 현재 문제의 의미를 통찰할 수 있게 된다. 즉, 현재 관계에 대한 과거의 영향을 깨닫게 해 준다.

ⓒ 상담자도 내담자에게 전이현상을 나타낼 수 있다 이를 역전이라고 한다. 상담자의 역전이는 내담자의 반응을 왜곡하여 받아들이게 만들어 객관성을 저해할 수 있으므로 조심해야 한다.

답 8.③ 9.② 10.③ 11.② 12.④

13 집단상담의 필수요소로 상대방의 행동이 나에게 어떤 반응을 일으키는가에 대하여 상대방에게 직접 이야기 해주는 것을 무엇이라 하는가?

① 자기투입과 참여 ② 새로운 행동의 실험
③ 피드백 주고받기 ④ 행동의 모범을 보이기

⭐ADVICE **피드백 주고받기**
　　ⓣ 타인의 행동에 대한 자신의 반응을 상호 간에 솔직하게 이야기해주는 과정을 피드백이라고 한다. 즉 상대방의 행동이 나에게 어떤 반응을 일으키는가에 대하여 상대방에게 직접 이야기 해주는 것이다.
　　ⓛ 피드백 주고받기는 집단상담의 중요한 목적의 하나로, 집단성원으로 하여금 타인들이 자신을 어떻게 보고 있는지에 대해 학습할 기회를 제공한다.

14 Weiner의 비행분류에 관한 설명으로 틀린 것은?

① 비행자의 심리적인 특징에 따라서 사회적 비행과 심리적 비행을 구분한다.
② 심리적 비행에는 성격적 비행, 신경증적 비행, 정신병적(기질적) 비행이 속한다.
③ 신경증적 비행은 행위자가 타인의 주목을 끌 수 있는 방식으로 비행을 저지르는 경우가 많다.
④ 소속된 비행하위집단 내에서 통용되는 삶의 방식들은 자존감과 소속감을 가져다주므로 장기적으로 적응적이라고 할 수 있다.

⭐ADVICE **비행의 유형이론(Weiner)**
　　ⓣ **사회적 비행**
　　　• 심리적인 문제없이 반사회적 행동기준을 부과하는 비행하위문화의 구성원으로서 비행을 저지른다. 특히 청소년은 집단문화에 동조하기 위한 수단으로써 비행을 저지르는 경향이 있다.
　　　• 심리적인 문제가 비교적 적으므로 자신이 속한 하위집단 내에서의 대인관계에서는 비교적 정상적으로 행동하는 것이 보통이다.
　　　• 소속된 비행하위집단 내에서 통용되는 삶의 방식들은 제한적이고 편파적인 경우가 대부분이므로 장기적인 측면에서 적응적 행동양식이라고 볼 수 없다.
　　ⓛ **심리적 비행**(3가지 하위 유형으로 다시 구분됨)
　　　• 성격적 비행
　　　－비행이 반사회적인 성격구조, 자기 통제력의 부재, 타인 무시, 충동성 등에 의한 행위의 문제로 나타난다.
　　　－특히 유아기나 아동기에 거절당한 경험으로 인해 타인에 대한 공감 능력 및 동일시 능력이 부족하다.
　　　－아동기의 부적절하거나 일관적이지 못한 훈육 및 감독으로 인해 자신의 충동을 통제할 수 있는 능력이 부족하다.
　　　• 신경증적 비행
　　　－자신의 요구가 거절되었을 때 갑작스럽게 자신의 욕구를 표현하는 행위의 문제로 비행이 나타난다.
　　　－타인으로부터 인정 및 조력을 받고 싶어 하는 핵심적 욕구에서 비롯되는 것으로, 비행은 주로 단독으로 우발적으로 발생한다. 이러한 비행에는 심리적 갈등이나 좌절을 유발하는 환경적 스트레스 요인이 존재한다.
　　　• 정신병적(기질적) 비행
　　　－행동을 통제하기 어려운 정신병(정신분열증)이나 뇌의 기질적 손상 등에 의해 비행이 나타난다.
　　　－뇌기능 장애, ADHD, 충동조절장애를 가진 청소년에게서 나타난다.

15 다음 중 진로지도/상담의 일반적인 목표로 보기 어려운 것은?

① 내담자 자신에 관한 보다 정확한 이해를 높인다.

② 합리적인 의사결정능력을 높인다.

③ 일과 직업에 대한 올바른 가치관을 형성하는데 도움을 준다.

④ 이미 선택한 진로에 대해 후회하지 않도록 유도한다.

⭐ADVICE 진로 지도/상담의 목표

　　ⓐ 자기 자신에 관한 정확한 이해 증진 : 자기개념의 구체화를 통해 자신의 현실적인 개념을 형성하도록 하며, 자신의 성격, 능력, 적성, 흥미 등을 이해하도록 한다.

　　ⓑ 일(직업)의 세계에 대한 이해 증진 : 현대사회에서 정치적·경제적·사회적 측면을 통해 요구되는 다양하고 복잡한 일의 세계를 이해하는 동시에 그 변화의 흐름에 적응하도록 한다.

　　ⓒ 합리적인 의사결정 능력의 증진 : 일(직업)의 세계에 대한 다양한 정보들을 적절히 활용하여 최선의 선택이 이루어지도록 의사결정 기술의 습득을 돕는다.

　　ⓓ 정보탐색 및 활용 능력의 함양 : 내담자 스스로 일(직업)의 세계에 대한 정보를 탐색할 수 있는 방법을 알려주고, 이를 수집, 활용할 수 있는 방법을 체득하도록 돕는다.

　　ⓔ 일과 직업에 대한 올바른 가치관 및 태도 형성 : 직업에 대한 올바른 의식과 건전한 가치관을 습득하도록 하여 바람직한 직업윤리를 형성하도록 한다.

16 가족상담기법 중 가족들이 어떤 특정한 사건을 언어로 표현하는 대신에 공감적 배열과 신체적 표현으로 묘사하는 기법은?

① 재구조화　　　　　　　　　　② 순환질문

③ 탈삼각화　　　　　　　　　　④ 가족조각

⭐ADVICE 가족조각기법(family sculpture)

　　ⓐ 경험적 가족치료 모델의 기법으로, 가족이 어떻게 기능하는지를 공간개념을 통해 가족체계를 상징적, 비유적으로 묘사하는 기법이다. 가족 중 한 사람이 자신의 인식에 따라 다른 가족을 공간에 배열한 후, 신체적 표현을 요구하여 가족관계를 나타내는 무언의 동작표현을 하도록 한다.

　　ⓑ 가족간의 경계, 위계질서, 거리감 또는 친밀감, 역동성 등 가족의 상호작용을 파악하는데 효과적이다.

　　① 가족 재구조화 : 구조적 가족치료(structural family therapy)는 Minuchin에 의해 창안된 것으로 개인의 심리적 증상이나 문제를 가족의 구조적 병리에 의해 생겨난 부산물로 보고, 개인의 증상과 문제를 해결하기 위해 가족의 구조적 변화를 시도한다. 치료의 목표는 가족구조의 변화로 치료자가 적극적으로 가족을 재구조화하는 과정에 개입을 한다.

　　② 순환적 질문기법 : 전략적 가족치료모델의 기법으로, 가족 구성원이 당면한 문제에 대한 제한적이고 단편적인 시각에서 벗어나 문제의 순환성을 인식하도록 유도하는 방법이다.

　　③ 치료적 탈삼각화 : 다세대적 가족치료모델의 기법에서 나온 개념으로, 가족 내에서 갈등을 빚고 있는 사람은 안정성을 되찾기 위해 제삼자를 끌어들여 삼각관계를 형성하려는 경향이 있고, 상담자까지도 자동적으로 삼각화 과정에 끌어들이려 한다. 이 때 상담자가 정서적으로 말려들지 않고 중립적 입장을 유지하면서 탈삼각화를 위해 노력하고, 가족성원들이 평정을 되찾아 자신들의 문제해결방법을 찾도록 안내한다.

답 13.③ 14.④ 15.④ 16.④

17 상담에서 나타날 수 있는 윤리적 갈등의 해결단계를 바르게 나열한 것은?

> ㉠ 관련 윤리강령, 법, 규정 등을 살펴본다.
> ㉡ 한 사람 이상의 전문가에게 자문을 구한다.
> ㉢ 현 상황에서 문제점이나 딜레마를 확인한다.
> ㉣ 다양한 결정의 결과를 열거해보고 결정한다.

① ㉠ → ㉢ → ㉡ → ㉣
② ㉡ → ㉢ → ㉠ → ㉣
③ ㉢ → ㉠ → ㉡ → ㉣
④ ㉢ → ㉠ → ㉣ → ㉡

⭐ ADVICE 윤리적 갈등의 해결단계
 ㉠ 1단계 : 현 상황에서 문제점이나 딜레마를 확인한다.
 ㉡ 2단계 : 잠재적인 쟁점 사항들을 확인한다.
 ㉢ 3단계 : 문제의 일반적 지침에 관한 윤리강령이나 법, 규정 등을 살펴본다.
 ㉣ 4단계 : 문제에 대한 다양한 관점들을 얻기 위해 한 곳 이상의 기관에 자문을 구한다.
 ㉤ 5단계 : 있을 수 있는 다양한 행동적 방안에 대한 영감을 구한다.
 ㉥ 6단계 : 다양한 결정의 결과들을 열거하고, 내담자를 위한 각 결정들의 관련성을 반영한다.
 ㉦ 7단계 : 가장 바람직하다고 판단되는 행동 방침을 결정한다.

18 Yalom이 제시한 상호역동적인 치료집단을 위한 적절한 구성원 수는?

① 4~5명　　　　　　　　　　　② 7~8명
③ 10~11명　　　　　　　　　　④ 12~13명

⭐ ADVICE 집단상담 시 집단의 크기는 구성원의 성숙도, 친밀도, 집단상담자의 경험, 집단의 유형 및 관심의 범위 등에 따라 영향을 받을 수 있으며 일반적으로 6~10명 정도가 적당하다. 얄롬은 상호역동적인 치료집단 의 적절한 크기로 7~8명을 제시하였다.

19 성피해자에 대한 상담의 초기 단계에서 상담자가 유의해야 할 사항으로 옳은 것은?

① 피해자가 첫 면접에서 성피해 사실을 부인하는 경우, 솔직한 개방을 하도록 지속적으로 유도한다.

② 가능하면 초기에 피해자의 가족상황과 성폭력 피해의 합병증 등에 관한 상세한 정보를 얻는다.

③ 성피해자로 인한 내담자의 심리적 외상을 신속하게 탐색하고 치유할 수 있도록 적극적으로 개입한다.

④ 피해상황에 대한 상세한 정보 수집이 중요하므로 내담자가 불편감을 표현하더라도 상담자가 주도적으로 면접을 진행한다.

> ⭐ ADVICE 성 피해자를 대상으로 한 심리치료의 초기에 피해상황에 대한 진술은 내담자의 주도로 이루어져야 한다.
> ※ 성 피해자 심리상담의 초기단계에서 유의할 사항
> ㉠ 상담자는 피해자인 내담자와 신뢰할 수 있는 치료적 관계 형성에 힘써야 한다.
> ㉡ 상담자는 내담자의 비언어적인 표현에 주의를 기울이며, 이에 대해 적절히 반응해야 한다. 상담자는 내담자에게 상담 내용의 주도권을 줌으로써, 내담자에게 현재 상황에서 표현할 수 있는 것들에 대해 이야기할 수 있도록 배려해야 한다.
> ㉢ 피해자의 가족상황과 성폭력 피해의 합병증 등에 관해 상세하게 파악해야 한다.
> ㉣ 내담자가 성폭력 피해의 문제가 없다고 부인하는 경우, 상담자는 일단 수용하며 언제든지 상담의 기회가 있음을 알려주어야 한다.

20 알코올 중독자 상담에 관한 설명으로 틀린 것은?

① 가족을 포함하여 타인의 방해를 받지 않기 위하여 비밀리에 상담한다.

② 치료 초기 단계에서 술과 관련된 치료적 계약을 분명히 한다.

③ 문제 행동에 대한 행동치료를 병행할 수 있다.

④ 치료후기에는 재발가능성을 언급한다.

> ⭐ ADVICE 알코올 중독자의 경우 자신의 문제를 부정하는 경우가 많으므로 환자에게 알코올 중독이 심각한 질병에 해당됨을 인식시키는 것과 함께 효과적인 접근을 위해서는 가족과의 협조가 중요하므로 환자의 알코올 중독 상태를 가족에게 알리는 것이 필요하다.

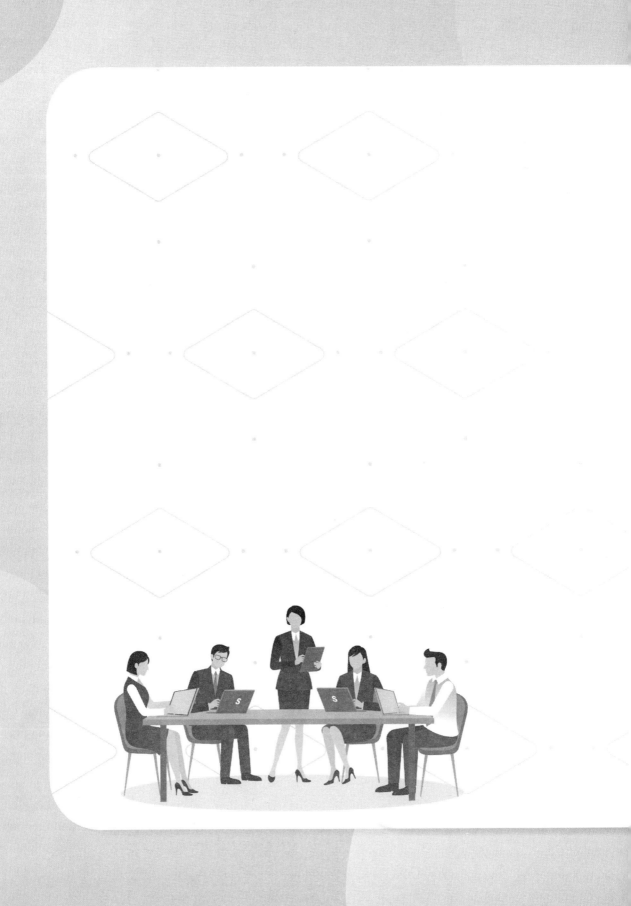

II

2014년 8월 17일 시행

심리학개론

1 다음 ( )에 알맞은 것은?

> 어떤 고등학교의 2학년 1반 학생들과 2반 학생들의 지능지수 평균은 110으로 같으나, 1반 학생들의 지능지수 분포는 80~140인 반면에 2반 학생들의 분포는 95~120으로 ( )는 서로 다르다.

① 중앙치   ② 최빈치

③ 변산도   ④ 통계치

> ★ADVICE ③ **변산도** : 한 집단의 점수 분포가 흩어져 있는 정도를 말한다. 이에 평균은 같지만 변산도는 다를 수 있으며, 평균이 같은 경우 변산도를 이용하여 두 집단을 비교할 수 있다.
> ① **중앙치** : 대표치의 하나로 중간점수라고도 하며, 한 집단의 점수 분포에서 전체 사례를 상하 50%로 나누는 점을 말한다.
> ② **최빈치** : 점수분포 상에서 가장 빈도가 많은 점수이다.

2 장기기억에 관한 설명과 가장 거리가 먼 것은?

① 주로 의미로 부호화되어 사용된다.

② 한 기억요소는 색인 또는 연합이 적을수록 간섭도 적어지므로 쉽게 기억된다.

③ 일반적으로 일화기억보다 의미기억의 정보가 망각이 적게 일어난다.

④ 망각은 유사한 정보 간의 간섭에 기인한 인출단서의 부족에 의해 생긴다.

> ★ADVICE ② 장기기억은 단기기억에서 파지된 정보가 비교적 영구적으로 저장되며, 용량도 무한대이다. 한 기억요소는 색인 또는 연합이 많을수록 쉽게 기억된다.

3 콜버그(Kohlberg)의 도덕발달이론에 관한 설명과 가장 거리가 먼 것은?

① 도덕발달단계들은 보편적이며 불변적인 순서로 진행된다.

② 문화권에 따른 차이와 성차 그리고 사회계층의 차이를 충분히 고려하지 않았다는 비판을 받고 있다.

③ 도덕적 인식이 전혀 없는 단계, 외적준거와 행위의 결과에 의해 판단하는 단계, 행위의 결과와 의도를 함께 고려하는 단계 순으로 나아간다.

④ 벌과 복종 지향, 개인적 보상 지향, 대인관계 조화 지향, 법과 질서 지향, 사회계약 지향, 보편적 도덕원리 지향의 단계 순으로 나아간다.

⭐ ADVICE ③ 콜버그의 도덕발달이론은 행위의 결과가 가져다주는 보상이나 처벌에 의해 옳고 그름을 판단하는 인습 이전 단계, 가족, 사회, 국가의 기대를 따르는 것이 선이라고 판단하는 인습 단계, 개인의 도덕적 가치와 양심의 원리에 따라 옳고 그름을 판단하는 인습 이후 단계로 나아간다.

4 학습을 외현적 행동의 변화라기보다는 오히려 지식의 습득이라는 측면에서 학습과 수행을 개념적으로 분리시켜 잠재학습(latent learning)을 설명한 학자는?

① 손다이크(Thorndike) ② 톨만(Tolman)
③ 콜러(Köhler) ④ 반두라(Bandura)

⭐ ADVICE 학습에 대한 인지적 관점은 학습에 있어서 인지적 요소의 중요성을 강조하며, 학습을 외현적 행동의 변화보다는 지식의 습득이라는 측면으로 보고 있다. 즉, 외현적으로 행동이 나타나지 않더라도 학습이 일어날 수 있다고 보았다. 톨만은 학습과 수행을 분리시켜 설명하여 학습이 강화 없이도 일어날 수 있다고 주장하였고, 보상이나 강화는 학습한 내용을 행동으로 나타낼 것인지의 여부만을 결정한다고 주장하였다. 이러한 형태의 학습을 잠재학습이라고 하였다.

5 집단에서의 상대적 위치를 알려주는데 유용한 점수는?

① 백분율점수 ② 원점수
③ 평균점수 ④ 백분위점수

⭐ ADVICE 백분위점수는 집단의 크기를 언제나 100명으로 생각했을 때의 순위로, 규정 집단에서 특정 점수보다 낮은 점수를 받은 사람이 전체 중 몇 %가 있느냐를 나타내주는 표시 방법이다.

답 1.③ 2.② 3.③ 4.② 5.④

6 노년기 발달에 관한 설명과 가장 거리가 먼 것은?

① 우울증 경향이 증가한다.
② 내향성 경향이 높아진다.
③ 경직성 경향이 강해진다.
④ 기존의 성 역할이 강화된다.

> ⭐ ADVICE 노년기에는 내향성, 수동성, 조심성, 애착심, 우울 성향, 의존성, 경직성이 증가하고, 기존의 성 역할은 감소하거나 약화된다.

7 성격 이론가에 관한 설명으로 틀린 것은?

① 올포트(Allport)는 성격은 과거 경험에 의해 학습된 행동성향으로, 상황이 달라지면 행동성향도 변화한다고 보았다.
② 카텔(Cattell)은 특질을 표면특질과 근원특질로 구분하고, 자료의 통계분석에 근거하여 16개의 근원특질을 제시하였다.
③ 로저스(Rogers)는 현실에 대한 주관적 해석 및 인간의 자기실현과 성장을 위한 욕구를 강조하였다.
④ 프로이트(Freud)는 본능적인 측면을 강조하고 사회환경적 요인을 상대적으로 경시하였다.

> ⭐ ADVICE 올포트는 개인의 내적 성향으로서의 특질은 여러 가지 다양한 자극이나 상황에 대해서도 유사한 방식으로 반응하도록 만드는 실체로써 시간이 지나 상황이 달라져도 비교적 변하지 않는다고 정의하였다.

8 실험법과 조사법의 가장 근본적인 차이점은?

① 실험실 안에서 연구를 수행하는지의 여부
② 연구자가 변인을 통제하는지의 여부
③ 연구변인들의 수가 많은지의 여부
④ 연구자나 연구참가자의 편파가 존재하는지의 여부

> ⭐ ADVICE 실험법과 조사법의 차이점은 연구자가 변인을 통제한다는 점이다. 실험법은 조건과 상황을 엄격하게 통제한 상태에서 독립변인을 의도적으로 조작하여 이에 따른 종속 변인의 변화를 관찰하는 방법이다. 이와 달리 조사법은 설문, 전화, 우편 등을 통해 많은 수의 사람으로부터 미리 한정된 항목의 정보를 얻는 기법이다.

9 망각의 원인에 관한 설명과 가장 거리가 먼 것은?

① 분명히 읽었던 정보를 기억할 수 없는 원인은 비효율적인 부호화 때문이라고 할 수 있다.

② 소멸이론에서 망각은 정보 간의 간섭 때문이라고 주장한다.

③ 새로운 학습이 이전의 학습을 간섭하기 때문에 망각이 일어나는 것을 역행성 간섭이라고 한다.

④ 망각을 인출실패로 간주하는 주장도 있다.

⭐ADVICE 소멸이론에서는 시간의 흐름에 따라 기억에서 희미해져 정보가 사라지게 된다고 설명한다. 정보 간섭 때문에 망각이 일어난다고 하는 이론은 간섭이론이다.

10 켈리(Kelley)의 공변모형에서 사람들이 내부 혹은 외부귀인을 할 때 고려하는 정보가 아닌 것은?

① 일관성(consistency) ② 특이성(distinctiveness)

③ 현저성(salience) ④ 동의성(consensus)

⭐ADVICE 켈리의 공변모형에서는 사람들이 내부 혹은 외부 귀인을 할 때 동의성, 특이성, 일관성의 3가지 정보 수준을 함께 고려한다고 설명한다. 여기에서 동의성은 '다른 사람들도 그 상황에서 그렇게 행동하는가?'이며, 특이성은 '행위자의 행동이 특정 대상에게만 나타나는가?', 일관성은 '행위자의 행동이 다른 상황에서도 항상 나타나는가?'이다.

11 학습속도는 느리지만, 가장 높은 반응률을 보이는(소거가 가장 어려운) 강화계획은?

① 고정비율 강화계획 ② 변동비율 강화계획

③ 고정간격 강화계획 ④ 변동간격 강화계획

⭐ADVICE 변동비율 강화계획은 평균 n번 반응한 뒤 보상을 받지만, 두 번 반응한 뒤 보상을 받기도 하고 스무 번 반응해도 보상을 받지는 못한 것으로 도박 등이 이에 해당된다. 강화계획 중 반응률 순은 변동비율 > 고정비율 > 변동간격 > 고정간격 순이다.

답 6.④ 7.① 8.② 9.② 10.③ 11.②

12 당신은 비행기 여행에 대해 상당한 두려움을 가지고 있는 환자를 면담하게 되었다. 당신이 정신분석적 입장을 취하는 사람이라면 이 환자가 가지는 두려움의 원인을 어디에서 찾겠는가?

① 두려운 느낌을 갖게 만드는 무의식적 갈등의 전이
② 어린 시절 사랑하는 부모에게 닥친 비행기 사고의 경험
③ 비행기의 추락 등 비행기 관련 요소들의 통제 불가능성
④ 자율신경계 등 생리적 활동의 이상

⭐ADVICE 정신분석적 입장에서는 이상행동의 근원적 원인을 어린 시절의 경험에 뿌리를 둔 무의식적 갈등에서 찾는다.

13 실험법에 관한 설명과 가장 거리가 먼 것은?

① 실험법은 심리학이 과학적인 학문으로 발전하는데 큰 기여를 했다.
② 실험법에서 다른 조건들을 일정하게 고정시키는 것을 통제라고 한다.
③ 독립변인이 어떻게 결과에 영향을 미치는지를 알아보기 위한 조작을 처치라고 한다.
④ 실험법에서는 가외변인을 통제하기 어렵다는 단점이 있다.

⭐ADVICE 실험법은 가외변인들(환경조건)을 엄격하게 통제한 상태에서 독립변인을 의도적으로 조작하여 종속변인의 변화를 관찰하는 방법이다.

14 프로이트(Freud)의 방어기제 중 성적인 충동이나 공격성을 사회적으로 용인된 바람직한 방향으로 변화시켜 표현하는 기제는?

① 합리화　　　　　　　　　　　② 주지화
③ 승화　　　　　　　　　　　　④ 전위

⭐ADVICE ③ 승화(sublimation)는 본능적인 욕구나 용납되지 않는 공격성 등을 자아, 초자아에게 보다 용납될 수 있는 방향으로 전환하여 표출하는 것이다.
① 합리화(rationalization)는 패배, 실수로 말미암아 생기는 문제에 대해 자기 변호를 하기 위해 적합한 구실을 찾아 자신의 행동을 변명하거나 정상화하려는 것이다.
② 주지화(intellectualization)는 불안을 통하고 감소시키기 위해 그것을 직접 경험하는 대신 이성적으로 처리하는 것을 말한다.
④ 전위(displacement)는 어떤 대상에게 향했던 감정을 전혀 다른 대상으로 옮겨 표출하는 것을 말한다.

15 행동주의적 성격이론에 관한 설명과 가장 거리가 먼 것은?

① 학습 원리를 통해서 성격을 설명하였다.

② 상황적인 변인보다 유전적인 변인을 중시하였다.

③ Skinner는 어떤 상황에서 비롯되는 행동과 그 결과를 강조하였다.

④ 모든 행동을 자극과 반응이라는 기본단위로 설명하였다.

> **ADVICE** 행동주의적 성격이론에서는 인간의 행동이 유전과 환경의 상호작용에 의해 형성된다고 보았다.

16 상관계수에 관한 설명으로 가장 적합한 것은?

① 변인들 간의 인과성을 알 수 있다.

② 정적 상관은 하나의 변인이 증가하면 다른 하나의 변인은 감소한다.

③ 상관관계는 산포도의 모양에서 개략적인 추정이 가능하다.

④ 상관계수 r=1일 때 산포도 상의 모든 점들이 수평선에 위치한다.

> **ADVICE** 상관계수는 두 변수 사이의 상관관계의 정도를 나타내는 수치이다. 산포도(scatter plot)란 두 변수의 짝들을 좌표상에 표시한 그림으로, 산포도를 그렸을 때 점들이 분포되어 있는 정도를 통해 대략적 추정이 가능하다.

17 성격이론과 대표적인 연구자가 잘못 짝지어진 것은?

① 정신분석이론 – 프로이트(Freud)

② 행동주의이론 – 로저스(Rogers)

③ 인본주의이론 – 매슬로우(Maslow)

④ 특질이론 – 올포트(Allport)

> **ADVICE** 로저스(Rogers)는 인간중심상담이론의 대표적인 학자이다.

(답) 12.① 13.④ 14.③ 15.② 16.③ 17.②

18 인지부조화가 발생하는 조건이 아닌 것은?

① 취소 불가능한 개입
② 자발적 선택
③ 불충분한 유인가
④ 욕구좌절

⭐ADVICE 인지부조화는 신념 간에 또는 신념과 실제 간의 불일치나 비일관성이 있을 때 생기는 것으로, 사람들은 인지간의 불일치를 불편해하고 이를 제거하려 한다. 이런 모순을 감소하기 위해 사람들은 태도나 행동을 바꾸려 시도하는데, 인지부조화가 발생하는 조건으로는 취소 불가능한 개입(자신이 취한 행동을 취소할 수 없을 때), 자발적 선택(태도와 관련되는 행동이 상황적 압력에 의해서가 아닌 스스로가 선택한 행동일 때), 불충분한 유인가(자신이 선택한 행동이 바람직하지 못한 결과를 가져올 것을 알고 있거나 예측할 수 있는데도 그 행동을 할 경우)가 있다.

19 기억단계를 바르게 나열한 것은?

> ㉠ 보유(retention)
> ㉡ 인출(retrieval)
> ㉢ 습득(acquisition)

① ㉠→㉡→㉢
② ㉢→㉠→㉡
③ ㉡→㉠→㉢
④ ㉠→㉢→㉡

⭐ADVICE 기억단계
- 습득 : 감각을 통해 들어오는 정보를 처리하고 저장하기 위해 유의미하게 만들며, 장기기억에 저장되어 있는 기존의 정보와 연결하고 결합하는 과정이다. 이를 부호화라고도 한다.
- 보유 : 정보가 저장되는 단계로, 정보를 일정 기간 유지하는 것이다.
- 인출 : 저장된 특정 기억 내용을 상기해 내는 과정을 뜻한다. 기억 인출 방법으로는 회상과 재인의 형식이 있다. 회상이란 학습한 자료를 재생산해내거나 반복하는 것을 뜻한다. 재인은 이미 학습한 항목들을 틀린 항목들과 섞어 제시하고 맞는 항목을 찾아내게 하는 것으로, 사지선다형과 같은 객관식 문제들이 해당된다.

20 유발된 행동과 보상이 우연히 동시에 발생하여 학습되는 행동은?

① 일반화
② 미신행동
③ 조작행동
④ 변별

⭐ADVICE 우연히 특정한 행동의 상태에 있을 때 보상이 주어지자 보상을 기대하며 계속해서 특정 행동을 보이는 것을 미신행동이라 한다. 이 때의 보상은 특정 행동과는 상관이 없기 때문에 비유관 강화(noncontingent reinforcement)라고도 한다.

1 불안장애를 치료하는데 효과적인 벤조디아제핀의 생물학적 기제는?

① 신경전달물질인 GABA의 활동을 차단한다.
② GABA의 방출을 증가시킨다.
③ 신경전달물질인 세로토닌의 활동을 차단한다.
④ 세로토닌의 방출을 촉진한다.

> ⭐ADVICE 우리의 뇌에는 벤조디아제핀 수용기가 있는데, 이 수용기는 중추신경계에 고루 퍼져 있으며 졸음과 진정을 가져다주는 신경전달물질인 GABA 수용기 복합체의 일부이다. 벤조디아제핀 약제는 불안 감소 효과를 가진 약물로서 GABA(Gamma-Aminobutyric Acid) 수용기에 결합하여 GABA의 효과를 증강시킨다. 이러한 효과를 이용하여 과도한 염려와 긴장, 불안을 완화시킨다.

2 우울증과 관련하여 벡(Beck)이 제시한 부정적 3요소로 가장 적합한 것은?

① 자신, 상황 및 미래에 대한 비관적 견해
② 자신, 과거 및 환경에 대한 비관적 견해
③ 자신, 과거 및 미래에 대한 비관적 견해
④ 자신, 미래 및 관계에 대한 비관적 견해

> ⭐ADVICE 벡이 제시한 인지삼제(cognitive triad)에 대한 설명으로, 자기 자신, 자신의 환경, 미래에 대해 부정적으로 생각하는 것을 말한다.

🔑 18.④ 19.② 20.② / 1.② 2.①

3 알코올 남용에 대한 설명과 가장 거리가 먼 것은?

① 반복적인 알코올 사용으로 인해 직장, 학교, 가정에서의 중요한 임무를 수행하지 못한다.
② 신체적으로 해를 주는 상황에서 반복적으로 알코올을 사용한다.
③ 반복적인 알코올 사용과 관련된 법적인 문제를 일으킨다.
④ 알코올 사용을 경감하거나 사용하지 않을 때 금단증상이 나타난다.

> ⭐ADVICE DSM-IV상, 반복적인 알코올 사용과 관련된 법적인 문제를 일으키는 진단준거는 알코올 의존에 해당된다.

4 기분장애의 원인론에 관한 설명으로 틀린 것은?

① 생리학적으로는 세로토닌 수준이 높아지면 우울증에 걸리게 된다고 설명하고 있다.
② 프로이트의 정신분석이론에서는 구강기 동안 욕구가 충족되지 못했거나 과잉 충족되면 우울증에 걸릴 수 있다고 설명하고 있다.
③ 벡의 인지이론에서는 사고과정으로 우울증을 설명하고 있다.
④ 자신의 삶을 통제할 수 없다는 느낌과 개인의 수동적 태도가 학습되어 무기력감을 가지게 된 결과가 우울증을 유발한다는 주장이 있다.

> ⭐ADVICE ① 세로토닌이 결핍되면 우울증에 걸린다고 설명하고 있다.
> DSM-5에서는 기분장애 범주가 삭제되고 우울장애와 양극성 및 관련 장애가 각각 독립된 장애 범주로 분류된다.

5 정신분열병의 양성증상에 해당하는 것은?

① 환각
② 무욕증
③ 둔마된 정동
④ 빈곤한 언어

> ⭐ADVICE 정신분열병의 양성증상은 환각, 망상 등이 있다. 무욕증, 둔마된 정동, 빈곤한 언어는 음성 증상에 해당된다.

6 대체로 불안이 높고 자기 신뢰가 부족하며 사람과의 관계에서 두려움을 갖는 행동을 특징적으로 나타내는 C군 성격장애에 해당되지 않는 것은?

① 편집성 성격장애
② 의존성 성격장애
③ 강박성 성격장애
④ 회피성 성격장애

> ⭐ADVICE 편집성 성격장애는 사회적으로 고립되어 있고 기이한 성격특성을 나타내는 A군 성격장애에 해당되며, 편집성 성격장애, 분열성 성격장애, 분열형 성격장애가 이에 속한다. 편집성 성격장애는 타인에 대한 강한 불신과 의심을 지니고 적대적인 태도를 보여 사회적 부적응을 나타내는 성격특성이다.

7 DSM-5에 따르면, 성 기능 장애에 해당되지 않는 것은?

① 조루증

② 성 정체감 장애

③ 남성 성욕감퇴장애

④ 남성 발기 장애

> ✪ADVICE 성 기능 장애는 성행위를 하는 과정에서 나타내는 다양한 기능적 장애로, 성적 욕구 장애(성욕 감퇴 장애, 성적 혐오 장애), 성적 흥분 장애(여성 성적 흥분 장애, 남성 발기 장애), 절정감 장애(여성 절정감 장애, 조루증, 지루증), 성교 통증 장애로 구분된다. 성 정체감 장애는 자신의 생물학적 성과 성 역할에 대해서 지속적으로 불편감을 느끼는 것으로, 반대의 성에 강한 동일시를 나타내거나 반대의 성이 되기를 소망하여 대부분 성전환 수술을 원하게 된다.
> DSM-5에서는 성 정체감 장애가 성 불편증(Gender Dysphoria)으로 명칭이 변경되었다.

8 DSM-5에 따르면, 수정 탈출이 어렵거나 곤란한 장소 또는 공황발작과 같이 갑작스런 곤경에 빠질 경우 도움을 받을 수 없는 장소나 상황에 대한 공포를 나타내는 불안장애는?

① 왜소공포증

② 사회공포증

③ 폐쇄공포증

④ 광장공포증

> ✪ADVICE 광장공포증은 즉각적으로 피하기 어렵거나 곤란한 장소(예 엘리베이터, 다리 위, 비행기, 전철, 버스 기차 속) 또는 갑작스런 공황발작 또는 공황과 유사한 증상이 나타날 때 도움을 받을 수 없는 장소나 상황(예 집 밖에서 혼자 있는 것, 백화점, 영화관, 운동장 등)에 대한 공포를 나타내는 장애이다.

9 노인성 치매환자에 관한 설명으로 가장 적합한 것은?

① 일시적인 지능 결함을 보인다.

② 초기와 중기에는 서서히 진행되나, 말기에는 빨라진다.

③ 늘 다니던 화장실에 갔다가 자신의 방을 찾아올 수 없는 행동을 보인다.

④ 질문은 한 번만 하고, 다시 하려하지 않는다.

> ✪ADVICE 치매 환자들은 익숙했던 공간, 늘 다니던 동네에서도 길을 잃어버리는 모습을 보인다. 또한 인지기능의 결함이 영구적이며, 했던 말이나 질문을 반복하곤 한다.

답 3.③ 4.① 5.① 6.① 7.② 2.④ 9.③

10 DSM-IV에서 광범위성 발달장애에 포함되지 않는 것은?

① 반응성 애착장애
② 자폐성 장애
③ 아스퍼거 장애
④ 소아기 붕괴성 장애

> ⭐ADVICE DSM-IV에서 광범위성 발달장애에 속하는 하위유형으로는 자폐증 또는 자폐성 장애, 아스퍼거 장애, 소아기 붕괴성 장애, 레트 장애, 기타 전반적 발달장애가 있다. DSM-5에서는 DSM-IV에서 전반적 발달장애에 포함되었던 자폐증, 소아기 붕괴성 장애, 아스퍼거 장애, 기타 전반적 발달장애를 통합하여 자폐 스펙트럼 장애(Autism Spectrum Disorder)로 제시하였다.

11 이상행동의 설명모형 중 통합적 입장에 해당하는 것은?

① 대상관계이론
② 사회적학습이론
③ 취약성 – 스트레스 모델
④ 세로토닌-도파민 가설

> ⭐ADVICE 통합적 입장은 이상행동을 유발하는 다양한 원인적 요인을 통합적으로 설명하려는 시도이며, 대표적으로 취약성-스트레스 모델과 생물심리사회적 모델이 제기된다. 취약성-스트레스 모델은 특정한 장애에 걸리기 쉬운 개인적 특성인 취약성과 환경으로부터 주어지는 심리사회적 스트레스가 상호작용하여 정신장애를 유발한다고 설명한다.

12 주의력결핍 및 과잉행동장애(ADHD)에 관한 설명으로 틀린 것은?

① 주된 어려움 중 한 가지는 충동 통제의 결함이다.
② 타인의 행동을 적대적으로 해석하는 특성을 가지고 있다.
③ 신호자극에 대해 각성하는데 문제가 생겨 이 장애가 발생할 수도 있다.
④ 청소년 후기보다 전기, 그리고 소녀보다 소년에게서 더 흔하게 나타난다.

> ⭐ADVICE 타인의 행동을 적대적으로 해석하는 특성은 반사회성 성격장애, 편집성 성격장애 또는 피해망상을 가진 정신분열증 등에서 나타난다.

13 성격장애와 연관된 방어기제를 바르게 짝지은 것은?

① 강박성 성격장애 – 합리화
② 분열성 성격장애 – 행동화
③ 반사회성 성격장애 – 이지화
④ 편집성 성격장애 – 투사

⭐ADVICE ① 강박성 성격장애 – 취소, 고립, 반동형성
② 분열성 성격장애 – 주지화
③ 반사회성 성격장애 – 행동화

14 DSM-IV에서 충동조절장애에 관한 설명으로 적합하지 않은 것은?

① 병적 도박증, 도벽증, 방화증, 발모증 등의 하위유형이 있다.
② 자기 자신이나 타인에게 해를 끼칠 수 있는 행동을 하려는 충동, 욕구, 유혹에 저항하지 못한다.
③ 충동적 행동을 하기 전까지 긴장감이나 각성상태가 고조된다.
④ 충동적인 행동을 할 때마다 불쾌감이나 불안감 또는 죄책감을 경험하게 된다.

⭐ADVICE 충동적인 행동을 하기 전까지는 긴장감이나 각성 상태가 고조되며, 행동을 하고 난 후에는 즉각적인 충족감이나 안도감을 느낀다.

15 DSM-IV에서 해리성 정체감장애의 진단기준과 가장 거리가 먼 것은?

① 한 사람 안에 둘 또는 그 이상의 각기 뚜렷이 구별되는 정체감이나 성격상태가 존재한다.
② 적어도 둘 이상의 정체감이나 인격상태가 반복적으로 개인의 행동을 통제한다.
③ 일상적인 망각으로 설명하기에는 너무 광범위하고 중요한 개인적 정보를 회상하지 못한다.
④ 알코올이나 간질 등의 직접적인 생리적 효과로 일어나는 경우도 포함된다.

⭐ADVICE 물질이나 약물 등으로 인한 직접적인 생리적 효과로 일어나는 것은 제외한다. 이 경우는 알코올 유도성 정신장애에 포함될 수 있다.

16 DSM-IV에 따르면, 정신분열증의 하위유형에 해당하지 않는 것은?

① 잔류형　　　　　　　　　　　　② 중복형
③ 긴장형　　　　　　　　　　　　④ 망상형

⭐ADVICE 정신분열증의 하위유형으로는 망상형(편집형), 해체형(혼란형), 긴장형, 감별불능형, 잔류형이 있다. 그러나 DSM-5에서는 정신분열증의 하위유형을 폐기하였고, 오직 긴장증이 수반되는지의 여부만을 고려한다.

17 우울증의 원인이 되는 우울 유발적 귀인(depressogenic attribution)현상에 대한 설명으로 옳은 것은?

① 성공원인을 외부적, 안정적, 특수적 요인에 귀인한다.
② 성공원인을 내부적, 안정적, 특수적 요인에 귀인한다.
③ 실패원인을 외부적, 안정적, 특수적 요인에 귀인한다.
④ 실패원인을 내부적, 안정적, 전반적 요인에 귀인한다.

⭐ADVICE 우울 유발적 귀인 양식에는 내부적 귀인, 안정적 귀인, 전반적 귀인이 있다.
• 내부적 : 실패 경험에 대해 자신의 탓으로 돌리는 것을 말한다(예 능력 부족, 노력 부족, 성격적 결함)
• 안정적 : 실패 경험에 대해 쉽게 변화될 수 없는 지속적 요인의 탓으로 돌린다(예 성격, 능력 등)
• 전반적 : 실패 경험을 전반적 요인에 귀인한다(예 전반적 능력의 부족, 성격 전체의 부족, 수학 과목만 낮은 점수를 받았을 때 "수학을 망쳤으니 난 실패자야")

18 양극성 장애와 주요 우울장애의 비교설명으로 옳은 것은?

① 주요 우울장애와 양극성 장애의 발병률은 비슷하다.
② 주요 우울장애는 여자가 남자보다, 양극성 장애는 남자가 여자보다 높은 발병율을 보인다.
③ 주요 우울장애는 사회경제적으로 낮은 계층에서 발생비율이 높고, 양극성 장애는 높은 계층에서 더 많이 발견된다.
④ 주요 우울장애 환자는 성격적으로 자아가 약하고 의존적이며, 강박적인 사고를 보이는 경우가 많은데 비해, 양극성 장애의 경우에는 병전 성격이 히스테리성 성격장애의 특징을 보인다.

⭐ADVICE ③이 정답이지만, 사회적 계층과 관련된 양극성 장애와 주요 우울장애의 비교에 대한 확실한 증거는 없다. 주요 우울장애에 비해 양극성 장애의 발병률이 현저하게 낮으며 주요 우울장애는 여자가 남자보다 발병률이 높지만 양극성 장애는 여자와 남자의 발병률이 비슷하다.

19 이상행동모델에 관한 설명으로 옳은 것은?

① 인지모델 – 이상행동은 잘못된 사고과정의 결과로서 잘 이해된다.
② 행동주의 모델 – 이상행동은 자기실현을 하는데 있어서 오는 어려움에서 생긴다.
③ 인본주의 모델 – 이상행동은 무의식적 내적 갈등의 상징적 표현이다.
④ 사회문화 모델 – 이상행동은 정상행동과 같이 학습의 결과로 습득되며, 학습원리로 치료할 수 있다.

⭐ADVICE ② 인본주의 모델에 대한 설명이다.
③ 정신분석 모델에 대한 설명이다.
④ 행동주의 모델에 대한 설명이다.

20 섭식장애에 관한 설명으로 틀린 것은?

① 신체기능의 저하를 가져와 죽음에까지 이를 수 있다.
② 마른 외형을 선호하는 사회문화적 분위기와 관련된다.
③ 대개 20대 중반에 처음 발병된다.
④ 외모가 중시되는 직업군에서 발병율이 높다.

⭐ADVICE 대개 10대 후반~20대 초반에 처음 발병되며, 여자 청소년들에게 흔하다.

1 지능에 관한 설명과 가장 거리가 먼 것은?

① 부모의 양육태도가 지능에 영향을 미칠 수 있다.
② 일반적 지능에는 유의한 성차가 없다.
③ 지능과 창의성간의 상관관계는 낮은 편이다.
④ 학업성취도는 언어성 검사보다 비언어성 검사와 상관관계가 더 높은 편이다.

> ⭐ADVICE 언어성 검사는 언어와 문자를 사용하여 구성된 검사로, 언어적 관련 기능에 대해 평가할 수 있다. 비언어성 검사는 그림이나 도형을 이용하여 구성된 검사로, 언어나 문자에 익숙하지 않은 학령 전 아동이나 외국인, 언어장애가 있는 경우에 적합한 검사이다. 학업성취도는 비언어성 검사보다 언어성 검사와 상관관계가 더 높은 편이다.

2 신경심리검사의 flexible battery approach에 관한 설명으로 틀린 것은?

① 지능검사로서는 성인용 웩슬러 지능검사가 많이 사용되기는 하지만 병전(premobid) IQ 수준을 추정하기는 어렵다.
② 실어증과 같은 언어능력의 손상은 크게 수용기술과 표현기술로 나누어 측정한다.
③ 시공간적 지각능력의 손상은 구성실행증(constructional apraxia)을 초래할 수 있다.
④ 운동기능의 측정은 주로 운동속도, 미세운동협응(finemotor coordination), 악력강도(grip strength)로 나누어 볼 수 있다.

> ⭐ADVICE 웩슬러 지능검사에서는 소검사 중 가장 안정적이고 요인분석 결과 대표적인 언어성, 동작성 검사로 볼 수 있는 기본지식, 어휘, 토막짜기 등의 점수를 통해 병전 지능을 추정해볼 수 있다. 수검자의 원래의 지능수준을 추정하여 현재의 지능수준과의 차이를 계산해 봄으로써 급성적, 만성적 병적 경과, 지능의 유지나 퇴보 정도를 파악한다.

3 지능검사를 해석하는 일반적 원칙으로 옳은 것은?

① 지능검사에서 발견한 피검자의 행동특징과 반응내용은 결과해석에 중요치 않다.
② 지능검사는 개인이 현재까지 학습해온 것을 측정하기 보다는 개인의 능력 자체를 측정하는 것이라고 보는 것이 타당하다.
③ 한 피검자의 프로파일 양상을 해석할 때 각 피검자 고유의 과거력, 행동특징, 현재의 상황들까지 고려할 필요는 없다.
④ 지능검사는 과학적인 검증을 거쳐 개발되기는 하였지만 어디까지나 인위적으로 표집하여 구성된 문항의 집합일 뿐, 결과의 일반화에는 신중을 기하여야 한다.

> ⭐ADVICE ① 웩슬러 지능검사는 일종의 수행과제이다. 질문에 답을 하거나 도구를 이용해서 문제를 해결하는 과정은 다양한 비지능적 요인(불안, 인내 등)을 관찰할 수 있는 기회가 되기도 한다. 검사 수행 시 세밀한 행동관찰이 성격적인 면에서 매우 유용한 정보를 제공해주므로, 검사를 시행하면서 동시에 행동을 관찰하는 훈련이 요구된다.
> ② 지능검사는 개인의 능력 자체를 측정한다기 보다는 개인이 현재까지 학습해 온 것을 측정한다고 볼 수 있다.
> ③ 검사 결과는 수검자 고유의 과거력, 행동 특징, 현재 상황 등을 고려하여 개별적인 해석이 요구된다.

4 베일리(Bayley) 발달척도(BSID-II)를 구성하는 하위척도가 아닌 것은?

① 정신척도(mental scale)
② 사회성척도(social scale)
③ 행동평정척도(behavior rating scale)
④ 운동척도(motor scale)

> ⭐ADVICE 베일리 발달척도(BSID-II)는 정신척도, 운동척도, 행동평정척도로 구성되어 있다. 검사 대상의 연령범위는 16일~42개월의 영유아이며, 부모에게 아동발달에 대해 교육하기 위해 사용될 수 있는 평가도구이다.

🄐 1.④ 2.① 3.④ 4.②

5 검사해석 시 자주 사용하는 T점수는 Z점수와 밀접한 관련이 있다. T점수가 60이라면 이에 해당하는 Z점수는?

① 0

② 1

③ 2

④ −1

⭐ADVICE T점수=10×Z점수+50으로,

60=10×Z점수+50일 때,

∴ Z점수=1

6 일반적으로 정신장애의 진단을 목적으로 하는 심리검사는?

① CPI

② MMPI

③ MBTI

④ 16PF

⭐ADVICE 다면적 인성검사의 목적은 정신과적 진단 분류를 위한 측정이다. 이외에도 개인의 성격 특징도 파악할 수 있다. CPI, MBTI, 16PF는 정상인의 성격 평가를 목적으로 개발되었다.

7 다음 중 MMPI 프로파일과 가장 관련이 있는 진단은?

- L=56, F=78, K=38
- 1(Hs)=56, 2(D)=58, 3(Hy)=54, 4(Pd)=53, 5(Mf)=54, 6(Pa)=76, 7(Pt)=72, 8(Sc)=73, 9(Ma)=55, 0(Si)=66

① 품행장애

② 우울증

③ 정신분열증

④ 신체화장애

⭐ADVICE 규준 집단에서 매우 드물게 응답되어지는 F척도가 상승해 있으며, 임상 척도 중 6(Paranoia), 7(Psychasthenia), 8(Schizophrenia) 척도가 상승해 있다. 정상인들에게 경험되지 않는 이상한 경험, 다른 생각 또는 심리적 불편감을 경험할 가능성을 보이고 있으며, 사고 내용은 자폐적이고 비일상적인 경향이 있으며, 정신병리의 가능성을 시사한다. 또한 불안, 긴장되어 있으며 초조해하는 모습을 보일 수 있다. 0번(Social introversion) 척도도 경미하게 상승하여 사회적 상황을 불편해하고 회피할 가능성이 있다. 반면, K(correct) 척도는 크게 저하되어 있어 방어 수준 및 자아 강도의 저하를 고려할 수 있다. 이를 통해 진단적으로 정신분열증을 고려해볼 수 있다. 그러나 MMPI 프로파일 해석 시, 피검자의 개인력, 현재 처한 상황 등에 대한 정보 등을 함께 고려해야 하며, 면담 및 기타 검사들을 통해 얻은 정보들과 통합하여 가설들을 추론해가는 과정이 반드시 필요하다. MMPI만으로 진단적 평가를 내리는 것은 위험한 일이며, 여러 가지 진단적 단서들 가운데 하나의 지표로 보는 것이 바람직하다.

8 다음 환자는 뇌의 어떤 부위가 손상되었을 가능성이 높은가?

> 30세 남성이 운전 중 중앙선을 침범한 차량과 충돌하여 두뇌손상을 입었다. 이후 환자는 매사 의욕이 없고, 할 수 있는데도 불구하고 어떤 행동을 시작하려고 하지 않으며, 계획을 세우거나 실천하는 것이 거의 안 된다고 한다.

① 측두엽
② 후두엽
③ 전두엽
④ 소뇌

★ADVICE 전두엽은 실행기능과 관련이 있는 뇌 영역으로 알려져 있다. 실행기능이란 자신의 행동을 효과적으로 조절하고 지시하는 능력으로, 추론능력, 계획을 세우고 계획에 따라 순서대로 일을 처리하는 능력, 융통성, 판단력 및 통찰력, 상황에 맞게 적절한 사회적 행동을 하는 능력 등이 포함된다.

9 다음 중 개인용 지능검사를 통해 수집할 수 있는 정보와 가장 거리가 먼 것은?

① 전반적 지적능력
② 소근육 운동능력
③ 창의적 예술능력
④ 학습된 교육수준

★ADVICE 창의적 예술능력은 개인용 지능검사를 통해 측정하기 어렵다. 개인용 지능검사를 통해 얻을 수 있는 정보는 전반적 지적 능력, 소근육 운동 능력, 학습된 교육 수준, 언어적·비언어적 추론 및 문제해결 능력, 인지적 기능의 특성과 강점 및 약점, 뇌손상 여부 등이 있다.

10 다음에서 설명하고 있는 지능 개념은?

> • 카텔(Cattell)이 두 가지 차원의 기능으로 구별한 것 중 하나이다.
> • 타고나는 지능으로 생애 초기 비교적 급속히 발달하고 20대 초반부터 감소한다.
> • 웩슬러(Wechsler) 지능검사의 동작성 검사가 이 지능과 관련이 있다.

① 결정적 지능
② 다중 지능
③ 유동적 지능
④ 일반 지능

★ADVICE 카텔은 지능을 유동적 지능(fluid intelligence)과 결정적 지능(crystallized intelligence)으로 구분하였다. 유동적 지능은 유전적, 선천적으로 주어진 능력으로, 속도, 기계적 암기, 지각 능력, 일반적 추론능력 등이 해당된다. 새로운 상황에 직면했을 때의 문제해결능력에서 잘 나타난다. 결정적 지능은 환경이나 경험, 문화적 영향에 의해 발달되는 지능이다. 언어이해능력, 문제해결능력, 논리적 추리력, 상식 등이 이에 해당된다.

답 5.② 6.② 7.③ 8.③ 9.③ 10.③

11 다면적 인성검사(MMPI)를 제작할 때 정상인 집단과 정신장애인 집단을 설정하고, 이 두 집단을 구별해줄 수 있는 문장들을 선정하여 문항을 제작하는 방식은?

① 내용방법(content method), 즉 논리적, 합리적 방법
② 요인분석방법(factor analysis method)
③ 구인(구성)타당도 접근법(construct validity approach)
④ 경험적 준거접근법(enpirical criterion-keying approach)

⭐ADVICE 다면적 인성검사는 경험적 접근 방식에 따라 문항을 선별하고 구성된 검사도구이다.

12 MMPI에서는 검사의 신뢰성과 타당성을 높여주기 위한 통계적 조작으로 몇몇 척도에 대해 K 원점수 비율을 더해주는데, 다음 중 K 교정점수를 더해주는 척도는 무엇인가?

① L척도   ② D척도
③ Si척도   ④ Pt척도

⭐ADVICE K교정은 K척도의 원점수 비율을 달리해서 척도 1(Hs), 척도 4(Pd), 척도 7(Pt), 척도 8(Sc), 척도 9(Ma)의 척도에 더해주는 것이다.

13 BGT 검사에 대한 설명으로 틀린 것은?

① 두뇌의 기질적인 손상 유무를 밝히기 위한 목적에만 사용이 가능하다.
② 정신 지체가 있는 피검자에게 사용할 수 있다.
③ 문화적 요인이나 교육적 배경에 별로 영향을 받지 않는다.
④ 언어표현 능력이 없는 피검자에게 유용하다.

⭐ADVICE 벤더도형검사(Bender Gestalt Test)는 두뇌의 기질적인 손상 유무 이외에도 정신증이나 정신지체, 그 밖의 성격적 특성을 파악하는 데도 도움이 될 수 있다.

14 K-WAIS-IV 검사 시행에 관한 설명으로 옳은 것은?

① 언어성 검사를 먼저 실시한 후 동작성 검사를 시행한다.

② 집단적으로 시행하는 것을 원칙으로 하지만 경우에 따라 개별적으로 시행한다.

③ K-WAIS-IV는 단순히 평가뿐 아니라 교육적 성격을 가지기 때문에 검사에 대해 정답을 피드백
해주는 것이 일반적이다.

④ 검사 수행 시의 세밀한 행동관찰도 검사결과를 해석하는데 중요한 자료가 된다.

⭐ADVICE ① K-WAIS-IV는 언어이해, 지각추론, 작업 기억, 처리속도 지표로 구성되어 있으며, 각각의 지표에 속
해 있는 검사들을 번갈아가며 실시하도록 되어 있다.
② 검사자와 피검자 면대면의 개별 시행을 원칙으로 한다.
③ 검사 시행 시 지침서에 명시된 지시문 이외의 불필요한 피드백은 삼가도록 한다. 수검자 특성상 지나
치게 좌절하거나 힘들어할 경우, 필요한 만큼의 지지 외의 불필요한 피드백은 삼가도록 한다.

15 문항 난이도에 관한 설명으로 옳은 것은?

① 난이도가 높을수록 좋은 문항이다.

② 값이 높을수록 문항이 어렵다는 것을 의미한다.

③ 한 문항에서 바르게 답한 사례수를 총 사례수의 백분율로 표시한다.

④ 2지선다형 문제인지, 4지선다형 문제인지는 난이도에 영향을 주지 않는다.

⭐ADVICE ① 난이도가 높을수록 좋은 문항이라고 단정지을 수는 없다. 문항이 어려운 정도를 문항 난이도라고 하는
데, 대개 문항 난이도가 50%일 때 변별력이 높아지며, 난이도가 적절히 배합되어 있을 때 타당도와
신뢰도가 높은 검사가 될 수 있다.
② 문항 난이도 지수는 3수준(25% 미만은 어려운 문항, 25~75% 미만은 보통 문항, 75% 이상은 쉬운 문
항) 또는 5수준(20% 미만은 매우 어려운 문항, 20~40% 미만은 어려운 문항, 40~60% 미만은 보통
문항, 60~80% 미만은 쉬운 문항, 80% 이상은 매우 쉬운 문항)으로 구별될 수 있다. 이에 퍼센트 수
치가 높게 나올수록 문항의 난이도가 낮은 것이며, 퍼센트 수치가 낮을수록 '문항 난이도가 높다'라고
한다.
④ 2지선다형보다 4지선다형일 때 난이도가 높아지는 경향이 있다.

16 다음은 MMPI-2 검사의 임상척도 중 무슨 척도에 해당되는가?

> • 반사회적 일탈행동, 가정 내 갈등, 적대감 등의 지표이다.
> • 가장 많은 사회적 일탈행동은 거짓말, 알코올 중독, 마약남용, 성적 부도덕 등이 있다.
> • 이 척도가 아주 높은 사람은 수용시설에 수용하는 방법 이외에는 대안이 없다.

① Hs   ② D
③ Hy   ④ Pd

⭐ADVICE 척도 4(Pd)번과 관련된 내용이다. 점수가 높은 경우, 법규나 규범에 반항적이며, 거짓말, 사기, 절도, 성적 일탈행동, 알코올 남용과 같은 반사회적 행동 및 범죄 행동을 저지르기도 한다. 또한 권위적인 인물에 대한 깊은 적대감과 분노를 지니며, 계획성이 부족하고 충동적이며 좌절에 대한 인내력이 낮다.
척도 1(Hs)는 건강염려증, 척도 2(D)는 우울증, 척도 3(Hy)는 히스테리이다.

17 아동용 심리검사 중 그 실시 목적이 나머지 셋과 다른 것은?

① 아동용 주제통각검사(CAT)
② 주의력 장애 진단 시스템(ADS)
③ 집 – 나무 – 사람 그림 검사(HTP)
④ 운동성 가족화 검사(KFD)

⭐ADVICE 주의력 장애 진단 시스템은 주의력 결핍·과잉행동장애(ADHD) 아동의 주의력을 평가하기 위한 검사이다. CAT, HTP, KFD는 수검자의 성격이나 무의식적 욕구, 갈등, 가족 관계 등을 파악하기 위한 투사검사에 해당된다.

18 검사자가 지켜야 할 윤리적 의무로 틀린 것은?

① 검사과정에서 피검자에게 얻은 정보에 대해 비밀을 보장할 의무가 있다.
② 자신이 다루기 곤란한 어려움이 있을 때는 적절한 전문가에게 의뢰하여야 한다.
③ 자신이 받은 학문적인 훈련이나 지도받은 경험의 범위를 벗어난 평가를 해서는 안 된다.
④ 피검자가 자해행위를 할 위험성이 있어도 비밀보장의 의무를 지켜야하므로 누구에게도 알려서는 안 된다.

⭐ADVICE 검사자는 피검자의 비밀을 보장해야 할 의무가 있다. 그러나 피검자가 자해 또는 타해의 위험이 있는 경우, 또는 심각한 학대를 당하고 있는 경우, 법적으로 정보 공개가 요구될 경우에는 정보를 공개할 수 있다.

19 MBTI(Myers-Briggs Type Indicator)의 하위척도가 아닌 것은?

① 감각 – 직관

② 외향성 – 내향성

③ 판단 – 인식

④ 개방 – 폐쇄

⊙ ADVICE **MBTI의 하위척도**
- 외향성(E)-내향성(I) : 에너지의 방향이 외부인지 내부인지를 나타내는 지표이다.
- 감각(S)-직관(N) : 사물이나 상황을 인식하는 과정으로, 정보를 수집하는 기능이다.
- 사고(T)-감정(F) : 수집된 정보를 바탕으로 결정하거나 판단하는 기능이다.
- 판단(J)-인식(P) : 선호하는 생활양식을 나타내는 지표이다.

20 신경심리검사를 유용하게 사용할 수 있는 환자 집단이 아닌 것은?

① 신경증 환자

② 뇌손상 환자

③ 간질 환자

④ 중추 신경계 손상 환자

⊙ ADVICE 신경심리검사는 선천적 또는 후천적인 뇌손상과 뇌기능 장애를 감별하는 검사로, 뇌손상 환자 뿐 아니라 간질 환자, 중추 신경계 환자, 노인의 인지기능 평가, 정신지체, 학습장애 등에 대한 연구에도 사용된다. 신경증 환자에게는 전통적 심리검사인 다면적 인성검사, 투사검사 등이 더 적합하다.

1 심리사회적 또는 환경적 스트레스와 조합된 생물학적 또는 기타 취약성이 질병을 일으킨다는 것은?

① 상호적 유전-환경 조망　　　　② 병적 소질-스트레스 조망

③ 사회적 조망　　　　　　　　　④ 생물학적 조망

⭐ADVICE　병적 소질-스트레스 조망은 환경적 요인인 심리사회적 스트레스와 생물학적 요인이 상호작용하여 질병을 일으킨다고 보는 것이다.

2 실존적 접근의 심리치료는?

① 인지치료　　　　　　　　　　② 의미치료

③ 자기교습훈련　　　　　　　　④ 합리적 정서행동치료

⭐ADVICE　프랑클(Frankl)에 의해 개발된 치료적 접근인 의미치료는 근본적으로 의미가 없는 삶을 살아가는 사람들을 다루기 위한 심리치료이다. 삶의 의미와 가치를 깨닫도록 목표와 책임감을 느끼게 하는 것에 주된 목적을 두며, 인간 실존의 의미를 찾고자 하는 인간의 욕구를 다루는 치료기법이다.

3 울프(Wolpe)의 체계적 둔감법 절차에 관한 설명으로 틀린 것은?

① 공포증의 치료에 효과적인 것으로 밝혀졌다.

② 불안을 억제하기 위하여 이완 상태를 유도한다.

③ 상상 노출보다는 실제 노출을 주로 사용한다.

④ 불안을 가장 약하게 일으키는 상황부터 노출시킨다.

⭐ADVICE　체계적 둔감법은 불안과 공포를 일으키는 자극의 위계를 설정하여 낮은 단계부터 노출시켜 불안반응과 함께 있을 수 없는 이완반응을 연합함으로써 불안 혹은 공포자극의 영향을 감소 및 둔감시키는 방법을 말한다. 이 때 심상을 통해 불안, 공포를 일으키는 상황에 노출시킨다.

4 아동 또는 청소년의 폭력비행을 상담할 때 부모를 통한 개입법으로 가장 효과적인 것은?

① 자녀가 반사회적 행동을 하면 심하게 야단을 치게 한다.
② 사회에서 용인되는 행동을 보이면 일관되게 보상을 주도록 한다.
③ 가족모임을 열어서 훈계를 하도록 한다.
④ 폭력을 휘둘렀을 때마다 부모가 자녀를 매로 다스리게 한다.

⭐ADVICE 비행 아동 또는 청소년을 둔 부모의 개입법으로 가장 효과적인 방법은 처벌보다 긍정적 행동에 대한 강화이다.

5 행동평정척도에 관한 설명으로 옳은 것은?

① 평정하고자 하는 속성을 명확하게 정의해야 한다.
② 후광 효과가 작용하기 어렵다.
③ 내현적이거나 추론된 성격 측면을 평가하는데 적합하다.
④ 각각의 항목에 대해 극단적인 점수에 평정하는 경향이 있다.

⭐ADVICE 행동평정척도는 평정하고자 하는 속성이 명확하게 정의되어 있어 평정자가 알고자 하는 정보를 객관적이고 정확하게 평가할 수 있도록 구성되어 있다. 대표적인 행동평정척도는 아동·청소년 행동평가 척도(K-CBCL)이다.

6 심리학적 평가보고서 작성 시 반드시 포함하지 않아도 되는 사항은?

① 심리검사가 의뢰된 이유
② 인지와 정서기능
③ 예후와 진단적 정보
④ 질환의 원인

⭐ADVICE 심리학적 평가보고서 작성 시 반드시 들어가야 할 사항으로는 수검자의 신상정보, 의뢰사유, 배경정보, 실시 검사, 행동관찰 및 수검태도, 검사 결과 및 해석(인지기능, 사고 및 인지적 특성, 정서 및 성격), 진단적 인상, 예후와 제언 등이 있다.

답 1.② 2.② 3.③ 6.② 6.① 6.④

7 심리평가에 관한 설명과 가장 거리가 먼 것은?

① 심리평가는 심리학자들이 진단을 내리고, 치료를 계획하고, 행동을 예측하기 위하여 정보를 수집하고 평가하는 과정이다.

② 심리평가의 자료로는 환자에 대한 면접자료, 과거 기록, 행동관찰 사항, 심리검사에 관한 결과들이 포함된다.

③ 제1, 2차 세계대전 당시 신병들에 대한 심리평가의 요구는 임상심리학에서 심리평가의 중요성과 심리검사 제작의 필요성을 촉진시켰다.

④ 임상장면에서 심리검사를 실시할 때 자주 사용하는 MMPI, K-WAIS, Rorschach, TAT와 같은 검사들은 반드시 포함되어야 한다.

⭐ADVICE 심리검사는 타당도와 신뢰도가 높고, 평가의 목적 및 의뢰사유에 적합한 것을 선정하여 실시해야 한다. 임상장면에서 자주 사용되는 검사라도 반드시 포함되어야 하는 것은 아니다.

8 캐나다 윤리규약(Canadian Psychological Association, 1995)에서 제시한 심리학자의 윤리원칙에 해당하지 않는 것은?

① 개인의 존엄성에 대한 존중
② 관계에서의 성실성
③ 환자와 심리 전문가 간의 관계적 융통성
④ 사회에 대한 책임성

⭐ADVICE 심리전문가는 전문적인 판단과 객관성에 영향을 줄 수 있는 이중관계를 피해야 하며, 내담자와 상담실 밖에서의 사적인 관계 유지는 지양해야 한다. 이러한 다중관계에는 경제적 관계, 사회적 관계, 개인적 관계 등이 포함될 수 있다.

9 임상심리학자의 고유한 역할과 가장 거리가 먼 것은?

① 사례관리   ② 심리평가
③ 심리치료   ④ 심리학적 자문

⭐ADVICE 사례관리는 사회복지 실천의 한 방법으로, 사회복지사의 업무에 해당된다. 임상심리학자는 심리평가 및 심리치료, 심리교육, 심리학적 자문 등의 활동을 수행한다.

10 일반적으로 의미적 인출(semantic retrieval) 및 일차적 부호화(episodic encoding)를 담당하는 곳은?

① 브로카의 영역

② 우전전두 피질 영역

③ 베르니케 영역

④ 좌전전두 피질 영역

> ⭐ADVICE ②④ 자전적 기억과 관련하여 내측 측두엽이 기억의 견고화를 담당하고 연합피질은 장기저장에 관여하며, 전전두 피질은 인출에서 특히 중요하다(Tulving, 2002). 최신 뇌영상 연구에 따르면, 해마 체계는 다른 뇌 영역들과의 상호작용을 통해 부호화, 저장, 인출 단계에 모두 영향을 미치는 것으로 알려져 있다. 장기 암묵 기억(implicit memory)이 형성되기 위해서는 전전두엽과 해마가 모두 반드시 활성화되어야 하고, 정확한 암묵 기억을 위해서는 전전두엽과 측두엽 기억 체계들 간의 상호작용이 필요하다. 정보처리 측면에서 살펴보면, 전전두엽이 암묵 기억의 부호화에 관여하며, 의미적 인출과 일차적 부호화에는 좌전전두 피질이 관여하는 것으로 나타났다.
> ①③ 브로카 영역은 언어 표현과 베르니케 영역은 언어 이해와 관련 있는 것으로 알려져 있다. 브로카 영역이 손상될 경우, 말을 유창하게 하지는 못하지만 언어 지시는 이해 가능하다. 베르니케 영역이 손상될 경우, 유창하게 말을 하지만 의미 있는 내용이 아니며, 타인의 말을 이해하지 못한다.

11 접수면접의 목적에 대한 설명으로 가장 적합한 것은?

① 환자의 심리적 기능 수준과 망상, 섬망 또는 치매와 같은 이상 정신현상의 유무를 선별하기 위해 실시한다.

② 가장 적절한 치료나 중재 계획을 권고하고 환자의 증상이나 관심을 더 잘 이해하기 위해 실시한다.

③ 환자가 중대하고 외상적이거나 생명을 위협하는 위기에 있을 때 그 상황에서 구해내기 위해서 실시한다.

④ 환자가 보고하는 증상들과 문제들을 진단으로 분류하기 위해서 실시한다.

> ⭐ADVICE 접수면접은 내담자가 왜 이 기관에 찾아왔는가를 결정하고, 기관의 시설, 정책, 서비스가 내담자의 필요와 기대에 부응하는가를 판단하는 것이 목적이다. 이를 통해 내담자에게 적절한 치료나 개입 계획을 제안하고, 환자의 증상이나 의뢰사유를 더 잘 이해하는 것이 주요 목적이다. 때로는 다른 전문기관으로의 의뢰 여부를 결정하기도 한다.

12 행동관찰 중 통제된 관찰에 포함되지 않는 것은?

① 모의실험　　　　　　　　　　② 스트레스 면접
③ 역할시연　　　　　　　　　　④ 자기탐지

⭐ADVICE　통제된 관찰은 일종의 통제가 가해지는 관찰로, 실험적 조작을 가하는 것이다. 관찰될 행동이나 시간을 미리 일정한 형태로 계획해 놓고 특정한 영역의 행동에 대해서만 관찰하는 것을 말한다. 통제된 관찰의 유형으로는 모의실험, 스트레스 면접, 역할 시연, 지도자 없는 집단 등이 있다.

13 비만에 관한 설명과 가장 거리가 먼 것은?

① 스트레스, 우울, 문화와 같은 심리적, 사회적 요인들이 비만 발달과 관련되어 있다.
② 병적 비만은 광범위한 질병으로 인한 조기 사망과 관련된다.
③ 체중 감량을 시도하는 대부분의 사람들은 체중 감량에 성공한다.
④ 비만을 유발하는데 생물심리사회적 요인들이 관련된다.

⭐ADVICE　체중 감량을 시도하는 대부분의 사람들은 어떤 방법으로 체중감량에 실패하게 되면 실패의 원인을 생각해 보기보다는 곧바로 또 다른 방법을 시도하고 다시 실패하여 좌절하는 악순환을 반복하는 경우가 많다. 성공적인 체중 감량을 위해서는 식이조절, 운동, 스트레스 관리가 함께 이루어져야 한다.

14 행동평가방법 중 흡연자의 흡연 개수, 비만자의 음식 섭취 등을 알아보는데 가장 적합한 방법은?

① 자기-감찰　　　　　　　　　　② 행동관찰
③ 참여관찰　　　　　　　　　　④ 평정척도

⭐ADVICE　① **자기-감찰**: 스스로 자신의 행동을 관찰하고 기록하는 방법이다. 행위를 관찰하는 것 자체가 더 나은 방향으로 개선시키는 경향이 있다. 또한 자신의 행동에 영향을 미치는 원인을 관찰해봄으로써 자신의 행동을 더 효과적으로 관리할 수 있으며, 관찰결과가 자신에 대한 피드백이나 보상으로 작용하게 된다.
③ **참여관찰**: 관찰자가 관찰 대상 집단 내에 들어가 집단의 구성원이 되어 함께 생활하여 관찰하는 방법이다.
④ **평정척도**: 피검자의 속성이나 반응 등을 단일연속선상에 배열하기 위해 일정한 기준에 따라 일정 수치를 부여하거나 몇 개의 범주로 구별하여 만든 척도이다.

15 심리치료에서 일반적으로 강조하는 목표와 가장 거리가 먼 것은?

① 전이감정의 해결
② 사기저하를 극복하고 희망을 얻기
③ 현실적인 삶을 수용하기
④ 개인의 잘못된 생각을 자각하기

> ⭐ADVICE 클라인크(Kleinke)는 '사기저하를 극복하고 희망을 얻기 위해 통달감과 자기효능감을 높이는 것'이 심리치료의 목표라고 하였다. 또한 '회피를 극복하고, 잘못된 생각을 자각하고, 현실적인 삶을 수용하고 받아들이며 통찰을 획득하는 것'이 심리치료라고 정의하였다.

16 임상심리학의 역사에서 제1차 세계대전과 제2차 세계대전 사이에 두드러졌던 일반적 경험이 아닌 것은?

① 치료영역에서의 심리학자의 역할이 증대되었다.
② 심리학자에 의한 평가활동이 지속되고 확장되었다.
③ 행동치료가 임상심리학의 주요 분야로 자리잡았다.
④ 직업적 정체성을 형성하기 위한 임상심리학자의 투쟁이 활발했다.

> ⭐ADVICE 행동치료는 제2차 세계대전 이후, 정신분석적 통찰치료의 효과성에 대한 의문이 제기되면서 전통적 심리치료에 대한 하나의 대안으로 등장하였다.

17 인지치료에 대한 설명으로 틀린 것은?

① 개인의 문제가 잘못된 전제나 가정에 바탕을 둔 현실 왜곡에서 나온다고 본다.
② 개인이 지닌 왜곡된 인지는 학습상의 결함에 근거를 두고 있다.
③ 부정적인 자기개념에서 비롯된 자동적 사고들은 대부분 합리적인 사고들이다.
④ 치료자는 왜곡된 사고를 풀어주고 보다 현실적인 방식들을 학습하도록 도와준다.

> ⭐ADVICE 인지치료에서 부정적인 자기개념에서 비롯된 자동적 사고들은 대부분 비합리적인 사고들이다. 인지치료에서는 부적응적 사고내용을 탐색하여 그 사고의 타당성, 현실성, 유용성을 내담자와 함께 평가함으로써 보다 더 현실적이고 적응적인 사고로 전환시킨다.

정답 12.④ 13.③ 14.① 15.① 16.③ 17.③

18 다음 상담자에게 효율적인 치료를 위해 가장 필요한 것은?

> 심리치료 상담을 시행하는 사람은 정서적으로 보다 성숙되고 안정될 것을 요구받는다. 상담자는 자신의 개인적인 문제와 관련하여 지나치게 공격적인 내담자 또는 잠재적인 동성애 갈등을 지닌 내담자 등 특정 문제를 보이는 내담자와의 관계에서 악영향이 발생한다.

① 임상실습훈련　　　　　　　　② 지도감독
③ 소양교육　　　　　　　　　　④ 개인적 심리치료

⭐ADVICE 상담자는 개인적인 문제가 내담자와의 치료적 관계에 악영향을 미치지 않도록 개인적 심리치료 과정을 거치는 것이 바람직하다.

19 일차시각피질이 위치하는 곳은?

① 두정엽　　　　　　　　　　　② 후두엽
③ 전두엽　　　　　　　　　　　④ 측두엽

⭐ADVICE 일차시각피질은 후두엽에 위치해 있다. 망막에서 들어오는 시각정보를 받아들이고 분석하는데, 이 영역이 손상되면 안구의 기능이 정상적이어도 외부 세계를 지각할 수 없다.

20 다음 중 상담기법에서 해석의 제시형태로 가장 적합한 표현 양식은?

① 나는 당신이 ~하기를 원합니다.
② 당신은 ~라고 생각하는 것 같군요.
③ 내가 당신이라면 ~게 하겠는데요.
④ ~하지 않는다면, 당신은 후회할 거예요.

⭐ADVICE 상담기법 중 해석은 내담자의 암시적인 대화내용과 행동들 사이의 관계를 찾아내어 대안적인 관점으로부터 상이한 설명을 가지고 내담자의 행동을 탐색하기 위해 사용되는 방법이다. 겉으로 보기에는 따로 분리되어 있는 말이나 사건들의 관계를 연결 짓는 것일 수도 있고 또는 방어, 감정, 저항, 전이를 해석하는 것일 수도 있다. 주제, 흐름, 사고방식 또는 내담자의 행동이나 성격의 인과관계를 지적하는 것일 수도 있으며 내담자가 잘 모르고 있거나 피하고 싶은 부분에 대해 직접 언급하는 방법으로, 내담자와 충분한 라포가 형성된 후 시도하는 것이 바람직하다.

1 상담자가 내담자의 말을 경청하고 있다고 느끼도록 하는 가장 좋은 방법은?

① 경청하기
② 상담에 대한 동기부여하기
③ 감정반영하기
④ 무조건적인 긍정적 존중하기

> ⭐ADVICE 반영은 내담자의 느낌이나 진술을 다른 동일한 의미로 바꾸어 기술하는 상담기법으로, '(사건, 상황, 사람, 생각) 때문에 (느낌, 기분, 감정)이 드는구나' 라는 형태를 취한다. 내담자가 이야기하는 정보나 생각을 올바르게 해독하여 그것을 다시 내담자에게 되돌려주어 확인하고 수정하면서 내담자의 고민 속으로 들어가는 방법이다. 이로 인해 내담자는 상담자가 자신의 말을 경청하고 있다고 느끼게 된다.

2 학습상담 과정에 대한 설명과 가장 거리가 먼 것은?

① 현실성 있는 상담목표를 설정해서 상담한다.
② 학습문제와 관련된 내담자의 감정을 이해하고 격려한다.
③ 내담자의 장점, 자원 등을 학습상담과정에 적절히 활용한다.
④ 학습문제와 무관한 개인의 심리적 문제는 회피한다.

> ⭐ADVICE 학습상담은 학습문제로 인한 내담자의 심리적 고통에 공감하고 수용하는 것에서 시작되며, 학습문제의 원인을 파악하고, 학습전략 측면에서 내담자가 지닌 강점과 약점을 탐색한 다음, 원인에 따른 개입이 필요하다. 또한 학습문제와 별개로 개인적인 심리적 문제도 잘 다루어야 한다.

답 18.④ 19.② 20.② / 1.③ 2.④

3 약물중독 개입모델 중 영적인 성장에 초점을 두고 자조집단을 활용하는 형식으로 진행되는 모델은?

① 12단계모델   ② 교육모델

③ 사회문화모델   ④ 공중보건모델

⭐ADVICE 12단계 모델은 약물 중독뿐만 아니라 삶에 임하는 태도 및 살아가는 방식에 대한 보다 근본적인 의문을 제시하기 때문에 의미 있는 치료 방법으로 인식되고 있다.

※ A.A(Alcoholics Anonymous : A.A) 12단계
1. 우리는 우리가 알코올 때문에 무력해져서 우리의 인생이 나락에 떨어져버렸다는 것을 인정합니다.
2. 우리는 우리 자신보다 위대한 유일한 신이 우리에게 온전한 정신을 되돌려준다는 것을 믿습니다.
3. 우리는 신에 대한 이해를 얻었기에, 우리의 의지와 인생을 그 분의 가호에 맡기기로 했습니다.
4. 우리는 철저하고 두려움 없는 우리 자신의 윤리 규범을 만들었습니다.
5. 우리는 우리가 저지른 모든 과오를 신과, 우리 자신과, 다른 이들에게 낱낱이 고백했습니다.
6. 우리는 신이 이러한 모든 인간적 결함을 제거해주도록 완벽한 준비가 되어 있습니다.
7. 우리는 겸손한 마음으로 신에게 우리의 단점들을 제거해 달라고 기도했습니다.
8. 우리는 우리로 인해 해를 입은 모든 이들의 명단을 만들었으며, 그들에게 충심으로 보상을 하려고 합니다.
9. 우리는 우리의 보상이 당사자들이나 다른 사람들에게 상처를 주는 일이 될 때를 제외하고는 할 수 있는 한 모든 이들에게 보상을 했습니다.
10. 우리는 계속해서 과오의 목록을 만들었으며, 우리가 잘못했을 때에는 즉시 그 사실을 받아들였습니다.
11. 우리는 신을 이해하고 우리에 대한 그분의 의지와 그것을 실현할 능력에 대한 지식을 구하면서, 기도와 명상을 통해 신과 의식적인 접촉을 하려고 애썼습니다.
12. 우리는 이 모든 단계를 거치면서 영적인 깨달음을 얻게 되었고, 그 메시지를 알콜 중독자들에게 전하는데 힘썼으며, 우리가 하는 모든 일에서 이러한 원칙들을 실천하려고 노력했습니다.

4 스트레스를 다룰 때 자신의 스트레스를 무시하고 다른 사람에게 힘을 넘겨주며 모두에게 동의하는 말을 하는 의사소통 유형은?

① 초이성형   ② 일치형

③ 산만형   ④ 회유형

⭐ADVICE 사티어(Satir)의 의사소통 유형에 대한 문제이다. 역기능적인 의사소통 유형에는 회유형, 초이성형, 비난형, 산만형이 있고, 기능적인 의사소통 유형은 일치형이 해당된다.
① 초이성형 : 자신이나 다른 사람을 낮게 평가하고 지나치게 합리적인 상황만을 중시한다.
② 일치형 : 나 스스로가 주체적으로 타인과 관계를 갖고 접촉하고, 직접적으로 사람과 연결을 맺는다.
③ 산만형 : 마치 위협이 존재하지 않는 것처럼 행동하고 지나치게 즐거워하거나 익살맞은 행동을 해서 오히려 의사소통에 혼란이 생긴다.
④ 회유형 : 자신의 내적 감정이나 생각을 무시하고, 다른 사람에게 힘을 넘겨주며, 모두에게 동의하는 말을 한다.

5 전화상담 방법에 대한 설명과 가장 거리가 먼 것은?

① 내담자의 입장에서 문제를 이해하여 전달한다.
② 내담자의 말을 성실히 경청하면서 일치하는 반응을 한다.
③ 상담자의 설득으로 이끌어간다.
④ 내담자의 말이 분명하지 않을 때는 현실직면을 유도한다.

> ✪ ADVICE **전화상담 방법**
> ㉠ **성실한 경청** : 내담자의 말을 성실하게 경청하며 상담자의 사고방식, 언행과 일치하는 반응을 보여준다.
> ㉡ **공감적인 이해의 전달** : 내담자의 입장에서 내담자의 문제를 이해하여 전달한다.
> ㉢ **인간적 선택의 존중** : 독립된 개인으로서 내담자를 존중하는 태도를 표시한다.
> ㉣ **개방적 태도와 반응** : 상담자 자신에 관한 것을 적절한 때에 적절한 내용으로 공개해 줌으로써 내담자가 자기노출을 할 수 있도록 유도한다.
> ㉤ **구체적인 반응** : 포괄적인 서술보다는 처해 있는 상황에 대한 자신의 감정과 관련된 주체에 초점을 맞춰 구체적인 반응을 한다.
> ㉥ **현실 직면 유도** : 내담자가 분명히 말하지 않고 있거나 의식하지 못하고 있는 생각, 욕망, 분노 등의 감정을 상담자가 솔직하게 지적한다.

6 단기상담에 적합한 내담자와 가장 거리가 먼 것은?

① 위급한 상황에 있는 군인
② 중요 인물과의 상실을 경험한 자
③ 급성적으로 발생한 문제로 고통받는 내담자
④ 상담에 대한 동기가 낮은 내담자

> ✪ ADVICE 단기상담에 적합한 내담자로는 상담에 대한 동기가 높은 경우, 주호소 문제가 비교적 구체적인 경우, 문제가 발생하기 이전에 비교적 기능적인 생활을 한 경우, 환경적 요인에 의해 갑자기 발생한 문제로 고통받는 경우, 주호소 문제가 발달과정상의 문제인 경우, 내담자 주위에 지지적인 사람이 있는 경우 등이다.

답 3.① 4.④ 5.③ 6.④

7 치료자에게 연락도 없이 내담자가 회기 약속을 어겼을 때, 치료자의 대처 방법으로 적합한 것을 짝지은 것은?

> ㉠ 조기종결의 가능성을 검토해야 한다.
> ㉡ 내담자와 논의해야 할 문제이다.
> ㉢ 내담자의 무례한 행동에 책임을 질 것을 촉구한다.
> ㉣ 이렇게 무책임한 행동이 또 발생하면 치료가 중단된다고 강하게 경고한다.
> ㉤ 내담자의 부모나 권위자의 역할을 맡아 그 이유를 물은 뒤 타이른다.

① ㉠㉡   ② ㉡㉢

③ ㉢㉣   ④ ㉣㉤

⭐ADVICE 상담 첫 회기에 상담자는 충분한 시간을 들여 구조화를 해야 한다. 이는 상담이 어떤 관계이며, 상담자와 내담자가 취해야 할 역할은 무엇인지, 내담자의 권리는 어떤 것인가를 내담자에게 알려주는 활동이다. 상담은 물론 내담자를 돕는 활동이지만, 상담자로서의 업무의 한계 등을 밝히는 것이 좋다. 즉, 내담자와의 약속 시간에 상담이 진행되며, 그 약속을 지키지 못하는 경우에는 사전에 연락을 해야 한다는 것을 강조하는 것이 좋다. 그리고 약속하지 않은 시간에 상담자는 다른 내담자를 만나거나 다른 업무에 시간을 할애하고 있음을 밝히는 것이 바람직하다. 상담구조화 후의 상담에서 내담자가 회기 약속을 어겼을 때에는 내담자와의 논의를 통해 연락 없이 약속을 지키지 않은 이유를 분석해야 하며, 잦은 약속 취소가 발생할 경우 조기 종결의 가능성도 염두에 두어야 한다.

8 성폭력 피해자의 상담 원리와 가장 거리가 먼 것은?

① 상담자 자신이 가진 성폭력에 대한 편견을 자각하고 올바른 태도로 수정한다.
② 위기 상황에 있는 피해자의 상태를 수용하고 반영해주며 진지한 관심을 전달한다.
③ 성폭력 피해가 내담자의 책임이 아니며, 가치가 손상된 것이 아님을 확신하도록 한다.
④ 성폭력 피해자의 고통과 공포, 분노감이 가능한 재생되지 않도록 유의한다.

⭐ADVICE 성폭력 피해자와의 상담에서 성폭력 피해자는 부정적 감정으로 인해 감정을 폭발시키기도 한다. 이러한 감정은 지극히 자연스럽고 당연한 것이며, 감정을 표출할 수 있도록 용기를 주고 그 분노를 자기 성장에 효과적으로 사용할 수 있도록 정당화시켜준다.

9 청소년 상담사에게 요구되는 윤리적인 내용과 가장 거리가 먼 것은?

① 비밀보장에 대한 원칙을 내담자에게 알려준다.

② 청소년 내담자의 법적, 제도적 권리에 대해 알려준다.

③ 청소년 내담자에게 존중의 의미에서 경어를 사용할 수 있다.

④ 비밀보장을 위하여 내담자에 대한 기록물은 상담의 종결과 함께 폐기한다.

> ⭐ADVICE ④ 내담자와 보호자가 기록 삭제를 요청할 경우를 제외하고는 상담 종결 후 5~10년간 내담자에 대한 기록물을 보관할 의무가 있다.
>
> ※ 기록 및 녹음 보관과 양도에 대한 청소년상담사 윤리강령
> • 청소년상담사는 내담자에게 전문적인 서비스를 제공하기 위해 상담내용을 기록하고 보관한다.
> • 청소년상담사는 기록 및 녹음에 관해 내담자의 사전 동의를 구한다.
> • 청소년상담사는 면접기록, 심리검사자료, 편지, 녹음·영상물, 기타 문서기록 등 상담과 관련된 기록을 보관하고 처리하는 데 있어서 비밀이 보장되어야 한다.
> • 청소년상담사는 내담자와 보호자가 상담기록의 삭제를 요청할 경우, 법적·윤리적 문제가 없는 한 삭제하여야 한다. 상담기록을 삭제하지 못할 경우, 타당한 이유를 내담자와 보호자에게 설명해 주어야 한다.
> • 청소년상담사는 퇴직, 이직 등의 이유로 상담을 중단하게 될 경우, 기록과 자료를 적절한 절차에 따라 기관이나 전문가에게 양도한다.

10 현재 상황에서의 욕구와 체험하는 감정의 자각을 가장 중요시 하는 상담 유형은?

① 인간중심 상담   ② 형태주의 상담

③ 교류분석적 상담   ④ 현실치료 상담

> ⭐ADVICE 형태주의(Gestalt) 상담에서 가장 중요시하는 것은 현재 상황에서의 욕구와 체험하는 감정을 자각하는 것이다. 상담자는 내담자의 생각이나 주장 또는 질문들의 배후에 있는 감정을 찾아내어 내담자 스스로 자각하도록 해주어야 한다.

11 유머사용, 역설적 기법, 직면 등과 같은 상담기법을 주로 사용하는 것은?

① 게슈탈트 상담   ② 현실치료 상담

③ 교류분석 상담   ④ 특성요인 상담

> ⭐ADVICE 글래서(Glasser)가 개발한 현실치료는 내담자가 사랑과 인격에 근거하여 성공적 자아정체감을 발전시키는 데 도움을 주는 치료법이다. 인간의 모든 행동(혹은 생각, 감정)은 자신이 스스로 선택한 결과이기 때문에 내담자가 건전한 가치관에 따라 스스로 문제를 해결하도록 하는 기법이다. 주요 상담 기법으로는 유머 사용, 역설적 기법, 직면, 역할 연기 등이 있다.

답 7.① 8.④ 9.④ 10.② 11.②

12 집단상담 과정 중 지도자가 집단원의 저항과 방어를 다루기 위해 즉각 개입하고, 그것을 해결하기 위해 필요한 지지와 도전을 제공하는 역할을 해야 하는 단계는?

① 갈등단계
② 응집성단계
③ 생산적단계
④ 종결단계

> ★ADVICE 집단상담은 두 명 이상의 구성원으로 구성된 모임에서 상호작용과 새로운 관계를 경험하고, 이를 통해 자신을 되돌아보며 궁극적으로 더 나은 삶을 향해 노력하는 상담의 형태이다.
> ㉠ **시작단계(1단계)** : 집단 활동이 첫 발을 뗄 때는 시기로, 조심스럽게 탐색을 시작하며 집단 구조에 대한 불확실성을 느껴 집단 지도자에 대해 의도적인 경향을 띄게 된다. 이 단계에서 집단 지도자는 집단원들로 하여금 그들의 느낌을 솔직하게 표현하도록 돕고, 수용적이고 신뢰로운 분위기를 조성해야 한다.
> ㉡ **갈등단계(2단계)** : 집단원들이 집단 장면과 다른 집단원에 대해 부정적 정서적 반응을 나타나는 단계로, 집단 지도자를 공격하거나 집단원 간에 갈등이 발생한다. 이와 같은 현상은 집단상담의 성격상 자연스러운 것이라고 말할 수 있다. 이 단계에서 집단 지도자는 집단원의 저항과 방어를 다루기 위해 즉각적으로 집단에 개입하고, 그것을 해결하기 위해 필요한 지지와 도전을 제공해야 한다.
> ㉢ **응집성단계(3단계)** : 부정적인 감정이 극복되고 협력적인 집단 분위기가 형성되어 점차 응집성을 발달시키게 된다. 집단원들은 집단에 대해 적극적인 관심과 애착을 갖게 되고, 집단 지도자, 집단과 자신을 동일시하게 되어 신뢰도가 증가하고 집단의 사기가 높아진다. 그러나 이 단계에서 발달된 응집성은 자기 만족과 다른 사람에게 호감을 사려하는 경향에서 초래된 것이기 때문에 아직은 생산적이진 못하다.
> ㉣ **생산적단계(4단계)** : 이 단계에서 집단원들은 갈등에 직면하였을 때 그것을 어떻게 다루는지를 학습하여 능동적으로 처리할 수 있게 되고, 행동에 대한 책임을 질 수 있으며, 집단 문제해결의 활동에 참여할 수 있게 된다. 또한 개인은 집단원 간의 상호작용을 통해 자신에 대한 깊은 통찰을 얻게 되고, 그 결과 행동을 변화시킬 수 있는 준비를 하게 된다.
> ㉤ **종결단계(5단계)** : 집단원들이 집단에서 학습한 것을 실생활에서 활용할 수 있도록 독려하는 단계로, 집단원들에게 집단에서 경험한 것의 의미를 명료화하며 미해결된 부분을 협력하여 마무리하고 통합·해석해야 한다. 이 단계에서 집단 지도자는 서로 건설적인 피드백을 줄 수 있는 기회를 제공하며, 집단이 끝난 후 지속적인 비밀 유지의 중요성을 강조해야 한다.

13 장기간 사용 중이던 약물을 얼마동안 사용하지 않았을 때 심리적으로 초조하고 불안함을 느낄 뿐 아니라 약물에 대한 열망과 메스꺼움 등의 신체적인 불쾌감을 경험하는 것은?

① 내성
② 금단증상
③ 약물의존
④ 약물남용

> ★ADVICE 장기간 사용 중이던 약물을 중단하였을 경우 금단증상이 발생하게 된다. 이는 중독을 일으키는 약물을 쓰게 될 경우 신경계에 변화를 일으키고, 일정 기간 이상 계속 약물을 사용할 경우 내성과 신체 의존성이 생기게 된다. 이 때 약물 공급이 갑자기 중단되면 견디기 어려운 약물에 대한 열망과 고통스러운 증상이 나타난다.

14 벡(Beck)의 인지치료에서 인지적 오류에 해당되지 않는 것은?

① 이분법적 사고   ② 과잉 일반화

③ 의미확대   ④ 강박적 추론

⭐ADVICE 인지적 오류

인지적 오류의 유형	설명
흑백논리적 사고 (이분법적 사고)	생활사건의 의미를 이분법적인 범주 중의 하나로 해석하는 오류
과잉일반화	한 두 번의 사건에 근거하여 일반적인 결론을 내리고 무관한 상황에도 그 결론을 적용시키는 오류
정신적 여과	여러 가지 일 중에서 일부만을 뽑아내어 상황전체를 판단하는 오류
의미확대/의미축소	어떤 사건의 의미나 중요성을 실제보다 지나치게 확대하거나 축소하는 오류
개인화	자신과 무관한 사건을 자신과 관련된 것으로 잘못 해석하는 오류
잘못된 명명	사람의 특성이나 행위를 기술할 때 과장되거나 부적절한 명칭을 사용하는 오류
독심술	충분한 근거 없이 다른 사람의 마음을 마음대로 추측하고 단정짓는 오류
예언자적 오류	충분한 근거 없이 미래에 일어날 일을 단정하고 확신하는 오류
감정적 추론	충분한 근거 없이 막연히 느껴지는 감정에 근거하여 결론을 내리는 오류

15 홀랜드(Holland)의 인성이론에서 개인이 자신의 인성유형과 동일하거나 유사한 환경에서 일하고 생활할 때를 의미하는 것은?

① 일관성   ② 정체성

③ 일치성   ④ 계측성

⭐ADVICE 홀랜드의 주요 개념

㉠ **일관성**(consistency) : 성격유형과 환경유형을 연결 지을 때, 어떤 쌍은 다른 쌍보다 더 가깝게 관련될 수 있다는 것을 의미한다.

㉡ **변별성**(differentiation) : 사람이나 환경이 각각 얼마나 잘 구별되는지를 의미한다.

㉢ **정체성**(identity) : 개인의 정체성은 자신의 목표, 흥미, 재능 등에 대해 명확하고 안정된 인식을 가지고 있는지를 말하고, 환경의 정체성은 환경이나 조직이 분명하고 통합된 목표와 업무를 가지고 있는지에 대한 것이다.

㉣ **일치성**(congruence) : 개인과 직업환경 간의 적합성 정도에 관한 것으로, 사람의 직업적 흥미가 직업환경과 얼마나 맞는지를 의미한다.

㉤ **계측성**(calculus) : 흥미유형과 환경유형 간의 관계는 육각형 모형에 따라 결정할 수 있으며, 육각형 모형에서의 흥미유형 또는 환경유형 간의 거리는 그들의 이론적 관계와 반비례하는 것을 시사한다.

답 12.① 13.② 14.④ 15.③

16 현실치료의 인간관으로 가장 적합한 것은?

① 인간의 행동은 유전과 환경의 상호작용에 의해 형성된다.
② 인간의 삶은 개인의 자유로운 능동적 선택의 결과이다.
③ 인간은 자신의 자유로운 선택에 의해 잠재력을 각성할 수 있는 존재이다.
④ 인간은 기본적으로 자유롭고 자신의 목표를 스스로 선택하고자 하는 욕구를 가진 존재이다.

⭐ADVICE ① 행동주의적 입장의 인간관이다.
② 인간중심적 입장의 인간관이다.
③ 게슈탈트 치료기법의 인간관이다.

17 게슈탈트 상담기법에 해당하지 않는 것은?

① 신체자각   ② 환경자각
③ 행동자각   ④ 언어자각

⭐ADVICE 게슈탈트 상담기법에는 욕구와 감정자각, 신체자각, 환경자각, 언어자각, 과장하기, 반대로 하기, 머물러 있기, 빈의자 기법, 자기 부분들 간의 대화, 꿈 작업 등이 있다.
- ㉠ 빈의자 기법 : 가장 많이 사용하는 기법 중 하나로, 현재 치료 장면에 와있지 않은 사람과 관련된 문제를 다룰 때 쓰는 기법이다. 내담자는 맞은 편 빈의자에 상대방이 앉아 있다고 상상하고 그와 대화를 나눔으로써 자신의 억압된 부분과의 접촉을 통해 내면세계를 더욱 깊이 탐색할 수 있다.
- ㉡ 자기 부분과의 대화 : 내담자의 인격에서 분열된 부분들을 찾아내어 대화를 나누게 함으로써 내면을 통합하도록 돕는다.
- ㉢ 과장하기 : 행동이나 언어를 과장되게 표현함으로써 내담자가 감정을 자각할 수 있게 도와준다.
- ㉣ 머물러 있기 : 미해결과제를 회피하지 않고 그 감정을 그대로 받아들이고 동일시함으로써 해소하도록 돕는다.
- ㉤ 신체자각 : 자신의 신체감각에 대해 자각함으로써 자신의 감정이나 욕구 혹은 무의식적 생각을 알아차리게 할 수 있다.
- ㉥ 반대로 하기 : 내담자가 이제까지 회피하고 있는 행동과 감정들, 반대되는 행동들을 해보게 함으로써 억압하고 통제해온 자신의 다른 측면을 접촉하고 통합할 수 있게 도와준다.
- ㉦ 꿈 작업 : 꿈은 내담자의 소외된 자기 부분들이 투사되어 상징적으로 나타난 것으로 본다. 내담자로 하여금 투사된 것들을 동일시함으로써 이제까지 억압하고 회피해왔던 자신의 욕구와 충동, 감정들을 다시 접촉하고 통합하도록 해주는 것이다.
- ㉧ 환경자각 : 내담자로 하여금 주위 사물과 환경에 대해 자각하도록 함으로써 환경과의 접촉을 증진시킬 수 있다.
- ㉨ 언어자각 : 내담자가 사용하는 언어에서 행동의 책임소재가 불분명한 경우, 상담자는 내담자로 하여금 자신의 감정과 동기에 대해 책임을 지는 형식의 문장으로 바꾸어 말하도록 시킴으로써 내담자의 책임의식을 높여줄 수 있다.

18 가족상담의 기본적인 원리와 가장 거리가 먼 것은?

① 가족체계의 문제성을 이해하도록 한다.
② 자녀행동과 부모관계를 파악한다.
③ 감정노출보다는 생산적 이해에 초점을 둔다.
④ 현재보다 과거 상황에 초점을 둔다.

✪ ADVICE 가족상담은 과거보다는 현재 상황과 미래에 초점을 맞춘다.

19 자신조차 승인할 수 없는 욕구나 인격특성을 타인이나 사물로 전환시킴으로써 자신의 바람직하지 않은 욕구를 무의식적으로 감추려는 방어기제는?

① 동일화   ② 합리화
③ 투사   ④ 승화

✪ ADVICE ① **동일화**(identification, 동일시) : 자신이 존경하는 대상과 강한 정서적 유대를 형성하여 모방함으로써 만족을 추구하는 것이다.
② **합리화**(rationalization) : 수용하기 어려운 욕망에 대해 그럴듯한 현실적 이유를 붙여 그 행동을 정당화하고 불안을 회피한다.
④ **승화** : 원초적이고 용납되지 않는 충동을 사회적으로 용인이 되는 다른 형태로 전환하여 표출하는 것이다.

20 청소년 자살의 위험인자와 가장 거리가 먼 것은?

① 공격적이고 충동적이며 약물남용 병력이 있는 행동장애의 경우
② 과거 치명적 방법으로 자살을 시도한 경우
③ 부모에 대한 이유 없는 반항이나 저항을 보이는 경우
④ 일기장이나 친구에게 죽음에 관한 내용을 자주 이야기 하는 경우

✪ ADVICE 부모에 대한 이유 없는 반항이나 저항은 청소년기에서 일반적으로 나타나는 특징으로, 자살의 위험인자와는 거리가 멀다.

답 16.④ 17.③ 18.④ 19.③ 20.③

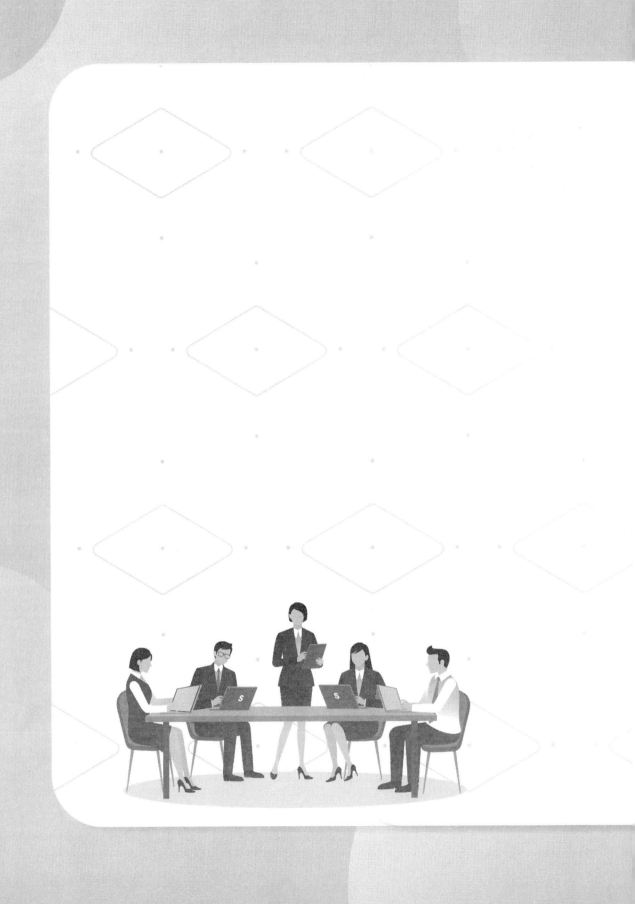

III

2015년 3월 8일 시행

CHAPTER 01 심리학개론

1 "통계적으로 유의미하다."라는 말의 뜻으로 가장 적합한 것은?

① 실험 결과가 우연이 아닌 실험 처치에 의해서 나왔다.
② 실험 결과를 통계적 방법을 통해 분석할 수 있다.
③ 실험 결과가 통계적 분석 방법을 써서 나온 것이다.
④ 실험 결과가 통계적 혹은 확률적 현상이다.

> ✪ADVICE 통계적으로 유의미하다는 것은 실험 결과가 우연일 확률이 낮다는 것을 의미하며, 이는 통계적 검증력을 지니고 있음을 나타낸다.

2 인간의 성행동을 연구한 킨제이(Kinsey) 등이 남성의 성행동과 여성의 성행동을 연구한 주된 방법은?

① 실험법
② 검사법
③ 조사법
④ 관찰법

> ✪ADVICE 킨제이(Kinsey)는 미국의 동물학자이자 성 연구가이다. 킨제이 보고서는 남성의 성행동(1948)과 여성의 성행동(1953)을 집필했으며, 1938~1956년동안 1만 1240명과의 개인 인터뷰를 바탕으로 조사 연구하였다. 성적 주제를 담고 있는 이들 자료들은 '킨제이 보고서'라고 한다.

3 아들러(Adler)가 인간의 성격을 설명하면서 강조한 것이 아닌 것은?

① 열등감의 보상
② 우월성 추구
③ 힘에 대한 의지
④ 신경증 욕구

> ✪ADVICE 신경증 욕구는 호나이(Horney)의 신경증적 성격이론에서 강조되었다. 기본적 불안을 방어하는 목적으로 사용되는 자아보호 기제가 지속적인 성격의 일부가 되어 형성되는 방어적 태도를 신경증적 욕구라 한다.

4 성격에 관한 이론에서 특성이론에 대한 설명과 가장 거리가 먼 것은?

① 성격을 설명하는 것보다 기술하는 것에 주안점을 둔다.
② 올포트(Allport)는 성격을 기본특질, 중심특질, 이차적 특질 등으로 구분했다.
③ 아이젠크(Eysenck)는 성격을 내향적-외향적 경향성, 신경증적 경향성, 정신병적 경향성 등으로 분류하였다.
④ 특성이론에 의한 평가기법들은 주로 성격의 역동을 밝히는 데 초점을 맞춘다.

> ⭐ADVICE 정신분석은 성격의 역동을 밝히는 데 중점을 두었다. 성격의 발달과정을 심리성적 발달단계로 나누었으며 각 단계는 리비도가 어떤 단계에 집중되었는가에 따라 구강기, 항문기, 남근기, 잠복기, 성기기로 구분된다.

5 Rogers의 성격이론에서 심리적 적응에 가장 중요한 역할을 한다고 가정하는 것은?

① 자아강도(Ego strength)   ② 자기(Self)
③ 자아이상(Ego ideal)   ④ 인식(Awareness)

> ⭐ADVICE 로저스의 성격이론에서 자기(self)는 핵심적인 성격의 구조적 개념으로 중요하다. 로저스는 과정으로서의 자기(self)를 강조하며, 현상학적 장 내에서 충분히 기능하는 전체적이고, 조직화된 통합된 자기(self)를 강조하였다.

6 고전적 조건화 원리를 적용하여 가장 잘 설명할 수 있는 것은?

① 체계적 둔감화   ② 미신적 행동
③ 조형   ④ 토큰 이코노미

> ⭐ADVICE 체계적 둔감화는 고전적 조건형성의 원리를 이용하여 특정 대상에 대한 불안과 공포를 치료하는데 사용된다(이완 훈련- 낮은 단계부터 높은 단계까지 불안위계 목록 작성- 둔감화). 서로 양립할 수 없는 두 자극을(불안-이완) 연합하여 불안을 체계적으로 감소시킨다.

답 1.① 2.③ 3.④ 4.④ 5.② 6.①

7 매슬로우(Maslow)와 그의 욕구위계이론에 관한 설명으로 틀린 것은?

① 배고픔, 목마름 등과 같은 결핍욕구를 중시한다.
② 존중의 욕구가 소속감과 사랑의 욕구보다 더 상위의 욕구이다.
③ 매슬로우는 인본주의 심리학자 "제 3세력"을 대표하는 학자이다.
④ 자아실현자들은 다른 사람들보다 절정경험을 더 자주할 수 있다.

⭐ADVICE 매슬로우(Maslow)는 인간의 동기는 인간 욕구의 강도와 중요성에 따라 계층적 관계로 배열되어 있다고 보고, 이를 욕구위계단계로 설명하였다. 욕구에는 위계가 있어 하위욕구가 충족되어야 다음 욕구가 나타나며 생리적 욕구, 안전의 욕구, 애정 욕구, 존경 욕구, 자아실현 욕구로 나뉜다. 존경 욕구까지는 결핍 욕구, 자아실현의 욕구는 성장 욕구에 해당되며, 매슬로우는 성장 욕구를 중요시하여 자아실현 욕구가 충족된 사람은 자발성, 개방성, 창조성, 민주적인 관계, 유머, 독립적 등을 갖춘 심리적으로 건강한 사람으로 보았다.

8 주변에 교통사고를 당한 사람들이 많은 사람은 교통사고 발생률을 실제보다 높게 판단하는 것처럼 특정 사건을 지지하는 사례들이 기억에 저장되어 있는 정도에 따라 사건의 발생 가능성을 판단하는 경향은?

① 초두효과   ② 점화효과
③ 가용성 발견법   ④ 대표성 발견법

⭐ADVICE 가용성 발견법이란 어떤 문제를 해결하거나 의사결정을 하고자 할 때, 객관적인 정보에 근거하기보다는 머리에 쉽게 떠오른 정보에 근거하여 판단하는 것을 말한다. 어떤 사건의 실례가 쉽게 떠오르면 그것을 흔히 일어나는 사건이라고 생각한다(예 미디어에서 교통사고 사망 소식을 자주 접하게 되면, 실제로 높은 사망원인이 암인데도 교통사고라고 생각함. 즉, 자주 접한 정보에 근거함)
① 초두효과는 처음 제시된 정보가 나중에 제시된 정보보다 기억에 훨씬 더 큰 영향을 주는 현상을 말한다.
② 점화효과는 먼저 접한 정보에서 얻은 감정이나 느낌이, 나중에 접하는 정보를 해석할 때 영향을 미치는 현상을 말한다.
④ 대표성 발견법은 여러 해결책 중에서 가장 전형적이고 대표적인 것을 선택한 것을 말한다.

9 어떤 조건 자극이 일단 조건형성되고 나면, 이 자극과 유사한 다른 자극들도 무조건 자극과 연합된 적이 없음에도 불구하고 조건반응을 야기하는 것은?

① 소거   ② 자발적 회복
③ 변별   ④ 자극 일반화

⭐ADVICE ① 소거는 조건형성이 형성된 후, 무조건 자극이 제시되지 않고 조건자극만 제시될 경우 조건반응이 일어나지 않는 것을 말한다.
② 자발적 회복은 소거가 일어난 후 일정 기간이 지나 조건자극을 제시하면 조건반응이 다시 나타나는 경우를 말한다.
③ 변별은 조건자극과 유사한 자극을 구별하여 각각의 자극에 서로 다른 반응을 하는 것을 말한다.

10 프로이트(Freud)가 설명한 인간의 3가지 성격 요소 중 현실 원리를 따르는 것은?

① 원초아　　　　　　　　　　　② 자아

③ 초자아　　　　　　　　　　　④ 무의식

⭐ ADVICE ① 원초아(ego)는 성격의 가장 원시적인 부분으로 모든 본능의 저장소이다. 본능적 추동에 의해 충동적으로 작동하며 직접적인 욕구만족과 관련된다. 작동하는 주요한 원리는 쾌락원리(pleasure principle)이다.

② 자아(id)는 성격의 합리적 측면으로 실제적인 면에서 개인이 접근하는 현실을 인지하고 조정하면서 현실 원리(reality principle)에 따라 작동한다.

③ 초자아(superego)는 인간 성격의 사회적 구성요소로서 주로 개인의 내적 도덕성인 양심(conscience)과 개인이 추구하고자 하는 자아이상(ego-ideal)에 의해 작동한다. 작동하는 주요한 원리는 도덕원리(morality principle)이다.

④ 무의식은 정신의 가장 깊은 수준에서 작동되는 것으로 우리가 자각하지 못하는 경험과 기억으로 구성된다.

11 일반적으로 사용되는 분포의 집중경향치로 옳게 짝지어진 것은?

① 평균값 – 중앙값　　　　　　　② 평균값 – 백분위

③ 백분위 – 상관계수　　　　　　④ 중앙값 – 상관계수

⭐ ADVICE 집중경향치란 한 집단의 점수 분포를 하나의 값으로 요약, 기술해주는 대표치로서 평균, 중앙치, 최빈치로 나타낸다.

12 기억정보의 처리과정으로 옳은 것은?

① 부호화 → 저장 → 인출　　　　② 저장 → 인출 → 부호화

③ 저장 → 부호화 → 인출　　　　④ 부호화 → 인출 → 저장

⭐ ADVICE 정보처리이론에서는 일반적으로 인간의 정보처리 과정을 환경적 자극의 부호화(기억에 입력) – 저장(기억에 보관) – 인출(기억으로부터 회상)의 3단계로 설명한다.

답 7.① 8.③ 9.④ 10.② 11.① 12.①

13 에릭슨(Erikson)의 인간 발달 단계에서 노년기에 나타나는 심리·사회적 위기는?

① 정체감 대 역할 혼미
② 통합감 대 절망감
③ 신뢰감 대 자율감
④ 생산성 대 침체감

> ★ADVICE 에릭슨은 인간의 발달이 심리사회적 측면에서 이뤄진다고 보고 전 생애발달을 8단계로 확대시켰다. 각 단계마다 극복해야 할 심리사회적 위기가 있고, 이를 잘 극복하면 강점, 덕목을 얻게 되지만 그렇지 못할 경우 부적응이 초래된다고 보았다.
>
> ※ 에릭슨의 심리사회적 발달단계
>
> | 단계 | 연령 | 심리적 위기 | 덕목 |
> |------|------|-------------|------|
> | 1단계 | 0~1세 | 신뢰감 대 불신감 | 희망 |
> | 2단계 | 1세~3세 | 자율성 대 수치심 | 의지력 |
> | 3단계 | 3~6세 | 주도성 대 죄의식 | 목적 |
> | 4단계 | 6~11세 | 근면성 대 열등감 | 능력 |
> | 5단계 | 청소년기 | 자아정체감 대 역할 혼미 | 충성심 |
> | 6단계 | 성인초기, 장년기 | 친밀감 대 고립감 | 사랑 |
> | 7단계 | 성인중기, 중년기 | 생산성 대 침체감 | 배려 |
> | 8단계 | 성인후기, 노년기 | 통합성 대 절망감 | 지혜 |

14 노년기의 일반적인 성격변화에 대한 설명으로 가장 거리가 먼 것은?

① 사고의 융통성과 개방성이 증가한다.
② 변화에 대한 두려움이 커진다.
③ 내향성과 수동성이 증가한다.
④ 통제력에 대한 자신감이 감소한다.

> ★ADVICE 노년기는 노화과정이 진행되면서 성격, 인지기능, 신체적 기능에서 변화가 나타난다. 내향성, 수동성, 변화에 대한 조심성 증가, 사고의 융통성 저하, 인지적 경직성, 학습과 문제해결 능력 저하, 우울, 삶에 대한 통제력이 저하된다.

15 페스팅거(Festinger)의 인지부조화(cognitive dissonance)이론을 가장 잘 설명한 것은?

① 사람들은 자신의 지식과 감정 그리고 행동의 모든 측면이 일치하지 않으면 불쾌감을 경험한다.
② 사람들의 의견과 태도는 항상 행동과 일치하지 않는다.
③ 사람들은 집단 속에서 집단의 뜻에 동조할 때 인지부조화가 일어난다.
④ 인지부조화는 타인과의 관계가 원만하지 못할 때 발생한다.

> ⭐ADVICE 페스팅거는 우리는 일관성이 있고 조화로운 상태 즉, 심리적으로 평안하고 유쾌한 상태를 유지하려는 경향이 있으며, 사람들은 어떤 가치, 신념, 태도, 행동 등에 일관성이 없게 되면 심리적으로 불안하고 불쾌하게 되기 때문에 이들 간에 일관성을 갖도록 노력하게 된다. 이러한 과정에서 태도변화가 이루어진다고 보았다.

16 조건형성과 관련된 내용으로 잘못 짝지어진 것은?

① 조작적 조건형성의 응용 – 행동수정
② 소거에 대한 저항 – 부분강화 효과
③ 강화보다 처벌 강조 – 행동조성
④ 고전적 조건형성의 응용 – 유명연예인 광고모델

> ⭐ADVICE 행동조성(shaping)은 바람직한 행동을 여러 단계로 분류하여 강화시킴으로써 점진적으로 바람직한 목표행동에 접근하도록 유도하는 방법이다.

17 기온에 따라 학습 능률이 어떻게 달라지는가를 알아보기 위해 기온을 13도, 18도, 23도인 세 조건으로 만들고 학습능률은 단어의 기억력 점수로 측정하였다. 이때 독립변수는 무엇인가?

① 기온
② 기억력점수
③ 학습능률
④ 예언

> ⭐ADVICE 독립변수(independent variable)는 영향을 주는 변인이며, 종속변수(dependent variable)는 독립변수에 의하여 영향을 받아 결과가 달라지는 변인이다. 온도는 학습능률에 영향을 주기에 독립변수, 온도에 따라 영향을 받는 학습능률은 종속변수가 된다.

18 A씨는 똑똑한 사람은 대개 성격이 차갑다고 생각한다. 이를 설명하는 데 가장 적합한 것은?

① 대인지각의 가산성 효과
② 후광효과
③ 지각 향상성
④ 암묵적 성격이론

⭐ADVICE ④ 암묵적 성격이론(implicit personality theory)은 현저한 특성을 바탕으로 그의 전반적인 성격을 이해하려고 하는 경향을 말한다. 즉, 어떤 사람에 대해서 좋은 사람이라는 인상을 형성하면 다른 긍정적 특성도 모두 함께 가지고 있을 것이라고 생각하는 경향이 있는 것이다.
① 가산성 효과는 누가모형(aditive model)이라고 하며, 상대방에 대한 인상의 특정 값들이 단순하게 더해져서 그 총합이 상대방에 대한 통합된 인상을 형성한다는 것, 즉 단순히 정보를 더함으로써 인상을 형성하는 것을 말한다.
② 후광효과(halo effect)는 어떤 사람에 대해 좋은 인상을 형성하고 나면 조금 모순된 경험을 하더라도 그것을 무시하거나 중요성을 낮추려는 경향이 있는 것을 말한다.

19 척도와 그 예가 잘못 짝지어진 것은? (2012)

① 명명척도 – 운동선수 등번호
② 서열척도 – 성적에서의 학급석차
③ 등간척도 – 온도계로 측정한 온도
④ 비율척도 – 지능검사로 측정한 지능지수

⭐ADVICE 비율척도는 절대 0점을 지니며, 속성의 상대적 크기 비교는 물론 절대적 크기까지 측정할 수 있도록 비율의 개념이 추가된 척도를 말한다(나이, 거리, 무게 등). 지능검사로 측정한 지능지수는 등간척도에 해당된다.

20 감각기억에 대한 설명과 가장 거리가 먼 것은?

① 지속시간이 1~2초 정도로 매우 짧다.
② 실제 인출될 수 있는 용량보다 훨씬 큰 기억용량을 가지고 있다.
③ 전체보고법 방식이 부분보고법 방식보다 영상기억의 용량이 더 크다.
④ 잔향기억이 영상기억보다 지속시간이 더 길다.

⭐ADVICE 감각기억(sensory memory)은 외부에서 입력된 정보를 오감을 통해 처음 보관하는 곳으로, 수초 이내의 짧은 시간동안 정보가 저장된다. 감각기억은 영상기억과 잔향기억으로 나뉘는데, 영상기억은 시각적 정보에 대해, 잔향기억은 청각적 정보에 대한 감각기억이다. 잔향기억(2초 정도 유지)이 영상 기억(1초 이내)이 보다 오래 유지되며, 감각기억은 정보를 받아들인다는 의미에서 감각수용기라고도 한다. 전체보고 법은 이미지 일부만 보고 처리하기에 부분보고법이 영상기억의 용량이 더 크다. 장기기억은 입력정보량에 한계가 없고 체계적인 특징을 지닌다. 지속시간이 길기에 개인적 도식에 의해 재구성되어 과거회상의 정확성이 저하될 수 있다.

1 각 성격장애의 일반적인 증상에 대한 설명으로 옳은 것은?

① 강박성 성격장애 – 다른 사람에 의해 부당하게 취급되거나 이용될 것이라는 생각 때문에 타인에 대한 의심과 불신감을 특징적으로 나타낸다.

② 분열성 성격장애 – 타인에 대한 관심과 흥미가 부족하여 타인과 지속적인 사교적 관계를 맺지 못한다.

③ 자기애성 성격장애 – 이성에 대한 관심과 욕구가 지나치게 강하고, 외모와 신체적 매력을 통해 관심을 끌려는 행동이 지배적이다.

④ 의존적 성격장애 – 타인으로부터 호감을 받기를 갈망하지만 비난 또는 거절을 받을지도 모른다는 두려움 때문에 지속적으로 대인관계를 기피하게 된다.

⭐ ADVICE ① 편집성 성격장애(paranoid personality disorder)
③ 히스테리성 성격장애(histrionic personality disorder)
④ 회피성 성격장애(avoidant personality disorder)

답 18.④ 19.④ 20.③ / 1.②

2 DSM-5에서 주요 신경인지장애의 하위유형(Etiological subtype)에 해당하지 않는 것은?

① 알츠하이머병형   ② 피크병형

③ 루이체병형   ④ 파킨슨병형

> ⭐ ADVICE   DSM-5에서 신경인지장애(neurocognitive disorders)란 뇌의 손상으로 인해 의식, 기억, 언어, 판단 등의 인지적 기능에 심각한 결손이 나타나는 경우를 말한다. 신경인지장애의 범주에는 주요 신경인지장애(major neurocognitive disorder), 가벼운 정도의 신경인지장애(mild neurocognitive disorder), 섬망(Delirium)이 있고, 병인에 따라 각각의 아형(subtype)을 세분화했다.
>
> ※ 병인에 따른 아형 세분화
> - 알츠하이머병(Alzheimer s disease)
> - 전측두엽 퇴화(Frontotemporal lobar degeneration)
> - 루이체병(Lewy body disease)
> - 혈관성 질환(Vascular disease)
> - 외상성 두뇌 손상(Traumatic brain injury)
> - 물질 · 약물 유발형(Substance/medication induced)
> - 인간면역결핍 바이러스(HIV) 감염 (HIV infection)
> - 프리온 병(Prion disease)
> - 파킨슨병(Parkinson s disease)
> - 헌팅턴병(Huntington s disease)
> - 다른 의학적 상태(Another medical condition)
> - 다양한 병인(Multiple etiologies)
> - 불특정형(Unspecified)

3 공황장애를 진단하는 데 필요한 증상으로 가장 부적절한 것은?

① 토할 것 같은 느낌   ② 감각이상증(마비감이나 찌릿찌릿한 감각)

③ 흉부통증   ④ 메마른 감정표현

> ⭐ ADVICE   공황장애는 공황발작(panic attack)에 대한 극심한 공포와 강렬한 불안을 수반한다. 다음 13개 증상 중 4개 이상이 나타나야 한다. 이러한 증상은 갑작스럽게 나타나며 10분 이내에 그 증상이 최고조에 달하여 극심한 공포를 야기한다.
> - 심장박동이 빨라지고 강렬하거나 심장박동수가 점점 더 빨라짐
> - 진땀을 흘림
> - 몸이나 손발이 떨림
> - 숨이 가쁘거나 막히는 느낌
> - 질식할 것 같은 느낌
> - 가슴의 통증이나 답답함
> - 구토감이나 복부통증
> - 어지럽고 몽롱하며 기절할 것 같은 느낌
> - 한기를 느끼거나 열감을 느낌
> - 감각이상증
> - 비현실감이나 자기 자신과 분리된 듯한 이인감
> - 자기통제를 상실하거나 미칠 것 같은 두려움
> - 죽을 것 같은 두려움

4 정신장애와 관련되어 있는 주요 신경전달물질들 중 정서적 각성, 주의집중, 쾌감각, 수의적 운동과 같은 심리적 기능에 영향을 미치며 특히 정신분열증과 관련된 것으로 알려진 신경전달물질은?

① 도파민
② 세로토닌
③ 노어에피네프린
④ 글루타메이트

⭐ ADVICE 낮은 도파민 수준은 어떤 동작을 시작하거나 자세를 유지하는데 어려움을 겪는 파킨슨병(parkinson's disease)과 관련되며, 높은 도파민 수준은 정신분열증과 관련된다. 우울증에 걸린 사람들의 경우 세로토닌의 수준이 정상인보다 낮으며, 노르에프네프린은 교감신경계의 작용에 관여하며, 각성과 주의에 영향을 준다. 글루타메이트는 흥분성 신경전달물질로 과활성화 되면 해마 위축, 간질 발현에 영향을 준다.

5 DSM-5에서 해리성 정체감 장애에 대한 설명과 가장 거리가 먼 것은?

① 기억에 있어서 빈번한 공백을 경험한다.
② DSM-5에서는 빙의 경험을 해리성 정체감 장애의 증상과 기본적으로 동일하다고 여기고 있다.
③ 한 사람 안에 둘 이상의 각기 다른 정체감을 지닌 인격이 존재하는 경우를 말한다.
④ 최면에 잘 걸리지 않는 성격을 보인다.

⭐ ADVICE 해리성 정체감 장애의 치료는 최면치료와 약물치료가 주로 사용된다.

6 반사회성 성격장애의 일반적인 특징과 가장 거리가 먼 것은?

① 높은 충동성
② 지속적인 무책임성
③ 과도한 불안
④ 호전성과 공격성

⭐ ADVICE 반사회성 성격장애는 15세 이후에 시작되고, 타인의 권리를 무시하거나 침해하는 광범위한 행동 양상을 보이며, 다음 중 세 개 또는 그 이상의 증후를 보일 때 해당된다.
- 법에서 정한 사회적 규준을 지키지 못하고, 구속당할 행동을 반복한다.
- 자기의 이익이나 쾌락을 얻기 위하여 거짓말을 반복적으로 하고, 가명을 사용하며 또 다른 사람을 속이는 것과 같은 사기성을 나타낸다.
- 충동적이거나 미리 계획을 세우지 못한다.
- 빈번한 육체적 싸움이나 폭력에서 드러나는 자극과민성과 공격성을 보인다.
- 자신이나 다른 사람의 안전을 무시하는 무모성을 보인다.
- 일정한 직업을 갖지 못하거나 빌린 돈을 갚지 못하는 지속적인 무책임성을 보인다.
- 다른 사람에게 상처를 입히거나 학대하거나 또는 절도행위를 하고도 무관심하거나 합리화하는 등 양심의 가책이 결여되어 있다.

답 2.② 3.④ 4.① 5.④ 6.③

7 정신분열증의 원인에 대한 설명과 가장 거리가 먼 것은?

① 정신분열증은 유전적 요인이 강력한 영향을 미치는 것으로 알려지고 있다.

② 정신분열증 치료제인 클로자핀(Clozapine)을 제외한 대부분의 약물은 세로토닌 억제제로서 여러 부작용을 나타낸다.

③ 모델에 따르면 정신분열증은 장애 자체가 만성화되는 것이 아니라 장애에 대한 취약성이 지속되는 것이다.

④ 인지적 입장에서는 정신분열증 환자들이 나타내는 주의장애에 초점을 두고 있다.

> ⭐ ADVICE 정신분열증은 도파민 과다 분비로 나타나며, 도파민 억제제를 사용하여 치료한다. 세로토닌 재흡수 억제제는 항우울제로 사용된다.

8 DSM-5의 경계선 성격장애에 대한 설명과 가장 거리가 먼 것은?

① 정서, 대인관계 등이 불안정하고 예측하기 어렵다.

② 손상받기 쉬운 자기개념을 갖고 있다.

③ 사회적 상황에서 비난당하거나 거부당하는 것에 사로잡혀 있다.

④ 충동성과 자기 파괴적인 행동을 보인다.

> ⭐ ADVICE ③ 회피성 성격장애의 임상적 특징에 해당된다.
> ※ 회피성 성격장애는 사회활동의 제한, 부적절한 느낌, 그리고 부정적 평가에 대한 과민성의 광범위한 양상을 보이며, 다음의 네 가지 또는 그 이상을 충족시키는 경우에 해당된다.
> • 비난, 꾸중, 혹은 거절이 두려워서 대인관계가 요구되는 직업 활동을 회피한다.
> • 호감을 주고 있다는 확신이 서지 않으면 상대방과의 만남을 꺼려한다.
> • 창피와 조롱이 두려워서 친밀한 대인관계를 제안한다.
> • 사회 상황에서 비난이나 버림받을 것이라는 생각에 사로잡혀 있다.
> • 자신의 부적절한 감정 때문에 새로운 사람을 만날 때는 위축되어 있다.
> • 자신을 사회적으로 무능하고, 매력이 없으며, 다른 사람들에 비해 열등하다고 본다.
> • 자신의 당혹스러움을 내비치게 될까 개인적 모험이나 새로운 일을 시작하기를 꺼려한다.

9 DSM-5의 반응성 애착장애의 병인과 가장 거리가 먼 것은?

① 안락함, 자극, 애정 등 소아의 기본적인 감정적 요구를 지속적으로 방치

② 소아의 기본적인 신체적인 욕구를 지속적으로 방치

③ 돌보는 사람이 반복적으로 바뀜으로써 안정된 애착을 저해

④ 유전적 원인으로 발생되며 주로 지능장애를 유발하는 대표적인 장애

> ⭐ ADVICE 반응성 애착장애는 주 양육자와의 관계에서 신뢰를 형성하지 못하거나, 부모의 무관심과 학대, 돌봄의 결핍 등으로 나타나는 애착관련 문제가 원인이 된다.

10 분리불안 장애의 주요 증상에 해당되지 않는 것은?

① 주요 애착 대상이나 집을 떠나야 할 때마다 심한 불안과 고통을 느낀다.

② 낯선 이와 같은 공간에 있지 못하고 과도한 불안을 나타낸다.

③ 애착 대상과 분리될 수 있는 사건들에 대해 지속적이고 과도하게 걱정한다.

④ 집을 떠나 잠을 자거나 주요 애착 대상이 근처에 없이 잠을 자는 것을 지속적으로 꺼리거나 거부한다.

> ⭐ADVICE 분리불안 장애는 스트레스 이후에 발생할 수 있으며, 학령기 이전과 같은 이른 나이에 발생하고, 18세 이전에는 언제나 발생 가능하나 청소년기 이후에는 흔하지 않다. 약화와 호전 기간이 반복되며 분리 가능성에 대한 불안, 분리되어야 하는 상황에 대한 회피가 몇 년 동안 지속될 수 있다. 임상적 특징은 다음과 같다.
> • 주요 애착대상이나 집을 떠나야 할 때마다 심한 불안과 고통을 느낀다.
> • 주요 애착 대상을 잃거나 그들에게 질병, 부상, 재난 혹은 사망과 같은 해로운 일이 일어나지 않을까 지속적이고 과도하게 걱정한다.
> • 애착 대상과 분리될 수 있는 사건들에 대해 지속적이고 과도하게 걱정한다.
> • 분리에 대한 불안 때문에 밖을 나가거나, 집을 떠나거나, 학교나 직장 등에 가는 것을 지속적으로 꺼리거나 거부한다.
> • 혼자 있게 되거나 주요 애착 대상으로부터 분리되거나, 분리가 예상될 때 반복적인 신체증상을 호소한다.

11 염색체 이상에 의해 유발되는 대표적인 지적장애에 해당하지 않는 것은?

① Down's syndrome

② Fragile X syndrome

③ Klinefelter syndrome

④ Korsakoff's syndrome

> ⭐ADVICE 코르사코프 증후군(Korsakoff's syndrome)은 뇌의 티아민(비타민B1)의 결핍에 의해 생기는 신경학적 장애이다. 진행성 기억상실, 역행성 기억상실, 심각한 기억 손실, 작화증, 통찰력 부족, 무관심, 무감동이 나타난다.

답 7.② 8.③ 9.④ 10.② 11.④

12 DSM-5에서 성 불편증에 대한 설명으로 가장 거리가 먼 것은?

① 성인의 경우 반대 성을 지닌 사람으로 행동하며 사회에서 그렇게 받아들여지기를 강렬하게 소망한다.

② 자신의 생물학적 성과 성역할에 대해 지속적으로 불편감을 느낀다.

③ 아동에서부터 성인에 이르기까지 다양한 연령대에서 나타날 수 있다.

④ 동성애자들이 주로 보이는 장애이다.

> ★ADVICE 성 불편증(gender dysphoria)은 자신의 생물학적 성과 성 역할에 대한 지속적 불편감을 느끼는 경우를 말한다. 자신에게 부여된 일차적 성과 표현된 성에 있어서 현저한 불일치를 보인다. 동성애와는 상이하다. 동성애자들은 동성에 대한 애정과 흥분을 보이나, 자신들의 생물학적 성에 대한 불편감을 겪지 않는다.
>
> ※ DSM-5의 임상적 특징
> ㉠ 자신의 경험된 성과 표현된 성과의 불일치로 일차적 성 특징을 제거하려는 강한 욕구
> ㉡ 반대 성의 일차적 성 특성을 얻고자 하는 강한 욕구
> ㉢ 반대 성이 되고자 하는 강한 욕구
> ㉣ 반대 성으로 대우받고자 하는 강한 욕구
> ㉤ 반대 성의 전형적 감정과 반응을 지니고 있다는 신념

13 DSM-5에서 지속성 우울장애의 증상에 해당하지 않는 것은?

① 1년 이상 지속된 우울증상
② 집중력의 감소나 결정의 곤란
③ 활력의 저하나 피로감
④ 자존감의 저하

> ★ADVICE 지속성 우울장애는 우울 증상이 2년 이상 지속적으로 나타나는 특징을 지닌다.

14 정신분열증의 특징적인 증상이 아닌 것은?

① 환각
② 불면
③ 빈번한 주제이탈
④ 정서적 둔마

> ★ADVICE 정신분열증은 DSM-IV에서는 하위유형(편집형, 긴장형, 해체형, 감별불능형, 잔류형)으로 세분화하였으나, DSM-5에서는 양성증상과 음성증상으로 구분한다.
> ㉠ 양성증상 : 정상인들에게는 나타나지 않지만 정신분열증 환자에게 나타난다. 망상, 환각, 와해된 언어와 행동을 보인다.
> ㉡ 음성증상 : 정상인들이 나타내는 적응적 기능이 결여된 상태를 말한다. 정서적 둔마, 언어빈곤, 의욕저하, 쾌락감소, 대인관계 무관심을 보인다.

15 순종적이던 개가 실험과정에서 안절부절못하고 공격적이며 대소변을 가리지 못하는 등의 실험신경증(Experimental neurosis)은 다음 중 어떤 요인에 어려움이 있을 때 유발되는 것인가?

① 자극일반화 ② 소거
③ 강화 ④ 자극변별

⭐ADVICE 실험신경증(experimental neurosis)이란 원래의 조건자극과 새로운 자극의 유사성이 높을수록 변별학습은 상대적으로 어렵게 된다. 실험용 개에게 매우 유사한 두 조건자극을 변별하도록 요구하면 개가 어떤 자극에 반응해야 할지 몰라 쩔쩔매는 신경증과 유사한 상태가 되는데 파블로프는 이러한 현상을 실험신경증이라 하였다.

16 심리적 갈등이나 스트레스로 인해 갑작스런 시력상실이나 마비와 같은 감각 이상 또는 운동증상을 나타내는 질환은?

① 공황장애 ② 전환장애
③ 신체증상장애 ④ 질병불안장애

⭐ADVICE 전환장애(conversion disorder)는 신체적 질병이 원인이 아닌 심리적 갈등과 욕구가 원인이 되어 시력상실·마비·청력상실 등의 신체적 증상으로 발현되는 질환이다. 일반적으로 사춘기나 성인 초기에 발병이 잘 되며, 여성에게 더 많이 나타난다. 스트레스의 정도가 심한 사람에게 잘 발생하며, 가장 많이 나타나는 증상은 마비, 시력 상실, 함구증이다.

17 아동 및 청소년기 장애로서, 다른 사람의 기본 권리나 나이에 적합한 사회규준이나 규율을 위반하는 행동양상이 반복적이고 지속적으로 나타나는 것은?

① 품행장애 ② 적대적 반항장애
③ 간헐적 폭발성 장애 ④ 주의력 결핍·과잉행동장애

⭐ADVICE 품행장애(Conduct Disorder)는 다른 사람의 기본적 권리나 사회적 규범을 위배하는 행동패턴을 보이며 반복적으로 폭력, 방화, 도둑질, 거짓말, 가출 등과 같이 난폭하거나 무책임한 행동이 나타난다.

답 12.④ 13.① 14.② 15.④ 16.② 17.①

18 벡(Beck)의 우울이론 중 부정적 요소를 나타내는 3가지 도식에 해당하지 않는 것은?

① 과거에 대한 부정적인 도식
② 자신에 대한 부정적인 도식
③ 미래에 대한 부정적인 도식
④ 주변 환경에 대한 부정적인 도식

> ⭐ADVICE 벡은 우울 증상을 경험하는 사람들의 자동적 사고는 크게 3가지 내용으로 구성되어 있는데 이를 인지삼제 (cognitive triad)라 하였다. 이는 자기, 세상, 미래에 대한 한 개인의 부정적인 생각과 태도를 말하며 우울증의 원인이 된다.

19 DSM-5에서 알코올 관련 장애에 대한 설명으로 틀린 것은?

① 알코올 유도성 장애에는 알코올 중독, 알코올 오용, 그리고 다양한 알코올 유도성 정신장애들이 포함된다.
② 알코올 사용장애는 알코올 의존과 알코올 남용이 통합된 것이다.
③ 알코올 유도성 성기능 장애는 발기불능 등의 성기능에 어려움이 나타나는 장애이다.
④ 지속적인 알코올 섭취로 치매증세가 나타나는 경우 알코올 유도성 치매에 해당한다.

> ⭐ADVICE 알코올 유도성 장애는 알코올 중독과 알코올 금단 증상이 특징이며, 하위유형에는 알코올 유도성 불안장애, 알코올 유도성 성기능장애, 알코올 유도성 치매, 알코올 유도성 기분장애, 알코올 유도성 수면장애, 알코올 유도성 기억상실장애, 알코올 유도성 정신증적 장애가 있다.

20 DSM-5에서 제시된 조증삽화의 주요 증상이 아닌 것은?

① 주의산만　　　　　　　② 사고의 비약
③ 목표가 불명확한 활동　④ 수면에 대한 욕구 감소

> ⭐ADVICE 조증 삽화의 임상적 특징
> ㉠ 팽창된 자존심 또는 심하게 과장된 자신감
> ㉡ 수면에 대한 욕구 감소
> ㉢ 평소보다 말이 많아지거나 계속 말을 하게 됨
> ㉣ 사고의 비약 또는 사고가 연달아 일어나는 주관적인 경험
> ㉤ 주의산만
> ㉥ 목표 지향적 활동이나 흥분된 운동성 활동의 증가
> ㉦ 고통스러운 결과를 초래할 쾌락적인 활동에 지나치게 몰두함

1 BSID-II(Bayer Scale of Infant Development-II)에 대한 설명으로 틀린 것은?

① 신뢰도와 타당도에 관한 보다 많은 정보를 제공하여 검사의 심리측정학적 질이 개선되었다.

② BSID-II에서는 대상 연령범위가 16일에서 42개월로 확대되었다.

③ 유아의 기억, 습관화, 시각선호도, 문제해결 등과 관련된 문항들이 추가되었다.

④ 지능척도, 운동척도의 2가지 척도로 구성되어 있다.

> ★ADVICE BSID-II는 정신척도, 운동척도, 행동평가척도로 구성되어 있으며 영유아의 언어, 인지, 대근육, 소근육 발달의 강점과 약점을 측정할 뿐만 아니라 영유아의 상호작용 방식과 사회성도 함께 측정해주는 포괄적인 종합검사이다.

2 길포드(Guilford)의 지능구조 입체모형에서 조작(Operation)요인에 해당하는 것은?

① 의미 있는 단어나 개념의 의미적 정보

② 사고결과의 적절성을 판단하는 평가

③ 어떤 정보에서 생기는 예상이나 기대들의 합

④ 표정, 동작 등의 행동적 정보

> ★ADVICE 길포드(Guilford)는 지능에는 조작(operations), 내용(content), 산출(products)이라는 세 개의 필수적인 차원이 존재한다고 가정하고, 3차원으로 이루어지는 입체적인 지적 능력의 구조모형인 SOI(Structure Of Intelligence)를 수립하였다. SOI는 총 180(5×6×6)의 상호 독립적인 정신능력이 만들어진다고 가정하는 모형이다.
> • 조작 차원에는 6개의 요인(평가, 수렴적 사고, 확산적 사고, 기억 파지, 기억 저장, 인지)이 있다.
> • 내용 차원에는 5개의 요인(시각적, 청각적, 도형적, 의미적, 행동적)이 있다.
> • 산출 차원에는 6개의 요인(단위, 유목, 관계, 체계, 변환, 함축)이 있다.

답 18.① 19.① 20.③ / 1.④ 2.②

3 국어시험에서 독해력을 측정하려 했지만 실제로는 암기력을 측정했다면 무엇이 잘못되었다고 할 수 있는가?

① 신뢰도　　　　　　　　　　　② 타당도

③ 객관도　　　　　　　　　　　④ 실용도

⭐ADVICE 타당도(validity)란 검사가 측정하려는 내용이나 평가 목표를 얼마나 잘 측정하고 있는가에 관한 것이다.

4 홀랜드(Holland)의 흥미 6각 모형에 관한 설명과 가장 거리가 먼 것은?

① 현실형(R) – 실행/사물 지향　　　② 탐구형(I) – 사고/아이디어 지향

③ 예술형(A) – 자선/사랑 지향　　　④ 설득형(E) – 관리/과제 지향

⭐ADVICE 홀랜드(Holland)는 직업적 포부, 직업흥미, 성격 등을 통합하여 진로이론과 검사를 개발하였다. 각 영역들을 RIASEC으로 구분되고, 현실형(Realistic), 탐구형(Investigative), 예술형(Artistic), 사회형(Social), 설득형(Enterprising), 관습형(Conventional)의 분류에 따라 인성유형과 어울리는 직업 환경을 설명하였다.
- 현실형(R) – 시행/사물 지향
- 탐구형(I) – 사고/아이디어 지향
- 예술형(A) – 창조/아이디어 예술지향
- 사회형(S) – 자선/사람지향
- 설득형(E) – 관리/과제 지향
- 관습형(C) – 성실/자료 지향

5 MMPI와 같은 임상성격검사를 실시하고 해석할 때 고려할 사항으로 가장 거리가 먼 것은?

① 검사를 실시하기 전에 충분한 관계형성을 시도해야 한다.

② 보호자나 주변인물과의 면접을 통한 정보를 획득해야 한다.

③ 실시한 검사를 채점한 후에 다시 수검자 면접을 실시해야 한다.

④ 검사의 지시는 가능하면 간결할수록 좋다.

⭐ADVICE 검사자는 검사의 시행과 관련된 지시나 응답방법 등에 대한 내용을 숙지하여야 하며, 검사에 대한 의문사항을 질문하도록 허용하고, 완전하게 알 때까지 설명한다.

6 BGT(Bender-Gestalt-Test)에 관한 설명으로 틀린 것은?

① 기질적 장애를 판별하려는 목적에서 만들어졌다.
② 언어적인 방어가 심한 환자에게 유용하다.
③ 완충검사(Buffer test)로 사용될 수 없다.
④ 정신지체나 성격적 문제에도 사용이 가능하다.

> ⭐ADVICE BGT 검사는 언어적 표현 능력에 문제가 있거나, 문맹이거나, 정신지체 및 뇌손상이 있는 환자의 경우에
> 도 사용이 가능하며, 검사에 대한 긴장완화와 라포 형성에 도움이 되기에 완충검사로서 사용될 수 있다.

7 MMPI를 실시하고 해석할 때 주의해야 할 점으로 가장 적합한 것은?

① 피검자의 독해력, 학력수준 혹은 지능수준을 사전에 알고 있어야 한다.
② 응답하지 않은 문항도 채점되므로, 사전에 "가급적 모든 문항에 다 응답하라"고 지시해서는 안
된다.
③ 피검자가 문항의 의미에 관해 주관적인 기준에 의해 판단하지 않도록 모호한 문항 내용에 대해
서는 사전에 명확한 기준을 제시해 주어야 한다.
④ MMPI는 성격특성을 평가하는 인성검사이므로 성별에 관한 정보는 그리 중요하지 않다.

> ⭐ADVICE MMPI는 초등학교 6학년 수준 이상의 독해력이 필요하며, 학력수준과 지능수준은 사전에 필요하지 않다.

8 혼(Horn)의 지능모델은 웩슬러 지능검사 소검사들을 4개 변주로 분류하였는데 유동적 지능으로 분류되는 소
검사가 아닌 것은?

① 토막짜기   ② 어휘
③ 숫자 외우기   ④ 공통성 문제

> ⭐ADVICE 혼의 지능모델
> ㉠ **결정적 지능** : 기본지식, 어휘, 이해, 공통성
> ㉡ **유동적 지능** : 빠진 곳 찾기, 차례 맞추기, 토막짜기, 모양 맞추기, 공통성, 숫자 외우기
> ㉢ **기억** : 기본지식, 산수, 숫자 외우기
> ㉣ **속도** : 바꿔쓰기

답 3.② 4.③ 5.④ 6.③ 7.① 8.②

9 아래 그림은 42세 된 환자의 RCFT(Rey Complex Figure Test)결과이다. 이에 대한 설명으로 틀린 것은?

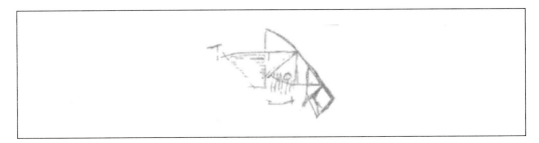

① 시각─공간이 단편화되어 있다.
② 왼쪽과 하단부의 무시현상(Neglect)이 일어나고 있다.
③ 우측 전두정골(Front oparietal)의 문제를 의심할 수 있다.
④ 보속증 경향은 보이지 않는다.

⭐ADVICE 보속증(perseveration)은 같은 반응을 지속적으로 반복하는 경향성을 말한다. 자료에서는 그림의 선과 질이 동일하게 반복되어 원자료의 형태를 반영하지 못하고 있으며, 반복적인 보속에 대한 통제가 결여되어 있는 상태를 보인다.

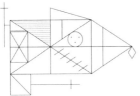

• Rey Complex Figure Test의 원 자극 도형이며, 시각적 기억력, 단기기억, 장기기억, 재인을 평가한다.

10 집중력과 정신적 추적능력(Mental tracking)을 측정하는 데 주로 사용되는 신경심리검사는?

① Bender Gestalt Test
② Rey Complex Figure Test
③ Trail Making Test
④ Wisconsin Card Sorting Test

⭐ADVICE 선로 잇기 검사(Trail Making Test : TMT)는 집중력, 정신적 추적능력을 평가한다. A형과 B형으로 되어 있다. A형은 검사지에 무작위로 배치되어 있는 숫자들을 1-2-3-4와 같이 차례대로 연결하는 것이고, B형은 숫자와 문자를 번갈아 가며 차례대로 연결하는 것으로(1-가-2-나-3-다) 검사를 마치는데 걸린 반응 시간과 오류 수가 측정된다.

11 신경심리검사의 측정영역을 비교할 때 측정영역이 나머지와 다른 검사는?

① 지남력 검사

② 숫자 외우기 검사(Digit span)

③ 보스톤 이름대기 검사(Boston Naming Test)

④ 요일 순서 거꾸로 말하기

⭐ADVICE 보스톤 이름대기 검사(Boston Naming Test)는 언어영역의 손상 정도를 평가하는 검사이다.
지남력 검사, 숫자 외우기 검사, 요일 순서 거꾸로 말하기 검사는 주의집중력을 평가한다.

12 MMPI에서 검사 문항에 대해 정상인들이 응답하는 방식을 벗어나는 경향성을 측정하는 척도는?

① K척도   ② L척도

③ Es척도   ④ F척도

⭐ADVICE ① K척도는 정신병리를 부인하고 자신을 매우 좋게 드러내려는 수검자의 시도를 평가하거나 혹은 정신병
리를 과장하거나 자신을 매우 나쁘게 드러내려는 수검자의 시도를 좀 더 섬세하고 효과적으로 탐지하
기 위해 구성되었다.
② L척도는 자신을 실제보다 더 좋게 드러내려는 의도적이면서도 세련되지 않은 시도를 탐지하기 위해서
구성되었다. 문항들은 대부분의 사람들이 인정하는 사소한 결점, 약점에 관한 것인데, 자신을 의도적
으로 매우 좋게 드러내려고 시도하는 사람들은 이와 같은 사소한 단점마저도 인정하려고 하지 않는다.
③ Es척도는 자아강도를 평가하며, 높은 점수를 받은 사람들은 재치 있고 자립적이며, 원칙과 결단력이
있고 진취적이며 참을성이 있고, 스트레스에 효과적으로 대처한다. 낮은 점수를 받은 사람들은 불안정
하고 과잉반응하며, 스트레스에 직면했을 때 혼란에 빠지기 쉽다.

13 지능이론가와 그 주장이 잘못 짝지어진 것은?

① 스피어만(Spearman) – 지능의 일반요인과 특수요인

② 서스톤(Thurstone) – 지능은 인지, 정서, 의의적 측면을 모두 포함하는 전체적인 능력

③ 길포드(Guilford) – 지능 구조의 3차원 모델

④ 카텔(Cattel) – 유동적 지능과 결정적 지능

⭐ADVICE 서스톤은 지적능력은 하나의 요인이 아닌, 일곱 가지 독립적인 요인들로 구성된다고 보았다. 일곱 가지
지능 요인은 언어이해력, 언어유창성, 수리력, 공간지각력, 기억력, 지각 속도, 추론능력으로 기본정신능
력(PMA ; Primary Mental Abilities)이라 하였다.

답 9.④ 10.③ 11.③ 12.④ 13.②

14 K-WAIS에서 어휘검사의 측정내용으로 가장 적합한 것은?

① 학습능력과 일반 개념의 정도
② 개인이 소유한 기본지식의 정도
③ 수 개념의 이해와 주의집중력
④ 사물의 본질과 비본질을 구분하는 능력

⭐ADVICE K-WAIS에서 어휘 검사는 개인의 획득된 지식과 언어적 개념 형성을 측정하기 위해 개발되었다. 결정 지능, 언어적 개념화, 언어적 표현능력, 언어적 추론, 장기 기억, 언어 발달 정도를 측정한다.
② 상식 소검사
③ 산수 소검사
④ 빠진곳 찾기 소검사

15 로샤(Rorschach) 검사의 질문단계에서 검사자의 질문 또는 반응으로 가장 적절하지 않은 것은?

① 어느 쪽이 위인가요?
② 당신이 어디를 그렇게 보았는지를 잘 모르겠네요.
③ 그냥 그렇게 보인다고 하셨는데 어떤 것을 말씀하시는 것인지 조금 더 구체적으로 설명해 주세요.
④ 모양 외에 그것처럼 보신 이유가 더 있습니까?

⭐ADVICE 부적절한 질문과 예
• 직접적인 질문 – "그 사람이 뭔가를 하고 있나요"
• 유도적인 질문 – "어느 쪽이 위인가요"
• 암시적 질문 – "혹시 색깔 때문에 그런 건가요?"

16 신경심리평가에 있어서 배터리 검사의 장점은?

① 기본검사에서 기능이 온전하게 평가되면 불필요한 검사를 시행하지 않아도 된다.
② 필요한 검사에 대해서는 집중적으로 검사를 시행할 수 있다.
③ 임상적 평가 목적과 연구 목적이 함께 충족될 수 있다.
④ 타당도가 입증된 최신의 검사를 임상장면에 즉각 활용하기가 용이하다.

⭐ADVICE 배터리 검사는 전반적인 인지기능을 평가할 수 있어 평가목적과 연구 목적을 충족시킬 수 있는 장점이 있다. 신경심리평가 내용에는 주의집중능력, 언어 및 그와 관련된 기능들, 시공간 기능, 기억력 및 전두엽 관리기능 등이 포함된다.

17 다음 K-WAIS 검사 결과가 나타내는 정신장애로 가장 적합한 것은?

- 토막짜기, 바꿔쓰기, 차례 맞추기, 모양 맞추기 점수 낮음
- 숫자 외우기 소검사에서 바로 따라 외우기와 거꾸로 따라 외우기 점수 간에 큰 차이를 보임
- 공통성 문제 점수 낮음 ― 개념적 사고의 손상
- 어휘, 상식, 이해 소검사의 점수는 비교적 유지되어 있음

---

① 기질적 뇌손상   ② 강박장애

③ 불안장애   ④ 반사회성 성격장애

ADVICE ② 강박장애
- 상식 : 세밀하고 세부적인 응답 보이거나, 불완전한 응답일 경우 포기하는 경향 있음
- 어휘 : 높은 지적인 야망과 추구 나타남. 주지화 경향 보임
- 이해 : 지나치게 길고 세부적인 응답 보임
- 토막 : 지나친 심사숙고와 강박적 행동으로 낮은 점수가 나올 수 있음
- 바꿔 쓰기 : 기호를 완벽하게 쓰느라 시간 지연될 수 있음
- 공통성 : 강박적일 경우 추상적, 구체적 사고를 고루 발휘하여 높은 점수를 보일 수 있음

③ 불안장애
- 상식 : 만성 불안이 있으면 쉬운 문항부터 실패하여 점수가 낮을 수 있음
- 숫자 외우기 : 상태불안(즉 검사 불안)은 특성적 만성 불안보다 점수가 낮을 수 있음
- 산수 : 불안과 주의집중력 저하로 인해 점수가 낮을 수 있음
- 이해 : 현재의 정서적 갈등이나 불안에 대한 내용을 살펴볼 수 있음
- 토막 : 불안, 부주의로 인해 점수가 낮을 수 있음
- 모양 : 불안, 심리적 불안정성, 신경증 상태에서는 점수가 낮을 수 있음

④ 반사회성 성격장애
- 상식 : 학업에 대한 적개심, 기초 상식 부족, 쉽게 포기하는 경향으로 점수가 낮을 수 있음
- 이해 : 부정적 태도, 양심이나 도덕적 판단 결여, 사회적 성숙의 저하로 점수 낮을 수 있음
- 빠진 곳 찾기 : 반항적 태도, 거부적 태도로 인해 점수가 낮을 수 있음("빠진 곳이 없다"라고 응답하는 경향)
- 차례 맞추기 : 사회적 상황에 대한 이해, 사회화된 방식의 부족으로 점수가 낮을 수 있음
- 모양 맞추기 : 방어적, 반항적인 태도로 인해 점수가 낮을 수 있음

답 14.① 15.① 16.③ 17.①

18 검사의 종류와 검사구성방법을 짝지은 것으로 가장 적합하지 않은 것은?

① 16PF – 요인분석에 따른 검사구성
② CPI – 경험적 준거에 따른 검사구성
③ MMPI – 경험적 준거방법
④ MBTI – 합리적, 경험적 검사구성의 혼용

⭐ ADVICE MBTI는(Myers-Briggs Type Indicator) 경험적 준거에 따른 검사구성 방식이다. 융의 심리유형론을 경험적으로 검증하여 캐서린 브릭스(Katherine Cook Briggs)와 이사벨 마이어스(Isabel Briggs Myers)가 사람들이 자신의 심리적인 유형을 판단할 수 있도록 검사도구로 개발하였다.

19 MMPI의 임상척도와 그 점수가 높을 때 고려되는 방어기제를 짝지은 것으로 틀린 것은?

① Hy – 부정, 억압
② Pa – 투사
③ Ma – 부인, 억제
④ Si – 회피, 철수

⭐ ADVICE Ma는 경조증 척도로, 이 척도에서 점수가 높은 사람들의 방어기제는 부인(denial)과 행동화(acting out)이다.

20 심리평가를 위한 면담기법 중 비구조화된 면담방식의 장점으로 옳은 것은?

① 면담자간의 진단 신뢰도를 높일 수 있다.
② 연구 장면에서 활용하기가 용이하다.
③ 중요한 정보를 깊이 있게 탐색할 수 있다.
④ 점수화하기에 용이하다.

⭐ ADVICE ①②④ 구조화된 면담방식에 해당한다.
※ **면담기법의 종류**
- **구조화된 면담**(structured interview)은 면접을 위한 질문, 내용, 순서 등이 사전에 구체화하여 계획한 대로 진행하는 방식을 말한다. 진단, 연구, 점수체계의 정확성을 지닌다.
- **반구조화된 면담**(semi-structured Interview)은 일정 사항은 정해진 지침에 의하나, 준비된 범위 안에서 자유롭게 질문을 하는 방식을 말한다.
- **비구조화된 면담**(unstructured Interview)은 정해진 양식이나 순서 없이 자유롭게 진행하는 면접방식을 말한다.

1 면접을 평가하기 위해 사용되는 타당도 유형에 관한 설명으로 가장 적합한 것은?

① 구성타당도 – 면접 점수가 논리적으로 이론상으로 일치하는 행동이나 다른 평가 기준과 관계되어 있는 정도
② 예언타당도 – 면접항목이 변인이나 구성의 다양한 측면을 적절하게 측정하는 정도
③ 내용타당도 – 면접 점수가 관련 있으나 독립적인 다른 면접 점수 혹은 행동과 상호 연관되어 있는 정도
④ 공존타당도 – 검사 점수가 미래의 어떤 시점에 관찰됐거나 획득한 점수나 행동을 예측하는 정도

⭐ADVICE ② 예언타당도(predictive validity)는 제작된 검사에서 얻은 점수와 준거를 토대로 미래의 어떤 행위를 예측하는 방법이다.
③ 내용타당도(content validity)는 검사 내용이 측정하고자 하는 속성을 제대로 측정하고 있는지를 전문가가 판단한다.
④ 공인타당도(concurrent validity)는 기존에 타당성을 입증 받은 검사를 토대로 새로 제작한 검사와의 유사성 혹은 연관성을 검증하는 방법이다.

2 임상심리사가 학교 장면에서 수행하는 주된 역할로 가장 적합한 것은?

① 특수학급의 수업
② 효율적인 교수방법의 개발
③ 정서장애 아동의 심리치료
④ 보건교육

⭐ADVICE 임상심리사의 학교장면에서의 역할과 기능
㉠ 아동과 청소년, 그리고 그의 적응과 발달에 관여하는 부모, 가족, 교사, 학교, 지역사회 등 환경을 대상으로 정보를 수집하고 이러한 대상에 대한 의사결정을 내리는 평가의 기능이 있다.
㉡ 부적응 문제를 예방하거나 치료하는 개입의 기능이 있다.
㉢ 부모나 교사가 학교나 가정에서 아동과 청소년의 건강한 적응을 향상시키고 부적응 문제를 해결하도록 돕는 자문의 역할이 있다.
㉣ 부모나 교사를 교육하고 훈련시키는 프로그램을 개발하고 시행하는 훈련의 기능이 있다.
㉤ 아동과 청소년의 문제를 보다 정확하게 이해하고, 이들의 특징을 평가하는 도구를 개발하고 문제해결 및 예방을 위한 프로그램의 효과를 검증하는 연구의 기능이 있다.

답 18.④ 19.③ 20.③ / 1.① 2.③

3 심리치료에서 치료자의 역전이(Counter transference)에 대한 설명으로 가장 적합한 것은?

① 치료자는 내담자에 대해 부정적인 감정을 가져서는 안 된다.

② 내담자에게 좋은 치료자라는 말을 듣고 싶은 것은 당연한 욕구이다.

③ 내담자에게 느끼는 역전이 감정은 치료의 중요한 도구로 활용할 수 있다.

④ 치료자가 역전이를 알기 위해 꼭 교육 분석을 받아야 하는 것은 아니다.

⭐ ADVICE 역전이(counter-transference)는 상담자가 과거의 중요한 인물에게 느꼈던 감정을 현재 내담자에게 반응함으로써 상담자 자신의 억압되었던 느낌이 표면화되는 과정을 말한다. 역전이 반응은 때론 이를 효과적으로 사용하면 치료과정에서 진단적-치료적 도구로 활용될 수 있다. 해결 방안으로는, 자기분석과 교육분석을 통해 상담자 자신의 감정과 근원을 파악한다. 역전이가 지속되어 조절이 어려울 경우 상급 지도감독자의 도움을 받는다. 문제가 계속될 경우 상담을 중지하고 다른 상담자에게 인계한다.

4 다음에서 설명하고 있는 치료법은?

> 적정 체중에 미달되는데도 자신이 과체중이고 비만이라고 생각해서 음식을 거부하는 사람에, 극단적인 흑백사고와 파국적 사고 등의 인지왜곡에 대한 접근을 시도하고 문제해결접근, 그리고 체계적 둔감화와 같은 방법을 포함하는 치료방법이다.

① 정신분석   ② 인간중심치료

③ DBT   ④ 인지행동치료

⭐ ADVICE 체중에 대한 인지적 왜곡, 흑백사고, 파국적 사고를 포함한 인지적 오류를 치료하기 위한 문제해결적인 접근은 인지행동치료의 치료방법에 해당된다.

※ **인지행동치료**(cognitive-behavior therapy)의 **치료과정**
　㉠ 내담자의 자동적 사고를 구체적으로 인식하고 이를 보다 합리적인 사고로 변화시킨다.
　㉡ 내담자가 주로 보이는 인지적 오류들을 확인하고, 가지고 있는 역기능적인 가정이 어떤 것인지 인식할 수 있도록 한다.
　㉢ 역기능적 인지도식의 내용을 현실성, 합리성, 유용성 측면에서 검토한다. 역기능적인 가정을 재구성함으로써 내담자가 가지고 있는 부적응적인 도식을 변화시킨다.
　㉣ 치료 과정에서 내담자가 긍정적인 경험을 할 수 있도록 행동적인 과제를 부과하는 방법을 병행한다.

5 행동관찰의 잠재적인 문제와 가장 거리가 먼 것은?

① 관찰자의 신뢰도
② 관찰자의 개입 가능성
③ 치료와의 직접적인 연관성
④ 상황적 요소

⭐ADVICE 행동관찰은 관찰되는 행동의 신뢰도 확보, 관찰자 효과, 상황적 요인을 통제하기 어렵다는 제한점을 지닌다.

6 다음은 어떤 조건형성에 해당하는가?

> 연구자가 종소리를 들려주고 10초 후 피실험자에게 전기 자극을 주었다고 가정해 보자. 몇 번의 시행 이후 다음 종소리에 피실험자는 긴장하기 시작했다.

① 지연조건 형성
② 흔적조건 형성
③ 동시조건 형성
④ 후향조건 형성

⭐ADVICE 고전적 조건형성에서는 조건 자극(CS)과 무조건 자극(UCS) 사이의 시간적 관계가 중요하다.
  ① 지연조건 형성은 조건형성이 먼저 제시되어 무조건 자극이 제시될 때까지 지속되는 경우를 말한다.
  ② 흔적조건 형성은 조건자극이 먼저 제시되지만 무조건 자극이 제시되기 전에 조건자극이 종료되는 경우를 말한다.
  ③ 동시조건 형성은 조건자극과 무조건 자극이 동시에 제시되는 경우를 말한다.
  ④ 후향조건 형성은 무조건 자극이 먼저 제시되고 조건자극이 나중에 제시되는 경우를 말한다.

7 근육 긴장을 이완시키고, 심장의 박동을 조절하고 혈압을 통제하는 훈련을 받는 것은?

① 바이오피드백
② 행동적인 대처방식
③ 문제 중심의 대처기술
④ 정서중심의 대처기술

⭐ADVICE 바이오피드백(Biofeedback)
  • 바이오피드백은 생물학적 반응들을 전자도구로 측정하는 것을 말한다.
  • 우리 몸 내부에서 일어나는 생리 현상들을 컴퓨터를 통해 시각적으로나 청각적으로 알 수 있게 해주고 스스로 훈련을 통해 생리현상들을 조절할 수 있게 도와주는 치료 방법이다. 근육이완, 심박동 조절, 혈압통제, 심인성 신체질환, 두통, 불면증 치료에 사용된다.

📋 3.③ 4.④ 5.③ 6.② 7.①

8 임상심리학의 역사에 관한 설명으로 가장 적합한 것은?

① 제1차 세계대전 이후에 급속한 성장이 이루어졌다.
② 인간의 적응영역에 대한 역할의 중요성은 감소하고 있다.
③ 전문적이고 실용적인 관심과 연구지향적이고 과학적인 관심에 대한 갈등이 지속되고 있다.
④ 기존의 전문가 집단과의 직업적인 경쟁이 없었다.

> ★ADVICE 임상심리학자의 실무모형
> • 1949년 Colorado주의 Boulder에서 회의가 열렸으며, 임상 수련의 Boulder 모형(과학자-실무자 모형)이 개설되었다.
> • 1973년 Colorado주의 Vail 회의 동안 새로운 임상심리학 수련모델인 Vail 모형(학자-실무자 모형)이 개설되었다.
> • 1995년 APA 임상심리학 분과에서 견고한 연구결과를 토대로 한 심리치료에 대한 지침을 개발했고, 경험적으로 지지된 증거-기반 실무가 수립되었다.

9 합리적 정서행동치료의 비합리적 신념의 차원 중 인간문제의 근본요인에 해당되는 것은?

① 당위적 사고　　　　　　　② 과장
③ 자기 비하　　　　　　　　④ 인내심 부족

> ★ADVICE 합리적 정서행동치료는 문제를 가진 대부분의 사람은 당위적 사고(should thought)를 포함한 비합리적인 신념을 가지고 있으며, 비합리적 신념체계를 검토하고 평가하는 과정을 통해 보다 효율적인 사고를 선택할 수 있도록 돕는다.

10 울프(Wolpe)의 체계적 둔감법을 적용하기에 가장 적합한 내담자는?

① 적절한 대처능력이 떨어지고 특정상황에 심각한 불안을 보이는 내담자
② 적절한 대처능력이 있으나 특정상황에 심각한 불안을 보이는 내담자
③ 적절한 대처능력이 떨어지고 일반상황에 심각한 불안을 보이는 내담자
④ 적절한 대처능력이 있으나 일반상황에 심각한 불안을 보이는 내담자

> ★ADVICE 체계적 둔감법은 특정한 상황이나 상상에 의해 조건형성된 공포 및 불안반응을 극복하는데 이용된다. 내담자에게 이완을 한 상태에서 점차 불안 강도가 높은 자극이나 상황을 상상하도록 하여 가장 심하게 불안을 유발하는 상황을 극복하게 한다. 일반적 상황에서는 대처능력이 있으나, 특정한 상황에서 불안, 공포를 보이는 내담자에게 적합하다.

11 정신건강 자문 중 점심시간이나 기타 휴식시간 동안에 임상사례에 대해 동료들에게 자문을 요청하는 형태는?

① 내담자 – 중심 사례 자문   ② 피자문자 – 중심 사례 자문

③ 비공식적 동료집단 자문   ④ 피자문자 – 중심 행정 자문

> ⭐ADVICE 정신건강 자문의 유형
> ㉠ **내담자 – 중심 사례 자문** : 내담자의 특별한 요구를 충족시키기 위해 특정한 환자의 치료나 보호에 책임이 있는 동료 자문가에게 조언을 구하는 것을 말한다. 이 때 피자문가와 자문가는 모두 내담자 치료에 어느 정도 책임이 있다.
> ㉡ **피자문자 – 중심 행정 자문** : 기관 내의 행정적인 쟁점과 인사 쟁점에 관한 업무에 대해 전문 심리학자의 자문을 구하는 것을 말한다.
> ㉢ **비공식적 동료집단 자문** : 내담자에게 필요한 더 좋은 치료 전략을 얻기 위해, 동료에게 해당 사례에 관한 자문을 요청하는 것을 말한다.
> ㉣ **피자문자 – 중심 행정 자문** : 기관 내의 행정적인 쟁점과 인사 쟁점에 관한 업무에 대해 전문 심리학자의 자문을 구하는 것을 말한다.

12 MMPI 임상척도의 제작방식은?

① 내적 구조 접근 및 요인분석   ② 내적 준거 방식

③ 외적 준거 방식   ④ 직관적 방식

> ⭐ADVICE MMPI 임상척도의 제작방식은 경험적 근거에 따른 외적 준거방식이다.

13 임상심리사 윤리규정에서 비밀 유지를 파기하거나 비밀을 노출해도 되는 경우로 가장 적합한 것은?

① 기혼인 내담자의 외도 사실을 알았을 때

② 성인인 내담자가 초등학교 시절 물건을 훔친 사실을 알았을 때

③ 말기 암 환자인 내담자가 구체적인 자살계획을 보고할 때

④ 우울장애를 지닌 내담자가 "지구상의 모든 인간이 다 죽었으면 좋겠다."고 보고할 때

> ⭐ADVICE 임상심리사는 연구, 교육, 평가 및 치료과정에서 알게 된 비밀정보를 보호하여야 할 일차적 의무가 있다. 다만 자해의 위험이 있는 경우, 심각한 학대 상태인 경우, 법적 정보 공개 사유에 해당되는 경우에는 비밀 정보를 노출할 수 있다.

14 다음과 같은 면접의 유형은?

> 이 면접을 전형적으로 인지, 정서 혹은 행동에 문제가 있는지 여부를 신속히 평가하고, 흔히 비구
> 조적으로 행해졌기 때문에 신뢰도가 다소 낮은 한계점이 있었다. 이 문제를 보완하기 위해 구조적
> 면접이 고안되었고, 다양한 영역에서 보이는 행동을 포함하기 위해 특별한 질문이 보완되고 있다.
> 다양한 정신건강전문가들을 위한 중요한 임상면접 중 하나이다.

① 개인력 면접　　　　　　　　　　② 접수 면접
③ 진단적 면접　　　　　　　　　　④ 정신상태검사 면접

> ⭐ADVICE ④ 정신상태검사 면접은 환자의 심리적 기능수준과 정신과적 문제의 유무를 선별하기 위해 수행된다.
> 　　　　정신상태검사(mental state examination)를 통해 더 깊은 평가와 중재를 위한 방향을 모색한다. 외모,
> 　　　　몸가짐, 말하는 특징, 기분, 사고과정, 통찰, 판단력, 주의, 집중, 기억 및 지남력을 평가하며 이는 환자
> 　　　　가 겪고 있는 가능한 인지, 정서, 행동상의 정신과적 문제에 대한 예비 정보를 제공한다.

15 주로 흡연, 음주문제, 과식 등의 문제를 해결하기 위해 사용되어지며, 부적응적이고 지나친 탐닉이나 선호를
제거하는 데 사용되는 행동치료방법은?

① 체계적 둔감화　　　　　　　　　② 혐오치료
③ 토큰경제　　　　　　　　　　　④ 조성

> ⭐ADVICE 혐오치료는 선호하는 특정자극에 혐오적 자극을 제시하여 문제행동을 감소시키는 조건형성 절차이다.

16 파킨슨병 및 헌팅턴병과 같은 운동장애의 발병과 관련이 가장 큰 것은?

① 변연계　　　　　　　　　　　　② 기저핵
③ 시상　　　　　　　　　　　　　④ 시상하부

> ⭐ADVICE 파킨슨병(parkinson's disease)과 헌팅턴병(huntington's disease)은 기저핵의 신경손상으로 인해 나타난
> 　　　　다. 파킨슨병은 기저핵의 흑질에서 도파민성 세포들의 손실을, 헌팅턴병은 기저핵의 선조체에 있는 뉴런
> 　　　　의 손실을 보인다. 파킨슨병은 움직임을 개시하는 능력의 점진적인 손실을 보이고, 헌팅턴병은 비자발적
> 　　　　인 몸의 움직임을 조절하지 못한다. 두 질병은 모두 운동장애로 분류된다.

17 취약성—스트레스 접근에 관한 설명과 가장 거리가 먼 것은?

① 스트레스와 생물학적 취약성이 질병 발생의 필요조건이다.
② 정신장애의 발병에 생물학적 취약성을 우선시하는 접근이다.
③ 정신장애의 발병요인의 상호작용을 주장하는 접근이다.
④ 생물학적 두 부모가 고혈압을 가진 경우 자녀의 고혈압 발병 가능성이 매우 높게 나타난다.

⭐ADVICE 취약성-스트레스 접근은 정신장애 발병의 원인을 생물학적 취약성과 스트레스 간의 상호작용에 의해 나타난다고 보았다.

18 행동평가에서 명세화해야 하는 것으로 가장 거리가 먼 것은?

① 행동결과
② 목표행동
③ 성격특질
④ 선행조건

⭐ADVICE 행동평가는 특정한 상황에서의 행동적 경향성 즉, 행동과 상황의 상호작용을 알아보려하는 것이다. 행동평가를 위한 ABC 단계는 선행조건(Antecedents), 목표행동(Behavior), 행동결과(Consequences)를 검토함으로써 문제행동을 감소하는데 중점을 둔다.

19 강제입원, 아동 양육권, 여성에 대한 폭력, 배심원 선정 등의 문제에 특히 관심을 가지는 심리학 영역은?

① 아동임상심리학
② 임상건강심리학
③ 법정심리학
④ 행동의학

⭐ADVICE 법정심리학자들은 법률적인 쟁점에 대해 심리학적인 자문, 평가 및 법정 증언 등을 한다. 법과 관련된 모든 행동이 연구대상으로, 법정에서 법적당사자들(판사, 검사, 변호인, 증인, 피고인, 피해자 등)의 행동과 상호 작용, 배심재판(국민 참여 재판), 수형이나 보호관찰 등 형 집행 과정, 그리고 범죄 예측에 대한 활동 등이 포함된다.

20 K-WAIS-4의 4요인 구조에서 지각 추론 요인에 해당하는 소검사가 아닌 것은?

① 토막짜기
② 동형찾기
③ 행렬추론
④ 퍼즐

⭐ADVICE K-WAIS-4의 4요인 구조는 언어 이해 지표(Verbal Comprehension Index : VCI), 지각 추론 지표(Perceptual Reasoning Index : PRI), 작업 기억 지표(Working Memory Index : WMI), 처리 속도 지표(Processing Speed Index : PSI)이다. 지각 추론 지표에는 핵심소검사인 토막짜기, 행렬추론, 퍼즐 검사가 있고, 보충 소검사인 무게 비교, 빠진 곳 찾기가 있다.

답 14.④ 15.② 16.② 17.② 18.③ 19.③ 20.②

1 다음 중 옳은 설명으로만 짝지어진 것은?

> ㉠ 약물오용 : 의도적으로 약물을 다른 목적으로 사용하는 것이다.
> ㉡ 약물의존 : 약물 없이는 지낼 수 없어 계속 약물을 찾는 상태를 말한다.
> ㉢ 약물남용 : 약물을 적절한 용도로 사용하지 못하고 잘못 사용하는 것이다.
> ㉣ 약물중독 : 약물로 인해 신체건강에 여러 부작용을 나타내는 상태를 말한다.

① ㉠㉡ ② ㉡㉣
③ ㉢㉣ ④ ㉠㉣

⭐ADVICE ㉠ **약물오용** : 약물을 과다사용하거나 무분별하게 사용하는 것을 말한다.
㉢ **약물남용** : 약물을 질병의 치료, 경감, 처치, 예방의 목적으로 사용하지 않고 다른 목적으로 사용하는 것을 말한다.

2 정신분석적 상담기법이 아닌 것은?

① 공감적 경청 ② 자유연상
③ 꿈의 해석 ④ 전이의 해석

⭐ADVICE 공감적 경청은 내담자 중심치료의 주요 기법이다. 치료자가 갖추어야 할 기본적 태도에는 진솔성, 무조건적인 긍정적 존중, 공감적 경청이 있다.

3 진로교육을 실시하기 위한 일반적인 지도단계를 순서대로 바르게 나열한 것은?

ㄱ 진로탐색단계   ㄴ 진로인식단계

ㄷ 진로준비단계   ㄹ 취업

---

① ㄱ→ㄴ→ㄷ→ㄹ
② ㄴ→ㄱ→ㄷ→ㄹ
③ ㄴ→ㄷ→ㄱ→ㄹ
④ ㄱ→ㄷ→ㄴ→ㄹ

✪ADVICE **진로교육 실시를 위한 일반적 지도단계**

ㄱ **진로인식단계(초등학교 진로지도 단계) :** 삶의 문제와 방향에 관하여 초보적인 인식을 성숙시키는 진로 인식 단계이다. 여러 가지 직업의 종류에 대해 인식하고, 직업적 역할과 관련지어 자아인식을 높인다. 일과 사회에 대한 건전한 태도를 함양하기 위한 기초 마련하는 단계이다.

ㄴ **진로탐색단계(중학교 진로지도 단계) :** 주요 직업영역을 탐색하여 자신의 흥미와 능력을 평가한다. 잠정 적으로 진로를 선택하고 직업계획을 수립하고, 자아의 객관적 탐색 활동을 통해 자기가 소망하는 직업 적 특성 이해 및 진로와 관련된 의미 있는 의사결정을 경험하게 되는 단계이다.

ㄷ **진로준비단계(고등학교 진로지도 단계) :** 취업의 초기단계 혹은 차후의 직업훈련에 요구되는 직업적 기 술과 지식을 습득하는 단계이다. 고등학교에서의 경험과 일반적인 진로목표를 연결한다. 협동적인 작 업경험과 적절한 직업태도를 개발하는 단계이다.

ㄹ **진로전문화단계(고등학교 이후 및 성인) :** 구체적인 직업적 지식을 쌓는 한편 특정한 직업분야에 대해 준비 하도록 한다. 긍정적인 고용주와 고용자간의 관계를 형성한다. 재훈련과 선진기술을 습득하는 단계이다.

---

4 가족 구성원을 상실한 가족에게서 나타나는 비애반응의 단계를 바르게 나열한 것은?

ㄱ 신체적 고통 단계   ㄴ 죄책감 단계

ㄷ 적의반응 단계   ㄹ 일상적 행동 곤란 단계

ㅁ 죽은 사람과의 기억에 휩싸이는 단계

---

① ㄱ→ㅁ→ㄴ→ㄷ→ㄹ
② ㄱ→ㄴ→ㄷ→ㄹ→ㅁ
③ ㅁ→ㄱ→ㄷ→ㄴ→ㄹ
④ ㅁ→ㄴ→ㄱ→ㄷ→ㄹ

✪ADVICE 비애반응의 단계는 신체적 고통 단계, 죽은 사람과의 기억에 휩싸이는 단계, 죄책감 단계, 적의반응 단계, 일상적 행동 곤란 단계 순으로 나타난다.

답 1.② 2.① 3.② 4.①

5 다음 대화에서 상담자의 반응은?

> 내담자 : (흐느끼며) 네, 의지할 사람이 아무도 없어요.
> 상담자 : (부드러운 목소리로) 외롭군요.

① 해석 　　　　　　　　　　② 재진술
③ 요약 　　　　　　　　　　④ 반영

> ⭐ ADVICE 반영은 내담자가 자신의 느낌을 더 잘 표현하고, 이해하도록 격려하기 위하여 말하고 있는 것에 대한 느낌을 전하는 것을 말한다.
> ① 해석 : 내담자가 자신의 문제를 보다 잘 이해하고 효과적으로 해결할 수 있도록 내담자가 말한 경험 내용에 새로운 의미와 관련성을 부여하여 언급하는 것이다.
> ② 재진술 : 내담자가 말한 내용에 대해 상담가가 이해한 말로 다시 바꾸어 말해주는 것이다.
> ③ 요약 : 몇 가지 논점들을 점검하여 정리하고, 공통된 전반적인 주제를 강조하고자 할 때 사용된다.

6 다음에서 설명하고 있는 치료법은?

> • 초기에는 비지시적 상담으로 지칭되었으며 세분화된 기법을 강조하지 않는 치료법이다.
> • 이 방법을 사용하는 치료자는 대개 전통적인 전문가 역할을 취하지 않는데 그 이유는 내담자 자신이 스스로를 탐색·변화할 수 있는 능력이 있다고 여기기 때문이다.

① 대상관계 치료 　　　　　② 정신역동적 치료
③ 내담자 중심치료 　　　　④ 게슈탈트 치료

> ⭐ ADVICE 내담자 중심치료
> • 인간을 지속적으로 변화하고 성장하려는 동기를 가진 존재로 보고, 치료자의 직접적인 지시가 없이도 자신의 문제를 이해하고 해결할 수 있는 잠재 능력이 있다고 가정하였다.
> • 치료의 목표는 개인의 자발성과 자기성장을 목표로 하며, 기법의 적용보다는 내담자의 살아가는 방식과 태도에 초점을 두고 내담자가 성장하도록 돕는데 있다.

7 엘리스(Ellis)의 합리적-정서행동 치료(REBT)에서 심리적 장애를 유발시키는 것으로 가정하는 주된 요인은?

① 비합리적 신념 　　　　　② 왜곡된 자기개념
③ 실재하는 선행사건 　　　④ 아동기의 외상적 경험

> ⭐ ADVICE 엘리스는 인간의 사고와 감정, 행동이 상호작용하며, 잘못된 사고를 바꾸는 것을 통해 변화가 일어날 수 있다고 가정하였다. 합리적-정서행동 치료에서는 비합리적 신념체계를 검토하고 평가하는 과정을 통해 보다 효율적인 사고를 선택할 수 있도록 돕는다.

8 정신분석에서 내담자가 지속적이고 반복적인 학습을 통해 자신이 이해하고 통찰한 바를 충분히 소화하는 과정은?

① 자기화
② 훈습
③ 완전학습
④ 통찰의 소화

⭐ ADVICE 훈습(working through)은 자신의 내면적 문제와 갈등의 원인을 통찰한 후, 실제 생활에서 이를 반복적으로 적용하여 스스로 문제를 해결하는 과정을 말한다.

9 집단상담과 개인상담의 차이로 틀린 것은?

① 개인상담에 비해서 집단상담은 남을 대하는 바람직한 태도나 행동반응을 즉각적으로 시도해보고 확인할 수 있으며 남들과의 친밀감에 관한 경험을 가질 수 있다.
② 집단상담에서는 개인상담과는 달리 상담자뿐만이 아닌 다른 참여자들로부터도 도움을 받을 수 있다.
③ 집단상담에서의 상담자의 역할은 다른 참여자들의 역할로 인해 줄어든다.
④ 집단상담에서는 개인상담과는 달리 도움을 받기만 하는 입장이 아닌 다른 참여자들에게 도움을 주는 경험을 가질 수 있다.

⭐ ADVICE 집단상담자는 개개인의 문제해결에 중점을 두기보다는 집단원들 간의 생산적인 상호교류가 이루어질 수 있도록 집단원들의 관심사를 존중하고 경청하며, 누구나 자신의 관심사를 말할 수 있도록 하고, 행동이나 태도를 개선시킬 수 있도록 돕는 상호협력적인 역할을 하여야 한다.

10 행동주의적 상담의 행동수정 기법에 해당하는 것은?

① 자유연상
② 자기주장훈련
③ 반영적 경청
④ 해석

⭐ ADVICE 자기주장훈련은 대인관계에서의 억제된 생각이나 감정을 적절한 방식으로 표현하도록 함으로써 부적절한 정서와 반응을 바꾸거나 비합리적 사고를 없애고 부적절한 행동을 수정하며, 적극적이고 생산적인 생활태도를 갖추도록 하는 행동수정 기법이다.

답 5.④ 6.③ 7.① 8.② 9.③ 10.②

11 최근 실직한 남성 내담자가 재취업을 희망하는 직업 분야에서 요구하는 특정한 훈련이나 직무를 수행함에 있어 성공 가능성을 예측하는 데 가장 적합한 검사는?

① 직업적성검사　　　　　　　　　　　② 직업흥미검사

③ 직업성숙도검사　　　　　　　　　　④ 직업가치관검사

> ★ADVICE　① **직업적성검사** : 자신의 적성에 더욱 적합한 직업군을 알고자 하는 경우 도움이 된다.
> ② **직업흥미검사** : 직업과 관련된 자신의 흥미를 파악하여 자신에게 적합한 직업을 탐색하는데 도움을 준다.
> ③ **진로성숙도검사** : 청소년들이 건강한 진로발달에 필요한 태도, 능력, 행동을 어느 정도 갖추고 있는가에 대한 정보를 제공한다.
> ④ **직업가치관검사** : 직업과 관련된 욕구와 가치들에 대해 자신이 무엇을 더 중요하게 여기는지에 대한 정보를 제공한다.

12 행동주의 상담의 한계에 관한 설명으로 틀린 것은?

① 상담과정에서 감정과 정서의 역할을 강조하지 않는다.

② 내담자의 문제에 대한 통찰이나 심오한 이해가 불가능하다.

③ 고차원적 기능과 창조성, 자율성을 무시한다.

④ 상담자와 내담자의 관계를 중시하여 기술을 지나치게 강조한다.

> ★ADVICE　행동주의 상담의 한계
> ㉠ 내담자의 생각, 감정보다는 문제행동과 문제해결을 위한 처치에 중점을 둔다.
> ㉡ 내담자가 문제에 대한 통찰이나 깊은 이해가 부족하다.
> ㉢ 부적응 행동의 근본적인 원인이 충분히 고려되지 않는다.
> ㉣ 상담자와 내담자의 관계보다는 기술을 지나치게 강조한다.
> ㉤ 고차원적 기능과 창조성 및 자율성이 무시된다.
> ㉥ 내담자의 자기실현에 제한적이다.

13 집단상담을 준비할 때 상담자가 고려해야 할 사항과 가장 거리가 먼 것은?

① 상담의 목적에 따라 내담자의 성, 연령, 배경 등을 고려해야 한다.

② 집단의 크기는 일반적으로 15~20명 정도가 적합하다.

③ 모임의 빈도는 일주일에 한 번 혹은 두 번 정도 만나는 것이 좋다.

④ 집단상담을 하는 장소는 너무 크지 않고 외부로부터 방해받지 말아야 한다.

> ★ADVICE　집단상담 시 집단의 크기는 일반적으로 6~10명 정도가 적당하다. 집단상담 시, 집단원들의 성별, 친숙도, 성숙도 등을 고려해야 하며, 심리적 안정감을 주는 장소를 선택하고, 자유로운 분위기를 제공하며, 집단상담의 목표와 유형에 맞게 구성할 수 있어야 한다.

14 성 관련 상담에서 상담자의 태도를 가장 적합한 것은?

① 내담자가 성에 대한 기본 지식을 갖고 있다고 전제한다.
② 성문제가 상담자의 영역을 넘어설 때 다른 성문제 전문가에게 의뢰한다.
③ 내담자 성문제를 왜곡하고 꺼려하는 느낌일 때는 적절히 회피한다.
④ 상담자의 기본적인 성지식은 그다지 중요하지 않다.

> ⭐ADVICE 성 관련 상담 시 상담자의 태도
> ㉠ 어떤 성적 내용이라고 하더라도 이를 수용하는 자세가 필요하며, 성에 대한 선입견, 편견, 고정관념을 버려야 한다.
> ㉡ 성문제도 일반상담과 유사하게 접근한다. 상담목표를 정하고, 정해진 문제해결 방법을 다루고, 종결을 통해 일상생활에서 적응적인 대처를 할 수 있도록 돕는다.
> ㉢ 성문제는 문제발생의 배경이나 발생과정보다 해결해야 할 문제에 초점을 맞춘다.
> ㉣ 성상담의 많은 부분이 정확한 성지식의 정보제공에 있으므로 상담자는 체계적인 성지식의 습득이 요구된다.
> ㉤ 상담가는 성상담을 하기 전에 먼저 자신의 성관련 문제를 파악하고 해결해야 하는 노력이 전제되어야 한다.
> ㉥ 내담자 자신의 내적 자원을 동원하여 성문제를 해결하도록 돕는다.
> ㉦ 올바른 성의식을 갖게 하고, 성행동을 합리적이고 인격적이며 사회적으로 원만하게 하도록 돕는다.

15 엘리스(Ellis)의 ABCDE 모형에 관한 설명으로 옳은 것은?

① A - 문제 장면에 대한 내담자의 신념
② B - 선행사건
③ C - 정서적 · 행동적 결과
④ D - 새로운 감정과 행동

> ⭐ADVICE 합리적 정서적 행동치료의 ABCDE 모형
> ㉠ A(Activating Event, 선행사건) : 일반적으로 어떤 감정의 동요나 행동에 영향을 끼치는 사건들을 의미한다.
> ㉡ B(Belief System, 신념체계) : 어떤 사건이나 행위 등과 같은 환경적 자극에 대해서 각 대인이 가지게 되는 태도, 또는 그의 신념체계나 사고방식이라고 볼 수 있다.
> ㉢ C(Consequence, 정서적, 행동적 결과) : 선행사건을 경험한 뒤 개인의 신념체계를 통해 사건을 해석함으로써 생기는 정서적, 행동적 결과를 의미한다.
> ㉣ D(Dispute, 비합리적 신념에 대한 논박) : 자신과 외부 현실에 대한 내담자의 왜곡된 사고와 신념을 논박하는 것을 말한다. 내담자의 신념체계가 합리적인지 검토하고, 비현실적이고 증명할 수 없는 신념에 도전할 수 있도록 돕는다.
> ㉤ E(Effect, 효과) : 논박이 잘 이루어지면 긍정적인 정서와 적응적인 행동을 보인다.

답 11.① 12.④ 13.② 14.② 15.③

16 내담자 중심 상담이론에서 상담관계 형성을 위해 제안한 3가지 주요한 원리가 아닌 것은?

① 무의식적 해석　　　　　　　　　② 무조건적인 긍정적 존중
③ 공감적 이해　　　　　　　　　　④ 진실성

⭐ADVICE 내담자 중심 상담은 치료 과정에서 내담자가 자유롭게 자신의 감정을 표현하도록 하고, 이를 적극적으로 경청하고, 비판 없이 반영하며 존중할 때 내담자가 스스로 문제를 극복하고 성장하게 된다고 보았다. 치료자가 갖추어야 할 기본적 태도는 진실성, 무조건적인 긍정적 존중, 공감적 이해가 있다. 무의식적 해석은 프로이트의 정신분석 상담에 해당된다.

17 다음에서 상담자가 소홀히 하고 있는 것은?

> 내담자가 심리상담실에 찾아와서 자신이 어떻게 행동해야 할지(예를 들면, 무슨 말을 해야 하는지, 휴대폰을 어떻게 해야 하는지, 오늘은 언제까지 심리상담이 진행되는 것인지 등)를 모르고 불안해한다.

① 수용　　　　　　　　　　　　　② 해석
③ 구조화　　　　　　　　　　　　④ 경청

⭐ADVICE 상담의 구조화
　　㉠ 상담자와 내담자가 상담목표를 성취하기 위해 상담의 기본성격, 상담자 및 내담자의 역할한계, 바람직한 태도 등을 설명하고 인식시켜주는 작업이다.
　　㉡ 상담자와 내담자가 상담에 대한 기본적인 기대를 맞추어가는 과정으로 이를 통해 내담자는 상담에 대한 모호함과 불안감을 경감시킬 수 있다.
　　㉢ 구조화에는 상담이 얼마동안 진행되는지, 얼마나 자주 만나는 것인지, 상담시간에는 무엇을 하는 것인지, 비밀보장은 어떻게 해주는지 등이 포함된다.

18 집단상담의 유형이 아닌 것은?

① 지도집단　　　　　　　　　　　② 치료집단
③ 자조집단　　　　　　　　　　　④ 전문집단

⭐ADVICE 집단상담의 유형에는 지도집단, 치료집단, 자조집단, 상담집단이 있다.

19 상담에 대한 설명으로 가장 적합한 것은?

① 상담은 상담자가 해결방법을 제시하고 내담자가 이에 따르게 하는 것이다.
② 상담은 내담자의 내적 자원이 충분히 활용될 수 있도록 상담자가 안내하는 일이다.
③ 상담은 문제를 분석하여 상담자가 정확한 처방을 내리는 일이다.
④ 상담은 정보의 제공을 주로 하는 조력활동이다.

> **ADVICE** 상담은 내담자와 상담자 간에 수용적이고 구조화된 관계를 형성한 후, 내담자가 자기 자신과 환경에 대해 의미 있는 이해를 증진하도록 함으로써, 내담자 스스로가 효율적으로 의사결정을 하고, 내적 자원을 개발하여 여러 심리적인 특성을 긍정적인 방향으로 변화시키도록 돕는 과정이다.

20 청소년 상담에서 특히 고려해야 할 요인과 가장 거리가 먼 것은?

① 일반적인 청소년의 발달과정에 대한 규준적 정보
② 한 개인의 발달 단계와 과업수행 정도
③ 내담자 개인의 영역별 발달 수준
④ 내담자의 이전 상담경력과 관련된 사항

> **ADVICE** 청소년 상담은 청소년의 성장발달, 건강한 적응에 돕는데 있다. 이에 청소년의 발달과정에 대한 규준적 정보를 이해하고 있어야 한다. 청소년기 발달과제를 원만히 해결해 나가도록 발달 단계, 발달 수준 및 과업수행 정도를 고려한 예방적 개입 및 건강한 발달의 지표를 제공할 수 있어야 한다.

답 16.① 17.③ 18.④ 19.② 20.④

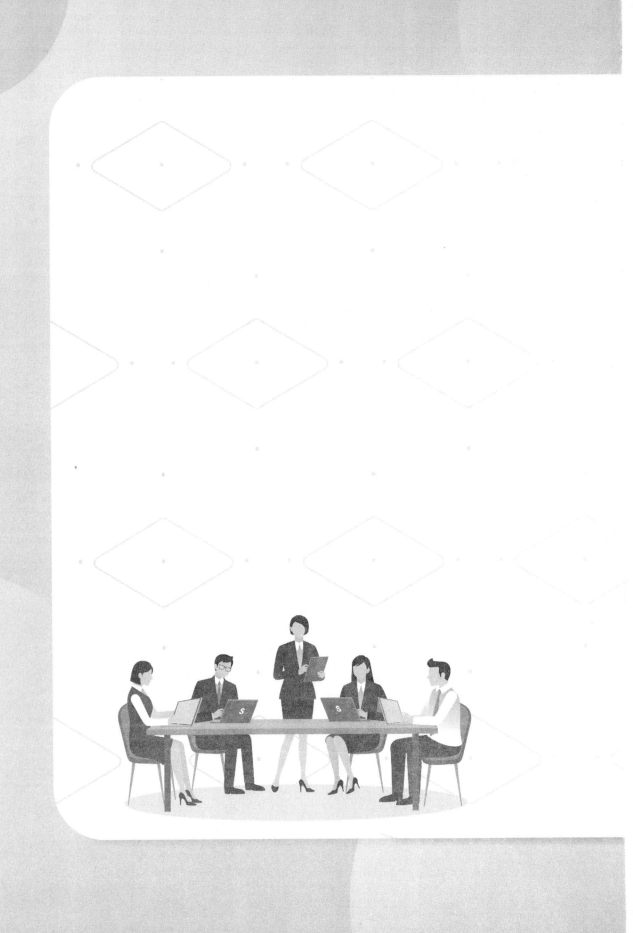

IV

2015년 8월 16일 시행

1 통계분석법에 대한 설명으로 틀린 것은?

① 2개의 모평균 간에 차이가 있는지를 검정하기 위해서 중다회귀분석을 이용한다.

② 3개 또는 그 이상의 평균치 사이에 차이가 있는지를 검정하기 위해서 분산분석을 사용한다.

③ 빈도 차이의 유의성을 검증하기 위해서 카이자승 검정을 사용한다.

④ 피어슨 상관계수 r은 근본적으로 관련성을 보여주는 지표이지 어떠한 인과적 요인을 밝혀주지는 않는다.

⭐ADVICE 중다회귀분석은 독립변수가 2개 이상인 회귀모형에 의한 자료 분석이며, 2개의 모평균 간에 차이가 있는지를 검정하기 위해서는 t-test가 주로 사용된다.

2 표본조사에 대한 설명으로 틀린 것은?

① 연구자가 모집단의 모든 성원을 조사할 수 없을 때 표본을 추출한다.

② 모집단의 특성을 일반화하기 위해서 표본은 모집단의 부분집합 이어야 한다.

③ 표본의 특성을 모집단에 일반화하기 위해서 무선표집을 사용한다.

④ 표본추출에서 표본의 크기가 작을수록 표집오차도 줄어든다.

⭐ADVICE 표집오차란 모집단을 대표할 수 있는 표본 단위들이 조사대상으로 추출되지 못함으로서 발생하는 오차를 의미하는데, 조사대상이 증가하면 감소하는 경향이 있다.

3 피아제(Piaget)의 인지발달 이론에 대한 비판과 가장 거리가 먼 것은?

① 사회환경의 역할에 대한 과대평가
② 도식과 행동의 불명확한 연결
③ 단계에 따른 질적 차이의 증거 부족
④ 성인의 형식적 추론과 구체적 추론의 문제

> ✪ADVICE 피아제의 인지발달 이론은 사회적, 문화적, 역사적 요인이 아동의 인지 발달에 미치는 영향을 과소평가했다는 비판을 받는다.

4 밤에 등대불을 깜박거리게 하는 것은 무슨 현상을 방지하기 위한 것인가?

① 자동운동착시 현상　　　　　　② 파이(Phi)현상
③ 유인운동현상　　　　　　　　　④ 양안부등현상

> ✪ADVICE 자동운동착시 현상이란 암실 내에서 수 미터 거리에 정지된 광점을 놓고 그것을 한동안 응시하고 있으면 그 광점이 움직이는 것처럼 보이는 현상을 의미한다.

5 침팬지의 도구사용에서 보듯이 시행착오에 의한 것이 아닌 어느 한 순간에 실무율적으로 일어나는 학습은?

① 연합학습　　　　　　　　　　② 사회학습
③ 잠재학습　　　　　　　　　　④ 통찰학습

> ✪ADVICE 통찰학습이란 시행착오적인 무선적 반응의 반복이 아니라 환경의 자극 요소들을 유의미한 전체로 관련짓고 의미 있는 인지구조를 형성하는 통찰에 의해 학습하는 것을 말한다.

6 'IB-MKB-SMB-C5.1-68.1-5' 배열을 외우기는 힘들지만, 이를 'IBM-KBS-MBC-5.16-8.15' 배열로 재구성하면 외우기가 쉬워진다. 이와 같이 정보를 재부호화하여 하나로 묶는 것은?

① 암송　　　　　　　　　　　　② 부호화
③ 청킹(chunking)　　　　　　　④ 활동기억

> ✪ADVICE 청킹이란 단기 기억에 관한 연구에서 사용되는 용어 가운데 하나로, 기억 대상이 되는 자극이나 정보를 서로 의미 있게 연결시키거나 묶는 인지 과정을 지칭하며, 이러한 인지 과정은 결과적으로 단기 기억의 용량을 확대시키는 효과가 있다.

⑤ 1.① 2.④ 3.① 4.① 5.④ 6.③

7 카텔(Cattel)의 성격이론에 대한 설명과 가장 거리가 먼 것은?

① 주로 요인분석을 사용하여 성격요인을 규명하였다.

② 지능을 성격의 한 요인인 능력특질로 보았다.

③ 개인의 특징 행동을 설명할 수 있느냐에 따라 특질을 표면특질과 근원특질로 구분하였다.

④ 성격특질이 서열적으로 조직화되어 있다고 보았다.

⭐ ADVICE 카텔은 개인이 갖는 상당히 지속적인 반응 경향성을 특질로 보고, 16개의 근원특질(source traits)를 찾아
내었다. 카텔을 포함한 특질이론가들은 사람들은 어떤 유형으로 분류를 하는 대신 해당 특질차원의 연속
선상에서의 위치로 표현하는 양적 접근을 하며, 특질들 간의 서열적 조직화를 주장하지는 않는다.

8 개를 대상으로 한 파블로프(Pavlov)의 고전적 조건형성 실험에서 조건반응(A)과 무조건 반응(B)에 해당하는
것을 순서대로 바르게 연결한 것은?

> 연구자는 개 앞에 있는 창에 불빛을 비춘다. 몇 초 후에 약간의 고기 가루가 접시에 공급되고 불
> 빛이 꺼진다. 개는 배가 고픈 상태이고 상당한 타액을 분비한다. 이러한 과정을 몇 차례 되풀이한
> 후에 개는 고기 가루가 공급되지 않아도 불빛에 대한 반응으로 타액을 분비하게 된다.

① A – 고깃덩어리   B – 타액분비

② A – 타액분비   B – 타액분비

③ A – 불빛   B – 고깃덩어리

④ A – 타액분비   B – 불빛

⭐ ADVICE 조건반응이란 처음에는 중립적인 자극(빛)에는 반응을 하지 않았지만, 중립적인 자극이 무조건자극과 결
합하여 후에는 중립적인 자극의 제시만으로도 나타나는 반응을 말하며, 무조건 반응은 무조건 자극(고기
가루)을 유기체에게 제시했을 때 나오는 자연적이며 자동적인 반응을 가리킨다.

9 현상학적 성격이론에 대한 설명으로 틀린 것은?

① 사건 자체가 아니라 그 사건에 대한 개인의 주관적 경험이 행동을 결정한다.

② 세계관에 대한 개인의 행동을 예측하고 이해하기 위해서는 개인의 지각을 이해해야 한다.

③ 어린 시절의 동기를 분석하기보다는 앞으로 무엇이 발생할 것인가에 초점을 둔다.

④ 선택의 자유를 강조하는 인본주의적 입장과 자기실현을 강조하는 자기 이론적 입장을 포함한다.

현상학적 심리학은 정신역동의 이론의 결정론과 비관적인 인간관, 그리고 행동주의의 객관성의 강조와 피동적인 인간관 등에 반발하여 일어났으며, 현상학적 이론에서는 개인의 주관적 세계를 강조하고, 자기실현의 성향과 역량을 인정하며, 과거보다 현재와 미래를 중시한다. 따라서 앞으로 무엇이 발생할 것인가에 초점을 두기 보다는 그 상황을 받아들이는 개인적이며 주관적인 생활체험에 초점을 둔다.

10 성격의 정의에 대한 설명으로 틀린 것은?

① 성격에는 개인이 가지고 있는 고유하고 독특한 성질이 포함된다.
② 개인의 독특성은 시간이 지나도 비교적 안정적으로 변함없이 일관성을 지닌다.
③ 성격은 다른 사람이나 환경과 상호 작용하는 관계에서 행동양식을 통해 드러난다.
④ 성격은 타고난 것으로 개인이 속한 가정과 사회적 환경에 영향을 받지 않는다.

⭐ADVICE 성격과 상황은 서로 선택하고 영향을 주고 변화시키며 시간에 따라 그 관계의 질이 변화하는 역동적인 관계이다.

11 다음 사례에서 신자들의 행동을 설명하는데 가장 적합한 개념은?

> 어떤 종교의 교주가 곧 지구의 종말이 올 것이며 자신을 따르는 신도들이 구원을 받을 것이라고 예언하였다. 그러나 그와 같은 종말이 오지 않자 교주는 신자들의 믿음에 대한 보답으로 그들이 구원되었다는 신의 계시를 받았다고 말을 바꾸었다. 신도들은 이러한 교주의 행동에 회의를 품고 그 교단을 떠날 수도 있었으나, 많은 신도들은 오히려 이전보다 더 독실한 신자가 되었다.

① 복종
② 사회비교
③ 인지부조화
④ 동조

⭐ADVICE 인지부조화란 개인의 신념 간에 또는 신념과 실제로 보는 것 간에 불일치나 비일관성이 있을 때 생기는 것으로, 인지부조화 이론에 따르면 이러한 불일치는 불편함을 야기시키므로 이를 제거하려 한다. 즉, 자신의 태도와 일치하지 않는 과제에 참여하면 태도를 행동과 일치하는 방향으로 변화시키는데, 이는 불일치에서 생기는 '부조화 압력' 때문이다.

답 7.④ 8.② 9.③ 10.④ 11.③

12 다음은 어떤 연구방법에 해당하는가?

> 진정제가 기억에 미치는 효과를 알아보기 위해서 한 집단에게는 진정제를 함유한 과자를 먹게 하고, 다른 집단에게는 진정제를 함유하지 않은 동일한 과자를 먹게 한 후, 두 집단 중 어느 집단이 단어 암기를 잘하는지 비교하였다.

① 조사법
② 실험법
③ 자연관찰법
④ 사례연구법

⭐ ADVICE 실험법은 한 개 이상의 독립변수와 한 개 이상의 종속변수와의 인과관계를 밝히는 연구방법으로, 독립변수를 조작하여 종속변수에 대한 그 조작의 효과를 관찰하고 측정하는 방법을 말한다.

13 망각에 대한 설명으로 틀린 것은?

① 망각은 단기기억과 장기기억에서 모두 일어날 수 있다.
② 시간이 경과함에 따라 이전의 정보를 더 많이 잃어버리는 현상을 쇠퇴라고 한다.
③ 망각은 적절한 인출 단서가 없거나 유사한 기억 내용이 간섭을 해서 나타날 수 있다.
④ 장기기억에서 망각이 일어나는 주요 이유는 대치와 쇠퇴현상 때문이다.

⭐ ADVICE 장기기억에서 망각이 일어나는 주요 이유는 쇠퇴현상과 간섭(순행간섭, 역행간섭), 저장된 정보에 접근하는 적절한 수단인 인출단서가 없기 때문(단서 의존 망각)으로 보고 있다.

14 정신분석 이론에서 방어기제는 어떠한 심리적 특성 때문에 발달하게 되는가?

① 억압
② 우울
③ 초월
④ 불안

⭐ ADVICE 자아가 원초아의 욕구와 초자아의 요구를 조정하는 과정에서 원초아의 욕구가 강해지면 불안감을 느끼게 되며, 이때 이러한 불안으로부터 자신을 보고하기 위해 사용하는 정신 책략을 방어기제라 한다.

15 콜버그(Kohlberg)의 도덕발달이론에 대한 비판과 가장 거리가 먼 것은?

① 도덕적 판단능력과 도덕적 행동의 실천은 별개의 문제이다.
② 6단계에 도달한 사람을 찾아보기가 힘들다.
③ 도덕발달단계에서 퇴행이 자주 일어난다.
④ 인지발달의 측면을 반영하지 못하고 있다.

> ⭐ADVICE 콜버그는 피아제의 심리이론을 확장해 도덕발달의 설명에 적용하였는데, 피아제는 도덕적 사고와 도덕성은 단계를 나타내며 발전한다고 주장하였고, 콜버그는 도덕성의 단계적 발달 개념을 가져와 도덕적 사고를 여섯 가지의 발달단계로 이루어지는 것으로 이론화 하였다.

16 의미 있는 '0'의 값을 갖는 측정 척도는?

① 명목척도
② 비율척도
③ 등간척도
④ 서열척도

> ⭐ADVICE 비율척도는 가장 고급수준의 척도로서 명명, 서열, 등간척도의 특성을 모두 포함하고 있으며, 절대영점을 갖고 있어 모든 산술적인 연산이 가능한 척도이다. 예를 들어 길이, 무게, 거리 등을 측정하는 척도들이 그것이다.

17 유전이 성격특질에 미치는 효과를 알아보기 위한 방법으로 가장 적합한 것은?

① 함께 자란 일란성 쌍생아의 비교
② 양육환경이 다른 일란성 쌍생아의 비교
③ 함께 자란 이란성 쌍생아의 비교
④ 양육환경이 다른 이란성 쌍생아의 비교

> ⭐ADVICE 일란성 쌍생아의 경우 동일한 유전자를 보유하고 있기 때문에 각기 다른 환경에 노출되었을 때의 차이를 파악할 수 있다.

답 12.② 13.④ 14.④ 15.④ 16.② 17.②

18 인상형성에 대한 설명으로 틀린 것은?

① 타인에 대한 인상은 평가차원을 중심으로 형성된다.

② 어떤 사람에 대해 일단 좋은 사람이라는 인상이 형성되면, 능력도 뛰어나고 똑똑하다는 긍정적인 특성이 있을 것이라고 생각하는 경향을 후광효과라고 한다.

③ 일반적으로 타인들이 자기와 비슷하다고 판단하는 경향을 내현성격이론이라고 한다.

④ 어떤 사람이 좋은 특성과 나쁜 특성을 똑같이 가지고 있을 때 인상이 중립적이 아니라 나쁜 사람이라는 쪽으로 형성되는 현상을 부적효과라고 한다.

⭐ ADVICE 내현성격이론에서는 개인이 타인과의 경험, 관습, 문화적 요인, 독서, 간접 경험 등으로 타인을 판단 및 평가하는 틀을 만들며, 자기가 가진 틀에서 어긋나는 사례가 있을 경우, 그 경우를 예외로 여기며 본인이 가지고 있는 기존의 틀은 쉽게 바꾸지 못한다고 본다. 타인들이 자기와 비슷하다고 판단하는 경향은 '우사성 가정'이다.

19 인간의 인지과정에 대한 설명으로 옳은 것은?

① 감각기억에서 단기기억으로 넘어가는데 주의가 결정적인 역할을 한다.

② 장기기억은 거의 전적으로 부식에 의해서 망각된다.

③ 감각기억의 용량은 단기기억의 용량과 비슷하다.

④ 일반적으로 회상보다 재인이 더 어렵다.

⭐ ADVICE 장기기억에서 망각은 쇠퇴, 간섭, 저장된 정보에 접근하는 적절한 수단인 인출단서가 없기 때문으로 보고 있다. 감각기억의 용량은 단기기억의 용량에 비해 훨씬 방대하며, 단서가 있는 재인에 비해 단서가 없는 회상이 더 어렵다.

20 연구설계에 대한 설명으로 가장 적합한 것은?

① 실험자에 의해 조작되는 변인을 종속변인이라고 한다.

② 실험자의 조작에 의한 피험자의 반응을 독립변인이라고 한다.

③ 하나 또는 몇 개의 대상을 집중적으로 조사하여 결론을 얻는 연구방법을 사례연구라고 한다.

④ 관찰연구에서는 연구자가 의도한 결과를 생성시키기 위한 처치가 개입된다.

⭐ ADVICE 실험자에 의해 조작되는 변인은 독립변인이며, 실험자의 조작에 의한 피험자의 반응은 종속변인이다. 관찰연구에서 연구자는 변인을 조작하지 않으며, 다만 자연스러운 상황에서 발생하는 변인들을 관찰하고, 그 관계를 분석한다.

1 사회불안장애에 대한 설명으로 가장 적합한 것은?

① 공포스러운 사회적 상황이나 활동상황에 대한 회피, 예기 불안으로 일상생활, 직업 및 사회적 활동에 영향을 받는다.
② 특정 뱀이나 공원, 동물, 주사 등에 공포스러워 한다.
③ 터널이나 다리에 대해 공포반응이 일어나는 경우이다.
④ 생리학적으로 부교감신경계의 활성 등의 생리적 반응에서 기인한다.

⭐ADVICE ②③④ 특정 공포증에 대한 설명으로 모든 불안장애에서의 반응은 교감신경계의 활성과 관련이 있다.

2 DSM-5의 노출장애(exhibitionistic disorder)에 대한 설명과 가장 거리가 먼 것은?

① 성도착적 초점은 낯선 사람에게 성기를 노출시키는 것이다.
② 성기를 노출시켰다는 상상을 하면서 자위행위를 하기도 한다.
③ 보통 18세 이전에 발생하며 40세 이후에는 상태가 완화되는 것으로 보인다.
④ 노출증적 행동을 나타내는 경우에 대개 낯선 사람과 성행위를 하려고 시도한다.

⭐ADVICE 노출장애를 가진 사람들은 성기를 노출하지만 성행위를 하려는 시도는 보이지 않는다고 알려져 있다.

3 반사회성 성격장애의 원인과 가장 거리가 먼 것은?

① 부모의 적대감과 학대
② 변덕스럽고 충동적인 부모의 양육태도
③ 신경전달물질인 세로토닌의 부족
④ 붕괴된 자아와 강한 도덕성 발달

⭐ADVICE 반사회성 성격장애를 가진 사람의 경우 초자아의 발달이 미흡하며 도덕성이 부족하다.

🅐 18.③ 19.① 20.③ / 1.① 2.④ 3.④

4 DSM-5의 이인성/비현실감 장애 진단기준에 해당하지 않는 것은?

① 이인증이나 비현실감을 경험하는 동안 중요한 자서전적 정보를 기억하지 못한다.
② 이인증이나 비현실감을 경험하는 동안 현실검증력은 손상되지 않은 채로 양호하게 유지된다.
③ 이러한 증상으로 인해 임상적으로 심각한 고통이나 사회적, 직업적 또는 다른 중요한 기능 영역에서 심한 장해를 초래해야 한다.
④ 이인증이나 비현실감이 어떤 물질이나 신체적 질병에 의한 것이 아니어야 한다.

> ⭐ADVICE 이인성/비현실감 장애의 진단기준에 비현실감을 경험하는 동안 중요한 자서전적 정보를 기억하지 못한다는 기준은 명시되어 있지 않다.

5 다음은 DSM-5에서 어떤 진단기준의 일부인가?

> - 필요한 것에 비해서 음식섭취를 제한함으로써 나이, 성별, 발달수준과 신체건강에 비추어 현저한 저체중 상태를 초래한다.
> - 심각한 저체중임에도 불구하고 체중증가와 비만에 대한 극심한 두려움을 지니거나 체중 증가를 방해하는 지속적인 행동을 나타낸다.
> - 체중과 체형을 왜곡하여 인식하고, 체중과 체형이 자기평가에 지나친 영향을 미치거나 현재 나타내고 있는 체중미달의 심각함을 지속적으로 부정한다.

① 신경성 폭식증
② 신경성 식욕부진증
③ 폭식장애
④ 이식증

> ⭐ADVICE 신경성 식욕부진증은 자발적으로 유도한 체중 감량 상태로서 체중 증가에 대한 공포와 몸매에 대한 강한 집착, 체중 감소를 위한 과도한 행동들, 체중 감소행동으로 인한 신체적 건강의 손상을 나타내는 장애이다. 또한 자신의 신체이미지가 왜곡되어 있어 실제로는 매우 말랐음에도 불구하고 스스로를 뚱뚱하다고 인식한다.

6 공황장애의 치료방법과 가정 거리가 먼 것은?

① 세로토닌 재흡수 억제제
② 심리교육적 가족치료
③ 인지행동 치료
④ 공황통제치료

> ⭐ADVICE 공황장애의 치료에는 약물치료와 인지행동치료가 대표적이며 '작은 공황 발작'을 경험하게 하는 공황통제치료의 효과도 적용되고 있다.

7 DSM-5에서 섬망에 대한 설명으로 옳지 않은 것은?

① 섬망은 단기간에 발생하는 의식장애와 인지변화가 특징이다.
② 핵심증상은 주의 장해와 각성 저하이다.
③ 일반적으로 일련의 증상이 급격하게 갑자기 나타나는 경우는 드물다.
④ 물질 사용이나 신체적 질병과 같은 다양한 원인에 의해 나타날 수 있다.

⭐ADVICE 섬망은 단기간에 발생하는 의식 장해와 인지 변화가 특징이며, 섬망의 증상은 대개 몇 시간에서 며칠 동안 발전된다. 발병이 급격하게 시작될 수도 있고, 보다 전형적으로는 하나의 증상으로부터 시작하여 3일 이내에 완전한 섬망 상태로 진행된다.

8 DSM-5에서 다음에 해당하는 지적발달장애(Intellectual Developmental Disorder)수준은?

> IQ점수가 70보다 낮은 사람들 중 약 85%가 해당한다. 이들은 학교에 입학할 때까지는 정상아동과 반드시 구분되지는 않는다. 10대 후반이 되면 통상적으로 6학년 수준의 학업능력을 학습할 수 있다. 성인이 되면 사회적, 경제적인 문제가 있어서 도움이 필요하고, 숙련을 요하지 않는 작업장이나 보호받는 작업장에서는 자활할 수 있으며, 결혼을 해서 아이를 낳아 기를 수 있다.

① 가벼운 정도(Mild)
② 중간 정도(Moderate)
③ 심한 정도(Severe)
④ 아주 심한 정도(Profound)

⭐ADVICE 가벼운 정도의 지적발달장애는 초등학교에 입학하기 전까지는 장애의 징후가 뚜렷하지 않다. 또한 성인이 된 이후에는 간단한 기술이 필요한 직업을 갖는 것이 가능하다.

9 엘리네크(Jellinek)는 알코올 의존이 단계적으로 발전하는 장애라고 주장하면서 발전과정을 4단계로 구분하였는데 이에 해당하지 않는 것은?

① 전조 단계(prodromal phase)
② 전알코올 증상 단계(pre-alcoholic phase)
③ 만성 단계(chronic phase)
④ 유도 단계(alcohol-induced phase)

⭐ADVICE 엘리네크에 의하면, 알코올 의존은 전알코올 증상 단계(pre-alcoholic phase, 사회적 음주단계), 전조 단계(prodromal phase, 문제성 음주단계), 중대한 위기 단계(crucial phase, 중독증의 단계), 만성 단계(chronic phase, 중독증 말기 단계)로 발전한다고 보았다.

답 4.① 5.② 6.② 7.③ 8.① 9.④

10 반복적으로 통제 상실에 대한 강렬한 불안이 갑작스럽게 나타나는 불안장애는?

① 공황장애

② 범불안장애

③ 공포증

④ 급성스트레스장애

⭐ ADVICE 공황장애는 갑자기 엄습하는 강렬한 불안, 즉 공황발작(예상하지 못한 상황에서 갑작스럽게 밀려드는 극심한 공포, 곧 죽지 않을까 하는 강렬한 불안)을 반복적으로 경험하는 장애를 말한다.

11 스트레스 호르몬이라고 불리는 코티솔(cortisol)이 분비되는 곳은?

① 부신

② 대뇌피질

③ 변연계

④ 해마

⭐ ADVICE 코티솔(cortisol)은 콩팥의 부신 피질에서 분비되는 스트레스 호르몬으로, 스트레스에 대항하는 신체에 필요한 에너지를 공급해 주는 역할을 한다.

12 스스로 독립적인 생활을 하지 못하고 다른 사람에게 과도하게 의존하거나 보호받으려는 행동을 특징적으로 나타내는 성격장애는?

① 분열성 성격장애

② 의존성 성격장애

③ 자기애성 성격장애

④ 히스테리성 성격장애

⭐ ADVICE 의존성 성격장애는 타인으로부터 보살핌을 받고자 하는 과도한 욕구를 지니고 있어서 이를 위해 타인에게 지나치게 순종적이고 굴종적인 행동을 통해 의존하는 성격특성을 말한다.

13 DSM-5의 신경발달장애의 범주에 포함되지 않는 장애는?

① 자폐 스펙트럼 장애

② 의사소통 장애

③ 특정 학습장애

④ 유분증

⭐ ADVICE 유분증(encopresis)은 배변장애의 범주에 포함된다.

14 DSM-5에서 조증삽화의 진단기준을 만족시키기 위해 필요한 증상이 아닌 것은?

① 팽창된 자존심 또는 심하게 과장된 자신감

② 사고의 단절 또는 주의 산만

③ 평소보다 말이 많아지거나 계속 말을 하게 됨

④ 목표 지향적 활동이나 흥분된 운동성 활동의 증가

⭐ADVICE 조증삽화의 진단기준에 주의산만은 포함되지만, 사고의 단절은 명시되어 있지 않다.

15 DSM-5에서 주요 우울장애의 핵심 증상에 포함되지 않는 것은?

① 정신운동성 초조나 지체
② 불면이나 과다수면
③ 죽음에 대한 반복적인 생각
④ 주기적인 활력의 증가와 감소

⭐ADVICE 주요 우울장애는 거의 매일의 피로나 활력 상실을 핵심증상으로 한다.

16 뇌에서 발견되는 베타 아밀로이드라는 단백질의 존재와 가장 관련이 있는 장애는?

① 파킨슨 질환
② 주요 우울장애
③ 정신분열증
④ 알츠하이머 질환

⭐ADVICE 베타 아밀로이드는 단백질의 일종으로, 인체에 과도하게 만들어져 뇌세포에 축적되면 뇌의 신경 세포 기능이 떨어져 알츠하이머병이 발생한다고 한다.

17 조현병의 음성증상에 해당하는 것은?

① 정서적 둔마
② 망상
③ 환각
④ 의존성

⭐ADVICE 조현병의 음성증상으로는 무논리증(alogia, 언어의 빈곤), 정서적 둔마, 무욕증 등이 있다.

답 10.① 11.① 12.② 13.④ 14.② 15.④ 16.④ 17.①

18 다음 사례에서 가장 가능성이 높은 진단은?

> A씨는 자주 불안하다는 생각을 하곤 했으며 가족들과 다투고 나면 온 몸이 쑤시곤 했다. 어느 날 방안에 누워있는데 천장에 걸려 있는 전등이 자신에게 떨어지면 큰일이라는 생각이 들었고 실제로 전등이 자신의 배 위로 떨어진다는 상상을 했다. 그런데 웬일인지 배 밑의 신체부분에 감각을 잃게 되었고 움직일 수 없었다. 병원을 찾았으나 신체적 원인을 발견하지 못했다.

① 건강염려증 ② 전환장애
③ 신체화장애 ④ 신체변형장애

⭐ADVICE 전환장애는 주로 신경학적 손상을 시사하는 소수의 신체적 증상을 나타내는 경우를 말하며, 한두 가지의 비교적 분명한 신체적 증상을 나타낸다. 또한 운동기능의 이상이나 신체 일부의 마비 또는 감각 이상 등과 같이 신경학적 손상을 시사하는 증상을 주로 나타낸다.

19 조현병을 설명하는 소인-스트레스 이론(diathesis-stress theory)에 대한 설명으로 가장 적합한 것은?

① 소인이 스트레스를 야기한다.
② 스트레스가 소인을 변화시킨다.
③ 소인과 스트레스는 서로 억제한다.
④ 소인은 스트레스 상황에서 발현된다.

⭐ADVICE 소인-스트레스 이론에서는 장애에 대한 소인을 지닌 사람에게 스트레스 사건이 발생하여 그 적응부담이 일정한 수준을 넘게 되면 조현병이 발생한다고 보고 있다.

20 특정 학습장애에 대한 설명과 가장 거리가 먼 것은?

① 학습장애 아동은 정상적인 지능을 가지고 있음에도 불구하고 학습에 어려움을 보인다.
② 학습장애 중에서 읽기장애가 가장 흔하다.
③ 학습장애 아동들은 품행장애, ADHD, 우울증을 동반하는 경우가 많다.
④ 학습장애 아동은 뇌손상이 없고 인지적 정보처리과정도 정상적이다.

⭐ADVICE 학습장애 아동들은 대개 유전적인 소인과 함께 선천성으로 유아기 혹은 아동기 초기에 발달 지연이나 이상을 초래한다. 또한 비정상적인 인지과정(시지각, 언어 과정, 주의 집중, 기억력 결함, 또는 이들의 조합 등)이 학습장애에 선행되거나 동반될 수 있다.

1 Luria-Nebraska 신경심리 검사항목에 포함되지 않는 척도는?

① 운동   ② 리듬

③ 집중   ④ 촉각

> ⭐ADVICE Luria-Nebraska 신경심리 검사는 총 269문항으로, 운동, 리듬, 촉각, 시각, 언어수용, 언어표현, 쓰기, 읽기, 산수, 기억, 지적과정의 총 11개 척도로 구성되어 있다.

2 정신지체가 의심되는 6세 6개월 된 아동의 지능검사로 가장 적합한 것은?

① H - T - P   ② BGT - 2

③ K - WAIS - 4   ④ K - WPPSI

> ⭐ADVICE K-WPPSI는 만 3세 ~ 만 7세 3개월의 아동을 대상으로 한 지능검사이며, K-WIAS-4는 만 16세 ~ 만 69세 11개월의 지능을 평가할 수 있다. H-T-P와 BGT-2는 지능을 평가하는 도구로 적합하지 않다.

3 다음에서 설명하고 있는 타당도는?

> 타당화하려는 검사와 외적 준거 간에는 상관이 높아야 하고, 어떤 검사를 실시하여 얻는 점수로부터 수검자의 다른 행동을 예측할 수 있어야 한다.

① 준거관련 타당도   ② 내용관련 타당도

③ 구인타당도   ④ 수렴 및 변별타당도

> ⭐ADVICE 내용관련 타당도란 측정하고자 하는 분야의 전문가가 자신의 지식이나 논리에 의해서 타당성을 결정하는 타당도이며, 구인(구성)타당도란 측정하고자 하는 추상적 개념이 실제로 측정도구에 의해 제대로 측정되었는지의 정도를 의미한다. 수렴타당도는 동일한 특성을 상이한 방법에 의하여 측정한 검사 점수 간의 상관계수를 의미하며, 변별타당도란 서로 다른 특성을 동일한 방법으로 측정한 검사 점수 간의 상관계수를 의미한다.

📋 답 18.② 19.④ 20.④ / 1.③ 2.④ 3.①

4 발달적 선별검사에 대한 설명과 가장 거리가 먼 것은?

① 발달적 선별검사의 주목적은 정상에서 이탈될 위험이 있는 아동을 확인하기 위함이다.

② 베일리 검사는 대표적인 발달검사이다.

③ 덴버 발달선별검사는 자폐아동을 선별하는데 가장 많이 사용된다.

④ 대부분의 발달선별검사에는 아동의 근육운동에 대한 평가가 포함되어 있다.

⭐ADVICE 덴버 발달선별검사는 유아의 발달 상태를 검사하여 발달상에 이상이 있거나 의심이 가는 아동을 선별하기 위해 고안된 검사로, 생후 1개월~만 6세 대상으로 정상, 의문, 이상, 검사불능 중의 하나로 판정한다.

5 K-WAIS-4의 시행 및 채점에 대한 설명으로 틀린 것은?

① 검사자는 검사 시행의 표준절차를 암기하고 익혀 검사 요강을 보지 않고도 시행할 수 있을 정도로 익숙해야 한다.

② 검사자는 검사 시행 과정에서 채점원칙을 미리 알고 있어야 하며, 피검사자의 응답이나 반응은 1회로 제한한다.

③ 검사 시행 시 피검사자의 행동에 대한 세밀한 관찰은 검사결과를 해석하는데 있어 유용한 자료로 사용된다.

④ 검사자는 피검사자가 능력을 최대한 발휘할 수 있도록 동기를 부여하고 정서적으로 편안한 상태가 되도록 노력한다.

⭐ADVICE 피검자의 반응에 따라 추가 질문 후 추가 응답이 요구되는 경우가 있으며, 제한 시간이 있는 검사의 경우, 시간 내에서 응답을 수정하는 것이 가능하다.

6 다음 환자의 MMPI-2 결과로 가장 가능성 있는 프로파일 형태는?

> 알코올 중독의 문제를 주호소로 정신과에 내원한 45세 환자에게 MMPI-2를 실시하였다. 이 환자의 경우 오래 전부터 우울감을 느껴 왔다고 하고 있으며, 자신이 제대로 역할을 못하는 것에 대한 죄책감과 부적절감도 심하다고 하였다. 내심으로는 의존적이고 미성숙하고, 화가 나면 이를 직접적으로 표현하지 못하고 수동-공격적인 특성을 보이기도 한다.

① 2 - 7

② 1 - 3

③ 2 - 7 - 4

④ 4 - 6

⭐ ADVICE MMPI-2 성격 및 정신병리 평가 2-7-4 형태의 특징으로는, 흔히 수동-공격성 성격장애 진단을 받으며, 우울하고 비관적인 기분을 느끼고, 자살사고, 강박사고, 강박행동을 경험하기도 한다. 또한 불안과 걱정이 많고 스트레스에 과도하게 반응하며, 충동을 잘 통제하지 못한다. 분노감과 적개감을 지니고 있으며 미성숙하다. 타인의 관심과 지지를 받고 싶은 충족되지 못한 강한 욕구가 있으며, 자신이 부당한 대접을 받고 있다고 느낀다. 의존성과 성에 대한 갈등을 겪는다.

7 손다이크(Thorndike)가 분류한 지능의 범주에 해당하지 않는 것은?

① 추상적 지능   ② 구체적 지능
③ 적응적 지능   ④ 사회적 지능

⭐ ADVICE 손다이크는 생득적인 측면의 다요인이 존재할 것이라고 주장했는데, 지능을 사회적 지능, 구체적 지능, 추상적 지능으로 분류하였다.

8 뇌손상의 영향에 대한 설명으로 가장 적합한 것은?

① 기억장애가 발생했을 경우 대개는 장기기억보다 최근 기억이 더 손상된다.
② 모든 뇌손상은 실어증을 수반한다.
③ 뇌손상이 있는 환자는 복잡한 자극보다는 단순한 자극의 지각에 더 많은 어려움을 겪는다.
④ 순수한 형태의 실행증은 뇌손상 환자들에게 가장 대표적으로 발생하는 장애이다.

⭐ ADVICE 뇌손상 시에는 최근 기억이 손상된 경우가 더욱 빈번한데, 손상 시점을 기준으로 손상되기 전에 일어났던 사건은 기억할 수 있지만 손상 이후에 접한 새로운 정보를 기억하지 못하는 현상을 순행성 기억상실증이라 하며, 뇌가 손상되기 이전에 일어났던 사건을 기억하지 못하는 것을 역행성 기억상실증이라 한다.

9 신경심리평가에서 종합검사(배터리검사)의 장점은?

① 필요한 특정 인지기능에 대한 집중적 검사가 가능하다.
② 해석과정에서 고도의 전문성이 요구된다.
③ 평가되는 기능에 관하여 총체적인 자료를 제공해준다.
④ 최신 신경심리학의 발전과 개념을 반영할 수 있다.

⭐ ADVICE 종합검사는 평가하고자 하는 기능과 관련하여 다양하고 다방면적인 평가기법이 포함되므로, 총체적인 자료를 제공할 수 있다.

답 4.③ 5.② 6.③ 7.③ 8.① 9.③

10 카우프만(Kaufman) 지능검사의 특징과 가장 거리가 먼 것은?

① 언어장애 아동의 지능을 평가하는데 적합하지 않을 수 있다.

② 인지처리과정이론을 토대로 개발된 검사이다.

③ 피검사자의 연령 및 발달단계에 따라 다른 하위 검사를 실시한다.

④ 좌뇌와 우뇌의 기능을 고루 측정할 수 있다.

⭐ADVICE 카우프만 지능검사에도 언어이해와 언어적 표현을 필요로 하는 하위검사가 있지만, 검사자가 팬터마임으로 검사를 실시할 수도 있고 동시에 아동이 동작으로 반응할 수 있는 하위검사만을 뽑아서 비언어적 척도를 구성하였다. 그리고 비언어성척도에 대한 규준표를 별개로 개발하여 제시함으로써 언어적 장애 정도가 약한 아동에서 심한 아동에 이르기까지 모든 아동의 지적 능력을 타당하게 측정할 수 있다.

11 심리평가를 위한 일반적인 면담기법에 대한 설명과 가장 거리가 먼 것은?

① 내담자와의 신뢰관계를 구축하는 과정으로 활용될 수도 있다.

② 면담 초반에는 폐쇄형 질문보다는 개방형 질문을 사용한다.

③ 내담자의 진술을 구체화하기 위해 그 진술에 대한 근거를 찾아볼 필요가 있다.

④ 상담자 스스로 자기개방을 많이 하는 것이 좋다.

⭐ADVICE 심리평가 시에 상담자 스스로가 자기개방을 하는 것은 권고되지 않는다.

12 MMPI-2에서 T 점수의 평균과 표준편차는?

① 평균 : 100, 표준편차 : 15 　　② 평균 : 50, 표준편차 : 15

③ 평균 : 100, 표준편차 : 10 　　④ 평균 : 50, 표준편차 : 10

⭐ADVICE MMPI-2에서의 T점수는 평균 50, 표준편차 10이다.

13 Rorschach 검사의 각 카드별 평범반응이 잘못 짝지어진 것은?

① 카드 Ⅰ - 가면 　　② 카드 Ⅳ - 거인

③ 카드 Ⅴ - 비 　　④ 카드 Ⅵ - 동물의 가죽

⭐ADVICE 카드 Ⅰ의 평범반응은 나비와 박쥐이다.

14 심리검사의 신뢰도에 대한 설명으로 틀린 것은?

① 신뢰도의 최댓값은 1.0이다.

② 신뢰도는 검사점수의 일관된 정도를 의미한다.

③ 신뢰도는 검사를 한 번 실시해서는 산출할 수 없다.

④ 검사의 신뢰도는 검사의 타당도에 영향을 미칠 수 있다.

⭐ADVICE 반분신뢰도는 검사를 한 번 실시하고, 검사 도구를 구성하고 있는 문항들을 임으로 반으로 나누어 각각을 하나의 검사로 하여 측정한 점수들 간의 상관계수를 구하여 산출한 신뢰도를 말한다.

15 전두엽 기능에 관한 신경심리학적 평가영역과 가장 거리가 먼 것은?

① 의욕(volition)

② 계획능력(planning)

③ 목적적 행동(purposive action)

④ 장기기억능력(long - term memory)

⭐ADVICE 장기기억은 해마 영역과 관련되어 있는 것으로 알려져 있다.

16 환자에게 MMPI-2를 제대로 실시할 수 있는지 여부를 확인하기 위하여 알아보아야 할 사항과 가장 거리가 먼 것은?

① 지능수준

② 신체장애

③ 연령

④ 독해력

⭐ADVICE MMPI-2 실시를 위해서는 적어도 초등학교 6학년 이상의 독해 수준이 요구되며, 신체장애가 있다 할지라도 MMPI-2에서 요구되는 연령, 지능수준, 독해력을 갖추고 있다면 실시에 큰 어려움은 없다.

17 GATB 직업적성검사에서 제시하는 9개의 적성분야에 해당하지 않는 것은?

① 형태지각

② 사무지각

③ 관계지각

④ 손의 재치

⭐ADVICE GATB 직업적성검사로 측정되는 적성은 지능, 형태지각, 사무지각, 운동반응, 공간적성, 언어능력, 수리능력, 손의 재치, 손가락의 재치 등 총 9가지이다.

답 10.① 11.④ 12.④ 13.① 14.③ 15.④ 16.② 17.③

18 MMPI-2의 L척도가 상승했을 때의 해석과 가장 거리가 먼 것은?

① 자신의 동기에 대한 통찰력과는 부적 상관관계에 있다.
② 지능이 높고 교육수준이 높을수록 상승하는 경향이 있다.
③ 이상적으로 자신을 나타내고자 하는 경우 상승한다.
④ 억압이나 부정 방어기제가 높을수록 상승하는 경향이 있다.

⭐ADVICE 지능이 높고 교육수준이 높을 경우 K척도가 상승하는 경향이 있다.

19 일반지능의 본질로서 일정한 방향을 설정하고 그것을 유지하는 능력, 목표달성을 위해 일하는 능력, 행동의 결과를 수정하는 능력 등 3가지 측면을 언급한 학자는?

① 비네(Binet)
② 터만(Terman)
③ 웩슬러(Wechsler)
④ 혼(Horn)

⭐ADVICE 비네(Binet)는 지능검사를 처음으로 제작하였으며 지능을 "일정한 방향을 설정, 유지하는 경향성, 목표달성을 위해 일하는 능력, 행동의 결과를 수정하는 능력"으로 정의했다. 터만(Terman)은 지능을 "추상적 사상을 다루는 능력"이라고 정의하였고, 웩슬러(Wechsler)는 지능을 "유목적적으로 행동하고, 합리적으로 사고하며, 환경을 효과적으로 다루는 개인의 종합능력"이라고 정의하였다. 혼(Horn)은 유동성 지능과 결정성 지능으로 나뉘어진다고 보았다.

20 K-WAIS-4의 "기본지식" 소검사가 측정하는 요인과 가장 거리가 먼 것은?

① 연속적 정보처리능력
② 획득된 지식
③ 기억
④ 정보축적

⭐ADVICE 기본지식 소검사는 후천적으로 획득된 지식, 기억능력, 정보축적 정도를 측정한다.

1 전체 지능지수는 평균이나 상식이 부족하고, 다면적 성격검사의 임상척도에서 1번과 3번 척도가 유의하게 상승하여 전환V 형태를 나타내는 내담자에 대한 설명으로 옳은 것은?

① 구체적인 정보습득에 대한 관심이 부족하고 평소 감정적이고 스트레스 상황에서 신체증상이 나타나기 쉽다.

② 타인에 대한 신뢰와 믿음이 매우 부족해서 대인관계에 어려움을 보인다.

③ 불안수준이 매우 높아 특정 대상이나 상황에 대한 공포경험이 빈번하기 쉽다.

④ 망상, 환각 등의 정신증적 증상이 나타나기 쉽다.

> ⭐ADVICE 상식의 부족은 후천적인 지식의 습득이 미흡함을 반영하고, 다면적 성격검사에서 1-3 상승 쌍은 신체 증상의 호소를 통해 스트레스나 심리적 고통감을 호소하는 사람에게서 빈번히 나타난다.

2 임상클리닉에 설치된 일방거울(one-way mirror)을 통해 결혼생활에 문제가 있는 부부의 대화 및 상호작용을 관찰하여 이들의 의사소통 문제를 평가하였다면 이러한 관찰법은?

① 자연관찰법   ② 유사관찰법
③ 자기관찰법   ④ 참여관찰법

> ⭐ADVICE 해당 부부가 클리닉에 방문하였고, 관찰 시 평가자가 부부의 대화에 참여하지 않았으므로 유사관찰법에 해당한다.

3 뇌의 편측성 효과를 탐색하는 방법은?

① 뇌파검사   ② 동물외과술
③ 신경심리검사   ④ 이원청취기법

> ⭐ADVICE 이원청취기법은 양 귀에 서로 다른 메시지를 들려주는 과제로, 뇌의 편측성 효과를 탐색하기에 적절하다.

답 18.② 19.① 20.① / 1.① 2.② 3.④

4 주의력 결핍-과다행동 장애(ADHD)는 상황을 종합적으로 분석하고, 목표를 계획하고, 실행하는 기능에 결함을 보인다고 한다. 뇌와 행동과의 관계에서 볼 때 어떤 부위의 결함을 시사하는가?

① 전두엽의 손상　　　　　　　　　　② 측두엽의 손상
③ 변연계의 손상　　　　　　　　　　④ 해마의 손상

⭐ADVICE　전두엽은 기억력, 사고력, 행동 조절, 판단력, 감정 조절과 집중력 조절, 계획 능력, 기억력 등과 관련되어 있다.

5 정신보건법에서 정한 정신보건 임상심리사의 업무 범위에 포함되지 않는 것은?

① 정신질환자의 사회복귀 촉진을 위한 생활훈련 및 작업훈련
② 정신질환자에 대한 개인력 조사 및 사회조사
③ 정신질환자에 대한 심리평가
④ 정신질환자와 그 가족에 대한 교육, 지도 및 상담

⭐ADVICE　정신질환자의 개인력 조사 및 사회조사는 정신보건 임상심리사의 업무 범위에 포함되지 않는다.

6 인지치료에서 강조하는 자동적 자기파괴 인지 중 파국화에 해당하는 것은?

① 나는 성공하거나 실패하거나 둘 중 하나이다.
② 나는 완벽해져야 하고 나약함을 보여서는 안 된다.
③ 그 프로젝트가 성공하지 못한 것은 나 때문이다.
④ 이 일이 잘 되지 않으면 다시는 이 일과 같은 일은 할 수 없을 것이다.

⭐ADVICE　파국화란 자신의 경험 중 부정적인 면을 강조하여 극단적으로 사고하여 결국 재앙화 시키는 것을 말하며, 자신이 처한 상황을 현실적으로 반영하지 못하고 실제보다 과장되게 지각하고, 최악의 상황을 반복적으로 걱정하며, 절망감을 경험하고 합리적인 대처나 성공적인 대처를 어렵게 만든다.

7 체계적 둔감화에 대한 설명으로 틀린 것은?

① 이 치료기법은 주로 공포증을 가진 성인들을 대상으로 연구되었다.

② 불안을 억제하는 효과가 큰 행동으로 근육이완을 활용한다.

③ 환자에게 자신이 두려워하는 상황을 상상하게 한다.

④ 대부분의 치료적 장면에서 체계적 둔감화는 단독으로 사용된다.

⭐ADVICE 체계적 둔감화는 두려움을 적게 느끼는 상황부터 두려움을 많이 느끼는 상황의 단계를 설정한 후 각각의 단계에서 두려움을 극복하도록 하면서 궁극적으로 가장 두려움을 많이 느끼는 상황을 극복하도록 하는 행동 치료이다. 불안반응과 이완반응을 연합한 상호억제원리를 적용하였다.

8 접수면접에서 초점을 두는 관심사가 아닌 것은?

① 환자의 요구와 임상장면에 대한 기대

② 임상장면의 특징에 대한 소개

③ 치료적 동기의 대안적인 치료 방법

④ 환자의 정신병리에 대한 깊은 이해

⭐ADVICE 접수면접 시에는 환자의 현재 상태 및 증상, 요구를 파악하고 면접자가 속한 기관이 제공 가능한 서비스에 대해 설명하고, 환자와 기관이 어떻게 협동해야 할 것인가를 설명하는 것이 요구된다.

9 우울 반응을 일으킨 것이 사건 그 자체가 아니라 실패나 거부 혹은 상실에 대한 신념이 핵심요인이었다고 가정할 때, 가장 적절하게 사례공식화의 근간을 제공하는 모델은?

① S-R 모형   ② A-B-C 모형

③ ABCDE 모형   ④ WDEP 모형

⭐ADVICE 엘리스(Ellis)의 ABCDE 모형은 비합리적인 사고(신념)에 대한 다양한 개입활동을 통해 논박하고 수정하여 합리적인 신념으로 변경하는 치료 기법이다.

답 4.① 5.② 6.④ 7.④ 8.④ 9.③

10 MMPI-2의 타당도 척도 중 자신의 문제를 드러내려 하지 않고 긍정적인 모습을 과장되게 강조하는 피검자에게서 상승되는 척도는?

① F(P) scale ② S scale

③ TRIN scale ④ VRIN scale

> ⭐ADVICE S sclae은 비임상 집단을 대상으로 자신에게 도덕적 결점이 전혀 없음을 강조하여 드러내고자 하는 방어적인 수검 태도를 탐지할 목적으로 개발되었으며, 점수가 상승할 경우(70점 이상) 과장되게 자신을 긍정적으로 제시하려는 수검 태도를 반영한다.

11 행동치료의 기법 중 고전적 조건형성을 이용한 것은?

① 처벌 ② 혐오치료

③ 토큰경제 ④ 타임아웃

> ⭐ADVICE 혐오치료는 역조건 형성의 일종으로 부적절한 반응을 유발하는 조건 자극을 혐오적 반응을 일으키는 무조건 자극과 짝지어 부적절한 반응을 감소시키는 치료법이다.

12 엘리스(Ellis)의 합리적 정서치료는 A-B-C 도식을 활용한다. 여기서 A, B, C의 설명으로 가장 적합한 연결은?

① A – 행위 ② A – 일치

③ B – 신념 ④ C – 조건

> ⭐ADVICE Ellis의 합리적 정서치료에서 A는 선행사건, B는 사건에 대한 신념, C는 정서적, 행동적 결과를 말한다.

13 건강 태도와 행동을 직접적으로 연결하려는 아젠(Ajzen)의 계획행동이론에 대한 설명과 가장 거리가 먼 것은?

① 건강 관련 행동은 행동 의도의 직접적인 결과이다.

② 행동 의도는 특정 행동에 대한 태도, 행동에 대한 주관적 규범, 인지된 행동 통제로 구성된다.

③ 신념과 행동의 간접적 연결 모델을 제공한다.

④ 특정 건강 관련 습관과 관련하여 사람의 의도에 대해 잘 다듬어진 전반적인 설명을 제공한다.

> ⭐ADVICE 아젠의 계획행동이론에서는 개인의 행동이 행동의도에 의해 결정된다고 보았으며, 행동 의도는 행동에 대한 태도(행동에 대한 신념, 행동에 대한 평가), 주관적 규범(중요한 타인의 의견, 순응 동기), 지각된 행동 통제력에 의해 결정된다고 설명하였다.

14 펜실베니아 대학교에 첫 심리진료소를 개설하고 임상심리학의 탄생에 크게 기여한 학자는?

① 제임스(William James)
② 위트머(Lightner Witmer)
③ 크레펠린(Emil Kraepelin)
④ 분트(Wilhelm Wundt)

⚙ADVICE 위트머는 펜실베니아 대학교에 처음으로 심리진료소를 개설한 인물이다.

15 백(Beck)의 인지이론에 따르면 다양한 인지오류가 내담자의 문제를 지속시키는 역할을 담당한다고 보고 있다. 이러한 인지오류에 해당되지 않는 것은?

① 자동적 사고
② 선택적 추상화
③ 임의적 추론
④ 이분법적 사고

⚙ADVICE 자동적 사고란 어떤 사건을 접했을 때 순간적으로 드는 생각 혹은 내면에 깊게 자리 잡고 있다가 짧은 순간에 수면으로 떠오른 신념을 의미하며, 외부자극에 대한 정보처리의 결과로 생성된 인지적 산물로 간주한다.

16 Boulder 모델에서 제시한 임상심리학자의 주요 역할로 가장 적합한 것은?

① 치료, 평가, 자문
② 치료, 평가, 연구
③ 치료, 평가, 행정
④ 평가, 교육, 행정

⚙ADVICE Boulder 모델에서는 치료, 평가, 연구를 임상심리학자의 주요 역할로 규정하고 있다.

17 심리평가 결과에 대한 설명으로 옳은 것은?

① 검사결과의 유용성은 평가대상(target)의 기저율과는 무관하게 결정된다.
② 정신분열증 유무검사의 경우 일반전집에서 오경보(false positive)의 가능성이 거의 없다.
③ 전문가에 의한 임상적 판단은 대개 통계적 판단보다 일관되게 우월하게 나타난다.
④ 범주적 진단분류와 차원적 진단분류 중 어느 하나만을 선택할 필요는 없다.

⚙ADVICE 진단은 피검자의 현 상태를 반영하고, 전문가 간의 원활한 의사소통에 목적을 두고 있으므로 일관된 분류체계의 사용이 권고된다.

답 10.② 11.② 12.③ 13.③ 14.② 15.① 16.② 17.④

18 환자와의 초기 면접에서 면접자가 주로 탐색하는 정보의 내용이 아닌 것은?

① 환자의 증상과 주호소, 도움을 요청하게 된 이유
② 최근 환자의 적응기제를 혼란시킨 스트레스 사건의 유무
③ 면접과정에서 드러난 고통스런 경험에 대한 이해와 심리적 격려
④ 기질적 장애의 가능성 및 의학적 자문의 필요성에 대한 탐색

⭐ADVICE 초기 면접 시에는 환자의 현재 상태 및 증상, 요구를 파악하고 면접자가 속한 기관이 제공 가능한 서비스에 대해 설명하고, 환자와 기관이 어떻게 협동해야 할 것인가를 설명하는 것이 요구된다.

19 인간중심 치료에 대한 설명으로 적합하지 않은 것은?

① 인간 중심 접근은 개인의 독립과 통합을 목표로 삼는다.
② 인간 중심적 상담(치료)은 치료과정과 결과에 대한 연구관심사를 포괄하면서 개발되었다.
③ 치료자는 주로 내담자의 자기와 세계에 대한 인식에 주로 관심을 가진다.
④ 내담자가 정상인인가, 신경증 환자인가, 정신병 환자인가에 따라 각기 다른 치료원리가 적용된다.

⭐ADVICE 인간중심 치료에서 인간은 긍정적인 변화를 위한 내면적 동기와 잠재력을 가진 존재이므로 치료자가 내담자를 받아들여 공감하고 이해하면 내담자 스스로가 변화를 모색하며 문제를 해결한다고 보며, 공통된 치료 원리를 적용한다.

20 심리학적 자문의 예로 틀린 것은?

① 만성질환자의 재활을 위한 프로그램
② 자살예방, 강간 및 폭력 후 위기개입
③ 약물치료의 정신적 부작용에 대한 정보
④ 청소년 성행동과 아동기 비만의 문제

⭐ADVICE 약물치료 및 정신적 부작용에 대한 정보는 전문 의사나 약사의 영역이다.

1 진로상담의 목표와 가장 거리가 먼 것은?

① 진로상담은 내담자가 이미 결정한 직업적인 선택과 계획을 확인하는 과정이다.
② 진로상담은 개인의 직업적 목표를 명백히 해주는 과정이다.
③ 진로상담은 내담자로 하여금 자아와 직업세계에 대한 구체적인 이해와 새로운 사실을 발견하도록 해준다.
④ 진로상담은 직업선택과 직업생활에서 순응적인 태도를 함양하는 과정이다.

ADVICE 진로상담은 자신에 대한 정확한 이해의 증진, 직업세계에 대한 이해, 합리적인 의사결정능력의 증진, 정보탐색과 활용능력의 함양, 일과 직업에 대한 올바른 가치관 및 태도형성 등에 목적을 두고 이루어진다.

2 현실치료에서 글래서(Glasser)가 제시한 8가지 원리에 해당되지 않는 것은?

① 감정보다 행동에 중점을 둔다.
② 현재보다 미래에 초점을 맞춘다.
③ 계획을 세워 계획에 따라 실천하겠다는 약속을 다짐 받는다.
④ 변명은 금물이다.

ADVICE 글래서의 현실치료에서는 내담자의 과거나 미래 보다는 현재에 초점을 둔다.

3 로저스(Rogers)가 제안한 '충분히 기능하는 사람'의 특성과 가장 거리가 먼 것은?

① 제약 없이 자유롭다.
② 현재보다는 미래에 투자할 줄 안다.
③ 자신의 유기체를 신뢰한다.
④ 창조적이다.

ADVICE 로저스가 제안한 '충분히 기능 하는 사람'의 특징은, 경험에 대한 개방성이 증가하는 것, 현재에 충실하게 살 수 있고 자신이 사는 매 순간에 주의를 기울이는 능력을 가진 것, 유기체에 대한 신뢰(자유로운 주체자가 되고 사회와 조화를 이룸)이다.

답 18.③ 19.④ 20.③ / 1.④ 2.② 3.②

4 스트레스에 영향을 미치는 요인과 가장 거리가 먼 것은?

① 인지적 오류   ② 통제소재

③ A유형 성격   ④ 집단무의식

> ✪ ADVICE 집단무의식이란 인류가 진화의 과정을 거쳐서 현재에 이르기까지의 오랜 경험을 통해서 저장해 온 모든 잠재적 기억흔적을 의미하며, 융(Jung)의 성격이론의 가장 중요한 개념의 하나로서, 성격구조와 기능의 기초가 된다고 본다.

5 청소년 비행 중 우발적이고 기회적이어서 일단 발생하면 반복되고 습관화되어 다른 비행행동과 복합되어 나타날 수 있는 것은?

① 약물사용   ② 인터넷 중독

③ 폭력   ④ 도벽

> ✪ ADVICE 도벽은 훔치고 싶은 충동을 억누르지 못하고, 물건을 훔치고 나서 기쁨이나 만족감, 안도감을 느끼기 때문에 반복되고 습관화되기 쉽다.

6 사례관리에 대해 가장 적절하게 정의한 것은?

① 여러 가지 상담사례를 연구하고 관리하는 것이다.

② 사례관리자가 모든 사례관리 대상자의 모든 역할을 혼자서 처리하는 것이다.

③ 사례관리는 대상자의 사회생활상에서 여러 가지 욕구를 충족시키기 위해 적절한 사회 자원과 연결시키는 절차의 총체를 말한다.

④ 사고나 재해 등 단기적인 어려움을 갖고 있는 사람들을 위해 사례관리자가 적절한 사회자원과 연결시키는 절차의 총체를 말한다.

> ✪ ADVICE 사례관리는 초기상담, 사정단계, 계획단계, 개입단계, 점검단계, 평가단계를 거쳐 대상자가 사회생활에서 경험하는 다양한 욕구를 충족시키고자 적절한 사회 자원과 연결하는 총제적인 절차를 의미한다.

7 타인과의 갈등을 다루는데 유용한 심리치료 방법의 하나로 양쪽에서 갈등이 되는 측면을 완전히 알고 경험하기 위해서 서로가 양쪽의 갈등을 들으며 갈등의 양 측면을 모두 적극적으로 표현할 수 있게 하는 방법은?

① 직면

② 두 의자 기법

③ 싸이코 드라마

④ 통찰

✪ ADVICE 두 의자 기법은 안전한 치료 장면 내에서 서로가 관련된 문제를 적극적으로 표현하며 내면세계를 더욱 깊이 탐색할 수 있도록 해준다.

8 Meichenbaum의 인지행동수정(CBM)에서 행동변화법의 3단계 변화과정에 해당하지 않는 것은?

① 자기관찰

② 자기 구조화

③ 새로운 내적 대화의 시작

④ 새로운 기술의 학습

✪ ADVICE Meichenbaum의 인지행동수정(CBM)은 인지 재구조화라고도 하며, 행동변화법에는 자기관찰→새로운 내적 내화의 시작→새로운 기술 학습의 3단계가 포함된다.

9 인터넷 중독의 상담전략 중 게임 관련 책자, 쇼핑 책자, 포르노 사진 등 인터넷 사용을 생각하게 되는 단서를 가능한 한 없애는 기법은?

① 자극통제법

② 정서조절법

③ 공간재활용법

④ 인지재구조화법

✪ ADVICE 자극통제법은 행동수정의 한 가지 기법으로, 단서들에 의해 조성된 행동을 그 단서들을 통제함으로써 조절하는 일을 일컫는다. 혹은 행동치료에서 특정 반응이 좀 더 많이 일어나거나 좀 더 적게 일어나도록 환경을 바꾸거나 재배열하는 것을 의미한다.

답 4.④ 5.④ 6.③ 7.② 8.② 9.①

10 성문제 상담에서 상담자가 지켜야 할 일반적인 지침과 가장 거리가 먼 것은?

① 상담자는 성에 대한 자신의 태도를 자각하고 있어야 한다.
② 내담자가 성에 대한 올바른 지식을 가지고 있음을 전제로 상담을 시작한다.
③ 상담 중 내담자와 성에 관하여 개방적인 의사소통을 한다.
④ 자신의 한계를 넘어서는 문제는 다른 전문가에게 의뢰한다.

> ✪ ADVICE   성문제 상담 시 내담자의 성지식에 대한 가정이 중요한데, 상담자는 내담자가 성과 성적 욕구, 특히 이성
> 의 성에 대해서는 거의 모르고 있다고 가정하는 것이 안전하다. 또한 상담자는 성급한 경험 내용과 바람
> 직하고 올바른 지식을 혼동해서는 안 된다.

11 인지행동치료의 기본 가정에 속하지 않는 것은?

① 인지매개가설을 전제로 한다.
② 단기간의 상담을 지향한다.
③ 감정과 행동의 이면에 있는 인지를 대상으로만 치료를 시행한다.
④ 내담자의 왜곡되고 경직된 생각을 찾아내어 이를 현실적으로 타당한 생각으로 바꾸어 준다.

> ✪ ADVICE   인지행동치료는 사고·신념·가치 등의 인지적 측면과 동시에 구체적으로 나타난 정신신체 행동(paychomotor
> behavior)의 측면에 관련된 개념·원리·이론을 체계적으로 통합하여 부적응행동을 치료하려는 데에 목적이
> 있다.

12 Beck이 제시하는 인지적 오류 중 '평범하다는 평가를 받는다는 것은 내가 얼마나 부족한지 증명하는 것이다'
라고 생각하는 경우는?

① 전부 아니면 전무의 사고   ② 긍정적인 면의 평가절하
③ 과장·축소   ④ 과잉일반화

> ✪ ADVICE   인지적 오류 중 과장·축소는 어떤 사건의 의미나 중요성을 실제보다 지나치게 확대하거나 축소하는 오류
> 를 말하며, 때로는 자신을 평가할 때와 타인을 평가할 때 적용하는 기준을 달리하는 이중기준의 오류로
> 나타날 수 있다.

13 집단치료의 준비과정에서 다루어야 할 것과 가장 거리가 먼 것은?

① 집단치료에 대한 오해　　　　　② 비현실적인 공포
③ 집단에 대한 기대　　　　　　　④ 집단 응집력의 제고

> ⭐ADVICE 집단 응집력의 제고는 집단치료의 준비과정에서 다루어야 할 내용이 아니라, 집단의 공동의 목표를 성공적으로 달성할 경우 다루어진다.

14 개인의 성장과 발달뿐만 아니라 성장에 방해요소를 제거시키거나 자기인식에 초점을 두는 집단상담의 유형은?

① 치료집단　　　　　　　　　　② 지도 및 교육집단
③ 상담집단　　　　　　　　　　④ 구조화집단

> ⭐ADVICE 상담집단이란 개인적, 교육적, 사회적, 직업적 문제에 초점을 맞추고 치료적인 목표 외에도 예방과 교육적인 목표를 설정하여 실천하는 유형이다. 상담 집단에서 다뤄지는 주제로는 성 문제, 이혼과 재혼, 직업, 학습, 종교, 부모 역할, 인간 내면의 심리적 특성 등 다양한 것들이다. 상담 집단은 보통 4~12명 정도로 구성되며, 대인관계와 문제 해결 방법을 찾는 데에 중점을 둔다. 또한 개개인의 잠재 능력을 발견하고, 성장하는 데 걸림돌이 되는 것들을 지혜롭게 이겨내는 방향을 찾는 데 초점을 맞춘다.

15 만성정신질환에 대한 재활모델 단계 중 "핸디캡"의 정의로 가장 알맞은 것은?

① 원인요소에 의한 중추신경계 이상
② 생물학적 · 심리학적 구조나 기능에 이상이 있는 것
③ 개인이 사회적 상황에서 주어진 역할이나 과제를 수행하지 못하거나 수행하는데 한계를 보이는 것
④ 장애 때문에 사회에서 다른 사람에 비해 상대적으로 불이익을 받는 것

> ⭐ADVICE 만성정신질환에 대한 재활모델 단계는, 병리-손상-장애-핸디캡으로 진행된다. 핸디캡은 환자가 가지고 있는 장애뿐만 아니라 그로 인해 사회에서 차별이나 불이익을 받는 상황을 포함한다.

답 10.② 11.③ 12.③ 13.④ 14.③ 15.④

16 상담의 일반적인 윤리적 원칙에 해당하지 않는 것은?

① 자율성(autonomy)
② 무해성(nonmaleficence)
③ 선행(beneficience)
④ 상호성(mutuality)

⭐ADVICE 상호성이란 서로 대등하고 의존하는 두 개인이, 상호 교류를 통해 각각 자기를 성장 발달시켜가고, 서로 간의 대립, 갈등을 겪으면서 정체성을 확립해가는 것을 의미한다. 따라서 상담자와 내담자 사이의 상호성은 요구되지 않는다.

17 약물남용 청소년의 진단 및 평가에 있어서 상담자가 유의해야 할 사항으로 틀린 것은?

① 청소년이 약물을 사용한 경험이 있다는 것만으로 약물남용자로 낙인찍지 않도록 한다.
② 청소년 약물남용과 관련해서 임상적으로 이중진단의 가능성이 높은 심리적 장애는 우울증, 품행 장애, 주의결핍-과잉행동 장애, 자살 등이 있다.
③ 청소년 약물남용자들은 약물사용 동기나 형태, 신체적 결과 등에서 성인과 다른 양상을 보이므로 DSM-5와 같은 성인 위주 진단체계의 적용의 한계가 있다.
④ 가족문제나 학교 부적응 등의 관련 요인들의 영향으로 인한 일차적인 약물남용의 문제를 보이는 경우, 상담의 목표도 이에 따라야 한다.

⭐ADVICE 청소년의 경우 성인에 비해 약물 사용 자체가 신체적, 발달적 측면에 더 큰 부정적 영향을 미칠 가능성이 높으므로, 약물 사용 중단을 일차적 치료 목표로 둔다.

18 로저스(Rogers)가 제시한 인간중심 상담에 대한 설명과 가장 거리가 먼 것은?

① 내담자는 불일치 상태에 있고 상처받기 쉬우며 초조하다.
② 상담자는 내담자와의 관계에서 일치성을 보이며 통합적이다.
③ 상담자는 내담자의 내적 참조틀을 바탕으로 한 공감적 이해를 경험하고 내담자에게 자신의 경험을 전달하려고 시도한다.
④ 내담자는 의사소통의 과정에서 상담자의 선택적인 긍정적 존중 및 공감적 이해를 지각하고 경험한다.

⭐ADVICE 인간중심 상담에서는 상담자는 내담자에게 무조건적 긍정적 존중 및 공감적 이해를 제공한다.

19 세 자아 간의 갈등으로 인해 야기되는 불안 중 원초아와 초자아 간의 갈등에서 비롯된 불안은?

① 현실 불안　　　　　　　　　　② 신경증적 불안
③ 도덕적 불안　　　　　　　　　　④ 무의식적 불안

✪ ADVICE　도덕적 불안은 원초아와 초자아 간의 갈등에서 오는 불안으로 양심에 대한 죄책감을 보인다. 도덕적 기준에서 위배되는 생각이나 행동을 했을 때 나타난다.

20 다음 상담과정에서 사용된 상담기술은?

> 내담자 : 정말 믿을 수 없어요. 엄마랑 전화했는데 이제 내가 대학에 들어갔으니 엄마, 아빠는 이혼하시겠대요.
> 상담자 : 당신의 부모님이 곧 이혼하실거라는 소식을 지금 들었군요.

① 재진술　　　　　　　　　　② 통찰
③ 감정반영　　　　　　　　　　④ 해석

✪ ADVICE　상담자의 진술을 보면, 내담자의 표현을 요약하여 동일한 내용을 전달한 것으로, 이는 재진술에 해당한다. 재진술은 내담자가 말한 내용을 상담자가 자신의 표현방식으로 바꿔 말해주는 상담기술을 말한다.

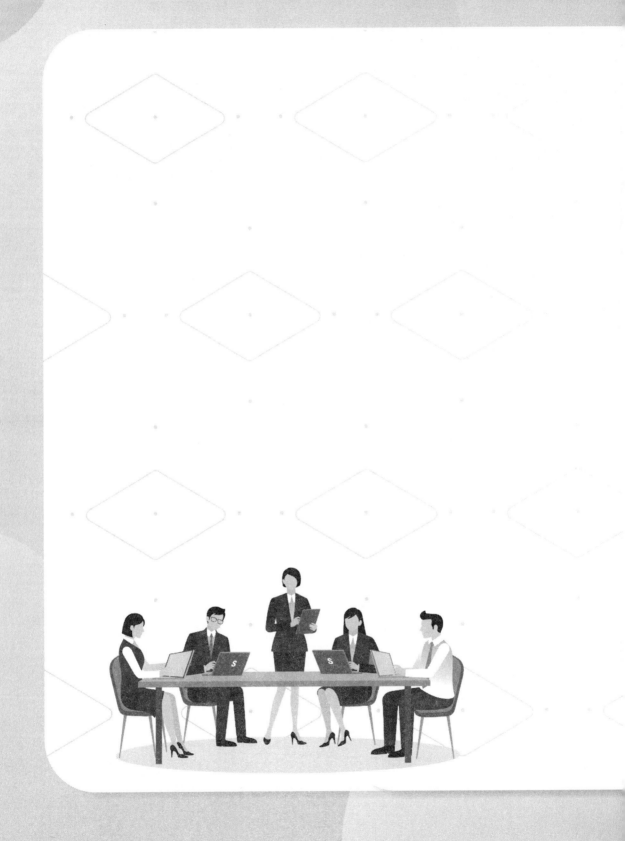

V

2016년 3월 6일 시행

심리학개론

1 '대학생들은 축구와 야구 중에 어느 것을 더 좋아하는가?'라는 문제를 검증하는 경우처럼 빈도나 비율의 차이검증에 가장 적합한 분석방법은?

① t 검증

② F 검증

③ Z 검증

④ X^2 검증

⭐ADVICE X^2 검증은 빈도나 비율이 영가설에 적합하지 않을 경우, 또 명목척도로 되어 있는 독립변인과 종속변인과의 차이를 검증하고 싶을 때 사용된다.

2 어떤 행동을 형성하고 유지시키기 위한 강화계획에 관한 설명과 가장 거리가 먼 것은?

① 고정비율 계획에서는 매 n번의 반응마다 강화인이 주어진다.

② 변동비율 계획에서는 평균적으로 n번의 반응마다 강화인이 주어진다.

③ 고정간격 계획에서는 정해진 시간이 지난 후의 첫 번째 반응에 강화인이 주어지고, 강화인이 주어진 시점에서 다시 일정한 시간이 지난 후의 첫 번째 반응에 강화인이 주어진다.

④ 변동비율과 변동간격 계획에서는 강화를 받은 후 일시적으로 반응이 중단되는 특성이 있다.

⭐ADVICE 변동비율 계획의 경우 유기체가 다음 강화가 언제 일어날지 예측할 수 없어 강화를 받은 후에도 높고 지속적인 반응률을 보이게 된다.

3 주어진 자극과 장기기억 속에 저장되어 있는 과거의 경험 및 지식을 근거로 하여 주어진 자극이 무엇인지를 파악하는 과정은?

① 선택적 주의

② 형태 재인

③ 부호화

④ 추론

⭐ADVICE 형태 재인(pattern recognition)은 시각 수용기를 통해서 입력된 정보를 장기 기억에 저장된 정보와 비교함으로써 그 형태를 인식하는 과정을 의미하는 개념이다.

4 Erikson의 심리사회적 단계에서 초기 성인기에 겪는 위기는?

① 신뢰감 대 불신감　　　　　　　② 정체감 대 혼미감

③ 친밀감 대 고립감　　　　　　　④ 생산성 대 침체감

✪ADVICE　Erikson의 심리사회적 단계에서 초기 성인기는, 타인을 이해하고 공감, 수용하며 친밀한 관계를 형성하는 것에서의 위기를 겪는 시기이다. Erikson은 생의 특정 시점에 수행해야 하는 과업을 발달과업으로 명명하면서, 해당기의 발달 과업을 성공적으로 해결해야 건강한 발달을 이룰 수 있다고 하였다.

5 Freud의 심리성적발달단계에서 초자아가 형성되는 시기는?

① 구강기　　　　　　　　　　　② 항문기

③ 남근기　　　　　　　　　　　④ 잠복기

✪ADVICE　Freud은 심리성적발달단계의 남근기(5세 경)에 사회의 가치, 도덕, 이상을 내면화시킨 것을 의미하는 개념인 초자아를 형성하게 된다고 본다.

6 다음의 강화계획 중 학습된 행동이 쉽게 소거되지 않는 것은?

① 고정간격강화　　　　　　　　② 변동간격강화

③ 고정비율강화　　　　　　　　④ 변동비율강화

✪ADVICE　언제 강화가 제공될지 짐작할 수 없는 변동비율강화계획의 경우 가장 학습된 행동의 소거가 어렵다.

7 A타입 성격의 특성이 아닌 것은?

① 강한 경쟁심　　　　　　　　② 약속 불이행

③ 강한 적대감　　　　　　　　④ 쉽게 긴장

✪ADVICE　강한 경쟁심, 쉬운 긴장, 강한 적대감 등은 A타입의 대표적 성격 특질이며, 약속 불이행은 이에 해당되지 않는다.

ⓐ 1.④ 2.④ 3.② 4.③ 5.③ 6.④ 7.②

8 고전적 조건형성에서 조건 자극과 무조건 자극을 배열할 때 조건형성효과가 가장 오래 지속되는 배열은?

① 후진 배열　　　　　　　　　　② 흔적 배열
③ 지연 배열　　　　　　　　　　④ 동시적 배열

⭐ADVICE　고전적 조건형성(classical conditioning)은, 무조건 자극과 조건 자극을 연합하여 나중에는 조건 자극만
　　　　으로도 유기체의 반응을 유발하는 현상을 의미하며, 조건형성효과가 가장 오래 지속되는 배열은 조건 자
　　　　극이 무조건 자극보다 먼저 제시되고 무조건 자극이 제시될 시까지 계속해서 제공되는 지연 배열이다. 후
　　　　진 배열은 조건 자극이 무조건 자극을 전혀 예측해주지 못해서 가장 비효과적이다.

9 아동기의 애착에 관한 설명으로 옳은 것은?

① 유아가 엄마에게 분명한 애착을 보이는 시기는 생후 3~4개월경부터이다.
② 엄마와의 밀접한 신체접촉이 애착을 형성하는데 가장 중요한 역할을 한다.
③ 애착은 인간 고유의 현상으로서 동물들에게는 유사한 현상을 찾아보기 어렵다.
④ 안정적으로 애착된 아동들은 엄마가 없는 낯선 상황에서도 주위를 적극적으로 탐색한다.

⭐ADVICE　생애 초기, 주 양육자와 유아 간 부드러운 신체접촉은 아동의 안정적 애착을 형성하는데 가장 결정적 역
　　　　할을 한다.

10 Alder의 개인심리학에서 무의식이나 성적 욕구보다 중요하게 다룬 개념은?

① 열등감의 극복　　　　　　　　② 자존감
③ 자아　　　　　　　　　　　　　④ 성장

⭐ADVICE　Alder는 자신의 부족한 점을 인정하고 그것을 극복하려는 과정을 통해 개인들이 궁극적으로 심리적 건강
　　　　과 자기완성을 달성하게 된다고 하면서 '열등감의 극복'을 개인심리학의 주요 개념으로 다루었다.

11 살인 사건이나 화재 등으로 죽는 사람과 심장마비로 죽는 사람 중 누가 더 많은지를 묻는 질문에서 사람들
이 흔히 범하는 확률추론 과정의 오류는?

① 가용성 발견법　　　　　　　　② 대표성 발견법
③ 확증 편향　　　　　　　　　　④ 연역적 추리

⭐ADVICE　가용성 발견법(availability heuristic)은, 특정 사건을 지지하는 사례들이 기억에 저장되어 있는 정도, 인
　　　　지적인 접근성에 따라 사건의 발생 가능성을 판단하는 경향성을 의미한다.

12 심리학에서 실험에 관한 일반적인 설명과 가장 거리가 먼 것은?

① 실험 참가자의 반응을 종속 변인이라고 한다.
② 흔히 실험자의 조작이 가해지지 않는 집단을 통제 집단이라고 한다.
③ 일반적으로 독립 변인은 원인으로, 종속 변인은 그 결과로 생각할 수 있다.
④ 독립 변인은 주로 실험자의 실험 의도와는 상관없이 실험 참가자가 실험에 임하기 전의 자연적 상태를 측정하는 변인이다.

> ⭐ADVICE 독립 변인(independent variable)은 실험 연구 시 실험자의 실험 의도에 맞게 임의의 조작과 통제를 가하게 되는 변인으로서 처치를 가하기 전의 자연적 상태를 측정하는 것이 아니다.

13 영아들을 대상으로 한 시각절벽(visual cliff) 실험을 통해 알 수 있는 것은?

① 신생아들은 새로운 자극을 제시하면 맥박이 평상시보다 빨라진다.
② 생후 6개월 이하의 영아들은 깊이지각 능력을 가지고 있다.
③ 신생아들은 정지해있는 물건보다는 움직이는 물건을 더 선호한다.
④ 신생아들은 일반적인 도형보다 사람얼굴을 더 선호한다.

> ⭐ADVICE Gibson의 시각절벽 실험에서 생후 6개월 된 영아는 주양육자 쪽을 향해 기어가다가 시각절벽 앞에서 멈추게 되는데, 이는 이 시기의 영아에게 이미 깊이지각 능력이 출현하였음을 보여주는 증거가 된다.

14 다음 학습방법에 해당하는 것은?

> 실험자는 쥐로 하여금 지렛대를 누르는 반응을 하도록 만들기 위해, 첫 단계에서 쥐가 지렛대 근처에 오기만 해도 먹이를 준다. 다음 단계에서는 쥐가 지렛대를 건드리는 행동까지 했을 때 먹이를 준다. 셋째 단계에서는 쥐가 지렛대를 누르는 올바른 반응을 했을 때만 먹이를 준다.

① 조형
② 자극일반화
③ 혐오적 조건형성
④ 체계적 둔감화

> ⭐ADVICE 조형(shaping)은 학습할 최종의 목표행동을 작은 단위의 하위 행동으로 나누어 단계적으로 강화함으로써 결국 최종의 목표행동을 강화하는 방법이다. 차별적 강화(강화해야 할 행동과 강화하지 않을 행동을 정확하게 구분하여 강화하는 것)와 점진적 접근(목표행동에 접근하는 행동을 점진적으로 강화하는 것)의 절차로 이루어진다.

답 8.③ 9.② 10.① 11.① 12.④ 13.② 14.①

15 상관계수에 관한 설명으로 틀린 것은?

① 두 변수 사이의 관계를 기술하기 위한 것으로 두 변수가 연합되는 정도의 통계측정치이다.
② 상관계수의 범위는 +1.0에서 −1.0까지이다.
③ 두 변수 사이의 관계의 강도는 상관계수(r)의 절대치에 의해 규정된다.
④ 한 변수가 다른 변수에 영향을 미치는 인과관계를 추론할 수 있다.

⭐ADVICE 상관관계(correlation)는 변인들 간의 관련성의 방향과 그 정도를 보여주는 통계수치이다. 하나의 변인이 증가함에 따라 다른 변인의 증가 또는 감소할 때 두 변인간의 상관이 있다고 하며, 변인들 간의 인과관계 (원인과 결과)를 추론할 수 없다.

16 기억정보가 아날로그 방식으로 표상됨을 나타내는 예는?

① 심적 회전
② 마디(node)와 연결로(link)
③ 디지털 컴퓨터
④ 명제

⭐ADVICE 심적 회전(mental rotation)은 시각 심상의 심적 조작의 한 형태로서 내적 이미지를 평면적 또는 입체적 으로 회전시키는 조작을 의미한다. 심적 이미지는 실제의 물리적 자극과 비슷한 성질을 가지고 일정한 속 도로 조작되게 된다.

17 Atkinson과 Shiffrin의 기억모형에 관한 설명으로 틀린 것은?

① 계열위치효과는 이 모형으로 잘 설명된다.
② 단기기억에는 시연, 부호화, 결정, 인출전략의 4가지 통제과정이 있다.
③ Miller가 주장한 단기기억 용량 7±2 청크도 이 모형과 잘 부합된다.
④ 감각기관들은 직렬적으로 기능하기 때문에 정보처리에 유리하다.

⭐ADVICE 감각기억(sensory memory)은 감각기관 별로 분리되어 다중 저장되는 원리를 가지므로 효율적 정보처리 가 가능하다.

18 어떤 사람의 행동을 보고 상황이나 외적 요인보다는 사람의 기질이나 내적 요인에 그 원인을 두려고 하는 것은?

① 고정관념
② 현실적 왜곡
③ 후광효과
④ 기본적 귀인오류

⭐ADVICE 어떤 사람의 행동을 설명할 때 상황 요인들의 영향을 과소평가하고 행위자의 내적, 기질적 요인들의 영향 을 과대평가하는 경향성을 기본적 귀인오류(fundamental attribution error)라고 한다.

19 다음과 같은 입장을 취하고 있는 성격이론은?

> 자신을 형편없는 학생으로 지각하는 학생이 매우 좋은 성적을 받을 경우, 이 학생은 긍정적인 경험을 부정적인 자기개념과 일치시키기 위해 '운이 좋았어'라는 식으로 왜곡할 수 있다. 이 학생은 자기개념과 경험이 일치하지 않을 때 불안과 내적 혼란을 경험할 가능성이 높기 때문에, 자기개념을 유지하기 위해 경험을 부정하는 방어적 반응을 보인다. 이 학생이 경험을 부정하거나 왜곡하지 않도록 하기 위해서는 타인이 이 학생을 무조건적이고 긍정적으로 존중해주고 공감해주어야 한다.

① 특질 이론
② 정신역동 이론
③ 현상학적 이론
④ 사회인지 이론

> ⭐ADVICE Rogers의 현상학적 이론, 인본주의 이론은, 특정 개인이 자신의 행동과 자기개념이 일치하지 않는 경험을 할 때 자기개념과 경험 사이 불일치를 탐색하여 통찰력을 줄 수 있어야 하고, 모든 사람에게 내재한 기본 욕구인 무조건적 긍정적 관심을 제공해야 한다고 하였다.

20 Freud의 정신 역동적 접근에 관한 설명으로 틀린 것은?

① 원초아는 현실의 원리를 따른다.
② 사람들은 불안을 극복하기 위해 억압과 같은 방어기제를 사용한다.
③ 아동이 강박적으로 청결이나 정돈에 매달리는 것은 항문기적 성격의 갈등 때문이다.
④ 오이디푸스 콤플렉스는 남근기에 나타나는 현상이다.

> ⭐ADVICE Freud의 정신분석이론은 원초아(id)를 인간의 무의식 세계에 자리하면서 본능적 충동을 자극하는 성격구조로 보았다. 원초아(id)는 쾌락의 원리(pleasure principle)를 따르며, 현실의 원리(reality principle)를 따르는 것은 자아(ego)이다.

답 15.④ 16.① 17.④ 18.④ 19.③ 20.①

1 다음 밑줄 친 '표현된 정서의 의미로 옳은 것은?

> 가족들의 표현된 정서(expressed emotion)에 대한 연구에 의하면 가족들의 표현된 정서가 조현병의 재발률을 높인다고 한다.

① 지나치게 정서적 지지와 격려를 제공하는 것
② 비판적이고 과도한 간섭을 하는 것
③ 냉정하고, 조용하며, 무관심한 것
④ 관여하지 않으며, 적절한 한계를 정해주지 못하는 것

⭐ ADVICE 표출된 정서(expressed emotion)는 가족 내 문제해결에서 상호 간 이해하기보다 상대를 비판하고 감정적으로 대응해서 상대를 자극, 과도하게 간섭하는 것 등을 의미하는 개념이다. 가족 내 높은 표출 정서는 조현병의 재발률을 높인다.

2 DSM-5의 진단범주 중 영아기, 아동기 및 청소년기에 흔히 처음으로 진단되는 장애에 포함되지 않는 것은?

① 지적발달장애　　　　　　　　　　② 품행장애
③ 틱장애　　　　　　　　　　　　　④ 적응장애

⭐ ADVICE DSM-5 진단분류체계에 따르면 적응장애(adjustment disorder)는 외상 및 스트레스 요인 관련 장애에 속하는 하위 장애이다.

3 조현병의 다른 증상들은 없으면서 비현실적인 믿음을 유지하는 장애는?

① schizoaffective disorder　　　　　② schizophreniform disorder
③ delusional disorder　　　　　　　④ schizotypal personality disorder

⭐ ADVICE 망상장애(delusional disorder)의 임상적 양상은 조현병의 특징적 증상을 충족한 적이 없으며 1달 이상 1가지 이상의 망상만 존재하게 된다. 망상장애는 망상이나 망상과 연관된 장해 외에는 여타의 기능 손상이 크게 발견되지 않는다는 특징이 있다.

4 아동기에 나타날 수 있는 불안장애가 아닌 것은?

① 선택적 무언증　　　　　　　② 사회불안장애
③ 특정공포증　　　　　　　　　④ 자폐증

> ✪ADVICE DSM-5 진단분류체계에 따르면 자폐 스펙트럼 장애는 아동기에 나타나는 불안장애에 속하지 않고 신경발달 장애의 하위 유형에 해당된다.

5 외상적 사건에 대한 기억과 연관된 불안을 감소시키는데 초점을 맞추고 있으며, Foa에 의해 개발된 이후 외상 후 스트레스 장애에 대해 경험적으로 지지된 치료로서 학계로부터 널리 인정받고 있는 치료법은?

① 불안조절훈련
② 안구운동 둔감화와 재처리 치료
③ 지속노출치료
④ 인지적 처리치료

> ✪ADVICE 지속노출치료(Prolonged Exposure Therapy, PE)는 Foa에 의해 개발되었으며 외상 후 스트레스에 가장 효과적인 치료방법으로 알려져 있다.

6 자살에 관한 설명과 가장 거리가 먼 것은?

① 모든 자살은 우울한 사람에게 국한되어 나타난다.
② 자살 기도자는 여성이 많으나 자살 성공자는 남성이 많다.
③ 자살률은 경제적 불황기에는 올라가며, 경제적 번영기에는 안정되어 있으며, 전쟁 중에는 감소한다.
④ 미국에서 아동 및 청소년기의 자살률은 증가하는 추세이다.

> ✪ADVICE 우울장애를 겪는 경우 자살의 위험과 자살률이 증가하게 되지만, 모든 자살이 우울한 사람에게 국한돼 발생하는 것은 아니다.

답 1.② 2.④ 3.③ 4.④ 5.③ 6.①

7 신경성 식욕부진증에 관한 설명으로 틀린 것은?

① 폭식하거나 하제를 사용하는 경우는 해당하지 않는다.
② 체중과 체형이 자기평가에 지나치게 영향을 미친다.
③ 말랐는데도 체중의 증가와 비만에 대한 극심한 두려움이 있다.
④ 나이와 신장을 고려한 정상체중의 85% 이하로 체중을 유지한다.

> ⭐ADVICE 신경성 식욕부진증(Anorexial Nervosa)에서 폭식 또는 하제를 사용하는 경우는 신경성 식욕부진증의 아형(specifier)인 폭식/제거형에 해당된다.

8 염색체 이상과 관련이 있는 장애로 신체적으로 특징적인 외모를 가진 장애는?

① 다운증후군   ② 아스퍼거 증후군
③ 운동조정장애   ④ 주의력결핍-과잉행동장애

> ⭐ADVICE 다운증후군은 가장 흔한 염색체 질환으로서, 21번 염색체가 정상인보다 1개 많은 3개가 존재하여 발생한다. 정신 지체, 신체 기형, 전신 기능 이상 등을 일으키는 유전 질환이다. 신체 전반에 걸쳐 이상이 나타나며 특징적인 얼굴 모습을 관찰할 수 있다.

9 알코올 중독과 관련 있는 장애는?

① 헌팅톤 무도병   ② 코르사코프 증후군
③ 레트 장애   ④ 캐너 증후군

> ⭐ADVICE 베르니케 코르사코프 증후군(Wernike Korsakoff syndrome)은 티아민을 충분히 섭취하지 못하는 경우나 알코올 과다 섭취로 인해서 티아민의 흡수율과 이용률이 크게 저하되는 경우에 나타나는 증상이다.

10 DSM-5에서 성도착 장애의 유형에 대한 설명으로 옳은 것은?

① 노출장애 - 다른 사람이 옷을 벗고 있는 모습을 몰래 훔쳐봄으로써 성적 흥분을 느끼는 경우
② 관음장애 - 동의하지 않는 사람에게 자신의 성기나 신체 일부를 반복적으로 나타내는 경우
③ 아동성애장애 - 사춘기 이전의 소아를 대상으로 하여 성적 공상으로 성행위를 반복적으로 나타내는 경우
④ 성적 가학장애 - 굴욕을 당하거나 매질을 당하거나 묶이는 등 고통을 당하는 행위를 중심으로 성적 흥분을 느끼거나 성적 행위를 반복하는 경우

⭐ADVICE 노출장애(exhibitionism)는 성적 만족을 얻기 위한 목적으로 자신의 성기를 동의하지 않은 낯선 사람들에게 노출하고자 하는 강한 욕구나 실제로 노출하는 행위이다. 관음장애(voyeurism)는 노출장애와는 반대로 타인의 성행위나 성기를 반복적으로 훔쳐봄으로써 성적 만족을 갖는 경우이다. 성적 가학장애(sexual sadism)는 성적 파트너에게 고통(구타, 채찍질, 목조르기 등)을 주면서 성적 만족을 느끼는 것이다.

11 성격장애는 크게 세 집단으로 구분한다. 그 중 B군 성격장애 집단은 극적이고 감정적이며, 변덕스러운 특징을 보이는 성격장애 집단이다. 여기에 속하는 성격장애는?

① 편집성 성격장애
② 경계성 성격장애
③ 회피성 성격장애
④ 의존성 성격장애

⭐ADVICE 편집성 성격장애는 성격장애의 A군(이상하고 별난 성격)에 속하며, 회피성 성격장애와 의존성 성격장애는 C군(억제되어 있고 불안과 두려움이 많은 성격)에 분류된다.

12 다음 사례에서 김씨의 이러한 성격과 관련된 요인으로 확인할 사항이 아닌 것은?

> 고졸인 30대의 김씨는 사기 혐의로 교도소에 여러 번 다녀왔으나 부끄러운 줄 모르고 죄책감도 없다. 초등학교 때 남의 집에 불을 지르기도 했고 무단결석을 자주 했었다. 겉으로는 멀쩡하고 정신병적인 행동도 없다.

① 소아기에 신경학적 증후 없이 중추신경계에 기능장애만 발생하였는지 여부
② 테스토스테론 호르몬의 수치가 정상 수준인지 여부
③ 부모의 성격이 파괴적이거나 변덕스럽고 충동적이어서 노골적인 증오심과 거부에 시달려 일관성 있는 초자아 발달에 지장이 있었는지 여부
④ 부모의 질병, 별거, 이혼 또는 거부감정이 있어서 기본적으로 요구되는 사랑, 안전, 안정 및 존경심에 문제가 있는지 여부

⭐ADVICE 테스토스테론 호르몬(남성 호르몬)의 수치는 사례에 열거된 성격 특성과 관련된 요인을 알아보기 위한 지표로써 적절하지 않다.

13 DSM-5에서 '신체증상 및 관련 장애' 분류항목에 해당하는 것은?

① 전환장애(conversion disorder)

② 다중 인격(multiple personality)

③ 심인성 건망증(psychogenic amnesia)

④ 신체변형장애(body dysmorphic disorder)

⭐ADVICE DSM-5에서 신체증상 및 관련 장애에 분류되는 하위 유형으로는 신체증상장애, 질병불안장애, 전환장애, 허위성 장애가 있다.

14 다음과 같은 과제수행에 필요한 여러 가지 인지기능을 수행하지 못하는 치매증상은?

> 과제수행에 필요한 여러 가지 인지기능, 즉 과제를 하위과제로 쪼개기, 순서별로 배열하기, 계획하기, 시작하기, 결과 점검하기, 중단하기 등의 기능

① 실어증   ② 실인증

③ 지남력 장애   ④ 실행기능 장애

⭐ADVICE 실행기능 장애는 전전두피질의 기능에 문제가 생겨 어떤 일의 계획, 결과점검과 결정, 일의 시작 및 중단, 추상적 사고 등과 관련되는 기능이 불가해진다.

15 공포증에 대한 2요인 이론은 어떤 요인들이 결합된 이론인가?

① 학습 요인과 정신분석 요인

② 학습 요인과 인지 요인

③ 회피 조건형성과 준비성 요인

④ 고전적 조건형성과 조작적 조건형성

⭐ADVICE Mowrer가 제안한 2요인 이론에서 공포증이 형성되는 과정에는 고전적 조건형성이, 형성된 공포증을 유지하는 과정에는 조작적 조건형성이 각각 관여하게 된다.

16 Abramson 등의 '우울증의 귀인이론(attributional theory of depression)'에 관한 설명으로 틀린 것은?

① 우울증에 취약한 사람은 실패경험에 대해 내부적, 안정적, 전반적 귀인을 하는 경향이 있다.

② 실패경험에 대한 내부적 귀인은 자존감을 손상시킨다.

③ 실패경험에 대한 안정적 귀인은 우울의 만성화에 기여한다.

④ 실패경험에 대한 특수적 귀인은 우울의 일반화를 조장한다.

⭐ ADVICE 우울장애에 취약한 사람들은 실패 경험에 대해 내부적, 안정적, 전반적 귀인을 하는 반면, 성공 경험에 대해서 외부적, 불안정적, 특수적 귀인을 하는 경향성을 가지고 있어서 우울한 상태가 만연되고 일반화된다.

17 Schneider가 주장한 조현병(정신분열병)의 일급 증상이 아닌 것은?

① 사고 누락   ② 사고 반향

③ 사고 투입   ④ 사고 전파

⭐ ADVICE Schneider가 임상 관찰을 통해 도출한 조현증(정신분열증)의 일급 증상은 대화형식의 환청, 자기 행위를 비평하는 환청, 사고 탈취, 사고 주입, 사고 전파, 사고 반향 등이 있다.

18 DSM-5에 따라 성격장애를 군집별로 분류할 때 옳은 것은?

① 이상하며 기괴한 증상을 보이는 성격장애 군집으로는 조현형, 조현성, 편집성 성격장애가 있다.

② 극적이고 감정적이며 변덕스러운 것이 특징인 장애로 히스테리성, 자기애성, 반사회성, 회피성 성격장애가 있다.

③ 가학적, 자기 패배적, 수동 공격적 성격장애는 DSM-5에서 중요하게 다루어지는 성격장애의 군집이다.

④ 불안하고 두려움, 근심스러운 것이 특성인 성격장애로 편집성, 의존성, 경계성 성격장애가 있다.

⭐ ADVICE 극적이고 감정적이며 변덕스러운 것이 특징인 성격장애에 회피성 성격장애는 해당되지 않는다. 가학적, 자기 패배적, 수동 공격적 성격장애는 DSM-5 상의 성격장애 군집에 속해 있지 않다. 불안하고 두려움, 근심스러운 것이 특징인 성격장애에 편집성, 경계성 성격장애는 해당되지 않는다.

답 13.① 14.④ 15.④ 16.④ 17.① 18.①

19 조현형 성격장애 진단기준에 포함되지 않는 것은?

① 괴이한 사고와 언어   ② 과도한 사회적 불안

③ 관계망상적 사고   ④ 불안정하고 강렬한 대인관계

> ⭐ ADVICE 불안정하고 강렬한 대인관계는 경계선 성격장애(borderline personality disorder)의 특징적 증상이다. 조현형 성격장애(schizotypal personality disorder)는 친밀한 대인관계에 대한 불편감, 친분관계를 맺는 능력의 감퇴를 특징적으로 보인다.

20 Bleuler가 제시한 조현병(정신분열병)의 네 가지 근본증상, 즉 4A에 해당하지 않는 것은?

① 감정의 둔마(affective blunting)

② 자폐증(autism)

③ 양가감정(ambivalence)

④ 무논리성(alogia)

> ⭐ ADVICE Eugen Bleuler이 제시한 조현병의 네 가지 근본증상인 4A는 감정둔마(affective blunting), 자폐증(autism), 연상이완(associative loosening), 양가감정(ambivalence)이다.

1 K-WAIS-Ⅳ에서 개념형성능력을 측정하는 소검사는?

① 차례맞추기   ② 공통성문제

③ 이해문제   ④ 빠진곳 찾기

⭐ADVICE 한국판 성인용 지능검사 4판(K-WAIS-IV)의 경우 개념형성 능력은 언어이해 지표의 하위 소검사인 공통성을 통해 측정할 수 있다.

2 K-WISC-Ⅳ의 시행 연령 범위는?

① 3~7세   ② 6~16세

③ 5~10세   ④ 12~20세

⭐ADVICE 아동용 지능검사(K-WISC-IV)의 시행 연령 범위는 만 6세에서 만 16세까지이다.
성인용 지능검사(K-WAIS-IV)의 시행 연령 범위는 16세에서 69세까지이다.

3 치매가 의심되는 노인 환자를 대상으로 실시할 검사와 관련이 없는 것은?

① MMPI-2   ② 간이정신상태검사(MMSE)

③ 기억력검사   ④ 이름대기검사(BNT)

⭐ADVICE MMPI-2(미네소타 다면적 인성검사)는 세계적으로 널리 사용되고 있는 구조화된 성격검사로 치매 여부를 가늠하기 위한 검사로 부적절하다.

답 19.④ 20.④ / 1.② 2.② 3.①

4 신경심리검사와 가장 거리가 먼 것은?

① H-R(Halstead-Reitan Battery) 　② L-N(Luria-Nebraska Battery)

③ BGT(Bender Gestalt Test) 　④ Rorschach Ink Blot Test

> ⭐ADVICE Rorschach Ink Blot Test는 개인 성격의 여러 차원들(인지, 정서, 자기상, 대인관계 등)에 대한 종합적이
> 고 다각적인 정보를 주는 투사적 성격검사로 신경심리검사와는 거리가 멀다.

5 지능검사 결과를 해석할 때 주의해야 할 사항과 가장 거리가 먼 것은?

① IQ 점수를 표시된 숫자 그 자체로 생각할 것

② 과잉해석을 피할 것

③ 합리적이되 융통성을 가질 것

④ 학교성적을 예측할 수 있는 여러 변인 중의 하나로 생각할 것

> ⭐ADVICE IQ의 수치를 개인 능력의 등가물로 보아서는 곤란하다. 개인이 보유한 인지 능력의 합당한 평가를 위해서
> 는 질적 접근이 수반되어야 한다.

6 성취도 검사와 적성검사의 특징에 관한 설명으로 옳은 것은?

① 성취도 검사와 적성검사의 차이는 문항형식에 있다.

② 성취도는 과거 중심적이고 적성은 미래 중심적이라고 할 수 있다.

③ 성취는 유전의 영향을, 적성은 환경의 영향을 많이 받는 것으로 본다.

④ 대부분의 학자들은 적성을 특수능력보다는 일반적 능력으로 본다.

> ⭐ADVICE 성취도 검사는 개인의 현재까지 축적된 과거의 경험을 측정한 결과이며, 적성검사는 검사를 통해 나타난
> 결과가 현재보다는 미래의 수행을 예측한다는 차이점을 갖는다.

7 아동이 현재 보이고 있는 시각-운동 발달 수준이 아동의 실제 연령에 부합되는 것인지 알고 싶다면 BGT 검
사 시 어떤 방법론적 고려를 하는 것이 가장 적합한가?

① Koppitz Developmental Bender Scoring System

② Group Test

③ Tachistoscopic Procedure

④ Raven's Progressive Matrices

> ⭐ADVICE 아동의 현재 시각-운동 발달 수준과 실제 연령 간 부합 정도를 알아보기 위해서는 Koppitz의 발달적 채
> 점 기준 체계를 채택하는 것이 적합하다.

8 MMPI-2와 비교할 때 성격평가질문지(PAI)의 특징이 아닌 것은?

① 문항의 수가 더 적다.

② 임상척도의 수가 더 적다.

③ 임상척도 이외에 대인관계척도를 포함한다.

④ 4지 선다형이다.

> ⭐ADVICE 성격평가질문지(PAI)의 임상척도는, 신체적 호소 척도, 불안 척도, 불안 관련 장애 척도, 우울 척도, 조증 척도, 망상 척도, 정신분열병 척도, 경계선적 특징 척도, 반사회적 특징 척도, 알코올 문제 척도, 약물 문제 척도로 MMPI-2의 임상 척도인 10개 척도보다 수가 더 많다.

9 MMPI-2 검사를 실시할 때 유의사항으로 틀린 것은?

① 독해력이 초등학교 6학년 수준 미만인 사람에게는 실시하기 어렵다.

② 시행 소요시간 90분 내외로 적정한지 검토해야 한다.

③ MMPI-2는 반드시 개별적으로 실시해야 한다.

④ 피검자에게 "현재의 상태"를 기준으로 평가하라고 지시한다.

> ⭐ADVICE MMPI-2는 개별적 실시 외에도 특정한 요구에 따라 대규모 집단을 대상으로 한 실시가 이루어지기도 한다.

10 심리평가 면담에 관한 설명으로 틀린 것은?

① 수검자뿐 아니라 필요하다면 보호자와 같은 주변 사람으로부터 정보를 얻을 수 있다.

② 라포를 유지한 상태에서 수검자의 자발성을 최대한 이끌어내는 것이 필요하다.

③ 수검자의 진술에서 객관적 현실에 부합되지 않는 경우는 직면이 필요하다.

④ 폐쇄형 질문보다는 개방형 질문 우선적으로 사용한다.

> ⭐ADVICE 직면(confrontation)은 수검자의 말이나 행동이 일치하지 않은 경우 또는 내담자의 말에 모순점이 있는 경우 상담자가 그것을 지적하거나 언급해 주는 것이다. 수검자의 강한 감정적 반응을 유발할 수 있으므로 충분한 라포가 형성되고 수검자가 받아들일 준비가 되었을 때 배려와 함께 사용해야 한다. 불일치와 모순은 말과 행동, 감정과 행동, 행동과 행동 등에서 다양하게 나타난다.

🅐 4.④ 5.① 6.② 7.① 8.② 9.③ 10.③

11 MMPI-2에서 5번 척도가 높은 여대생의 경우에 가능한 해석으로 가장 적합한 것은?

① 성격적으로 수동-공격적인 특징이 있다.
② 반드시 남성적인 흥미를 나타내는 것은 아니다.
③ 자신감이 부족하고 충동적이다.
④ 심미적이고 예술적인 취미를 가지며 지능이 우수하다.

⭐ADVICE 5번 척도(남성성-여성성)가 높은 여성의 경우, 진취적이고 성취 지향적이며 자기주장이 강한 특징을 나타 낼 가능성이 높고, 전통적인 여성적 성역할에 흥미가 적을 수 있다.

12 투사적 성격검사와 비교할 때, 객관적 성격검사의 장점은?

① 객관성의 증대 ② 반응의 다양성
③ 방어의 곤란 ④ 무의식적 내용의 반응

⭐ADVICE 반응의 다양성, 방어의 곤란, 무의식적 내용의 반응 등은 투사적 성격검사가 갖는 이점이고, 객관성의 증 대는 객관적 성격검사의 장점이다.

13 심리평가 면담의 지침으로 옳은 것은?

① 면담 초기 정보 획득을 위해 구체적인 사안을 다루는 폐쇄형 질문으로 시작한다.
② 수검자에게 검사에 대한 설명을 하고 평가에 대한 동의를 얻는다.
③ 심리검사를 받는 이유와 증상에 대한 질문은 면담의 뒷부분에 한다.
④ 다른 정보 출처 보다는 내담자 본인에게 얻은 정보를 최우선으로 한다.

⭐ADVICE 면담 초기에 개방형 질문을 통해 더욱 다양한 정보를 수집할 수 있다. 심리검사를 받기 위해 내방한 이유 및 주된 증상에 대한 질문은 면담 초반에 배치되어야 한다. 내담자 본인 이외의 다양한 출처를 통해 정보 를 수집하여 신빙성을 높일 수 있다.

14 동일한 검사를 동일한 집단에 1주일 또는 1개월의 간격을 두고 다시 실시하여 전후 검사 결과를 상관계수로 계산하는 신뢰도는?

① 동형검사 신뢰도 ② 검사-재검사 신뢰도
③ 반분 신뢰도 ④ 문항내적 합치도

⭐ADVICE 검사-재검사 신뢰도(test-retest reliability)는, 동일한 검사를 동일한 피험자 집단에게 일정한 시간 간격을 두고 두 번 실시하여 얻은 두 검사 점수 간 상관계수를 사용하여 검사도구의 신뢰도를 검증하는 방법이다.

15 Rosenzweig의 그림좌절검사(Picture Frustration Test)에서는 표출되는 공격성의 세 방향을 구분하고 있다. 세 방향에 속하지 않는 것은?

① 투사지향형

② 내부지향형

③ 외부지향형

④ 회피지향형

> ⭐ADVICE 그림좌절검사는 개인의 욕구 좌절이 어떠한 형태로든 공격성적인 반응을 유발한다는 가정에 기초한다. 공격성의 방향은 외부지향형(extraggresive), 내부지향형(intraggressive), 회피지향형(imaggressive)으로 구분된다. 공격성의 유형으로는 장애물 우월(obstacle-dominant), 자아 방어(ego-defensive), 요구지속(need-persistent)으로 구분된다.

16 MMPI-2에서 4-6척도가 상승한 사람의 특징일 가능성이 가장 적은 것은?

① 항상 긴장되어 있고 다양한 신체적 증상을 나타낼 가능성이 높다.

② 분노와 적개심이 억제되어 있을 가능성이 높다.

③ 타인에 대한 불신감이 많을 가능성이 높다.

④ 권위적 대상(authority figure)과의 관계에서 문제가 발생할 가능성이 높다.

> ⭐ADVICE ① 항상 긴장되어 있고 다양한 신체적 증상을 나타낼 가능성이 높은 것은 1-2척도가 상승한 사람의 특징과 관련이 있다.

17 BGT에 의해 아동의 정서적 문제를 알아보고자 할 때, 고려해야 할 지표와 가장 거리가 먼 것은?

① 도형의 각도 변화

② 도형 크기의 변화 여부

③ 도형 배치의 순서

④ 선 긋기의 강도

> ⭐ADVICE 아동의 정서적 문제는 도형 배치의 순서, 도형 크기의 변화 여부, 필압, 과대 및 과소 묘사, 가중 묘사, 반복 시행, 원을 대신할 대시 사용 등을 통해 확인할 수 있다.

18 Cattell의 지능이론에 관한 설명으로 틀린 것은?

① Cattell은 지능을 유동적 지능과 결정적 지능으로 구별하였다.

② 유동적 지능은 22세 이후 까지도 지속적으로 발달한다.

③ 결정적 지능은 문화적, 교육적 경험에 따라 영향을 받는다.

④ 유동적 지능은 개인의 독특한 신체구조와 과정에 기초한 선천적 기능이다.

> ✪ADVICE Cattell은 지능을 경험이나 교육과는 무관한 개인의 잠재력을 나타내는 유동성 지능과, 문화적 경험과 지식 획득을 통해 얻어지는 결정성 지능으로 구분하였다. 결정성 지능의 경우 22세 이후까지 지속적으로 발달이 가능하여 후천적으로 계발 가능한 지능이라고 하였다.

19 교통사고 환자의 신경심리 검사에서 꾀병을 의심할 수 있는 경우는?

① 기억과제에서 쉬운 과제에 비해 어려운 과제에서 더 나은 수행을 보일 때

② 즉각 기억과제와 지연 기억과제의 수행에서 모두 저하를 보일 때

③ 뚜렷한 병변이 드러나며 작의적인 반응을 보일 때

④ 단기기억 점수는 정상범위이나 다른 기억점수가 저하를 보일 때

> ✪ADVICE 꾀병(malingering)이란 심리적 또는 신체적 증상을 고의적으로 조작하고 과장하는 것을 말한다. 기억과제에서 쉬운 과제에 비해 어려운 과제에서 더 나은 수행을 보인다는 것은 과제의 난이도에 대한 인지적 식별이 가능함을 의미한다.

20 아동의 발달적 수준을 측정하기 위해 사용하기 어려운 검사는?

① 사회성숙도 검사(SMS)

② 인물화 검사(DAP)

③ 아동용 주제통각검사(CAT)

④ 벤더도형검사(BGT)

> ✪ADVICE 아동용 주제통각검사(Children Apperception Test, CAT)는 아동이 동물에 대해서 보다 쉽게 동일시 하는 경향을 반영한 투사적 성격검사이므로 발달적 수준을 측정하기 위한 용도가 아니다. 동물들이 등장하는 모호한 내용의 그림자극을 제시하고 그에 대한 이야기를 구성해 보도록 하는 방법을 통해 아동의 과거 경험과 욕구, 갈등 등이 투사되면서 성격의 특성과 환경과의 상호관계 방식 등에 대한 정보를 제공해 준다.

1 전통적인 정신역동적 심리평가와 비교한 행동평가의 특징으로 옳은 것은?

① 행동의 무의식적인 동기를 파악할 수 있다.
② 문제행동의 주요 원인을 내적인 심리과정에서 찾는다.
③ 가설적-연역법을 적용하여 환경요인을 규명한다.
④ 특정 정신장애의 진단을 목표로 하는 경우가 많다.

> ★ ADVICE 행동평가는 목표 행동을 통제하는 환경적 요인들을 규명하기 위해 가설적-연역법을 자주 사용한다는 주요한 특징을 가진다.

2 대뇌피질 각 영역의 기능에 관한 설명으로 옳은 것은?

① 측두엽 : 망막에서 들어오는 시각정보를 받아 분석하며 이 영역이 손상되면 안구가 정상적인 기능을 하더라도 시력을 상실하게 된다.
② 후두엽 : 언어를 인식하는데 중추적인 역할을 하며 정서적 경험이나 기억에 중요한 역할을 담당한다.
③ 전두엽 : 현재의 상황을 판단하고 상황에 적절하게 행동을 계획하며 부적절한 행동을 억제하는 등 전반적으로 행동을 관리하는 역할을 한다.
④ 두정엽 : 대뇌피질의 다른 영역으로부터 모든 감각과 운동에 관한 정보를 다 받으며 이러한 정보들을 종합한다.

> ★ ADVICE ① 망막에서 들어오는 시각정보를 받아 분석하며 이 영역이 손상되면 안구가 정상적인 기능을 하더라도 시력을 상실하게 되는 것은 후두엽의 기능이다.
> ②④ 두정엽은 체감각, 시각, 청각을 통해 입수된 정보를 통합하여 공간적 소재나 신체부위의 위치 등을 인식하고 운동을 기획하는 통합 중추이며, 측두엽은 청각 정보가 전달되고 구어를 이해하는 데 필수적 중추로, 얼굴을 재인하는 것과 같은 복잡한 대상 재인 과정에도 관여한다.

답 18.② 19.① 20.③ / 1.③ 2.③

3 다음 중 규준(norm)에 관한 설명으로 가장 적합한 것은?

① 측정한 점수의 일관성 정도를 제공해준다.
② 검사 실시와 과정이 규정된 절차에서 이탈된 정도를 제공해준다.
③ 특정 집단의 전형적인 또는 평균적인 수행지표를 제공해준다.
④ 연구자가 측정한 의도에 따라 특정이 되었는지의 정도를 제공해준다.

⭐ADVICE 규준(norm)은 검사를 실시할 대상을 대표할 수 있도록 표집한 규준집단(norm group)의 정상적인 또는 평균적인 수행을 말하고 검사를 표준화한다는 것은 규준을 설정하는 것을 의미한다. 원점수 자체는 아무런 의미도 없기 때문에 표준화를 통해 만든 규준과 비교함으로써 검사 결과를 의미 있게 해석할 수 있다.

4 사회기술 훈련 프로그램의 구성 요소에 해당되지 않는 것은?

① 문제해결 기술　　　　　　　　② 의사소통 기술
③ 증상관리 교육　　　　　　　　④ 자기주장 훈련

⭐ADVICE 사회기술 훈련 프로그램은 사회생활을 영위하는데 있어서 기본적으로 요구되는 기술을 훈련하는 것으로, 자신의 감정과 욕구를 상대방에게 정확하게 전달하여 대인관계에서 어떤 목표를 성취할 수 있도록 도움을 주는 모든 행동의 습득을 포함한다. 구체적으로 문제해결 기술, 자기주장 훈련, 의사소통 기술 등으로 구성되어 있다.

5 임상적 면접에서 사용되는 바람직한 의사소통기술에 해당되는 것은?

① 면접자 자신의 사적인 이야기를 꺼내는데 주저하지 않는다.
② 침묵이 길어지지 않게 하기 위해 면접자는 즉각 개입할 준비를 한다.
③ 폐쇄형보다는 개방형 질문을 주로 사용한다.
④ 내담자의 감정보다는 얻고자 하는 정보에 주목한다.

⭐ADVICE 폐쇄형 질문과는 달리 개방형 질문은 선택지나 항목들을 미리 준비하거나 답을 일정한 양으로 제한하지 않고 응답자가 자신의 견해나 태도를 자유롭게 표현할 수 있도록 구성된 질문을 의미한다. 깊이 있고 다양한 정보를 얻을 수 있다는 장점이 있어서 임상적 면접 시 권장된다.

6 브로카(Broca) 영역 및 그 안쪽에 있는 백질과 주변 영역이 손상되었을 때 나타나는 증상은?

① 언어적 표현의 장애 혹은 표현적 실어증
② 언어적 이해의 장애 혹은 수용적 실어증
③ 목표 지향적 운동을 수행하지 못하는 실행증
④ 소리가 인식되거나 해석되지 못하는 실인증

> ⭐ADVICE 브로카(Broca) 영역 및 내부의 백질과 주변 영역의 손상 시 언어의 생성과 표현상의 장애가 나타난다. 한편 베르니케(Wernicke) 영역은 언어이해와 관련 있는 곳으로 알려져 있어 유창하게 말은 하지만 의미 있는 내용이 아니며 타인의 말을 이해하지 못한다. 브로카와 베르니케 영역은 인간의 뇌에서 언어중추를 담당하는 핵심적인 부위로 알려져 있다.

7 학생 상담 시 어떤 학생이 또래들에게 가장 선호되고, 혹은 그렇게 못하는가를 확인해보기 위해 사회관계 측정법(sociogram)을 사용하려고 한다. 상담자가 사회관계 측정법을 사용 시 유의사항으로 틀린 것은?

① 유의미한 결과를 얻어내려면 학생들 간에 교류하는 시간이 충분해야 한다.
② 학생의 연령대가 어릴수록 반응이 솔직하고 신뢰도와 타당도가 높다.
③ 집단의 크기가 유용한 정보를 제공해 줄 수 있으므로 집단이 크기가 너무 크거나 너무 작아도 안 된다.
④ 유의미한 집단 활동이 있어야 학생들 간의 교류가 일어나므로, 상담자는 학생들에게 의미 있고 친숙한 활동을 선택해서 제공해야 한다.

> ⭐ADVICE 사회관계 측정법(sociogram)은 조직 내의 인간관계를 계량 사회학적으로 나타낸 도식·도표이다. 상담 시 대상이 되는 학생의 연령이 어릴 경우 반응에서 얻어지는 내용의 신뢰도와 타당도가 보장되지 않는다.

8 비밀보장에 관한 설명으로 틀린 것은?

① 내담자에게 얻은 정보에 대한 비밀보장을 중요시해야 한다.
② 내담자 자신이나 타인에게 명백한 위험을 초래하게 되는 경우에도 비밀보장은 준수되어야 한다.
③ 적절한 시기에 내담자들에게 비밀보장의 법적인 한계에 대하여 알려주어야 한다.
④ 전문적인 관계에서 얻은 정보나 평가 자료는 전문적인 목적을 위해서만 토론되어야 한다.

> ⭐ADVICE 내담자의 신변 전반에 대한 습득 정보에 대해 비밀이 보장되어야 하는 것이 상담의 기본 원칙이나 내담자 자신 혹은 타인에게 명백한 위험을 초래할 것으로 판단되는 상황일 시 상담의 내용을 묵인하는 것은 바람직하지 않다.

답 3.③ 4.③ 5.③ 6.① 7.② 8.②

9 건강심리학 분야의 주된 관심영역과 가장 거리가 먼 것은?

① 흡연   ② 우울증

③ 비만   ④ 알코올 남용

⭐ ADVICE 건강심리학(Health psychology)는 건강의 유지 및 증진, 질병의 예방과 치료를 목적으로 심리학적인 지식을 응용하는 학문이다. 건강에 대한 관심이 증가하면서 최근 급속도로 성장하고 있는 영역으로 신체질병, 스트레스, 비만, 흡연, 알코올 사용, 만성질환 등 다양한 건강 관련 주제를 다루고 있다. 우울증은 임상 및 상담심리학 분야의 주된 관심 영역에 해당된다.

10 다음은 어떤 치료에 관한 설명인가?

> 경계성 성격장애와 감정조절의 어려움과 충동성이 문제가 되는 상태를 치료하기 위해 상대적으로 최근에 개발된 인지행동치료이다. Linehan은 자살 행동을 보이는 여자 환자들과의 임상 경험을 바탕으로 이 치료를 개발하였다.

① 현실치료   ② 변증법적 행동치료

③ 의미치료   ④ 게슈탈트치료

⭐ ADVICE 변증법적 행동치료(Dialectical Behavior Therapy)는 Linehan이 경계성 성격장애의 치료를 위해 개발한 것으로서 강렬한 정서적 고통과 충동성을 경험하는 내담자들에게 효과적인 것으로 알려져 있다. 구체적으로 대인관계 기술, 정서조절 기술, 고통감내 기술, 의미창출 기술을 포함한다.

11 정신질환자의 사회복귀정책에 관한 설명으로 적합하지 않은 것은?

① 유럽과 미국에서 시작되었으며, 전 세계적으로 확산되는 추세이다.

② 기관에 수용하는 정책보다 국가 예산이 더 많이 소요된다.

③ 인본주의적 정신에 기초하여 환자의 삶의 질을 높이는데 주력한다.

④ 의학적 모형에 토대한 병원 중심의 재활이 아니고 사회심리학적 모형에 토대한 지역사회 중심의 재활이 더 중요하다.

⭐ ADVICE 정신질환자의 사회복귀정책 시행 시, 국가 예산보다는 기관에 수용하는 정책에 더 많은 비용이 소요된다.

12 다음 중 관계를 중심으로 치료가 초점화되고 있는 정신역동적 접근방법의 단기치료가 아닌 것은?

① 핵심적 갈등관계 주제(core conflictual relationship theme)
② 불안유발 단기치료(anxiety provoking brief therapy)
③ 기능적 분석(functional analysis)
④ 분리개별화(separation and individuation)

> ⭐ADVICE 기능적 분석(functional analysis)은 특정한 행동을 유발하는 요인과 그 결과에 대한 분석으로 구성된 기법이다. 이는 추론 통계학보다 관찰이나 논리적 판단에 근거하며 정신역동적 접근법 보다는 행동 치료와 같은 응용 분야에서 많이 이루어진다. 임상적 문제를 개념화하는데 SORC 모델이 유용하게 사용된다. S(문제행동을 일으키는 선행자극, Stimulus), O(문제행동과 관련된 유기체적 변인으로 내적특성들, Organism), R(반응이나 문제행동, Response), C(문제행동의 결과, Consequences)를 포함하여 기능 분석한다.

13 다음 (   )에 가장 알맞은 용어는?

> 기말고사에서 전 과목 100점을 받은 경희는 최우수상을 받고 친구들 앞에서 선생님께 칭찬도 받았다. 선생님은 (   ) 학습과정을 사용하고 있다.

① 조건화   ② 내적동기화
③ 성취   ④ 모델링

> ⭐ADVICE 조건화(conditioning)는 특정 반응이나 행동의 발생 빈도를 증가시키기 위해 강화물을 사용하는 것이다. 경희에게 상과 칭찬이라는 강화물이 주어졌으므로 경희가 이후의 시험에서 우수한 점수를 획득할 가능성이 높아졌다.

14 체계적 둔감법에 관한 설명으로 틀린 것은?

① 기본 절차는 조작적 조건형성의 원리에 기초한 치료기법이다.
② 주로 불안과 관련된 부적응 행동의 치료에 사용된다.
③ 불안을 일으키는 자극들을 반복적으로 이완상태와 짝 지운다.
④ 신경성 식욕부진증, 충동적 행동, 우울증을 치료하는데도 사용된다.

> ⭐ADVICE 체계적 둔감법(systematic desensitization)은 Wolpe가 고전적 조건화의 원리에 의거해 개발한 치료기법으로 부적절한 행동과 감정을 새롭게 조건형성하는 역조건형성을 통해 치료한다. 이완상태에서는 불안이 일어나지 않는다는 원리를 토대로 수 회에 걸쳐 내담자의 불안과 긴장을 이완할 수 있도록 훈련한다. 내담자가 불안을 느끼는 상황에 대한 위계목록을 작성한다. 불안위계목록에 따른 둔감화를 실시한다. 불안을 가장 적게 느끼는 상황에서부터 시작하여 가장 불안한 상황으로 체계적으로 옮겨가며, 불안 상황에서 불안반응을 더 이상 보이지 않을 때까지 이완훈련을 실시한다.

답 9.② 10.② 11.② 12.③ 13.① 14.①

15 K-WAIS-IV의 하위검사 중 주어진 시각적 자극의 전체를 고려하여 답을 끌어내는 능력을 측정하며, 시각적 추론의 적절성을 평가하는 검사는?

① 기호쓰기
② 동형찾기
③ 토막짜기
④ 행렬추리

⭐ADVICE 행렬추리는 제시된 시각적 자극의 전체를 고려하여 답을 추출해내는 능력, 시각적 적절성을 알아볼 수 있는 지각추론 지표 내의 하위 소검사이다. 안구운동을 통해 수검자가 문제를 해결하는데 체계적 또는 무작위적으로 접근하는지에 관련된 정보를 얻을 수 있다.

16 미국 사회에서 1950년대 많은 정신과 환자들이 병원 장면을 떠나 지역사회 정신건강 기관이나 사회에 복귀하게 한 직접적인 원인은?

① 향정신성 약물 치료
② 행동주의 접근 치료
③ 인본주의 접근 치료
④ 정신분석적 접근 치료

⭐ADVICE 1950년대 미국의 정신과 환자들이 병원을 떠나 지역사회 정신건강 기관이나 사회로 복귀할 수 있었던 직접적 원인은 향정신성 약물치료의 개발과 보급에 있다. 한 때 향정신성 약물치료의 부작용과 치료의 제한점이 문제가 되기도 하였지만 향정신성 약물치료는 정신분열증과 양극성 장애의 치료에 효과적이었고, 정신병이 무의식의 갈등만으로 발생하는 것이 아닌 뇌의 질병이라는 인식을 확산시켰다. 궁극적으로 약물치료는 환자들을 정신병원에서 퇴원 가능하게 하였다.

17 행동치료를 위해 현재 문제에 대한 기능분석을 하면 규명할 수 있는 요소가 아닌 것은?

① 문제행동을 일으키는 자극이나 선행조건
② 문제행동과 관련 있는 유기체 변인
③ 문제행동과 관련된 인지적 해석
④ 문제행동의 결과

⭐ADVICE 문제행동과 관련된 인지적 해석은 인지행동치료(Cognitive Behavior Therapy)에서 규명해볼 수 있다. 현재 문제에 대한 기능분석은 S(문제행동을 일으키는 선행자극, Stimulus), O(문제행동과 관련된 유기체적 변인으로 내적 특성들, Organism), R(반응이나 문제행동, Response), C(문제행동의 결과, Consequences)를 통해 규명한다.

18 다음 중 Rogers는 어떤 치료 기법을 발전시켰는가?

① 내담자 중심   ② 합리-정서치료

③ 인지 행동치료   ④ 대상관계치료

> ✪ADVICE 내담자 중심치료는 Rogers에 의해 개발된 것으로 상담 과정에서 상담자의 분석이나 해석과 같은 지시적인 요소를 배제하고 무조건적인 수용과 공감적 이해, 일치성을 바탕으로 내담자가 스스로 긍정적인 변화를 이끌어가도록 돕는 치료기법이다.

19 정신건강의학과 병동에 입원한 환자들 중 단체생활의 규칙을 잘 지키지 않는 환자들의 행동문제들을 개선하는데 가장 효과적인 치료적 접근은?

① 정신분석   ② 체계적 둔감법

③ 토큰 경제   ④ 현실치료

> ✪ADVICE 행동치료의 목적으로 사용되는 토큰 경제(token economy)는 경제 원리에 따르는 것으로, 원하는 목표반응을 설정하고 그러한 행위를 했을 때 토큰이라는 대가를 지불한다. 대가로 받은 토큰이나 점수는 어떠한 강화물과 교환이 가능하며 과제의 복잡성에 따라 토큰의 수에 차등을 둔다. 병동에서 환자들로 하여금 바람직한 행동을 유도하는데 응용되고 있다.

20 구조적 가족치료를 창안한 사람은?

① Adler   ② Sullivan

③ Minuchin   ④ Hartman

> ✪ADVICE 구조적 가족치료(structural family therapy)는 Minuchin에 의해 창안된 것으로 개인의 심리적 증상이나 문제를 가족의 구조적 병리에 의해 생겨난 부산물로 보고, 개인의 증상과 문제를 해결하기 위해 가족의 구조적 변화를 시도한다. 치료의 목표는 가족구조의 변화로 치료자가 적극적으로 가족을 재구조화하는 과정에 개입을 한다.

⊙답 15.④ 16.① 17.③ 18.① 19.③ 20.③

1 청소년의 게임중독 치료와 관련하여 가장 적합하지 않은 개입은?

① PC방에 다녀온 것을 기록하게 한다.
② 상담의 목표를 부모님과 의논한 후 상담자가 정해준다.
③ 상담과정에 어머니를 조력자로 적극적으로 개입시킨다.
④ 자기관리 훈련을 시킨다.

> ⭐ADVICE 청소년 게임중독 치료의 상담목표를 정하는데 있어 주체는 내담자 본인이다. 내담자와 함께 협력하여 구체적이고 실현가능한 목표를 정하는 것이 바람직하다. 효과적인 게임중독 치료를 위해 내담자뿐만 아니라 가족(부모)을 포함시키는 것도 중요하다.

2 Taylor가 제시한 학습부진아에 관한 특성과 가장 거리가 먼 것은?

① 학업에 대한 막연한 불안감을 가지고 있다.
② 자기 비판적이고 부적절감을 가져 자존감이 낮다.
③ 목표설정이 비현실적이고 계속적인 실패를 보인다.
④ 주의가 산만하고 과업 지향적이다.

> ⭐ADVICE 학습부진아는 비교적 정상적인 지능과 잠재적 학습 능력을 지니고 있음에도 불구하고 학업에서 낮은 성취 수준을 보이는 아동이다. Taylor가 제시한 이론에서 학습부진아는 사회지향적인 특성이 보이고, 과업지향적인 특성을 보이는 것은 학습과진아에 대한 설명이다.

3 Axline의 비지시적 놀이치료에서 놀이치료자가 갖추어야 할 원칙에 포함되지 않는 것은?

① 아동을 있는 그대로 수용한다.
② 아동과 따뜻하고 친근한 관계를 가능한 빨리 형성하도록 한다.
③ 가능한 비언어적인 방법으로만 아동의 행동을 지시한다.
④ 아동이 타인과의 관계형성이 본인의 책임이라는 것을 알도록 하기 위해서는 제한을 둘 수 있다.

⭐ ADVICE Axline의 비지시적 놀이치료의 원칙은 다음과 같다. 치료자는 아동과 따뜻하고 친근한 관계를 형성한다. 치료자는 아동이 자신의 문제를 스스로 해결할 수 있는 능력이 있음을 인정하여 아동 스스로 선택하고 변화할 수 있도록 한다. 치료자는 아동을 있는 그대로 수용한다. 치료자는 아동의 행동이나 대화를 이끌지 않으며 아동의 주도에 따른다. 치료자는 아동으로 하여금 책임을 받아들이도록 하기 위해 필요한 경우 제한을 둘 수 있다.

4 정신분석적 상담기법 중 상담진행을 방해하고 현재 상태를 유지하려는 의식적, 무의식적 생각, 태도, 감정 행동을 의미하는 것은?

① 전이
② 저항
③ 해석
④ 훈습

⭐ ADVICE 저항(resistance)이란 내담자가 상담과정에서 나타내는 비협조적이고 반치료적인 행위들을 말한다. 저항은 환자의 무의식적인 갈등을 반영하므로, 저항적인 행동의 의미에 대해 분석을 하여야 한다(**예** 치료 시간에 늦거나 잊어버림, 자유연상이 잘 되지 않음, 숙제를 잊거나 해오지 않음).

5 게슈탈트 심리치료에서 알아차림-접촉주기 단계의 진행 순서로 옳은 것은?

① 배경 → 알아차림 → 감각 → 에너지 동원 → 행동 → 접촉 → 배경
② 배경 → 에너지 동원 → 감각 → 알아차림 → 접촉 → 행동 → 배경
③ 배경 → 감각 → 알아차림 → 에너지 동원 → 행동 → 접촉 → 배경
④ 배경 → 감각 → 알아차림 → 행동 → 에너지 동원 → 접촉 → 배경

⭐ ADVICE 게슈탈트 심리치료에서 건강한 유기체는 '알아차림-접촉 주기(Awareness-Contact cycle)'를 반복하면서 성장하게 된다. 이 주기가 단절되어 미해결과제로 남게 되면 심리적 장애가 발생한다.
　※ 알아차림-접촉 주기의 단계
　　㉠ 1단계 : 배경 또는 배경으로 불러남(Withdrawal)
　　㉡ 2단계 : 유기체의 욕구나 감정이 신체감각의 형태로 나타남(Sensation)
　　㉢ 3단계 : 이를 개체가 자각하여 게슈탈트로 형성하여 전경으로 떠올림(Awareness)
　　㉣ 4단계 : 이를 해소하기 위해 에너지(흥분)를 동원함(Energy)
　　㉤ 5단계 : 행동으로 옮김(Action)
　　㉥ 6단계 : 환경과의 접촉을 통해 게슈탈트를 해소함(Contact)

답 1.② 2.④ 3.③ 4.② 5.③

6 다음 중 상담목표의 구성요소에 관한 설명으로 틀린 것은?

① 과정목표는 내담자의 변화에 필요한 상담분위기의 조성과 관련된다.
② 과정목표에 대한 결과는 내담자의 책임이다.
③ 결과목표는 내담자가 상담을 통해 이루고자 하는 구체적인 삶의 변화와 관련된다.
④ 결과목표는 일반적으로 객관적일수록 효과적이다.

⭐ADVICE 상담목표의 구성요소 중 과정목표에 대한 결과의 일차적 책임은 내담자가 아닌 상담자에게 있다.

7 약물에 관한 설명으로 틀린 것은?

① 약물의 내성은 동기의 대립과정 이론으로 설명할 수 있다.
② 바비 튜레이트는 자극제이다.
③ 메스칼린은 환각제이다.
④ 진정제는 GABA 시냅스에 영향을 준다.

⭐ADVICE 바비 튜레이트(barbiturate)는 중추신경계를 억제함으로써 진정과 수면을 유발하는 약물로 자극제가 아닌 진정제이다. 불안, 긴장 및 불면증 치료에 사용되는 약물이다.

8 정신분석 상담에서 전이분석이 중요한 이유로 가장 적합한 것은?

① 내담자에 대한 상담자의 감정이 나온다.
② 상담자의 감정을 드러내지 않게 해준다.
③ 무의식 내용을 알 수 있는 최선의 길이다.
④ 내담자에게 현재 관계에 대한 과거의 영향을 깨닫게 해준다.

⭐ADVICE 전이(transference)란 내담자가 과거에 중요한 대상에게 느꼈던 감정이나 환상을 무의식적으로 현재 상담자에게 옮겨 나타내는 것을 말한다. 전이분석을 통해 내담자는 자신의 무의식적 갈등과 현재 관계에 대한 과거의 영향과 그 의미를 통찰할 수 있게 된다.

9 다음 중 전화상담에서 가장 중심이 되어야 하는 활동은?

① 위기상황에 대한 판단   ② 신뢰관계의 구축
③ 감정의 이해   ④ 통찰의 유발

> ⭐ADVICE 전화라는 매체를 통해 내담자의 음성에 의존해 이루어진 전화상담은 다른 상담에 비해 위기상황에 대한 판단이 매우 중요하다.

10 사이버상담의 발생과 미래에 관한 설명으로 옳지 않은 것은?

① 사이버상담은 전화상담처럼 자살을 비롯한 위기 상담이라는 뚜렷한 목적을 갖고 시작되었다.
② 사이버상담자들의 전문성과 윤리성 등을 통제하고 관리하는 체제가 필요하다
③ 사이버상담의 전문화를 위해 기존 면대면 상담과는 다른 새로운 상담기법을 개발하고 실험을 통해 효과를 검증할 필요가 있다.
④ 사이버상담은 기존의 면대면상담과 전화상담에 참여하지 않았던 새로운 내담자군의 출현을 가져왔다.

> ⭐ADVICE 사이버상담은 컴퓨터를 사용하여 사이버 공간에서 이루어지는 상담활동으로 인터넷과 원격통신의 보급으로 발전하였다. 인터넷상담이라고도 한다.

11 정신분석적 상담에서 내적 위험으로부터 아이를 보호하고 안정시켜주는 어머니의 역할처럼 내담자가 막연하게 느끼지만 스스로는 직면할 수 없는 불안과 두려움에 대해 상담자의 이해를 적절한 순간에 적합한 방법으로 전해주면서 내담자에게 의지가 되어주고 따뜻한 배려로 마음을 녹여주는 활동을 무엇이라고 하는가?

① 버텨주기(holding)   ② 역전이(counter transference)
③ 현실검증(reality testing)   ④ 해석(interpretation)

> ⭐ADVICE ② 역전이(counter transference)는 상담자가 내담자에게 일으키는 전이현상으로 상담자 자신의 갈등으로 파생되는 감정이나 신념이 내담자로 인하여 발달되는 경우를 말한다.
> ③ 현실검증(reality testing)은 환경에 대한 현실감각을 유지하고 있는지를 시험해보고 평가하는 것이다.
> ④ 해석(interpretation)은 내담자가 명확하게 자각하지 못하는 것을 일깨워 주는 상담자의 설명을 의미한다. 해석을 통해 내담자는 자신의 무의식적 갈등에 대한 통찰을 얻게 된다. 환자가 스스로 이해하기 어려운 무의식적 갈등, 방어기제, 전이, 저항 등에 대해서 상담자가 해석을 해 주어야 한다. 해석은 가능한 한 단정적이지 않고 가설적으로 표현하는 것이 좋다.

정답 6.② 7.② 8.④ 9.① 10.① 11.①

12 상담에서 나타날 수 있는 윤리적 갈등의 해결단계를 바르게 나열한 것은?

> ㉠ 관련 윤리강령, 법, 규정 등을 살펴본다.
> ㉡ 한 사람 이상의 전문가에게 자문을 구한다.
> ㉢ 현 상황에서 문제점이나 딜레마를 확인한다.
> ㉣ 다양한 결정의 결과를 열거해 보고 결정한다.

① ㉠→㉢→㉡→㉣　　　　　　　② ㉡→㉢→㉠→㉣

③ ㉢→㉠→㉡→㉣　　　　　　　④ ㉢→㉠→㉣→㉡

🌟ADVICE　윤리적 갈등의 해결단계
　　㉠ 1단계 : 현 상황에서 문제점이나 딜레마를 확인한다.
　　㉡ 2단계 : 잠재적인 쟁점 사항들을 확인한다.
　　㉢ 3단계 : 문제의 일반적 지침에 관한 윤리강령이나 법, 규정 등을 살펴본다.
　　㉣ 4단계 : 문제에 대한 다양한 관점들을 얻기 위해 한 곳 이상의 기관에 자문을 구한다.
　　㉤ 5단계 : 있을 수 있는 다양한 행동적 방안에 대한 영감을 구한다.
　　㉥ 6단계 : 다양한 결정의 결과들을 열거하고, 내담자를 위한 각 결정들의 관련성을 반영한다.
　　㉦ 7단계 : 가장 바람직하고 판단되는 행동 방침을 결정한다.

13 성 피해자에 대한 심리치료 과정 중, 초기 단계에서 상담자가 유의해야 할 사항과 가장 거리가 먼 것은?

① 치료의 관계형성을 위해 수치스럽고 창피한 감정이 정상적인 감정임을 공감한다.

② 피해상황에 대한 진술은 상담자 주도로 이루어져야 한다.

③ 성 피해 사실에 대한 내담자의 부정을 허락한다.

④ 내담자에게 치료자에 대한 감정을 물어주고 치료자를 선택할 수 있도록 해준다.

🌟ADVICE　성 피해자를 대상으로 한 심리치료의 초기에 피해상황에 대한 진술은 내담자의 주도로 이루어져야 한다.
　　※ 성 피해자 심리상담의 초기단계에서 유의할 사항
　　㉠ 상담자는 피해자인 내담자와 신뢰할 수 있는 치료적 관계 형성에 힘써야 한다.
　　㉡ 상담자는 내담자의 비언어적인 표현에 주의를 기울이며, 이에 대해 적절히 반응해야 한다.
　　㉢ 상담자는 내담자에게 상담 내용의 주도권을 줌으로써, 내담자에게 현재 상황에서 표현할 수 있는 것들에 대해 이야기할 수 있도록 배려해야 한다.
　　㉣ 피해자의 가족상황과 성폭력 피해의 합병증 등에 관해 상세하게 파악해야 한다.
　　㉤ 내담자가 성폭력 피해의 문제가 없다고 부인하는 경우, 상담자는 일단 수용하며 언제든지 상담의 기회가 있음을 알려주어야 한다.

14 벌을 통한 행동수정 시 유의사항이 아닌 것은?

① 벌 받을 행동을 구체적으로 세분화하고 설명한다.
② 벌을 받을 상황을 가능한 한 없애도록 노력한다.
③ 벌은 그 강도를 점차로 높여가야 한다.
④ 벌 받을 행동이 일어난 직후에 즉각적으로 벌을 준다.

⊙ ADVICE 벌은 가장 효과가 있을 것으로 예상되는 처벌을 선택하여야 하며, 그 강도를 점차적으로 높이지 말아야 한다.

15 REBT 상담자들이 탐색, 자유토의, 통렬한 비난, 해석 등 보통의 상담기법에 첨가하여 사용하는 기법이 아닌 것은?

① 구조화   ② 직면
③ 교화   ④ 재교육

⊙ ADVICE Ellis의 합리적 정서행동치료 상담자들은 논박, 직면, 교화, 재교육 등의 기법을 사용한다.

16 검사결과 해석 시 주의할 사항과 가장 거리가 먼 것은?

① 검사해석의 첫 단계는 검사 매뉴얼을 알고 이해하는 것이다.
② 내담자가 받은 검사의 목적과 제한점 및 장점을 검토해 본다.
③ 결과에 대한 구체적 예언보다는 오히려 가능성의 관점에서 제시되어야 한다.
④ 검사결과로 나타난 장점이 주로 강조되어야 한다.

⊙ ADVICE 심리검사의 결과 해석 시 임상가는 내담자가 지닌 심리적인 장단점 전반에 대해 종합적으로 기술해야 한다.

17 직업상담원의 역할에 해당되지 않는 것은?

① 직업상담   ② 직업창출
③ 직업정보 분석   ④ 직업지도 프로그램 운영

⊙ ADVICE 직업상담원은 방문 내담자가 직업의 기회를 갖는데 요구되는 다양한 형태의 실제적 지원을 돕는다. 직업정보 분석, 직업상담, 직업지도 프로그램의 운영 등이 그 예이며, 직원상담원에 의해 직업이 창출되는 것은 아니다.

⊙ 답 12.③ 13.② 14.③ 15.① 16.④ 17.②

18 Weiner의 비행분류에 관한 설명으로 틀린 것은?

① 비행자의 심리적인 특징에 따라서 사회적 비행과 심리적 비행을 구분한다.

② 심리적 비행에는 성격적 비행, 신경증적 비행, 정신병적(기질적) 비행이 속한다.

③ 신경증적 비행은 행위자가 타인의 주목을 끌 수 있는 방식으로 비행을 저지르는 경우가 많다.

④ 소속된 비행하위집단 내에서 통용되는 삶의 방식들은 자존감과 소속감을 가져다주므로 장기적으로 적응적이라고 할 수 있다.

> ⭐ADVICE **Weiner의 비행 유형이론**
> ㉠ **사회적 비행** : 심리적인 문제없이 반사회적 행동기준을 부과하는 비행하위문화의 구성원으로서 비행을 저지른다. 특히 청소년은 집단문화에 동조하기 위한 수단으로써 비행을 저지르는 경향이 있다. 심리적인 문제가 비교적 적으므로 자신이 속한 하위집단 내에서의 대인관계에서는 비교적 정상적으로 행동하는 것이 보통이다. 소속된 비행하위집단 내에서 통용되는 삶의 방식들은 제한적이고 편파적인 경우가 대부분이므로 장기적인 측면에서 적응적 행동양식이라고 볼 수 없다.
> ㉡ **심리적 비행**(3가지 하위 유형으로 구분됨)
> • **성격적 비행** : 비행이 반사회적인 성격구조, 자기통제력의 부재, 타인 무시, 충동성 등에 의한 행위의 문제로 나타난다. 특히 유아기나 아동기에 거절당한 경험으로 인해 타인에 대한 공감 능력 및 동일시 능력이 부족하다. 아동기의 부적절하거나 일관적이지 못한 훈육 및 감독으로 인해 자신의 충동을 통제할 수 있는 능력이 부족하다.
> • **신경증적 비행** : 자신의 요구가 거절되었을 때 갑작스럽게 자신의 욕구를 표현하는 행위의 문제로 비행이 나타난다. 타인으로부터 인정 및 조력을 받고 싶어 하는 핵심적 욕구에서 비롯되는 것으로, 비행은 주로 단독으로 우발적으로 발생한다. 이러한 비행에는 심리적 갈등이나 좌절을 유발하는 환경적 스트레스 요인이 존재한다.
> • **정신병적(기질적) 비행** : 행동을 통제하기 어려운 정신병(정신분열증)이나 뇌의 기질적 손상 등에 의해 비행이 나타난다. 뇌기능 장애, ADHD, 충동조절장애를 가진 청소년에게서 나타난다.

19 형태치료(게슈탈트 치료)에서 접촉-경계 혼란을 일으키는 여러 가지 심리적 현상 중 사람들이 감당하기 힘든 내적 갈등이나 환경적 자극에 노출될 때 이러한 경험으로부터 압도당하지 않기 위해 자신의 감각을 둔화시킴으로써 자신 및 환경과의 접촉을 약화시키는 것은?

① 내사(introjection)　　　　② 반전(retroflection)

③ 융합(confluence)　　　　④ 편향(deflection)

> ⭐ADVICE 편향(deflection)은 감당하기 힘든 내적 갈등이나 환경적 자극에 노출될 때 이러한 경험으로부터 압도당하지 않기 위해 자신의 감각을 둔화시키는 것이다. 내사(introjection)는 타인의 태도나 행동, 가치관을 무비판적으로 받아 들여 자기화하는 것이다. 반전(retroflection)은 타인이나 환경에 가하고 싶은 행위를 스스로 자신에게 하는 것이다. 융합(confluence)은 밀접한 관계에 있는 두 사람이 서로 섞이어 하나로 합쳐진 상태이다.

20 다음 중 진로상담의 목표와 가장 거리가 먼 것은?

① 직업 세계에 대한 이해

② 의사결정 능력의 함양

③ 상급학교 진학 동기의 고취

④ 직업선택 및 직업생활에 대한 능동적인 태도 함양

> ★ADVICE 진로상담의 목표는 자신 및 직업 세계에 대한 이해 증진, 합리적인 의사결정의 함양, 정보 탐색 및 활용 능력의 함양, 일과 직업에 대한 올바른 가치관 형성, 직업선택에 대한 능동적 태도 형성 등이다.

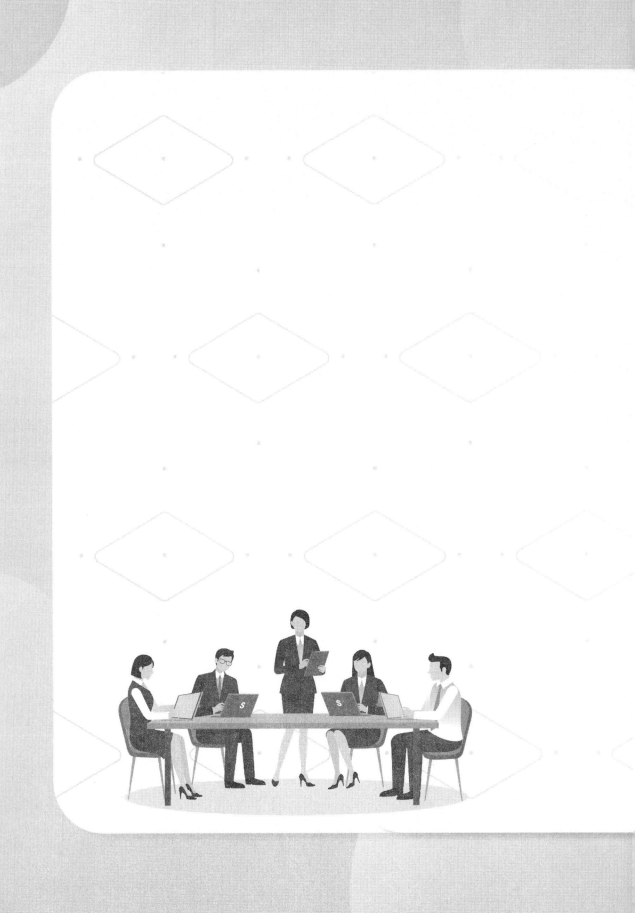

VI

2016년 8월 21일 시행

CHAPTER 01 심리학개론

1 Janis의 집단사고의 원인이 아닌 것은?

① 강한 응집성
② 성급한 만장일치 추구
③ 판단에 대한 과도한 확신
④ 구성원의 낮은 지적 수준

> ⭐ADVICE 집단사고(group think)는 집단 의사 결정 상황에서 집단 구성원들이 집단의 응집력과 획일성을 강조하고 반대 의견을 억압하여 비합리적인 결정을 내리는 의사 결정 양식을 말한다. 재니스(Janis, 1982)는 집단사고의 선행 조건, 증상, 결과를 구체적으로 제시하면서 집단사고가 일어나는 과정을 설명했다. 우선 응집력이 강하거나 폐쇄적인 집단의 경우, 또는 집단이 해결해야 할 문제가 매우 중대하거나 결정을 내릴 시간이 촉박한 경우에 집단사고가 발생할 가능성이 크다. 그 과정에서 집단의 능력에 대한 과대평가가 나타나고, 집단 내 획일성을 추구하는 압력이 커진다. 그 결과, 결정과 관련된 모든 정보를 적절히 탐색하지 않고, 여러 대안을 충분히 고려하지 않은 채 편파된 방식으로 정보를 평가하고, 비상시 대책도 마련하지 않는 비합리적 의사 결정을 내리게 된다. 구성원의 낮은 지적 수준과는 관련이 적다.

2 마리화나가 기억에 미치는 영향을 알아보기 위한 실험에서 선행조건인 마리화나의 양은 어떤 변수에 해당하는가?

① 독립변수
② 종속변수
③ 가외변수
④ 외생변수

> ⭐ADVICE 원인이나 선행요인, 영향을 주는 변수를 독립변수라 하며, 결과 또는 독립변수에 따라 변화가 결정되는 변수를 종속변수라 한다. 이 실험에서 마리화나의 양은 독립변수이며, 마리화나가 기억에 미치는 영향을 종속변수라 할 수 있다.

3 Erikson의 심리사회적 발달이론이나 단계에 관한 설명으로 가장 적합한 것은?

① 성인 초기의 심리사회적 위기는 생산성과 침체감이다.
② Erikson이 주장한 8단계 중 앞의 몇 단계는 아동초기에 나타나며 Freud의 구강기, 항문기 및 남근기와 어느 정도 상응하는 측면이 있다.
③ 인간의 성격발달은 아동기 이후에는 멈춘다.
④ 6세~사춘기에는 자아와 환경에 대한 기본적 통제를 획득해야 하는 발달과제를 안고 있는 시기이다.

Erikson의 심리사회적 발달 이론 … 사회적, 환경적 상호작용을 중요시하며, 주변 인물들과의 상호작용 속에서 충족 또는 좌절되는 양상을 성격발달의 주요인으로 보았다. 각 단계마다 심리적 성숙을 위한 발달과 업과 위기가 존재한다.

연령	Freud의 단계	Erikson의 단계
출생~1세 6개월	구강기	신뢰감 대 불신감
1세 6개월~3세	항문기	자율성 대 수치감
3세~6세	남근기	주도성 대 죄의식
6세~11세	잠재기	근면성 대 열등감
청년기	생식기	자아정체성 대 역할혼란
성인 초기		친밀감 대 고립감
중년기		생산성 대 침체감
노년기		자아통합 대 절망감

4 다음은 무엇에 관한 설명인가?

> 보상과 아무런 관련이 없는 어떤 행동이 우연히 그 보상에 선행한 경우, 그 행동은 고정적으로 계속해서 나타나는 경향이 있다.

① 자극일반화
② 도피행동
③ 미신행동
④ Scallop 현상

③ **미신적 행동**: 우연히 특정한 행동의 상태에 있을 때 보상이 주어지자 보상을 기대하며 계속해서 특정 행동을 보이는 것을 말한다. 스키너는 비둘기를 스키너 상자에 넣고 비둘기의 행동과 무관하게 일정한 시간 간격으로 먹이를 주었다. 그러면 먹이가 제공되는 시간에 우연하게 비둘기가 하고 있었던 행동이 강화되는 결과를 보였다.
① **자극일반화**: 특정한 조건자극에 대해 조건 형성된 반응은 원래의 조건자극과 유사한 자극에 대해서도 비슷한 반응을 일으킨다(예 검은색 개에게 물린 경험이 있는 사람이 흑염소를 보고도 겁을 먹는 경우).
② **도피행동**: 혐오적 자극을 받은 후 그 자극을 피하는 행동을 말한다(예 매를 맞고 피하는 행동). 반면, 회피행동은 혐오적 자극에 대한 신호를 학습하게 되면 신호를 알아차리자마자 회피하게 된다(예 경고성 언어나 매를 드는 시늉에 피함).
④ **스켈롭(Scallop) 현상**: 강화가 주어진 직후에는 반응률이 급속도로 떨어지다가 다음 번 강화가 주어지기 전에 다시 급격히 올라가는 현상을 말한다.

답 1.④ 2.① 3.② 4.③

5 성격에 대해 정의내릴 때 고려하는 특징과 가장 거리가 먼 것은?

① 시간적 일관성　　　　　　　② 환경에 대한 적응성
③ 개인의 독특성　　　　　　　④ 개인의 자율성

> ★ADVICE　성격이란 개인이 환경에 따라 반응하는 특징적인 패턴으로서 타인과 구별되는 독특한 일관성이 있으며, 안정적인 사고, 감정 및 행동의 총체를 의미한다. 성격의 특성은 개인의 독특성, 시간과 장소에 상관없이 비교적 일관되고 안정적인 행동패턴인 안정성과 일관성이다.

6 자극추구동기에 관한 설명으로 틀린 것은?

① 인간만이 이 동기를 가지고 있는 것은 아니다.
② 이 동기 수준이 높은 청소년은 비행을 저지를 가능성이 높은 경향이 있다.
③ 이 동기는 사회적 동기로 분류할 수 있다.
④ 이 동기의 결핍은 인간의 인지적 측면에도 부정적인 영향을 미친다.

> ★ADVICE　자극추구동기는 생명유지와는 관계가 없으나 생득적인 동기로 볼 수 있다. 1950년대 캐나다 맥길 대학에서 이루어진 감각박탈실험(Sensory Deprivation)을 보면, 피험자들에게 격리된 장소에서 눈을 가리고 붕대로 팔을 감고 에어컨 작동하는 소리만 들려준 채 아무 것도 하지 않고 얼마나 견딜 수 있는가를 알아보는 실험을 하였다. 피험자 대부분이 처음에는 쉽게 여기며 잠을 잤지만, 깨어난 후에는 지루해하고 불쾌해 하며 첫날 중도 포기했다. 이 실험을 통해 자극이 없으면 오히려 견디기 힘들다는 것을 보여주며, 자극추구동기가 생득적 동기임을 설명해준다. 각성 수준이 너무 높은 상태에서는 과제 수행능력이 저조해지고, 너무 낮은 상태에서도 주의력이 떨어져 과제를 민첩하게 처리하지 못한다. 중간 정도의 수준이 최적상태이고(최적각성수준 ; Optimum level of arousal), 사람들은 이 상태를 유지하기 위해 동기화된다.

7 다음 중 성격이 다른 학습은?

① 연합학습　　　　　　　　　② 통찰학습
③ 잠재학습　　　　　　　　　④ 모방학습

> ★ADVICE　② 통찰학습, ③ 잠재학습, ④ 모방학습은 인지적 관점의 학습 이론이다.
> ① 연합학습(associative learning) : 자극과 자극, 또는 자극과 그에 대한 반응이 반복해서 발생함을 경험할 때 자극과 자극, 특정 자극과 그에 대한 반응이 연합되어 있음을 인식하게 되는 것이다.
> ② 통찰학습 : 문제해결 장면에서 놓여있는 요소들 간의 의미를 발견하는 것으로, 이 때 학습자는 '아하 경험(aha-experience)'을 통해 갑자기 문제를 해결한다.
> ③ 잠재학습 : 보상이 주어지지 않은 상황에서도 잠재적으로 학습이 진행되고 있다고 보며, 보상이나 강화는 학습한 내용을 행동으로 나타낼 것인지의 여부만을 결정한다(Tolman의 쥐 실험).
> ④ 모방학습(관찰학습) : 타인의 행동을 관찰한 결과로 인해 학습이 이루어진다고 본다(Bandura).

8 집중경향치에 관한 설명으로 틀린 것은?

① 일반적으로 집중경향치에는 평균치, 중앙치, 최빈치가 있다.

② 최빈치는 분포 중 가장 많은 대다수를 표현한다.

③ 대칭적 분포에서는 평균치와 중앙치가 동일하다.

④ 편포된 분포에서 집중경향치를 선택할 때 어떤 집중경향치를 선택해도 똑같은 의미를 지닌다.

> ⭐ ADVICE 집중경향치란 확률분포에서 중심이 되거나 일반적인 값. 전체의 경향을 가장 잘 드러내는 값을 말한다.
> ※ **최빈치, 중앙치, 평균치**
>> ㉠ **최빈치** : 한 분포에서 가장 많이 나타나는 값을 뜻하며, 자료에 따라 최빈값이 없거나 하나 이상일 수도 있다. 정규분포에서 최빈치는 중앙치, 평균과 동일한 값을 갖는다. 편포에서는 가장 짧은 꼬리 쪽에 치우쳐 있다.
>> ㉡ **중앙치** : 전체 자료를 반으로 나눈 지점의 값을 말하며, 하나의 자료에 하나의 값만 가질 수 있다. 정규분포에서 중앙치는 평균, 최빈치와 동일한 값을 갖는다. 편포에서는 평균과 최빈치 사이에 존재한다.
>> ㉢ **평균치** : 여러 수의 합을 전체 사례 수로 나눈 값으로 평균을 중심으로 숫자들이 모여 있음을 뜻한다. 편포에서 평균은 가장 긴 꼬리 쪽으로 치우친다.

9 다음 중 훈련받은 행동이 빨리 습득되고 높은 비율로 오래 유지되는 강화 계획은?

① 고정비율계획

② 고정간격계획

③ 변화비율계획

④ 변화간격계획

> ⭐ ADVICE 변화비율 > 고정비율 > 변화간격 > 고정간격 순으로 가장 행동이 빨리 습득되고 높은 비율로 오래 유지된다.
> ① **고정비율계획** : 정해진 횟수만큼 반응을 해야 강화가 주어진다(**예** 도장 10번을 모으면 커피 한 잔을 제공).
> ② **고정간격계획** : 일정한 간격마다 학습자가 올바른 반응을 하면 강화하는 것이다(**예** 월급 또는 정기시험).
> ③ **변화비율계획** : 평균 n번 반응한 뒤 보상을 받지만, 두 번 반응한 뒤 보상을 받기도 하고 스무 번 반응해도 보상을 받지 못한다(**예** 도박).
> ④ **변화간격계획** : 임의로 정한 시간 범위 내에서 불규칙한 시간 간격마다 강화를 주는 것이다(**예** 쪽지시험).

🅐 5.④ 6.③ 7.① 8.④ 9.③

10 다음의 정서 경험을 설명하는 이론은?

> 철수는 어두운 밤길을 걷다가 갑자기 옆에서 무엇이 움직이는 소리를 듣고서 온 몸에 소름이 쫙 돋은 다음 심한 두려움을 느꼈다.

① James-Lange 이론
② Schachter 이론
③ Cannon-bard 이론
④ Lazarus 이론

⭐ADVICE ① **James-Lange 이론** : 제임스(James)는 정서는 사건에 직면하여 발생한 내장기관의 반응(위의 울렁임 등)과 외현적 행동(도망 등)에 대한 지각을 정서로 보았다. 예를 들면 울기 때문에 슬프고 도망하기 때문에 무서움을 느낀다는 것이다. 생리학자 랑게(Lange)도 이와 유사한 입장을 취하였는데, 다만 그는 혈압 등과 같은 순환기의 변화를 강조하였다. 이처럼 자극에 직면하여 발생한 내장기관의 변화나 나타난 행동에 대한 지각결과가 정서경험이라고 보는 입장을 제임스-랑게 이론이라 한다.
③ **Cannon-bard 이론** : 정서적 경험과 신체적 각성(지각)이 동시에 발생한다는 정서 이론이다. 신체적 변화의 지각 후에 정서적 경험이 이루어진다고 말하는 James-Lange의 이론과 달리 이 이론은 신체적 지각과 정서적 경험이 동시에 일어난다고 말한다.

11 심리검사가 측정하고자 하는 내용이나 속성을 실제 얼마나 잘 측정하는지를 나타내는 개념은?

① 표준화
② 난이도
③ 타당도
④ 신뢰도

⭐ADVICE **타당도와 신뢰도**
㉠ 타당도 : 검사가 측정하고자 하는 변인 또는 개념을 제대로 측정하였는지에 대한 정도이다.
㉡ 신뢰도 : 측정하고자 하는 개념을 얼마나 안정적으로 일관성있게 측정하는가, 즉 검사점수의 일관성을 신뢰도라고 한다.

12 Freud의 심리성적 발달이론에 관한 설명으로 옳은 것은?

① 초기경험이 성격발달에 중요하다.
② 성격은 9단계에 따라 발달한다.
③ 성격은 전 생애를 통해 발달한다.
④ 성격발달의 사회문화적 요인을 강조한다.

⭐ADVICE 심리성적 발달이론은 아동의 발달이 성 에너지가 집중되는 신체적 위치에 따라 입-항문-성기의 순으로 진행되며, 성인기의 성격이 각 단계에서의 갈등이 어떻게 해결되었는지에 의해 영향을 받는다고 보는 이론이다.

연령	심리성적 발달단계
출생~1세 6개월	구강기
1세 6개월~3세	항문기
3세~6세	남근기
6세~11세	잠재기
12세 이상	생식기

13 자신의 행동을 통해서 태도를 확인하고 이해하는 과정을 설명하는 이론은?

① 인지부조화이론   ② 자기지각이론

③ 자기고양편파이론   ④ 자기정체성이론

> ⭐ADVICE ① **인지부조화이론** : 개인이 가지고 있는 신념, 생각, 태도와 행동 간의 부조화가 유발하는 심리적 불편감을 해소하기 위한 태도나 행동의 변화를 설명하는 이론이다.
> ② **자기지각이론** : 자신의 행동으로부터 자신의 태도를 추론하는 것으로, 자신이 어떤 행동을 취했는가를 먼저 스스로 관찰하고, 그 행동이 우러나오게 된 것이 자신의 태도 때문이라고 생각하는 이론이다.
> ③ **자기고양편파이론** : 자신이 초래한 긍정적인 결과에 대해서는 내적 귀인을 하고 부정적인 결과에 대해서는 외적 귀인(남의 탓 상황 탓으로 돌림)을 하는 경향성을 의미하며, 자기본위적 편향이라고도 불린다.

14 연구자가 검사의 예측능력에 관심이 있을 때 가장 고려해야 하는 타당도의 유형은?

① 내용 타당도   ② 안면 타당도

③ 준거 타당도   ④ 구성 타당도

> ⭐ADVICE ① **내용 타당도(안면 타당도)** : 문항들이 검사가 측정하고자 하는 구성개념의 영역을 얼마나 잘 대표하고 있는지에 관한 것이다.
> ③ **준거 타당도** : 준거 타당도에는 공인 타당도와 예측 타당도가 있는데, 예측 타당도란 미래 행동과의 관계를 통해 제대로 측정하였는지를 보는 것이다.
> ④ **구성 타당도** : 측정하고자 하는 추상적인 개념(이론)이 측정도구에 의해 제대로 측정되었는가를 파악하는 방법이다.

15 자유 회상 실험을 통해 얻은 계열 위치 곡선의 시사점과 가장 거리가 먼 것은?

① 최신(신근) 효과

② 초두 효과

③ 장기 기억의 지속 시간

④ 단기 기억과 장기 기억의 이중적 기억 체계

> ⭐ADVICE **계열 위치 효과(serial position effect)** … 자유회상 시 단어 목록의 시작 부분과 마지막 부분에 있던 단어들을 중간에 위치한 단어들보다 더 많이 정확하게 기억하는 것을 말한다. 계열 위치 효과 중 처음에 있는 단어들을 더 잘 기억하는 현상을 초두 효과(primacy effect)라 하며, 마지막에 있는 단어들을 더 잘 기억하는 현상을 최신 효과(recency effect)라 한다. 초두 효과는 장기 기억에서의 인출과 관련되며, 최신 효과는 단기 기억에서의 인출과 관련된다고 할 수 있다.

답 10.① 11.③ 12.① 13.② 14.③ 15.③

16 귀인의 대응추리이론과 가장 거리가 먼 것은?

① 사회적 바람직성　　　　　　　　　② 비공통효과

③ 일관성, 일치성, 독특성　　　　　　④ 기본적 귀인 오류

> ✪ ADVICE　**대응추리이론**(Correspondence theory, Jones와 Davis) … 타인의 행동과 그의 성향 특성을 대응시키는 과
> 정을 말한다. 타인의 행동을 보고 다음과 같은 요인들을 귀인과정에서 고려하여 귀인한다.
> ㉠ **비공통효과** : 사람들은 타인의 행동을 보고 사전에 고려했을 여러 행동 대안들을 추론하고, 가능한 결과
> 를 따져본다. 각 행동이 비슷한 결과를 가져올 것으로 추론되면 그 행동의 원인을 찾기 어렵다. 그러
> 나 선택된 행동이 다른 행동들과 다른 결과를 가져왔다면 이를 비공유효과라 하고, 이 비공유효과가
> 행동의 원인이라 추론된다.
> ㉡ **사회적 바람직성** : 타인의 행동이 사회적으로 바람직하지 못한 것이라면 그 행동은 그의 성향을 반영한
> 것이라고 믿는다.
> ㉢ **행동의 자발성** : 타인의 행동이 외부압력에 의한 것이 아니라 스스로 선택한 것이라면 성향귀인이 이루
> 어진다.
> ㉣ **사회적 역할** : 타인의 행동이 그에게 주어진 사회적 역할과 일치하지 않을 때 성향귀인이 이루어진다.
> ㉤ **기대** : 타인의 행동이 그에 대한 기대나 사전지식과 일치할 때 그의 성향을 반영한 것으로 판단한다.
> 반대로 기대와 불일치하는 행동은 상황귀인 한다.
> ㉥ **기본적 귀인 오류** : 행위의 원인을 행위자의 내적요인의 탓으로 돌리고 외적인 요인은 무시하는 경향을
> 의미한다.

17 대인지각에서 첫인상의 중요성을 설명하는 효과로 부적합한 것은?

① 맥락효과　　　　　　　　　　　　② 중요성절감효과

③ 주의감소효과　　　　　　　　　　④ 신근성효과

> ✪ ADVICE　① **맥락효과** : 처음에 제시된 정보가 맥락을 형성하고, 이 맥락 속에서 나중에 제시된 정보를 해석한다.
> ③ **주의감소효과** : 일단 정보가 입력되면 그 후에 제공되는 정보들에는 주의집중력이 감소한다.
> ④ **신근성효과** : 시간적으로 나중에 제시된 정보가 잘 기억되고 인상형성에 더 큰 영향을 미친다는 것이다.

18 사회학습이론에 입각한 성격에 관한 설명으로 옳은 것은?

① 사회학습이론에서는 성격이 인지과정이나 동기에 의한 영향을 인정하지 않는다.

② 사회학습이론에서는 관찰학습과 모델링을 통해서 보상받은 행동을 대리적으로 학습한다고 한다.

③ 사회학습이론에서는 행동에 대한 환경적 변인의 독립적인 영향을 강조한다.

④ Bandura는 개인이 자신의 노력으로 원하는 결과를 얻을 수 있다는 신념이나 기대를 자기존중감
(self-esteem)이라고 하였다.

⭐ **ADVICE** 성격의 정의 … 환경, 사람, 행동의 세 요인이 상호작용하여 인간의 행동방식을 결정한다는 상호결정론적 관점을 취한다. 행동이 주로 관찰과 정보에 대한 인지적 처리 과정을 통해 학습된다고 가정한다.

※ 주요 개념
　　㉠ 관찰학습 : 사회적 상황에서 다른 사람의 행동을 관찰해두었다가 이후에 유사한 행동을 하는 것이다(모방).
　　㉡ 자기효능감(self-efficacy) : 자신이 성공적으로 일을 수행하거나 자신의 행동이 바람직한 결과를 이끌어낼 수 있다는 신념을 의미한다.

19 다음 (　) 안에 들어갈 가장 알맞은 것은?

> Freud의 주장에 따르면 신경증적 불안은 (　　　　)에서 온다.

① 환경에 있는 실제적 위협
② 환경 내의 어느 일부를 과장해서 해석함
③ Id의 충동과 Ego의 억제 사이의 무의식적 갈등
④ 그 사회의 기준에 맞추어 생활하지 못함

⭐ **ADVICE** ③ 신경증적 불안은 자아(ego)가 본능적 충동인 원초아(id)를 통제하지 못하여 발생할 수 있는 불상사에 대해 위험을 느낌으로써 나타난다. 자아는 원초아에 의해 본능적인 쾌락에 몰두할 때 그로 인해 처벌받을 수 있다는 두려움에 사로잡힌다.

20 정신역동적 관점의 학자들과 그 설명이 틀린 것은?

① Freud는 정신결정론과 무의식적 동기를 강조한다.
② Jung은 집단무의식의 중요한 구성요소를 원형이라 가정한다.
③ Adler는 생물학적 측면보다는 사회적 요인이 성격에 미치는 영향을 강조한다.
④ Sullivan은 3가지 성격요소 중 어느 한 요소가 지배적이고 다른 두 요소가 조화를 이룰 때 문제가 발생한다고 가정한다.

⭐ **ADVICE** ④ 설리반(Sullivan)은 대인관계 이론을 제시하였으며, 불안이 항상 대인관계에서 야기된다고 주장하였다. 또한 성격의 본질이 생리적 욕구와 사회적이며 심리적 욕구에서 야기되는 긴장에 의해 결정된다고 보았다. 때문에 행동의 일차적 목적은 이러한 긴장을 감소하거나 최소화하는 것이라 본다.

답 16.③ 17.④ 18.② 19.③ 20.④

1 다음 장애 중 성기능 부전에 포함되지 않은 것은?

① 사정지연 ② 발기장애
③ 마찰도착장애 ④ 여성극치감장애

⭐ ADVICE ③ 마찰도착장애(Frotteuristic Disorder)는 성도착 장애에 속한다.

2 알코올 중독과 가장 관련이 깊은 정신장애들만으로 짝지은 것은?

① 치매, 공포장애, 우울장애
② 치매, 허위성장애, 해리성 기억상실증
③ 우울장애, 성격장애, 조현병
④ 성격장애, 적응장애, 신체형장애

⭐ ADVICE 알코올 사용은 간, 내장, 심혈관, 중추신경계 등 신체 장기에 악영향을 미치며, 심각한 경우 알코올성 치매를 유발할 수 있다. 또 기분장애, 불안장애 등 다른 정신장애와 함께 공존하는 경우가 흔하다.

3 다음에서 이 환자의 감별진단에 필요한 정신과적 진단들로 알맞은 것은?

> 65세의 남자가 3개월 전 직장을 그만둔 후 "자꾸 깜박깜박 해요"라는 기억력 감퇴를 호소하며 병원에 찾아왔다. 환자는 물건을 두고도 잘 찾지 못하고 방금 들은 말도 잊어버리는 일이 많아졌다고 하며 책을 읽어도 내용이 머릿속에 잘 들어오지 않는다고 하였다. 부인에 의하면 이전에 부지런하고 깔끔한 성격이었던 환자가 위생상태에도 신경을 쓰지 않고 누워만 있는 등 상당히 게을러졌다고 한다.

① 섬망, 우울증 ② 치매, 우울증
③ 섬망, 치매 ④ 치매, 스트레스 장애

⭐ADVICE 치매는 정상적으로 생활해오던 사람이 다양한 원인에 의해 뇌기능이 손상되면서 이전에 비해 인지 기능이 지속적이고 전반적으로 저하되어 일상생활에 상당한 지장이 나타나고 있는 상태이다. 여기서 인지 기능이 란 기억력, 언어능력, 시공간 파악 능력, 판단력 및 추상적 사고력 등 다양한 지적 능력을 가리키는 것으로 각 인지기능은 특정 뇌 부위와 밀접한 관련이 있다.

위 사례에서 환자가 기억력 감퇴 호소 외에도 직장을 그만둔 후 가만히 누워만 있다는 주호소를 보아 우울증도 고려할 수 있겠다.

4 강박장애의 설명으로 옳은 것은?

① 강박관념은 환자 스스로에게 자아-동조적(ego-syntonic)이다.

② 강박장애 환자의 사고, 충동, 심상은 실생활 문제를 단순히 지나치게 걱정하는 것이다.

③ 강박장애 환자는 강박적인 사고, 충동, 심상이 개인이나 개인 자신의 정신적 산물임을 인정한다.

④ 강박장애 환자는 자신의 강박적 사고나 강박적 행동이 지나치거나 비합리적임을 인식하지 못한다.

⭐ADVICE 강박장애는 원하지 않는 생각과 행동을 반복하게 되는 불안장애이다. 강박장애 환자들은 자신의 사고와 행동이 부적절하다는 것을 알면서도 반복하게 된다.

① **자아-동조적**: 자신에게는 문제가 없고 타인이나 환경에 문제가 있다고 보는 것을 말한다.

※ **강박장애에 대한 진단기준**

> A. 강박사고 또는 강박행동
> 강박사고는 (1), (2)로 정의된다.
> (1) 반복적이고 지속적인 사고, 충동 또는 심상으로서 이러한 증상은 장애가 진행되는 어느 시점에서 침투적이고 부적절한 것이라고 경험되며, 심한 불안과 고통을 초래한다.
> (2) 개인은 이러한 사고, 충동, 심상을 무시하거나 억압하려 하며 다른 생각이나 행동에 의해 완화시키려고 한다.
> 강박행동은 (1), (2)로 정의된다.
> (1) 반복적인 행동(손 씻기, 정돈하기, 확인하기) 또는 정신적 활동(기도, 숫자세기)으로서 개인은 이러한 행동이 강박사고에 대한 반응으로서 또는 엄격하게 적용되어야 하는 원칙에 따라서 어쩔 수 없이 행해지는 것으로 느낀다.
> (2) 이러한 행동이나 정신적 활동은 고통을 예방하거나 감소시키고, 두려운 사건이나 상황을 방지하기 위한 것이다. 그러나 이러한 행동, 정신적 활동이 완화하거나 방지하려고 하는 것과 실제적으로 연결되어 있지 않으며 명백하게 지나친 것이다.
> B. 강박사고, 강박행동은 현저한 고통을 초래하거나 많은 시간(하루에 1시간 이상)을 소모하게 하거나 일상적인 일, 직업적(또는 학업적) 기능 또는 사회적 활동이나 관계를 심각하게 방해한다.
> C. 강박증상은 물질(예 남용하는 약물, 물질)이나 일반적인 의학적 상태의 생리적 효과로 인한 것이 아니다.
> D. 이 장애가 있을 시 함께 나타나는 다른 정신장애의 증상(예 섭식장애의 경우 음식에 대한 집착, 신체변형장애의 경우 외모 집착, 저장장애에서의 물건 버리기 어려움, 질병불안장애에서의 질병에 대한 집착 등)

답 1.③ 2.① 3.② 4.③

5 우울증의 임상양상과 원인 등의 양분된 차원으로 틀린 것은?

① 조발성 우울과 만발성 우울
② 정신병적 우울과 신경증적 우울
③ 내인성 우울과 반응성 우울
④ 지체성 우울과 초조성 우울

⭐ADVICE ① 조발성은 젊은 층에, 만발성은 주로 65세 이상에 발병하는 것을 말한다. 우울증 분류에는 맞지 않는다.
② **우울증상의 심각성에 따른 분류**
- 정신병적 우울 : 매우 심각한 우울증상을 나타냄과 동시에 현실판단력이 손상되어 망상 수준의 부정적 생각이나 죄의식을 지니게 되는 경우
- 신경증적 우울 : 현실판단력에 현저한 손상이 없는 상태에서 우울한 기분과 의욕상실을 나타내며 자신에 대한 부정적인 생각에 몰두하지만 이러한 생각이 망상수준에 도달하지 않는 경우
③ **외부적 촉발사건에 따른 분류**
- 내인성 우울 : 환경적 사건이 확인되지 않으며 흔히 유전적 요인, 호르몬 분비나 생리적 리듬 등과 같은 내부적인 생리적 요인에 의해 우울 증상이 나타나는 것
- 외인성(반응성) 우울 : 가족과의 사별, 실연, 실직, 중요한 시험에서 실패, 가족불화 등과 같이 비교적 분명한 환경적 스트레스가 선행이 되어 우울 증상이 나타나는 것
④ **정신운동양상에 따른 분류**
- 지체성 우울 : 정신운동의 지체가 심하게 나타나는 경우로, 말과 행동이 느려지고 생각도 둔해지며 단순해진다.
- 초조성 우울 : 정신운동이 매우 증가되어 초조해하며 안절부절못해 계속 서성이거나 꼼지락거리며 긴장감과 불안한 마음을 호소한다.

6 성격장애에 관한 설명으로 틀린 것은?

① DSM-5에서 10가지 성격장애로 구분된다.
② 고정된 행동양식이 사회적, 직업적, 그리고 다른 중요 영역에서 임상적으로 심각한 고통이나 기능장애를 초래해야 한다.
③ 개인의 지속적인 내적 경험과 행동양식이 그가 속한 사회의 문화적 기대에서 심하게 벗어나야 한다.
④ 발병 시기는 성인기 이후여야 한다.

⭐ADVICE ④ 발병 시기는 적어도 청소년기나 성인기 초기로 거슬러 올라간다.

7 DSM-5에 근거한 주요 우울증 일화의 준거가 아닌 것은?

① 사고의 비약
② 정신운동성 지체
③ 자기비하
④ 주의집중장애

⭐ADVICE ① 사고의 비약은 조증 삽화의 주요 증상에 속한다.

8 다음에서 설명하고 있는 것은?

> 신경성 식욕부진증 환자들이 사회적 및 신체적 문제들에도 불구하고 절식행동과 과도한 운동을 하는 생물학적 이유를 설명하기 위해 제안된 것으로서, 굶는 동안 엔돌핀 수준이 증가하여 긍정적 정서를 체험함으로써 신경성 식욕부진증적 행동이 강화된다.

① 상호억제원리
② Premack의 원리
③ 신해리이론
④ 자가중독이론

⭐ADVICE ④ **자가중독이론**: 신경성 식욕부진증에 대한 생물학적 설명으로, 굶거나 또는 운동을 하는 동안 엔돌핀 수준을 증가시킨다는 것이다. 이 상태를 유지하기 위해 음식을 피하고 운동을 하게 된다는 이론이다.

9 조현병에서 보이는 증상에 관한 설명으로 틀린 것은?

① 망상(Delusion) – 자신과 세상에 대한 잘못된 강한 믿음이고, 외부세계에 대한 잘못된 추론에 근거한 그릇된 신념
② 환각(Hallucination) – 외부 자극이 없음에도 불구하고 어떤 소리나 형상을 지각하거나 외부 자극에 대해서 현저하게 왜곡된 지각을 하는 경우
③ 와해된 언어(Disorganized Speech) – 언어적 표현 소멸
④ 긴장성 운동행동(Catatonic Behavior) – 마치 근육이 굳은 것처럼 어떤 특정한 자세를 유지하는 경우

⭐ADVICE ③ 와해된 언어는 비논리적이고 지리멸렬한 언어로, 목표나 논리 없이 횡설수설하거나 목표를 자주 빗나가 무슨 이야기를 하고자 하는지 상대방이 이해하기 어려운 말이다.

ⓐ 5.① 6.④ 7.① 8.④ 9.③

10 지적장애(Intellectual disability)의 진단적 특징으로 틀린 것은?

① 임상적 평가와 개별적으로 실시된 표준화된 지능검사로 확인된 지적기능의 결함이다.
② 적응기능의 결함으로 인해 독립성과 사회적 책임의식에 필요한 발달학적 사회문화적 표준을 만족하지 못한다.
③ 20세 이전에 발병한다.
④ 지적 결함과 적응기능의 결함은 발달시기 동안에 시작된다.

⭐ADVICE 지적장애는 지적기능과 적응기능에서의 결손으로, 18세 이전에 표준화된 지능검사에서 70 미만의 지능지수(IQ)를 지닌 경우 진단된다.

11 조현병의 양성 증상에 관한 설명으로 틀린 것은?

① 정상적인 기능의 왜곡 또는 과잉을 의미한다.
② 대표적으로 망상이나 환각을 들 수 있다.
③ 동기와 즐거움의 상실 등이 여기에 속한다.
④ 혼란된 행동과 기괴한 행동이 여기에 속한다.

⭐ADVICE	양성 증상	음성 증상
유형	정상인에게는 나타나지 않지만 정신분열증 환자에게서 나타나는 증상. 즉, 망상, 환각, 와해된 언어나 행동	정상인들이 나타내는 적응적 기능이 부족한 상태. 즉, 정서적 둔마, 언어 빈곤, 의욕 저하 등
발생기제	스트레스 사건에 대한 반응으로 급격하게 발생. 뇌의 과도한 도파민(dopamine) 수준에 의해 발생함	외부사건과 무관하게 뇌의 구조적 변화(측두엽 구조상의 세포상실)나 유전적 소인과 관련 있음
치료	약물치료에 의해 쉽게 호전됨	약물치료에 잘 반응하지 않음
지적 기능	지적 손상이 적음	지적 기능이 현저하게 저하됨
예후	경과가 상대적으로 좋은 편	경과가 나쁨

12 병적 도벽에 관한 설명으로 틀린 것은?

① 개인적으로 쓸모가 없거나 금전적으로 가치가 없는 물건을 훔치려는 충동을 저지하는데 반복적으로 실패한다.
② 훔치기 전에 고조되는 긴장감을 경험한다.
③ 훔친 후에 기쁨, 충족감, 안도감을 느낀다.
④ 분노나 복수를 하기 위해서 훔친다.

⭐ADVICE 병적 도벽은 남의 물건을 훔치고 싶은 충동을 참지 못해 반복적으로 도둑질을 하는 경우를 말한다. 물건을 훔치기 직전에 긴장감이 높아지며, 물건을 훔치고 나서 기쁨, 만족감, 안도감을 느낀다. 훔치는 물건의 가치보다 훔치는 행위를 하며 느끼는 긴장감, 만족감, 스릴에 대한 유혹을 통제하지 못한다.

13 행동주의적 입장에서 보는 이상행동으로 틀린 것은?

① 비정상적인 성격발달도 유전적 소인과 경험 간 상호작용의 결과로 본다.

② 우울증은 부분적으로는 행동이 더 이상 보상을 받지 못하는 소거의 결과로 본다.

③ 행동주의자들은 진단범주에 따라 환자들을 명명하는 것에 회의적이다.

④ 행동주의자들은 모든 심리적 이상이 오로지 학습되었다고 본다.

> ✪ ADVICE ④ 행동주의자들은 개인의 행동을 설명함에 있어 유전적 요인도 중요한 요인으로 고려하였다. 다만, 실질적인 의미를 가진 문제를 다루는 데 있어 유전보다는 환경에 더 많은 관심을 가졌다.

14 Freud가 정신분석이론을 발전시키는 초기 과정에서 많은 관심을 지녔던 것으로 알려져 있으며, Anna O의 사례와 밀접한 관련이 있는 정신장애는?

① 경계선 성격장애   ② 전환장애

③ 건강염려증   ④ 특정 공포증

> ✪ ADVICE Anna O는 프로이트가 정신분석의 기본이론을 만드는 데 결정적 역할을 했다. 그녀는 21세의 여성으로 몸 한쪽이 마비되고 말을 못하며 반복적으로 기침하는 등 다양한 증상을 보였다.

15 다음 환자가 포함될 진단범주로 가장 가능성이 높은 것은?

> 36세의 기혼 남자 회사원이 정신과에 입원하였다. 얼마 전 지나가던 트럭에서 오물이 날아와 몸에 묻은 일을 경험하였다. 집에 와서 목욕을 하고 옷을 세탁했지만 더럽다는 생각이 없어지지 않고 계속 불안하여 락스로 손을 씻고 안절부절못하며 밖에 나가기를 두려워하여 회사에 결근하는 일이 잦아졌다. 입원 후에도 시트나 밥그릇 등이 불결하다는 생각에 잠도 잘 못자고 식사도 잘하지 못하고 있다.

① 사회공포증   ② 강박장애

③ 강박성 성격장애   ④ 망상장애

> ✪ ADVICE 강박장애
> ㉠ 강박장애는 원하지 않는 생각과 행동을 반복하게 되는 불안장애이다. 강박장애 환자들은 자신의 사고와 행동이 부적절하다는 것을 알면서도 반복하게 된다.
> ㉡ 강박장애는 강박적 사고와 강박적 행동이 반복적으로 발생하는 것이다. 강박적 사고란 반복적으로 의식에 침투하는 고통스러운 생각, 충동 또는 심상을 의미하며, 주로 음란하거나 근친상간적인 생각, 공격적이거나 신성 모독적인 생각, 오염에 대한 생각 등이다. 강박적 행동은 이러한 강박적 사고로 인한 불안을 감소시키기 위해서 반복적으로 하는 행동이다.

ᴬ 10.③ 11.③ 12.④ 13.④ 14.② 15.②

16 공황장애의 특징을 모두 고른 것은?

> ㉠ 어지럼증
> ㉡ 몸이 떨리고 땀 흘림
> ㉢ 호흡이 가빠지고 숨이 막힐 것 같은 느낌
> ㉣ 미쳐버리거나 통제력을 상실할 것 같은 느낌

① ㉠㉡㉢　　　　　　　　　② ㉢㉣

③ ㉠㉡㉣　　　　　　　　　④ ㉠㉡㉢㉣

✪ADVICE **공황발작의 증상**
　㉠ 심장이 평소보다 빠르게 뜀
　㉡ 진땀, 발한
　㉢ 몸의 떨림
　㉣ 숨이 가빠지는 느낌
　㉤ 질식할 것 같은 느낌
　㉥ 가슴의 통증이나 답답함
　㉦ 토할 것 같은 느낌
　㉧ 어지러움
　㉨ 비현실감
　㉩ 자신을 통제하지 못하게 되거나 미칠 것 같은 두려움
　㉪ 죽음에 대한 두려움
　㉫ 감각의 이상이나 마비
　㉬ 몸이 달아오르거나 추위를 느낌

17 양극성 장애에 대한 설명으로 틀린 것은?

① 조증 상태에서는 사고의 비약 등의 사고장애가 나타난다.

② 우울증 상태에서는 자살을 시도하기도 한다.

③ 조증은 서서히, 우울증은 급격히 나타난다.

④ 조증과 우울증이 반복되는 장애이다.

✪ADVICE ③ 조증은 서서히 나타나지 않는다. 우울증도 급격하게 발병되는 경우는 드물다.

18 다음 이상행동의 원인을 다음과 같이 설명하는 이론은?

> • 인간의 감정과 행동은 객관적, 물리적 현실보다 주관적, 심리적 현실에 의해서 결정된다.
> • 정신장애는 인지적 기능의 편향 및 결손과 밀접하게 연관되어 있다.

① 정신분석이론　　　　　　　　② 행동주의이론
③ 인지적 이론　　　　　　　　　④ 인본주의이론

　　ADVICE　① **정신분석이론** : 이상행동의 근원적 원인을 어린 시절의 경험에 뿌리를 둔 무의식적 갈등에서 찾는다.
　　　　　　② **행동주의이론** : 인간의 행동은 환경으로부터 학습된 것으로 보며, 이상행동 또한 고전적 조건형성, 조작적 조건형성, 사회적 학습 등을 통해 형성되고 유지된다고 본다.
　　　　　　③ **인지적 이론** : 이상행동은 자신과 세상에 대해 부정적이고 왜곡된 의미를 부여하는 부적응적인 인지활동에서 기인한다고 주장한다.

19 지적장애(Intellectual disability) 진단과 관련된 세 가지 영역에 해당되지 않는 것은?

① 개념적 영역(conceptual domain)
② 사회적 영역(social domain)
③ 발달적 영역(developmental domain)
④ 실행적 영역(practical domain)

　　ADVICE　① **개념적 영역** : 언어, 읽기, 쓰기, 기억, 수학적 추론, 실질적 지식의 획득, 문제해결, 새로운 상황에서의 판단 등
　　　　　　② **사회적 영역** : 대인간의 의사소통 기술, 친교 능력, 사회적 판단 등
　　　　　　④ **실행적 영역** : 학습 및 개인적 관리, 직업적 책임 의식, 금전 관리, 자기 관리 등

20 정신분석학적 관점에서 볼 때 해리성 장애 환자들에게서 가장 흔히 나타나는 방어기제는?

① 억압　　　　　　　　　　　　② 반동형성
③ 전치　　　　　　　　　　　　④ 주지화

　　ADVICE　정신분석학적 관점에서 해리성 장애는 불안을 유발하는 심리적 내용을 억압과 부인의 방어기제를 통해 의식에 떠오르지 못하게 하는 것이라 설명한다.

CHAPTER 03 심리검사

1 직업선호도검사(VPT)의 코드유형 중 다음은 어느 유형에 대한 설명인가?

> 현장에서 몸으로 부대끼는 활동을 좋아한다. 사교적이지 못하며, 대인관계가 요구되는 상황에서 어려움을 느낀다.

① 현실형(R)
② 탐구형(I)
③ 관습형(C)
④ 진취형(E)

⭐ ADVICE 직업선호도검사의 코드유형

	선호하는 직업활동	대표 직업
현실적 유형(R)	분명하고, 질서정연하고, 체계적인 대상(연장, 기계, 동물)을 조작하는 활동 또는 신체적 기술을 선호함	기술자, 자동기계 및 항공기 조종사, 정비사, 농부, 엔지니어, 전기 · 기계기사, 운동선수
탐구적 유형(I)	관찰적, 상징적, 체계적이며 물리적, 생물학적, 문화적 현상의 창조적인 탐구를 수반하는 활동에 흥미를 보임	과학자, 생물학자, 화학자, 물리학자, 인류학자, 지질학자, 의료기술자, 의사
예술적 유형(A)	예술적 창조와 표현, 변화와 다양성을 좋아하고 틀에 박힌 것을 싫어함. 모호하고 자유롭고, 상징적인 활동들을 선호함	예술가, 작곡가, 음악가, 무대감독, 작가, 배우, 소설가, 미술가, 무용가, 디자이너
사회적 유형(S)	타인의 문제를 듣고 이해하고, 도와주고 치료해주고 봉사하는 활동에 흥미를 보임	사회복지사, 교육자, 간호사, 유치원교사, 종교 지도자, 상담자, 임상치료가, 언어치료사
설득적 유형(E)	조직의 목적과 경제적 이익을 얻기 위해 타인을 선도, 계획, 통제, 관리하는 일과 그 결과로 얻어지는 위신, 인정, 권위를 얻는 활동을 선호함	기업경영인, 정치가, 판사, 영업사원, 상품구매인, 보험회사원, 관리자, 연출가
관습적 유형(C)	정해진 원칙과 계획에 따라 자료들을 기록, 정리, 조직하는 일을 선호하고, 체계적인 작업 환경에서 사무적, 계산 능력을 발휘하는 활동을 좋아함	공인회계사, 경제분석가, 은행원, 세무사, 경리사원, 컴퓨터 프로그래머, 감사원, 안전관리사, 사서, 법무사

2 아동을 대상으로 집-나무-사람 그림검사를 실시할 때 그 실시 방법으로 옳은 것은?

① 아동의 보호자가 옆에서 지켜보면서 격려하도록 한다.
② 집, 나무, 사람은 각각 별도의 용지를 사용하여 실시한다.
③ 그림을 그린 다음에는 수정하지 못하게 한다.
④ 그림이 완성된 후 보호자에게 사후 질문을 하는 것이 일반적이다.

⭐ADVICE 가능한 아동과 보호자를 분리한 상태에서 검사를 실시하며, 그림을 그린 후에도 자유롭게 수정이 가능하다. 그림이 완성된 후에는 개인의 독특한 반응을 알기 위해 아동에게 직접 사후 질문을 한다.

3 MMPI-2 코드 쌍의 해석적 의미로 틀린 것은?

① 4-9 : 행동화적 경향이 높다.
② 1-2 : 다양한 신체적 증상에 대한 호소와 염려를 보인다.
③ 2-6 : 전환 증상을 나타낼 경우가 많다.
④ 3-8 : 사고가 본질적으로 망상적일 수 있다.

⭐ADVICE 전환 증상을 나타낼 가능성이 높은 코드 쌍은 1-3 상승 척도이다.

4 표준점수에 관한 설명으로 틀린 것은?

① 대표적인 표준점수로는 Z점수가 있다.
② 표준점수는 원점수를 직선변환하여 얻는다.
③ 웩슬러 지능검사의 IQ 수치도 일종의 표준점수이다.
④ Z점수가 0점이라는 것은, 그 사례가 해당 집단의 평균치보다 1 표준편차 위에 있다는 것을 의미한다.

⭐ADVICE ④ Z점수가 0점이라는 것은 원점수가 평균치에 해당한다는 것을 의미한다.

답 1.① 2.② 4.③ 4.④

5 전두엽의 집행기능(Executive function)을 평가하기 위한 신경심리검사와 가장 거리가 먼 것은?

① 위스콘신 카드분류검사(WCST)

② 하노이탑 검사(Tower of Hanoi test)

③ 보스턴 이름대기 검사(Boston Naming test)

④ 스트룹 검사(Stroop test)

> ⭐**ADVICE** ③ 보스턴 이름대기 검사는 언어영역의 손상 정도를 평가한다. 실어증은 물론 치매의 조기 발견, 치매의 정도를 판별하는데 효과적이라고 보고된다.
> ※ **전두엽 집행기능 검사** … 위스콘신 카드분류검사(WCST), 하노이탑 검사(Tower of Hanoi test), 스트룹 검사(Stroop test), 선로 잇기 검사(Trail Making test), 레이 복합 도형 검사(R-CFT : Rey-Osterrieth Complex Figure test), Kims 전두엽 관리기능 검사

6 초등학교 학생의 성취도를 알아보기 위하여 평가를 실시하고자 한다. 성취도 검사의 범주에 포함되지 않는 것은?

① 독해검사   ② 쓰기검사

③ 산수검사   ④ 지능검사

> ⭐**ADVICE** 성취도 검사는 훈련이나 수업 등의 체계화된 교수를 통해 학습된 기술 및 지식을 측정하는 표준화된 검사이다. 지능검사는 개인의 지적인 능력 수준을 평가할 수 있으며, 인지 기능의 특성을 파악할 수 있다.

7 진로발달검사(CDI)의 하위척도에 포함되지 않는 것은?

① 진로계획(CP)   ② 진로탐색(CE)

③ 의사결정(DM)   ④ 경력개발(CD)

> ⭐**ADVICE** **진로발달검사**(CDI : Career Development inventory)
> ㉠ 수퍼(Super)의 진로발달이론에 기초한 것으로서 진로발달 및 직업성숙도, 진로결정을 위한 준비도 등을 측정한다.
> ㉡ 학생들의 진로발달 및 직업 또는 진로성숙도, 진로결정을 위한 준비도를 측정함으로써 학생들의 교육 및 진로계획 수립에 도움을 주기 위해 개발되었다.
> ㉢ 진로계획(CP), 진로탐색(CE), 의사결정(DM), 일의 세계에 대한 정보(WW), 선호하는 직업군에 대한 지식(PO), 진로발달-태도(CDA), 진로발달-지식과 기술(CDK), 총체적인 진로성향(COT)으로 구성되어 있다.

8 MMPI-2를 해석하는데 있어서 수검자의 검사태도 및 프로파일의 타당도를 알아보기 위해 고려해야 할 사항과 가장 거리가 먼 것은?

① 검사 수행에 걸린 시간
② 무응답의 개수
③ F척도의 상승도
④ 6번 척도의 변화폭

⭐ADVICE ① 수행 시간은 보통 1시간~1시간 30분 소요되며, 지나치게 빠르다면 부주의함, 충동성이 시사되거나 무성의한 태도로 임했을 가능성이 있다. 지나치게 긴 시간이 소요된 경우 극심한 우울증, 정신증적 상태에서 보이는 심리적 혼란감, 강박적인 사람들의 우유부단함, 낮은 지능, 읽기 능력, 신경심리학적 손상 등을 고려해야 한다.
② 무응답 문항이 전체의 10% 이상인 척도는 해석하지 말아야 하며, 무응답 개수가 30개 이상일 때 해석하지 않는 것이 적절하다.
③ F척도가 상승했을 때, 문항 내용과 상관없이 반응하였을 가능성, 심각한 심리적 문제를 경험하고 있을 가능성, 의도적으로 심리적 문제를 가장했을 가능성을 고려해야 한다.

9 표준화 검사의 특징과 가장 거리가 먼 것은?

① 검사 실시의 절차가 엄격히 통제된다.
② 모든 표준화 검사는 규준을 갖고 있다.
③ 반응의 자유도를 최대한으로 넓힌다.
④ 두 가지 이상의 동등형을 만들어 활용한다.

⭐ADVICE

	표준화(객관적) 검사	투사적 검사
장점	• 검사 실시와 해석이 간편함 • 검사의 신뢰도 및 타당도가 검증되어 있음 • 검사자 변인이나 검사의 상황변인에 의한 영향이 적어 객관적인 개인 간 비교가 가능함	자극의 모호성 때문에 방어하기 어려움. 따라서 개인의 독특한 전의식, 무의식적인 심리적 특성이 반영 가능함
단점	개인의 질적인 독특성에 대한 정보는 무시됨	검사의 신뢰도와 타당도가 객관적으로 검증되기 어려움

10 지능검사를 집단으로 실시하는 경우에 관한 설명으로 틀린 것은?

① 전산화 심리검사로 개발되어 사용될 수 있다.
② 검사 실시자의 훈련이 쉽다.
③ 개인의 특수한 행동에 관한 정보를 수집하기 쉽다.
④ 수검자의 일시적인 상태를 충분히 고려하지 못한다.

⭐ADVICE 집단으로 검사를 실시하는 경우 개인에 대한 행동관찰이 어렵다.

답 5.③ 6.④ 7.④ 8.④ 9.③ 10.③

11 MMPI-2의 타당성 척도에 관한 해석으로 틀린 것은?

① 무반응(?) 점수가 100 이상일 때는 채점에서 제외시킨다.

② 방어성 척도 중 L 점수가 높으면 사소한 결점이나 약점을 부인하는 태도를 보인다.

③ 비전형 척도 중 F 점수는 보통 사람들과는 다른 생각(예 정신병을 가진 사람), 이상한 태도, 이상한 경험을 가진 사람에게서 낮아지는 경향이 있다.

④ 방어성 척도 중 K 점수가 낮으면 방어적 태도가 낮아져 과도하게 솔직하고 자기 비판적임을 나타낸다.

⭐ ADVICE ③ F 척도가 높을수록 규준 집단에서 크게 이탈되어 있음을 나타낸다. 65~79T에 속한다면, 도움을 청하는 의도는 아닌지 살펴보아야 한다. 100T 이상인 경우 수검자가 의도적으로 심각한 정신병리적 문제를 과장해서 보고한 것일 수 있다.

12 아동의 지적 발달이 또래 집단에 비해 지체되어 있는지, 혹은 앞서고 있는지를 평가하기 위해, Stern이 사용한 IQ 산출 계산방식은?

① 지능지수(IQ) = [정신연령/신체연령] × 100

② 지능지수(IQ) = [정신연령/신체연령] + 100

③ 지능지수(IQ) = [신체연령/정신연령] × 100

④ 지능지수(IQ) = [신체연령/정신연령] ÷ 100

⭐ ADVICE 비율지능지수(RIO : Ratio IQ)는 개인의 지적 능력을 정신연령(MA : Mental Age)과 신체연령 또는 생활(실제)연령(CA : Chronological age)의 대비를 통해 비율로써 나타낸 것이다.
비율지능지수=정신연령(MA)/신체연령(CA)×100

13 웩슬러 지능검사로 평가할 수 있는 지능의 영역과 가장 거리가 먼 것은?

① 추상적 사고능력   ② 예술적 능력

③ 공간적 추론능력   ④ 주의집중력

⭐ ADVICE ② 예술적 능력은 적성검사나 흥미검사를 통해 평가할 수 있다.

14 지능의 측정 영역 중 일반적으로 연령이 증가함에 따라 가장 크게 저하되는 것은?

① 귀납적 추리능력
② 공간위치파악능력
③ 수리능력, 지각속도
④ 언어능력, 언어기억

유동적 지능(fluid intelligence)	결정적 지능(crystallized intelligence)
• 유전적이며 선천적으로 주어진 능력 • 속도, 기계적 암기, 지각능력, 일반적 추론능력이 있음 • 새로운 상황을 만났을 때의 문제해결능력에서 잘 나타남 • 청소년기까지 발달이 이루어지다가 이후 퇴보현상이 나타남	• 환경이나 경험, 문화적 영향에 의해 발달되는 지능으로 나이가 들수록 더욱 발달하는 경향이 있음 • 언어이해능력, 문제해결능력, 논리적 추리력, 상식 등

15 BGT 검사 실시에 관한 설명으로 틀린 것은?

① 카드는 보이지 않게 엎어두고 도형 A부터 도형 8까지 차례로 제시한다.
② 카드에 제시된 도형 크기가 같게 그리게 한다.
③ 모사용지는 수검자가 원하는 만큼 사용하게 한다.
④ 수검자의 검사 태도, 검사 행동을 잘 관찰한다.

★ADVICE ② 벤더도형검사(BGT)는 크기의 일탈 정도를 평가하므로 제시된 도형 크기와 같게 그리게 해선 안 된다.

16 심리검사를 위한 면담에서 임상심리사가 유의해야 할 점과 가장 거리가 먼 것은?

① 수검자의 부적응 행동의 과거력을 잘 물어봐야 한다.
② 면담은 되도록 간단하게 진행해서 빨리 끝내야 한다.
③ 평가 목적(의뢰 사유)을 정확히 파악하고 이에 대한 답을 찾도록 해야 한다.
④ 수검자와 의사소통 관계(라포)를 잘 형성한 후 물어보아야 한다.

★ADVICE 면담을 통해 내담자의 문제에 대한 정보를 수집하고 파악하며, 면담을 통해 내담자와 관계를 형성한다. 또 발달사적 정보와 가족 배경, 가족 간의 역동 관계 등을 파악한다.

17 MMPI-2의 각 척도에 대한 해석으로 가장 적합한 것은?

① 1번 척도는 다양하고 모호한 신체적 임상 증상과 연관성이 높다.

② 2번 척도는 반응성 우울증 보다는 내인성 우울증과 관련이 높다.

③ 4번 척도의 상승 시 심리치료 동기가 높고 치료의 예후가 좋음을 나타낸다.

④ 7번 척도는 불안 가운데 상태불안 증상과 연관성이 높다.

> ⭐ADVICE ② **척도 2, 우울증**(D : Depression) : 70T 이상인 경우, 우울하고 슬프며, 울적하고 불행한 느낌을 호소한다. 미래에 대해 비관적이고 자신을 비하하고 죄책감을 느끼며, 활력이 없고 자주 울며, 동작이 느리다. 다양한 신체증상을 호소하고 불면증, 피로감, 주의집중 곤란 등을 보인다. 척도 2가 높은 수검자는 자살사고와 자살시도의 가능성에 대해 꼭 검토할 필요가 있다.
> ③ **척도 4, 반사회적 성격**(Pd : Psychopathic deviate) : 점수가 높은 경우, 법규나 규범에 반항적이며, 거짓말, 사기, 절도, 성적 일탈행동, 알코올 남용과 같은 반사회적 행동 및 범죄 행동을 저지르기도 한다. 법적 처벌(수감, 이혼) 등을 피하려는 목적으로 치료 장면에 오는 경우가 많으며, 문제를 타인의 탓으로 돌리는 경향이 있어 심리치료의 예후가 나쁘다.
> ④ **척도 7, 강박증**(Pt, Psychasthenia) : 점수가 높은 경우 지나치게 불안, 긴장되어 있으며 초조해한다. 사소한 문제에 대해서도 걱정이나 두려움이 많고 일어나지 않은 일을 미리 염려한다. 자신감이 부족하고 자기비판적이며, 지나치게 도덕적이고 완벽주의적이어서 자신 및 타인의 수행에 대한 기준이 매우 높다. 자신의 기준에 못 미칠 경우 죄책감을 느끼며 우울해진다. 상태불안보다는 특성불안과 더 관련이 있다(상태불안 : 걱정, 두려움 또는 긴장으로 조성되는 즉각적인 감정상태, 특성불안 : 환경적 상황을 위협적인 것으로 인지하는 성격적인 경향).

18 뇌기능 이론에 관한 설명으로 틀린 것은?

① 국재화(Localization)는 어떤 인지기술이 뇌의 특정 영역에 자리 잡고 있다는 것이다.

② 등력성주의(Equipotentialism)는 뇌 영역이 한 가지 이상의 기능을 수행한다고 주장한다.

③ 뇌 손상 후에 나타나는 부분적인 기능회복은 등력성의 지지증거이다.

④ 뇌 손상 후에 나타나는 부분적인 기능회복은 국재화의 지지증거이다.

> ⭐ADVICE ① **국재화**(편재화) : 뇌에는 각각의 기능을 담당하는 부분이 개별적으로 존재하다는 이론
> ② **등력성주의** : 국재화와 상반된 이론으로 뇌의 모든 영역이 어떤 기능이든지 담당할 수 있다는 이론

19 심리검사의 제작에 관한 설명으로 가장 거리가 먼 것은?

① 평균이 지나치게 한쪽으로 몰려 있거나 분산이 작은 경우는 정보가 낮아 좋은 문항이라고 하기 어렵다.

② 문항의 난이도가 높아질수록 개인의 능력을 변별할 수 있는 가능성이 늘어난다.

③ 오답을 정답으로 잘못 선택하는 확률은 각 오답 선택지별로 동질적인 것이 좋다.

④ 검사 점수의 변량이 작으면 검사의 신뢰도나 타당도는 낮아질 가능성이 크다.

> ★ADVICE 난이도가 높을수록 좋은 문항이라고 단정 지을수는 없다. 문항이 어려운 정도를 문항 난이도라고 하는데, 대개 문항 난이도가 50%일 때 변별력이 높아지며, 난이도가 적절히 배합되어 있을 때 타당도와 신뢰도가 높은 검사가 될 수 있다.
> 문항난이도 지수는 3수준(25% 미만은 어려운 문항, 25~75% 미만은 보통 문항, 75% 이상은 쉬운 문항) 또는 5수준(20% 미만은 매우 어려운 문항, 20~40% 미만은 어려운 문항, 40~60% 미만은 보통 문항, 60~80% 미만은 쉬운 문항, 80% 이상은 매우 쉬운 문항)으로 구별될 수 있다. 이에 퍼센트 수치가 높게 나올수록 문항의 난이도가 낮은 것이며, 퍼센트 수치가 낮을수록 '문항 난이도가 높다'라고 한다.

20 아동용 시지각-운동 통합의 발달검사로, 24개의 기하학적 형태의 도형으로 이루어진 지필검사는?

① VMI

② BGT

③ CPT

④ CBCL

> ★ADVICE 시지각-운동 통합발달검사(VMI : Development test of Visual-Motor Integration)
> ㉠ 3~14세 아동 및 청소년을 대상으로 한 시지각 및 운동협응력을 측정하기 위한 발달검사
> ㉡ 수직선, 수평선, 삼각형, 정방형 등 24개의 기하학적 형태 도형으로 구성

04 임상심리학

CHAPTER

1 다음에서 설명하고 있는 것은?

> 전문적인 지식을 나누어줌으로써 어떤 사람이 노력하여 얻고자 하는 것의 효과를 증진시키는 과정이다.

① 자조   ② 평가
③ 자문   ④ 개입

⚙ ADVICE **자문**

   ⊙ 자문은 전문적 지식이 필요한 사람(피자문가)에게 전문적인 조언을 제공하는 것을 말한다. 임상심리학에서 자문은 병원, 진료소, 학교, 사업체 및 정부 기관과 같은 다양한 공동체 장면에서 특정 질문들과 문제에 대한 인간 행동의 지식과 이론을 응용하는 것을 말한다.

   ⊙ 자문은 자격 있는 심리 전문가들이 피자문가들과 관련된 문제의 쟁점들을 해결하고, 문제에 대한 능동적인 주체가 되어 피자문가들이 미래에 유사한 쟁점들을 효과적으로 다룰 수 있도록 관련 능력들을 강화해주는데 중점을 둔다.

2 행동평가 방법에 관한 설명으로 틀린 것은?

① 자연관찰은 참여자가 아닌 관찰자가 환경 내에서 일어나는 참여자의 행동을 관찰하고 기록하는 방법이다.
② 유사관찰은 제한이 없는 환경에서 관찰하는 방법이다.
③ 참여관찰은 관찰하고자 하는 개인이 자연스러운 환경에 관여하면서 기록하는 방식이다.
④ 자기관찰은 자신이 개인과 환경간의 상호작용에 관한 자료를 수집하도록 한다.

⚙ ADVICE **행동평가 방법**

   ⊙ 행동평가는 특정한 상황에서의 행동적 경향성, 즉 행동과 상황의 상호작용을 알아보려 하는 것이다.

   ⊙ **자연관찰**: 자연스러운 맥락 내에서 일어나는 행동을 그대로 관찰하여 기록하는 것이며, 특별한 제한없이 일상 활동을 관찰하기에 문제 행동에 대한 직접적인 정보를 들을 수 있다.

   ⊙ **자기관찰**: 자신의 행동을 객관적인 방법으로 관찰하고 기록하는 것이다. 표적행동이나 문제를 강화시키는 요인에 대한 이해를 제공한다.

   ⊙ **유사관찰(통제관찰)**: 인위적인 상황에 처하게 한 후 그 상황에서 관심 행동이 나타나도록 하는 것을 말한다. 참여관찰의 결함을 보완한 것으로, 관찰의 방식이 실험처럼 엄밀히 통제되어 있다.

   ⊙ **참여관찰**: 관찰대상이 되는 집단이나 개인의 일상 속으로 들어가서 실제 구성원이 되어 관찰을 수행한다. 관찰대상의 행위 동기, 구성원 간의 감정관계 등 외부로 나타나지 않은 사실까지 직접 경험하며 관찰할 수 있다.

3 임상심리사의 윤리에 어긋나는 행위는?

① 본인이 맡고 있는 상담사례에 대해 지도를 받기 위하여 지도감독자에게 상담의 내용을 설명한다.

② 내담자의 동의 없이 인적 사항을 포함한 상세한 상담 내용을 잡지에 기고한다.

③ 부모의 동의 하에 아동의 지능 검사 결과를 교사에게 알려준다.

④ 자살과 같은 위급한 상황에서 본인의 동의를 받지 못한 채 부모나 경찰에게 연락한다.

> ✪ ADVICE 임상심리사의 윤리 중 비밀 유지 및 노출(제17조)
> ㉠ 심리학자는 연구, 교육, 평가 및 치료과정에서 알게 된 비밀정보를 보호하여야 할 일차적 의무가 있다. 비밀 보호의 의무는 고백한 사람의 가족과 동료에 대해서도 지켜져야 한다.
> ㉡ 심리학자는 조직 내담자, 개인 내담자/환자를 대신해서 법적으로 권한을 부여받은 사람의 동의를 얻어 비밀정보를 노출할 수도 있다. 이는 전문적 연구 목적에 국한하여야 하며, 이 경우에는 실명을 노출해서는 안 된다.
> ㉢ 법률에 의해 위임된 경우, 또는 다음과 같은 타당한 목적을 위해 법률에 의해 승인된 경우에는 개인의 동의 없이 비밀 정보를 최소한으로 노출할 수 있다.
> • 필요한 전문적 서비스를 제공하기 위한 경우
> • 적절한 전문적 자문을 구하기 위한 경우
> • 내담자/환자, 심리학자 또는 그 밖의 사람들을 상해로부터 보호하기 위한 경우
> • 내담자/환자로부터 서비스에 대한 비용을 받기 위한 경우

4 인간 마음의 요소적 구조를 탐색하기 위하여 내성법을 사용하였던 초기 심리학파는?

① 구조주의

② 기능주의

③ 행동주의

④ 인본주의

> ✪ ADVICE 분트(Wundt)가 처음 주장한 구조주의는 내성법을 사용하여 사고의 기본 요소들을 발견하려 했다. 심리학은 과학적으로 의식을 연구하는 학문이고 경험의 세계를 연구한다는 입장이다.

5 Rorschach 검사의 모든 반응이 형태를 근거로 한 단조로운 반응이고, MMPI에서 8번 척도가 65T 이상으로 유의하게 상승되어 있는 내담자에 대한 설명으로 가장 적합한 것은?

① 우울한 기분, 무기력한 증상이 나타날 가능성이 크다.

② 망상, 환각이 나타나고 판단력이 저하되어 있을 가능성이 있다.

③ 타인을 믿고 신뢰하지 못하고 의처증 증상을 보일 가능성이 있다.

④ 회피성 성격장애의 특징을 보일 가능성이 있다.

> ✪ADVICE Rorschach 검사에서 형태를 근거로 한 반응을 순수형태반응(F)이라 한다. 반응과정에서 자극의 복잡성을 무시하고 가장 단순한 방식으로 반점의 형태만을 이용하여 반응한 것이다. 인지적 노력을 최소한으로 들인 반응이며, F 반응이 높을 경우 다소 경직되어 있고 주변의 상황들을 보지 못한 채 단순하게 사고할 가능성이 있다.
>
> ※ **척도 8, 정신분열증**(Sc : Schizophrenia) … 척도 8이 높은 사람들은 사람들로부터 소외되거나 고립되고, 받아들여지지 못한다고 느낀다. 또한 사회적으로 위축되어 있고 은둔적이며, 스트레스를 받을 때 백일몽(day-dreaming)이나 공상에 빠져드는 경우가 많다. 75T보다 높은 경우 심각한 정신적 혼란, 망상 수준의 기이한 사고, 환각, 판단력 상실 등의 문제를 보이는 정신병적 장애를 지닐 가능성이 있다.

6 현실치료에 관한 설명으로 가장 적합한 것은?

① 내담자가 더 현실적이고 실현 가능한 인생철학을 습득함으로써 정서적 혼란과 자기 패배적 행동을 최소화하는 것을 강조한다.

② 내담자의 좌절된 욕구를 알고 사람들과의 관계에서 새로운 선택을 함으로써 보다 성공적인 관계를 얻고 유지할 수 있음을 강조한다.

③ 현대의 소외, 고립, 무의미 등 생활의 딜레마 해결에 제한된 인식을 벗어나 가치에 대한 인식을 강조한다.

④ 가족 내 서열에 대한 해석은 어른이 되어 세상과 작용하는 방식에 큰 영향이 있음을 강조한다.

> ✪ADVICE **현실치료**(Glasser)
> ㉠ 과거와 미래보다는 현재의 행동을 중요시하고, 무의식세계보다는 의식세계와 현실지각을 중시하며, 사고와 행동의 책임이 개인에게 있음을 강조한다.
> ㉡ 내담자를 스스로 변화가능한 성장의 존재로 보고, 자신의 행동을 주도적으로 선택해서 책임지도록 돕는다.
> ㉢ 치료과정에서 내담자들이 자신의 삶에서 가치 있다고 생각하는 행동을 선택하고, 자신의 기본적 욕구들을 책임감있고 건설적인 방법으로 성취하도록 돕는다.
> ㉣ 상담과정의 치료모델로 WDEF를 정의하였고, W는 욕망과 욕구, D는 방향과 행위, E는 자아평가, 그리고 P는 계획을 나타낸다.

7 체계적 둔감절차의 핵심적인 요소는?

① 이완

② 공감

③ 해석

④ 인지의 재구조화

⭐ADVICE 체계적 둔감법은 불안과 공포를 일으키는 자극의 위계를 설정하여 낮은 단계부터 노출시켜 불안 반응과 함께 있을 수 없는 이완 반응을 연합함으로써 불안 혹은 공포자극의 영향을 감소 및 둔감시키는 방법을 말한다. 이 때 심상을 통해 불안, 공포를 일으키는 상황에 노출시킨다.

8 내담자와의 면접에서 중요한 기법 중 하나인 경청에 대한 설명과 가장 거리가 먼 것은?

① 반응하기에 앞서 내담자가 말할 충분한 시간을 준다.

② 대수롭지 않은 내용을 말할 때는 도움이 될 만한 충고를 생각하며 듣는다.

③ 내담자와 자주 눈을 맞추고 주의를 기울인다.

④ 가능한 한 내담자의 말을 끊고 반응하는 행동을 하지 않는다.

⭐ADVICE 면접의 필수 요소로는 라포 형성, 효과적 경청 기술, 효과적 의사소통, 행동관찰 및 적절한 질문하기가 포함된다. 라포 형성을 위해 임상가는 깊은 주의, 열린 자세, 적극적 경청, 판단 및 비판하지 않는 태도가 필요하며, 지지적, 전문적, 존중되는 환경이 필요하다.

9 행동평가에서 강조하는 내용을 모두 고른 것은?

> ㉠ 행동평가는 행동주의 심리학 또는 행동치료에 이론적 근거를 두고 있다.
> ㉡ 행동평가에서는 행동의 중요한 원인으로 특성을 강조한다.
> ㉢ 행동평가에서는 문제행동뿐만 아니라 문제행동이 일어나기 쉬운 특수한 자극상황도 평가한다.
> ㉣ 행동평가는 특수한 상황에서 나타나는 환자의 구체적인 행동, 사고, 감정 및 생리적 반응에 관한 자료를 수집한다.

① ㉠㉢

② ㉠㉡㉣

③ ㉠㉢㉣

④ ㉡㉢㉣

⭐ADVICE 행동평가

㉠ 행동평가는 행동주의 이론에 근거를 두고 있다.

㉡ 특수한 상황에서 나타나는 개인의 구체적인 행동, 사고, 감정 및 생리적 반응에 관심을 가지며 이를 기술적인 용어로 설명한다.

㉢ 개인적 요인 및 상황적 요인이 문제행동과 상호교환적으로 영향을 미친다고 주장한다.

㉣ 행동의 결과 뿐만 아니라 선행사건들, 즉 관심행동을 이끈 선행조건에 대해 분석한다. 선행사건은 특정 행동을 표출하게 하는 기회를 제공하며, 결과는 행동을 유지하거나 강화한다.

㉤ 행동평가에서는 관찰해야 할 분명한 표적행동을 규명해야 하며, 이를 위해 표적행동에 대한 조작적 정의가 필요하다.

답 5.② 6.② 7.① 8.② 9.③

10 뇌의 편측화 효과를 측정할 수 있는 대표적 방법은?

① 미로검사   ② 이원청취기법
③ Wechsler 기억검사   ④ 성격검사

> ✪ ADVICE   **이원청취기법**(dichotic listening) … 피험자에게 서로 다른 메시지를 각 귀에 하나씩 들려준 다음, 메시지를 얼마나 잘 회상하는지를 측정하는 과제이다. 이 과제에서 대부분 오른쪽 귀에 제시된 단어를 더 잘 회상하는 경향을 보였다. 이는 좌반구에 먼저 메시지가 도달하기 때문에 좌반구가 언어능력과 관련 있다는 것을 설명한다.

11 정신상태검사(mental status examination)에서 파악하는 항목과 가장 거리가 먼 것은?

① 감각기능 : 의식상태, 주의력, 기억력 등
② 인지기능 : 내담자의 치료 동기의 파악
③ 지각장애 : 착각, 환각의 유무 등
④ 지남력 : 시간, 장소, 사람

> ✪ ADVICE   **정신상태검사 항목**
> ㉠ **전반적인 외모, 태도 및 행동** : 복장, 위생상태, 얼굴표정, 상동증 및 강박적 행동 유무
> ㉡ **기분 상태** : 현재 감정 상태, 환자의 기분이 현재 상태에 적합한지 또는 기분의 정도가 타당한지 등을 알아본다.
> ㉢ **지각 상태** : 착각이나 환각의 유무
> ㉣ **사고의 상태 및 사고 내용**
> ㉤ **의식 및 인지기능** : 의식상태, 지남력, 주의집중력, 지식, 기억력, 판단력
> ㉥ **병식**

12 다음 (　)에 알맞은 방어기제는?

> 중현이는 선생님께 꾸중을 들어 기분이 매우 좋지 않았다. 집으로 돌아온 중현이에게 동생이 밥을 먹을 것인지 묻자, "네가 상관할 거 없잖아!"라고 소리를 질렀다. 중현이가 사용하고 있는 방어기제는 (　　　)이다.

① 행동화   ② 투사
③ 전위   ④ 동일시

> ✪ ADVICE   ① **행동화**(acting out) : 자신의 욕구와 충동을 행동으로 표출하는 것이다.
> ② **투사**(projection) : 자신이 지닌 욕구를 다른 대상이 지닌 것으로 간주한다.
> ③ **전위**(displacement) : 어떤 대상에게 향했던 감정을 전혀 다른 대상으로 옮겨 표출하는 것을 말한다.
> ④ **동일화**(identification, 동일시) : 자신이 존경하는 대상과 강한 정서적 유대를 형성하여 모방함으로써 만족을 추구하는 것이다.

13 Bergan과 Kratochwill은 임상심리사의 자문과 관련하여 10가지 자문 모형을 밝히고, 자문 과정을 5가지 핵심 문제로 분류하였는데, 다음 중 핵심 문제가 아닌 것은?

① 자문가의 책임
② 목표
③ 초기 면담
④ 지식 기반

⭐ADVICE Bergan과 Kratochwill이 제시한 행동 자문
ⓐ 학교에서 가장 널리 적용되고 있으며, 가장 확고한 실증연구 기반을 갖춘 학교 자문 모델이다.
ⓑ 행동주의적 원리와 절차에 기반을 두고 있으며, 내담자 행동의 직접 관찰과 경험적으로 타당화된 개입안의 실행, 개입안의 체계적 평가를 통한 의사결정 및 효과 검증을 강조한다.
ⓒ 행동자문은 4단계의 구조화된 문제해결절차(문제확인 → 문제분석 → 개입실행 → 개입평가)를 따라 진행되므로 문제해결자문이라고도 불린다.

14 골수 이식을 받아야 하는 아동에게 불안과 고통에 대처하도록 돕기 위하여 교육용 비디오를 보게 하는 치료법은?

① 유관관리 기법
② 역조건 형성
③ 행동시연을 통한 노출
④ 사회학습법

⭐ADVICE 반두라(Bandura)의 사회학습이론
ⓐ 타인의 행동을 관찰한 결과로 인해 학습이 이루어진다고 보았다.
ⓑ 관찰학습은 모델링(modeling)할 행동에 주의집중하고 기억을 해야 하며, 이를 어떤 동기에 의해 행동으로 전환해야 한다.

15 아동기에 기원을 둔 무의식적인 심리적 갈등에서 이상행동이 비롯된다고 가정한 조망은?

① 행동적 조망
② 인지적 조망
③ 대인관계적 조망
④ 정신역동적 조망

⭐ADVICE ④ 역동적 조망 : 이상행동의 근원적 원인을 어린 시절의 경험에 뿌리를 둔 무의식적 갈등에서 찾는다.
① 행동적 조망 : 인간의 행동은 환경으로부터 학습된 것으로 보며, 이상행동 또한 고전적 조건형성, 조작적 조건형성, 사회적 학습 등을 통해 형성되고 유지된다고 본다.
② 인지적 조망 : 이상행동은 자신과 세상에 대해 부정적이고 왜곡된 의미를 부여하는 부적응적인 이지활동에서 기인한다고 주장한다.
③ 대인관계적 조망 : 초기 아동기 경험은 자기표상과 대상표상의 형성에 중요하며, 이는 성장 후의 대인관계에 미친다고 주장한다.

답 10.② 11.② 12.③ 13.③ 14.④ 15.④

16 행동의학에서 주로 다루는 주제로 가장 적합한 것은?

① 공황발작   ② 외상 후 스트레스 장애

③ 정신분열병의 음성 증상   ④ 만성통증 관리

> ⭐ADVICE **행동의학(behavioral medicine)**
> ㉠ 건강이나 질병에 관련된 행동과학적, 생물의학적 지식과 기술을 개발하고, 이러한 지식과 기법들을 예방, 진단, 치료 및 재활에 적용하는 학제 간 분야를 말한다.
> ㉡ 건강을 증진시키고 질병을 치료하기 위해 의학과 연계하며, 심리학과 행동과학을 활용하는데 목적을 둔다.

17 주로 과음, 흡연, 노출증 등의 문제를 해결하기 위해 활용되어지는 치료적 접근법은?

① 정신분석   ② 체계적 둔감법

③ 혐오치료   ④ 명상치료

> ⭐ADVICE **혐오치료** … 내담자의 바람직하지 않은 행동에 대해 강력한 회피반응을 일으키도록 자극을 제시하는 것이다. 증상이 나타날 때마다 고통스러운 혐오자극을 가하여 문제행동을 처벌하면서, 동시에 대처할 수 있는 다른 행동을 강화해 줄 때 효과가 크다. 중독 및 성도착증 치료에 주로 사용되고 있다(구토유발 약물＋문제행동 연합).

18 행동치료에 관한 설명으로 틀린 것은?

① 평가와 치료가 직접적으로 연관된다.

② 문제 행동의 기저 원인에 중요성을 둔다.

③ 모든 사례에 동일한 기법을 적용하기보다는 개별화된 평가와 개입을 한다.

④ 평가의 치료 절차가 구체적이고 분명하다.

> ⭐ADVICE **행동치료의 특징**
> ㉠ 문제 행동을 치료하기 위해 기저 원인보다 학습이론을 체계적으로 적용하는 것을 말한다.
> ㉡ 대부분의 비정상적인 행동은 학습을 통해 획득하고 유지되는 것으로 가정하고, 그 행동을 소거하거나 바람직한 행동을 새롭게 학습하도록 돕는다.
> ㉢ 내담자의 문제 행동의 발생 원인을 파악하기 위해 과거를 탐색하기 보다는 객관적인 행동관찰을 통해 문제 행동을 지속하게 하는 요인을 파악하고 이를 변화시킨다.
> ㉣ 행동치료는 객관적으로 관찰할 수 있는 측정 가능한 행동을 치료목표로 설정하고, 구체적이고 체계적인 절차를 사용한다.
> ㉤ 효과성, 성과 및 진전 정도를 객관적으로 평가하며 내담자가 변화시켜야 할 문제 행동을 잘 수정할 수 있는 방법을 제공한다.
> ㉥ 현재의 행동치료는 고전적 조건형성, 조작적 조건형성, 사회학습 이론뿐 아니라 개인과 환경 간의 상호작용에만 초점을 두지 않고 인간의 인지적 요인을 강조하고 변화를 돕는 인지행동치료로 발전하였다.

19 자신의 초기 경험이 타인에 대한 확장된 인식과 관계를 맺는다는 가정을 강조하는 치료적 접근은?

① 대상관계이론　　　　　　　　　　② 자기심리학

③ 심리사회적 발달이론　　　　　　　④ 인본주의

⭐ ADVICE **대상관계이론**

    ㉠ 멜라니 클라인(Melanie Klein)이 제시한 대상관계이론에서 인간은 관계를 만들고 유지시키고자 하는 욕구에 의해 동기화되며, 대상과 형성하는 관계의 질에 따라 개인의 심리내적 특성이 크게 좌우된다고 보았다.

    ㉡ 초기 양육자와의 대상관계, 즉 양육자의 대상 이미지, 어머니에게 돌봄을 받는 자기 이미지, 대상 이미지와 자기 이미지의 관계에 대한 내면화가 성격과 자아발달에 영향을 준다고 보았다.

    ㉢ 가장 심각한 공포와 불안은 개인의 내적 갈등으로 발생하는 것이 아니라 대상관계의 상실이나 왜곡이 있을 때 발생하며, 치료자와 새로운 긍정적 대상관계를 경험하게 될 때 내담자의 내적 대상 표상은 성숙하게 변화될 수 있다고 보았다.

    ㉣ 치료적 과정에서 안아주는 능력(holding), 공감적 이해, 반영, 견디어 주는 능력이 중요하다고 보았으며, 치료자가 충분히 좋은 어머니 역할이 되어주는 것을 통해 치료가 이루어진다고 보았다.

20 생물학적 조망에 대한 설명과 가장 거리가 먼 것은?

① 행동과 기질적 기능간의 상호작용에 초점을 맞추고 있다.

② 마음과 몸은 하나의 복잡한 실체의 두 측면이다.

③ 심리적인 스트레스와 신체적인 질병은 서로 영향을 미치는 경우가 거의 없다.

④ 관찰 가능한 표현형은 그 사람의 유전인자와 연관된 경험의 산물이다.

⭐ ADVICE **생물학적 조망**

    ㉠ 생물학적 관점은 인간의 행동에 미치는 정신작용을 신경계의 구조와 기능 및 신경세포의 활동으로 설명하고자 한다.

    ㉡ 행동은 신체내부, 특히 뇌와 신경계통에서 일어나는 전기적, 화학적 작용을 중심으로 하는 신경생리학적 기제로 설명하였다.

    ㉢ 정상행동과 이상행동은 개인의 생리적 조건에 따라 규정될 수 있으며, 이러한 생리적 조건들은 유전적으로 결정되어질 수 있다고 보았다.

    ㉣ 지각, 감정, 사고, 활동 등은 뇌의 작용에 의한 것이며, 신경계통과 내분비계통의 상호관련성이 행동의 기초가 된다고 보았다.

    ㉤ 생물학적 접근은 신경계와 내분비계가 인간의 심리, 행동과 밀접하게 관련되어 있다는 사실을 실증적으로 검증하였다.

답 16.④　17.③　18.②　19.①　20.③

1 인지행동상담에서 사용하는 스트레스 접종방법이 아닌 것은?

① 재구조화 연습   ② 이완훈련

③ 심호흡 연습   ④ 인지 재교육

> ⭐ADVICE **스트레스 접종 훈련**
> ㉠ 마이켄바움(Meichenbaum)의 스트레스 접종 훈련은 인지적 대처기술과 생리적 대처기술을 포함한 포괄적인 처치 방법으로서 자기 지시적 훈련을 통한 근육 이완과 동시에 적응적 자기 진술로 구성되어 있다.
> ㉡ 숙련된 수행에 관한 심리적 스트레스의 효과에 대한 교육을 하는 교육 국면, 대처기술을 이용하여 훈련하는 시연 국면, 그리고 중간 이하의 스트레스 상황에서 대처기술을 실행하는 적용 국면의 세 가지 단계로 구분된다.
> ㉢ 교육 국면은 간단한 이완 방법, 자기둔감화 절차 등을 가르치며, 시연 국면은 수행과 무관한 두려움을 최소화하고 긍정적인 자기 지시를 사용하도록 유도하는 것이다. 자기 진술은 스트레스 원에 대처할 준비 방법을 개발하거나 스트레스 원을 조정하고 이에 대처하는 방법, 압도적인 기분에 대처하는 방법, 효과적인 대처를 위해 자기 진술을 강화하는 방법 등이 있다.

2 접촉, 지금-여기, 자각과 책임감 등을 중시하는 치료 이론은?

① 인간중심적 치료   ② 게슈탈트 치료

③ 정신분석   ④ 실존치료

> ⭐ADVICE **게슈탈트 치료**
> ㉠ **알아차림**(awareness, 자각) : 인간이 자신의 욕구나 감정을 지각하여 게슈탈트로 형성하여 전경으로 떠올리는 행위를 의미한다.
> ㉡ **접촉**(contact) : 인간이 환경과 상호작용하는 행위로, 유기체가 에너지를 동원하여 실제로 환경과 만나는 행위를 접촉이라 한다. 접촉은 알아차림과 함께 서로 보완적으로 작용하여 '게슈탈트 형성-해소'의 순환 과정을 도와 유기체의 성장에 기여한다.
> ㉢ **지금-여기**(here and now) : 현재를 음미하고 경험하는 과정으로 기억되는 것보다 지금-여기의 현실에 무엇이 존재하고 일어나는지를 경험하는 것이다.
> ㉣ **미해결 과제**(unfinished business) : 완결되지 못한 게슈탈트를 의미, 슬픔, 불안, 두려움, 분노, 원망, 죄의식 등과 같이 명확히 표현되지 못한 감정들을 포함한다. 표현되지 못한 감정은 개인의 의식 배후에 자리하여 효율적으로 접촉하는 것을 방해한다.
> ㉤ **회피**(avoidance) : 미해결 과제나 이와 관련된 상황과 감정을 경험하지 않으려고 피하는 것을 말한다.

3 사회공포증 극복을 위한 집단치료 프로그램에서, 불안을 유발하기 때문에 지금까지 피해왔던 상황을 더 이상 회피하지 않고 그 상황에 직면하게 하는 일종의 행동치료기법은?

① 노출훈련

② 역할연기

③ 자동적 사고의 인지재구성 훈련

④ 역기능적 신념에 대한 인지 재구성 훈련

> ⭐ADVICE **노출훈련** … 내담자가 두려워하는 자극이나 상황에 반복적으로 노출시켜 직면하게 함으로써, 자극과 상황에 대한 불안을 감소시키는 방법이다. 노출법에는 실제상황 노출법, 상상적 노출법, 점진적 노출법, 급진적 노출법이 있다.

4 도박중독에 관한 설명으로 가장 적합한 것은?

① 원하는 흥분을 얻기 위해 액수를 낮추면서 도박을 한다.

② 정상적인 사회생활에는 큰 지장이 없다.

③ 도박을 중단하면 금단증상이 나타나며, 심하면 자살을 초래한다.

④ 도시보다 시골지역에 많으며, 평생 유병율은 5% 정도로 보고되고 있다.

> ⭐ADVICE **도박중독 진단기준** … 12개월 동안 다음 중 4개 이상의 항목에 해당하는 도박행동이 지속적이고 반복적으로 일어나서 사회적·직업적 부적응을 초래해야 한다.
> A. 원하는 흥분을 얻기 위해서 점점 더 많은 액수의 돈을 가지고 도박을 하려고 한다.
> B. 도박을 줄이거나 중단하려고 시도할 때는 안절부절못하거나 신경이 과민해진다.
> C. 도박을 통제하거나 줄이거나 중단하려는 노력이 매번 실패로 돌아간다.
> D. 도박에 집착한다(예 도박했던 기억을 계속 떠올리고, 다음 번 도박의 승산을 예상하거나 계획하고, 도박으로 돈을 벌 수 있는 방법을 생각한다).
> E. 정신적인 고통을 느낄 때마다 도박을 하게 된다.
> F. 도박으로 돈을 잃고 나서 이를 만회하기 위해 다음날 다시 도박판으로 돌아간다.
> G. 도박에 빠져 있는 정도를 숨기기 위해 거짓말을 한다.
> H. 도박으로 인해서 중요한 대인관계, 직업, 교육이나 진로의 기회를 위태롭게 하거나 상실한다.
> I. 도박으로 인한 어려운 경제 상태에서 벗어나기 위해서 다른 사람에게 돈을 빌린다.

답 1.④ 2.② 3.① 4.③

5 심리재활 프로그램인 집단치료가 가지는 장점과 가장 거리가 먼 것은?

① 다른 집단 구성원에게 도움을 준다는 만족감을 경험할 수 있다.
② 효과적인 대화기술을 익히는 기회가 된다.
③ 고민하는 비슷한 문제들에 대해 다양한 해결책을 찾아볼 수 있다.
④ 항상 참여할 수 있고 자유롭게 다른 일정과 병행할 수 있다.

⭐ADVICE 여러 사람이 함께 참여하므로, 항상 참여하거나 자유롭게 일정을 변경하기는 어렵다.

6 집단상담에 대한 설명으로 가장 적합한 것은?

① 집단 크기, 기간, 집단 성격, 프로그램 등을 미리 결정해야 한다.
② 집단상담에서는 개인상담에 있는 접수면접과 같은 단계는 생략된다.
③ 집단에서 상담자는 조언을 사용해서는 안 된다.
④ 만성적 우울증을 가진 내담자로 이루어진 집단은 자조집단에 어울린다.

⭐ADVICE 집단상담
ㄱ 집단상담은 비교적 정상 범위에 속하는 사람들이 집단을 구성하여 상담자와 함께 집단구성원간의 상호작용을 통해 자기이해와 수용을 경험하고 개인의 문제를 해결해 나감으로써 보다 성숙한 모습으로 성장하도록 조력하는 것이다.
ㄴ 자조집단은 유사한 문제를 가진 사람들이 자발적으로 함께 모여 자신들의 공통된 문제에 대해 서로 경험을 나누고 도움과 지지를 제공함으로써 문제를 해결해 나간다. 비전문가들이 이끌어가며, 집단구성원들 상호간의 원조를 목적으로 구성이 된다.
ㄷ 집단의 치료적 효과(Yalom)는 희망의 고취, 보편성, 이타심, 정보 전달, 1차 가족집단의 교정적 재현, 사회기술의 발달, 모방행동, 대인관계 학습, 정화, 집단 응집력, 실존적 요인들이 있다.
ㄹ 집단상담의 장점은 시간 및 비용의 절감, 구체적 실천의 경험, 소속감과 동료 의식, 관찰 및 경청이 있다. 단점으로는 대상의 부적합성, 집단의 압력, 비밀보장의 어려움이 있다.
ㅁ 집단상담은 도입단계, 준비단계, 작업단계, 종결단계 4단계 과정으로 이루어진다.

7 교류분석상담에서 성격이나 일련의 교류들을 자아상태 모델의 관점에서 분석하는 것은?

① 구조분석
② 기능분석
③ 교류패턴분석
④ 각본분석

> ⭐ADVICE **교류분석상담 중 구조분석**
> ㉠ 교류분석은 번(Berne)에 의해 창시된 이론으로 의사거래 분석으로도 불린다. 각 개인의 자아 상태를 토대로 상대방과 어떻게 의사소통하는지를 분석하는 이론이다.
> ㉡ **구조분석** : 자아 상태는 부모 자아, 성인 자아, 아동 자아로 구성되어 있으며, 상태마다 고유한 사고, 감정, 행동적 특성이 존재한다.
> • 부모 자아(P ; Parent ego state) : 주로 중요한 인물의 영향을 받아 형성된다. 부모나 형제, 혹은 중요한 인물들의 행동이나 태도를 모방하고 학습하여 내면화된다.
> • 성인 자아(A ; Adult ego state) : 객관적으로 현실 세계를 파악하며 합리적 사고와 행동을 취한다. 다른 자아 상태에서 정보를 수집하고 합리적으로 판단한다.
> • 아동 자아(C ; Child ego state) : 어린 시절의 감정적 반응체계의 흔적들로 충동적이다. 출생 후 5세경까지 외부 사건들에 대한 감정적 반응체계가 내면화된다.

8 Glasser의 현실요법 상담이론에서 가정하는 기본적인 욕구가 아닌 것은?

① 생존의 욕구
② 권력에 대한 욕구
③ 자존감의 욕구
④ 재미에 대한 욕구

> ⭐ADVICE **현실요법 상담이론**
> ㉠ 글래서(Glasser)가 창시한 현실치료는 인간이 자신의 욕구를 충족하기 위해 행동하며, 그러한 행동은 인간이 스스로 선택하고 결정한 것이라는 점을 강조한다.
> ㉡ **인간의 기본욕구** : 인간은 선천적으로 5가지 기본욕구를 갖고 태어난다고 보고, 이러한 욕구들을 충족시키기 위해 적절한 행동을 선택하게 된다
> • 생존(survival) : 의식주를 비롯하여 개인의 생존과 안전을 위한 신체적 욕구를 의미한다.
> • 사랑(love) : 다른 사람과 애정을 주고 받고 집단에 소속되고자 하는 욕구를 말한다.
> • 권력(power) : 성취를 통해 자신에 대한 유능감과 가치감을 느끼며 힘과 권력을 추구하려는 욕구이다.
> • 자유(freedom) : 자율적인 존재로 자유롭게 행동하고자 하는 욕구이다.
> • 재미(fun) : 즐겁고 재밌는 것을 추구하며 새로운 것을 배우려는 욕구를 의미한다.

答 5.④ 6.① 7.① 8.③

9 다음 상담치료에서 사용된 상담 기술은?

> 내담자 : 당신은 나에 대해 모든 것을 아는 것처럼 행동하지만, 당신은 아무 것도 몰라요.
> 상담자 : 내가 당신의 아버지를 기억나게 하는 것은 아닌지 의문스럽군요. 당신은 아버지가 모든 것을 아는 것처럼 행동한다고 말했었지요.

① 재진술
② 직면(도전)
③ 해석
④ 감정반영

★ ADVICE ① **재진술(paraphrasing)** : 내담자의 메시지 내용에 초점을 두고 내담자가 말한 바를 바꿔 말하는 것이다. 환언 또는 부연하기라고도 한다. 재진술함으로써 내담자의 입장을 이해하기 위해 노력하고 있다는 모습을 전달하며, 내담자는 자신의 생각을 구체화할 수 있게 된다. 재진술은 보통 내담자가 한 말보다 수가 적으나 유사한 단어를 포함하며 그 내용에 있어서 더 구체적이고 분명한 편이다(**예** "지금 당신이 한 말은 ~하다는 말인가요?").
② **직면(confrontation)** : 내담자의 말이나 행동이 일치하지 않은 경우 또는 내담자의 말에 모순점이 있는 경우 상담자가 그것을 지적해주는 것이다. 내담자의 강한 감정적 반응을 유발할 수 있으므로 충분한 라포가 형성되고 내담자가 받아들일 준비가 되었을 때 배려와 함께 사용해야 한다(**예** "당신은 활짝 웃고 있지만, 다리를 계속해서 떨고 있군요" → 행동과 행동 간의 불일치, "당신은 친구와 친하게 지내고 싶다고 하면서 친구의 연락을 피하는군요" → 욕구와 행동 간의 불일치).
③ **해석(interpretation)** : 내담자가 새로운 방식으로 자신의 문제를 돌아볼 수 있도록 내담자가 경험한 사건들과 행동, 감정, 생각 등의 의미를 설명해주는 것이다. 반드시 가설적 형태로 내담자에게 전달해야 하며 충분한 라포가 형성되었을 때 신중히 사용해야 한다.
④ **반영(reflection)** : 상담자가 내담자의 행동 속에 내재된 내면의 감정을 정확하게 파악하여 내담자에게 전달해주는 것을 말한다. 상담자는 반영을 통해 내담자의 태도를 거울에 비추어 주듯이 보여줌으로써 내담자의 자기 이해를 도와줄 뿐 아니라 내담자로 하여금 이해받고 있다는 인식을 전달해준다(**예** "당신은 ~을 이야기하는 것 같군요", "당신은 ~을 느끼고 있군요")

10 성폭력 피해자와의 상담에 대한 설명으로 틀린 것은?

① 상담자는 내담자가 성에 대해 무지하다는 가정을 갖고 상담을 시작하면 관계형성에 어려움이 생긴다.

② 상담자는 피해자가 취해야 할 역할행동을 검토함으로써 필요한 대인관계를 익히도록 돕는다.

③ 먼저 내담자 스스로 자기 패배적 사고방식과 언어표현을 깨닫게 해주는 것이 중요하다.

④ 강간피해자들을 위한 상담의 첫 단계 목표는 신뢰적 관계형성, 우선적 관심사 처리, 지속적 상담 준비이다.

ADVICE 성 문제 상담의 지침

㉠ 내담자의 성문제를 다루기 전에 상담자 스스로 성에 대한 인식과 가치관이 확립되어 있어야 한다. 학습과 경험을 통해 보편적이며 사회문화적 관습에 적절한 이성관, 성 역할에 대한 기대, 성욕 및 성 행동에 대한 인식이 있어야 한다.

㉡ 인간의 성에 관한 올바른 윤리관이 확립되어 있어야 하고 성에 관한 기본적인 지식을 갖추고 있어야 한다.

㉢ 성 문제는 지극히 사적인 영역으로 도움을 요청하기까지 많은 용기가 필요하다. 내담자가 불안이나 부끄러움, 죄의식을 느끼지 않도록 상담자는 침착하고 솔직하며 개방적인 자세로 임해야 한다.

㉣ 상담자는 내담자가 성에 관해 거의 모르는 것으로 가정하는 것이 상담에 도움이 된다.

㉤ 성 문제 상담과정에서 자신의 전문가적 한계를 인식하고 그 한계를 넘어서는 상담을 하지 않도록 한다. 효과적인 성 문제 해결을 위해 다른 전문가에게 의뢰할 수 있는 준비를 갖추고 있어야 한다.

㉥ 성 문제에 관한 도움을 요청하는 내담자들이 보이는 위장적, 회피적인 태도에 대처할 수 있어야 한다. 자신의 성 문제를 꺼내려 하지 않는 경우 성에 관한 일반적 화제를 가지고 이야기를 시작하는 것이 효과적이다.

㉦ 성에 관한 상담자 자신의 가치관이나 견해를 내담자에게 알리거나 주입하려고 해서는 안 된다.

※ **성폭력 상담의 주요 목표**

㉠ 성폭력 피해자가 피해로 인해 가질 수 있는 부정적인 자존감을 회복하도록 하며, 무력감에서 벗어나 자신의 삶을 살아가도록 돕는다.

㉡ 성폭력 피해로 인한 상처가 지속될 것이라는 두려움이나 미래에 대한 불확실성에서 벗어나도록 하여 건강한 삶에 대한 희망을 가질 수 있도록 돕는다.

㉢ 안전한 분위기에서 심리적 안정감을 찾을 수 있도록 하면서 효과적인 외상치료가 이루어지도록 돕는다.

㉣ 치료를 통해 내면의 억압된 분노와 피해감정을 잘 표현하고 다룰 수 있도록 돕는다.

㉤ 분노조절훈련, 문제해결훈련, 스트레스관리, 사회기술훈련 등을 통해 일상생활로의 복귀를 돕는다.

답 9.③ 10.①

11 현대 상담에 대한 접근과 가장 거리가 먼 것은?

① 다소 복잡하고, 역사적이고 이론적인 시야 등 이 분야의 종합적인 통찰을 얻어야 한다.
② 상담 접근 방식들의 주된, 공통된, 효과적인 요소가 무엇일지에 대해 생각해야 한다.
③ 통합적인 상담 방식보다 특정 상담 방식을 고수해야 한다.
④ 상담 접근 방식들 간의 핵심적인 차이에 대해 논의해야 한다.

> ✪ ADVICE 현대 상담에서는 특정 상담방식을 고수하기보다는 사례에 따라 적절히 통합하는 통합적 접근 방식을 취한다.

12 전화상담이 가장 효과적인 경우는?

① 심한 정신질환이 있는 경우
② 만성적인 문제가 있는 경우
③ 스스로 문제를 해결할 능력이 없는 경우
④ 남과 얼굴 대하기를 꺼려하는 경우

> ✪ ADVICE **전화상담 방법**
> ㉠ **성실한 경청**: 내담자의 말을 성실하게 경청하며 상담자의 사고방식, 언행과 일치하는 반응을 보여준다.
> ㉡ **공감적인 이해의 전달**: 내담자의 입장에서 내담자의 문제를 이해하여 전달한다.
> ㉢ **인간적 선택의 존중**: 독립된 개인으로서 내담자를 존중하는 태도를 표시한다.
> ㉣ **개방적 태도와 반응**: 상담자 자신에 관한 것을 적절한 때에 적절한 내용으로 공개해 줌으로써 내담자가 자기노출을 할 수 잇도록 유도한다.
> ㉤ **구체적인 반응**: 포괄적인 서술보다는 처해 있는 상황에 대한 자신의 감정과 관련된 주체에 초점을 맞춰 구체적인 반응을 한다.
> ㉥ **현실 직면 유도**: 내담자가 분명히 말하지 않고 있거나 의식하지 못하고 있는 생각, 욕망, 분노 등의 감정을 상담자가 솔직하게 지적한다.
> ※ **전화상담을 이용하는 내담자의 특성**
> • 자신의 신분을 노출시키지 않은 채 도움을 요청하는 경우
> • 대면상담에 대해 거부감을 느끼는 경우
> • 시간상, 거리상, 생활상의 이유로 직접 찾아가서 상담하기 어려운 경우
> • 자살 시도 등의 응급상황에서 누군가와 이야기를 나누고 싶어 하는 경우

13 인간중심치료 이론에서 치료자가 취해야 할 태도로 가장 적합한 것은?

① 저항의 분석   ② 체험에의 개방
③ 솔직성   ④ 무조건적 반영

ADVICE 로저스는 내담자의 변화를 위해 상담자가 가져야 할 태도로 세 가지를 강조하였다.

⊙ **일치성(congruence)** : 상담관계에서 상담자가 순간순간 경험하는 자신의 감정이나 태도를 있는 그대로 솔직하게 인정하고 개방하는 것을 말한다. 내담자의 치료적 성장을 촉진하는 가장 중요한 상담자의 태도로 진솔성, 진실성이라고도 한다.

ⓒ **무조건적 긍정적 존중(unconditional positive regard)** : 가치의 조건화를 버리고 조건 없이 내담자를 수용하고 존중하는 것을 의미한다. 내담자의 생각, 감정, 행동에 대해 어떤 판단이나 평가도 내리지 않고 내담자를 있는 그대로 수용하고 존중하는 것이다.

ⓒ **공감적 이해(empathic understanding)** : 상담자가 마치 내담자가 된 것처럼 그의 심정을 느껴보고, 내담자가 경험하는 주관적 세계를 정확하고 깊이 있게 이해하는 것을 의미한다. 내담자의 관점에서 그가 생각하고 느끼는 내면적 경험을 이해하려 노력하는 것이 중요하다.

14 상담자가 상담과 관련하여 내담자에게 제공해야 할 정보와 가장 거리가 먼 것은?

① 상담시간과 요금
② 상담자의 특성과 훈련
③ 상담을 거부할 수 있는 권리
④ 비밀보장의 한계

ADVICE 상담 구조화
- 상담 구조화란 상담의 효과를 최대화하기 위해 상담관계의 본질, 제한점, 목표 등을 규정하고 상담자와 내담자의 역할 및 책임, 바람직한 태도 등의 윤곽을 명확하게 하는 것이다.
- 구조화의 방법으로는 시간의 제한, 행동의 제한, 상담자 역할의 구조화, 내담자 역할의 구조화, 상담 과정 및 목표의 구조화, 비밀 보호의 원칙 및 한계 등이 있다.

15 게슈탈트 상담에 대한 중요한 비판점으로 가장 적합한 것은?

① 성격의 인지적 측면을 무시한다.
② 내담자의 삶을 무시하거나 가치를 떨어뜨릴 수 있다.
③ 자신들의 사고를 강요할 수도 있다.
④ 내담자가 심리적 손상을 입을 가능성이 많다.

ADVICE 게슈탈트 상담의 장·단점

⊙ 게슈탈트 상담의 장점
- 내담자의 문제해결만을 목적으로 하는 것이 아닌 내담자의 성장을 고려한다.
- 내담자에게 자기 자신에 대한 실존적 경험을 제공한다.
- 부적응행동의 원인이 되는 과거의 사건을 '지금-여기'로 가져와서 생생하게 처리한다.
- 꿈의 현실로의 재현을 통해 그것에 담긴 실존적 메시지를 깨닫도록 한다.

ⓒ 게슈탈트 상담의 단점
- 인간의 발달과정에 대한 이론적 연구가 미흡하다.
- 기법과 기술을 중요시하는 반면, 상담치료자와 내담자 간의 관계를 소홀히 한다.
- 경험에 대한 각성에 있어서 사고에 의한 인지적 요소를 간과하며, 사회화 영향을 소홀히 한다.
- 내담자에 대한 치료의 과정 및 결과에 대한 평가 등이 세부적이고 체계적으로 이루어지지 못한다.

답 11.③ 12.④ 13.③ 14.② 15.①

16 진로상담의 일반적인 원리와 가장 거리가 먼 것은?

① 만성적인 미결정자의 조기발견에 특히 유념해야 한다.

② 경우에 따라서는 심리상담을 병행하면 더욱 효율적이다.

③ 최종결정과 선택은 상담자가 분명하게 정해주어야 한다.

④ 내담자에 대한 기본적인 신뢰와 공감적 이해는 진로상담에서도 중요하다.

> ⭐ADVICE **진로상담**
> ㉠ **진로상담** : 개인의 진로발달을 촉진시키거나 진로계획, 진로 및 직업의 선택과 결정, 실천, 직업 적응, 진로 변경 등의 과정을 돕기 위한 조력활동을 의미한다. 최종결정과 선택은 내담자가 하는 것이다.
> ㉡ **진로 및 직업상담의 일반적 목표**
> • 내담자가 이미 결정한 직업적 선택과 계획을 확고하게 해준다.
> • 내담자 개인의 직업적 목표를 명백히 해준다.
> • 내담자로 하여금 자신의 자아와 직업세계에 대해 구체적으로 이해할 수 있도록 하며, 새로운 사실을 발견하도록 돕는다.
> • 내담자에게 직업선택 및 진로의사 결정능력을 기르도록 해준다.
> • 내담자에게 직업선택과 직업 생활에서의 능동적인 태도를 함양하도록 해준다.

17 상담 초기 단계에서 사용하기에 가장 적합한 기법은?

① 경청   ② 자기개방
③ 피드백   ④ 감정의 반영

> ⭐ADVICE 자기개방, 피드백, 감정 반영 등은 상담자와 내담자 간의 충분한 라포가 형성된 이후에 사용되어야 한다. 초기에는 상담관계를 형성하기 위해 관심 기울이기, 적극적 경청 등을 통해 내담자에게 일관된 관심과 공감적인 반응을 나타내 보여야 한다.

18 집단상담에서 집단응집력에 관한 설명으로 틀린 것은?

① 응집력이 높은 집단은 자기개방을 많이 한다.

② 응집력은 집단상담의 성공에 매우 중요한 요소가 된다.

③ 응집력이 낮은 집단은 지금-여기에서의 사건이나 일에 초점을 맞춘다.

④ 응집력이 높은 집단은 집단의 규범이나 규칙을 지키지 않는 다른 집단원을 제지한다.

> ⭐ADVICE 집단응집력은 집단의 성원을 그 집단 내에 머물러 있도록 작용하게 만드는 힘(지금-여기), 또는 경향성을 말한다.
> ※ 응집력이 높은 집단의 특징
> ㉠ 자기 자신을 개방하며, 자기 탐색에 집중한다.
> ㉡ 다른 성원들과 고통을 함께 나누며, 이를 해결해 나간다.
> ㉢ 자유로운 분위기에서 집단 활동에 적극적으로 동참한다.
> ㉣ 자신의 생각과 느낌을 즉각적으로 표현한다.
> ㉤ 서로를 보살피며 있는 그대로를 수용한다.

ⓗ 보다 진실되고 정직한 피드백을 교환한다.
ⓐ 건강한 유머를 통해 친밀감을 느끼며 기쁨을 함께 한다.
ⓞ 깊은 인간관계를 맺으므로 중도이탈자가 적다.
ⓩ 집단의 규범이나 규칙을 준수하며, 이를 지키지 않는 다른 집단성원을 제지한다.
ⓩ '지금-여기'에 초점을 맞추는 경우에 활기차고 응집력이 높은 경향이 있다.

19 내담자로 하여금 예상되는 불안과 공포를 의도적으로 익살을 섞어 과장해서 생각하고 표현하도록 하는 상담기법은?

① 비합리적 사고의 교정
② 역설적 의도
③ 역할연기
④ 자기표현훈련

⭐ADVICE **역설적 의도**(역설적 기법 ; paradoxical technique) … 상담자는 내담자에게 염려하고 있는 바로 그 행동을 의도적으로 계속하고 오히려 이를 과장하도록 지시하여 내담자를 혼란과 충격에 빠트리는 방법이다. 상담 과정에서 저항을 보이거나 변화를 거부하는 내담자에게 효과적인 방법이다.

20 다음 중 인지적 결정론에 따른 치료적 접근과 입장이 다른 하나는?

① 합리적 정서치료
② 점진적 이완훈련
③ 인지치료
④ 자기교습훈련

⭐ADVICE 점진적 이완훈련은 행동주의적 접근에 근거한 치료법이다. 조용한 환경에서 근육을 이완하고 깊고 규칙적인 호흡을 함으로써 긴장과 이완에 따른 차이를 경험하도록 한다.
① **합리적 정서치료**(REBT : Rational-Emotive-Behavior Therapy)
• 앨리스(Ellis)의 합리적 정서행동치료에 따르면 내담자의 문제는 일어난 사건이 아니라 개인이 갖고 있는 비합리적인 신념에서 비롯되었다고 본다.
• 인간은 불완전한 존재인데 자신과 타인, 조건에 대해 당위적으로 기대하고 요구하는 생각과 신념이 심리적 문제를 유발한다. 이를 해결하기 위해 상담을 통해 비합리적 신념을 합리적 신념으로 바꾸게 된다.
③ **인지치료**(Cognitive Therapy)
• 벡(Beck)의 인지치료에서 내담자의 문제는 개인이 지닌 부정적인 자동적 사고와 인지적 왜곡에서 비롯되었다고 본다.
• 인지치료에서는 내담자의 주관적 경험(내담자 눈을 통해 비춰진 세상)을 이해하는 것이 중요하다. 내담자가 지닌 자신과 타인, 미래에 대한 주관적 인식이 정서와 행동에 영향을 미치므로 부적응적인 인지를 변화시키는 것이 상담의 목표이다.
④ **자기교습훈련**(Self-instructional Training) : 마이켄바움(Meichenbaum)이 고안한 개인의 인지재구성적인 자기훈련방법이다. 내담자의 심리적 문제를 내담자의 고통스러운 정서와 비합리적 자기언어로 보고, 자기대화와 자기교습을 통해 불안을 유발하는 인지 및 부적응적인 행동을 변화시키는데 초점을 둔다.

답 16.③ 17.① 18.③ 19.② 20.②

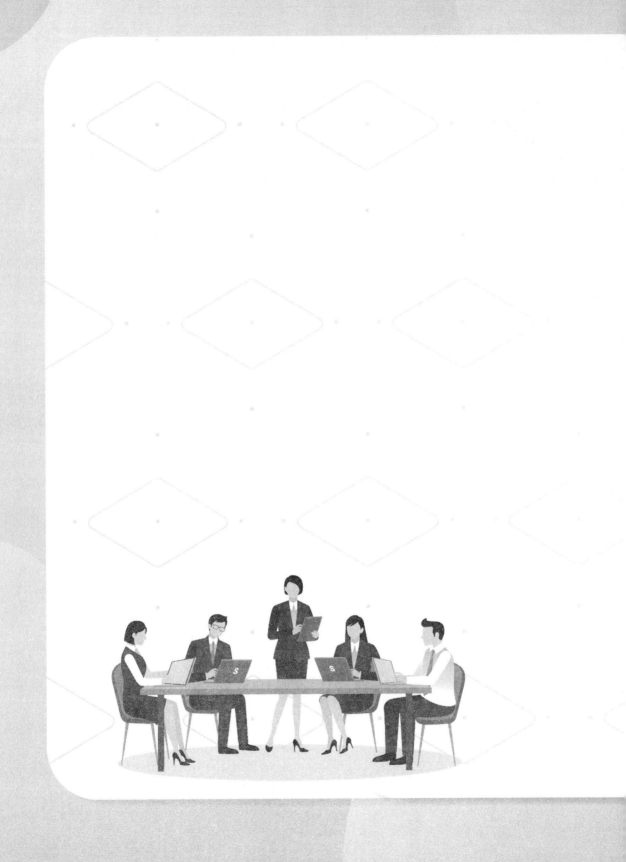

VII

2017년 3월 5일 시행

1 망각에 관한 설명으로 틀린 것은?

① 설단현상은 인출의 실패에 대한 사례이다.
② 한 기억요소는 색인 또는 연합이 적을수록 간섭도 적어지므로 쉽게 기억된다.
③ 일반적으로 일화기억보다 의미기억에 대한 정보의 망각이 적게 일어난다.
④ 망각은 유사한 정보 간의 간섭에 기인한 인출단서의 부족에 의해 생긴다.

> ✪ADVICE ② 기억은 색인 또는 연합이 많을수록 간섭이 적어져서 쉽게 기억된다.
> ※ 설단현상 … 혀끝에서만 맴돌뿐 기억이 나지 않는 현상

2 엘렉트라 콤플렉스와 연관된 Freud의 심리 성적 발달 단계는?

① 구강기　　　　　　　　② 항문기
③ 남근기　　　　　　　　④ 성기기

> ✪ADVICE 남근기 … 3~6세. 남아는 '오이디푸스 콤플렉스(Oedipus complex)'로 인해 거세불안을 경험하고, 여아는 '엘렉트라 콤플렉스(Electra complex)'로 인해 남근선망을 경험한다.

3 얼마 간의 휴식기간을 가진 후에 소거된 반응이 다시 나타나는 현상은?

① 자극 일반화　　　　　② 자발적 회복
③ 변별 조건형성　　　　④ 고차 조건형성

> ✪ADVICE ② **자발적 회복**: 소거가 완료된 후 일정 기간 훈련을 중지했다가 조건 자극을 다시 제시하면 조건 반응이 갑자기 재출현하는 것
> ① **자극 일반화**: 특정 조건 자극에 대해 조건 반응이 형성되었을 때 이와 유사한 조건 자극에 대해서도 똑같은 반응을 보이는 현상
> ③ **변별 조건형성**: 변별은 조건 자극에는 반응하지만 조건 형성 시에 존재하지 않았던 자극에는 반응하지 않는 것을 말한다. 조건 반응이 나타나지 않는 자극을 변별 자극이라 하며, 변별과 일반화는 서로 상대적인 관계에 있다.
> ④ **고차 조건형성**: Pavlov의 고전적 조건화가 일어난 다음 두 번째 조건 자극을 첫 번째 조건 자극과 짝지은다. 이와 같이 몇 차례 반복하면 두 번째 조건 자극도 역시 조건 반응(CR)을 유발한다. 이것을 2차적 조건화라고 부른다. 일단 두 번째 조건 자극이 조건 반응을 유발하는 힘을 가지게 되면 그것을 세 번째 조건 자극에 짝지을 수 있는데 이것이 3차적 조건화 과정이다. 이와 같이 2·3차 조건화 과정을 고차적 조건화라고 한다.

4 인본주의 성격이론에 대한 설명으로 옳은 것은?

① 무의식적 욕구나 동기를 강조한다.

② 대표적인 학자는 Bandura와 Watson이다.

③ 외부 환경자극에 의해 행동이 결정된다고 본다.

④ 개인의 성장 방향과 선택의 자유에 중점을 둔다.

⭐ADVICE ④ 인본주의는 개인의 성장과 실존적 선택을 중요시한다.
　　　① 무의식적 욕구나 동기를 강조하는 것은 정신분석이다. 인본주의는 실존적인 선택의 주체로서 현상학적 자기를 중요시한다.
　　　② 대표적인 학자는 Maslow, Rogers 등이 있다. Bandura는 사회학습이론의 주창자이며, Watson은 행동심리학의 창시자이다.
　　　③ 외부 환경자극에 의해 행동이 결정된다고 보는 것은 행동주의 학파이다.

5 관계의 내적작동 모델에 관한 설명으로 틀린 것은?

① 관계의 내적작동 모델은 자기와 일차양육자, 그리고 그들 사이의 관계에 대한 한 세트의 믿음들이다.

② 상이한 애착유형의 영아는 상이한 관계의 작동 모델을 갖는 것으로 보인다.

③ 상이한 아동은 상이한 기질 혹은 정서적 반응성의 특징적 양식을 가지고 태어난다.

④ 매우 어린 아동은 두려움, 과민성, 활동성, 긍정적 감정, 그리고 기타 정서적 특성에 대한 성향에서 서로 같다.

⭐ADVICE ④ 부모와의 관계에서 안정된 애착을 형성한 아동과 불안정 애착을 형성한 아동은 다른 행동양식과 정서반응을 보인다.

답 1.② 2.③ 3.② 4.④ 5.④

6 행동주의적 성격이론에 관한 설명으로 틀린 것은?

① 학습원리로 성격을 설명한다.
② 상황적인 변인보다 유전적인 변인을 중시한다.
③ Skinner는 어떤 상황에서 비롯되는 행동과 그 결과를 강조한다.
④ 모든 행동을 자극과 반응이라는 기본단위로 설명한다.

⭐ ADVICE ② 유전적인 변인보다 상황적인 변인을 중시한다.

7 다음 현상을 가장 잘 설명하는 것은?

> 철수가 영희와의 약속장소에 지하철로 가던 도중 발생한 안전사고로 인해 약속한 시간에 늦었다.
> 그럼에도, 영희는 철수가 약속 시간을 잘 지키지 않는 성격특성을 가지고 있다고 생각한다.

① 절감 원리
② 공변 이론
③ 대응추리 이론
④ 기본적 귀인오류

⭐ ADVICE ④ **기본적 귀인오류** : 사람들은 기본적으로 외부요인보다는 내부요인으로 귀인하는 경향이 있다. 근본 귀인 오류라고도 한다.
① **절감 원리** : 사건의 원인을 정확히 알 수 없을 때 어떤 사건을 설명할 수 있는 잠재적 원인이 하나일 때보다 잠재적 원인이 두 개일 때 한 원인의 중요성이 자연스럽게 평가절하된다는 원리
② **공변 이론** : 행동의 반복된 패턴을 관찰함으로써 행동의 원인을 추론하는 모형. 사람들이 자신과 타인이 왜 특정한 방식으로 행동했는지에 대해 인과적인 추론을 하는 과정을 설명하는 모형
  • 합의성(consensus) : 여러 사람들이 같은 행동을 하는지의 여부
  • 특이성(distinctiveness) : 다른 자극에 대해서도 같은 행동을 하는지의 여부
  • 일관성(consistency) : 다른 상황에서도 같은 행동을 하는지의 여부
③ **대응추리 이론** : 행위자의 어떤 행위를 통해 행위자의 성향을 추론. 행위의 의도성이 있다고 추측되면 내적 귀인, 그렇지 않다고 판단하면 외적 귀인을 한다.

8 기억에 관한 설명으로 틀린 것은?

① 외현기억은 회상과 재인의 정확도에 의해 측정된다.

② 기술이나 절차에 관한 기억은 암묵기억의 특성이 강하다.

③ 일화기억은 의미기억에 비해 더 복잡한 구성을 가지며 많은 단서와 함께 부호화 된다.

④ 의미기억은 특정 시점이나 맥락과 연합되어 있지 않다.

★ ADVICE ③ 일화기억보다 의미기억이 더 많은 단서 또는 연합을 가지고 있다.

9 성격의 사회–인지적 접근에서 주장하는 바가 아닌 것은?

① 행동은 개인의 성격보다는 그가 처한 상황에 의해 더 많이 영향을 받는다.

② 사람들은 개인의 구성개념이라는 잣대를 통해 세상을 본다.

③ 상황이 중요하지만 문화에 따라서는 큰 차이는 없다.

④ 통제소재 유형에 따라 목표달성에 대한 기대가 다르다.

★ ADVICE ③ 상황이 중요하기에 문화에 따라 달라지는 상황에 성격도 차이를 보인다.

10 임의의 영점을 가지고 있는 척도는?

① 명목척도

② 서열척도

③ 등간척도

④ 비율척도

★ ADVICE ③ **등간척도** : 명목척도, 서열척도와 같은 특성을 가지면서 크기의 정도도 알 수 있으나, 진정한 영점이 없
기에 비율 관계가 성립하지 않는다. **예** 온도

① **명목척도** : 대상을 그 특성에 따라 분류하여 기호를 부여한 것으로, 수치간의 양적인 의미는 없다.
예 종교, 운동선수 등번호

② **서열척도** : 상대적 등급순위만 있고, 순위간 크기를 반영하지는 않는다. **예** 학급 석차

④ **비율척도** : 명목, 서열, 등간척도의 특수성을 포함하면서 절대적인 원점이 존재하는 척도 **예** 키, 몸무게 등

답 6.② 7.④ 8.③ 9.③ 10.③

11 언어적 재료에 대한 장기기억의 주된 특징을 나타낸 것은?

① 무한대의 저장능력, 의미적 부호화, 비교적 영속적
② 제한된 저장능력, 의미적 부호화, 빠른 망각
③ 미지의 저장능력, 음향적 부호화, 비교적 영속적
④ 제한된 저장능력, 감각적 부호화, 빠른 망각

★ADVICE ① 장기기억은 정보를 무제한적, 영구적으로 저장하고, 의미로 부호화되며, 비교적 영속적으로 기억된다. 한 기억요소가 다른 요소와 연합이 될수록 더 쉽게 기억되고 오래도록 유지된다.

12 Kohlberg의 도덕발달 단계가 아닌 것은?

① 전인습적 단계
② 인습적 단계
③ 후인습적 단계
④ 초인습적 단계

★ADVICE 콜버그의 도덕발달이론
    ⊙ 전인습적 단계(4~10세) : 자기중심적인 도덕적 판단이 특징이며, 사회규범과 관습을 잘 이해하지 못한다.
    ⓛ 인습적 단계(10~13세) : 사회규범과 관습에 순응적이며, 다른 사람의 입장과 생각을 이해할 수 있다.
    ⓒ 후인습적 단계(13세 이상) : 법과 관습을 뛰어넘어 자기 자신이 세운 도덕적 원리에 근거하여 도덕적 판단을 한다.

13 설문조사법과 비교할 때 실험법의 장점은?

① 일반적으로 외적 타당도가 높다.
② 현상을 정확하게 기술할 수 있다.
③ 실험대상자를 무선할당하기 어려운 상황에 적용하기 용이하다.
④ 변인들 간의 인과 관계를 파악할 수 있다.

★ADVICE ④ 가외변인을 통제하고 독립변인을 변화시키면서 이에 따른 종속변인의 변화를 측정하기 때문에 변인들 간의 인과 관계를 파악할 수 있다.
    ① 실험법은 내적 타당도가 더 높다.
    ② 현상을 보다 정확하게 기술하는 것은 기술연구이며, 자연관찰법, 사례연구법, 조사법이 해당된다.
    ③ 실험법에서는 실험대상을 무선할당해야 한다.

14 마라톤 경주 중계를 보는 도중 한 선수가 잘못된 방향으로 달리는 것이 눈에 매우 잘 띄었다. 이러한 현상을 가장 잘 설명하는 게슈탈트 원리는?

① 유사성의 원리
② 연속성의 원리
③ 근접성의 원리
④ 공통운명의 원리

⭐ADVICE ④ **공통운명의 원리** : 같은 방향으로 움직이는 물체를 묶어서 인식하는 것
① **유사성의 원리** : 유사한 자극정보들을 묶어서 지각한다. 비슷한 색, 모양, 크기, 방향 때문에 집단을 이룬다.
② **연속성의 원리** : 연결할 때 직선이나 부드러운 곡선을 이루는 점들은 함께 속하는 것으로 보이며, 그 선들은 가장 부드러운 경로를 따르는 식으로 지각된다.
③ **근접성의 원리** : 서로 가까이 있는 자극정보들은 함께 묶어서 지각된다.

15 자극추구 성향에 관한 설명으로 옳은 것은?

① Eysenck는 자극추구 성향에 관한 척도를 제작했다.
② 자극추구 성향이 높을수록 노아에피네프린(NE)이라는 신경전달물질을 통제하는 체계에서의 흥분 수준이 낮다는 주장이 있다.
③ 성격특성이 일부 신체적으로 유전된다는 주장을 반박하는 근거로 제시된다.
④ 내향성과 외향성을 구분하는 생리적 기준으로 사용된다.

⭐ADVICE ② 자극추구 성향이 높을수록 신경체계에서 노아에피네프린(norepinephrine) 수치가 낮게 나타나고 노아에피네프린을 분해하는 모노아민 산화 효소(monoamine oxidase, MAO)의 수치가 높게 나타난다. 노아에피네프린 수치가 낮아지면 흥분 수준이 낮아지고, 이를 높이기 위해 자극추구 성향이 높아진다는 가설이 존재한다.
① 감각추구 성향척도(sensation seeking scale, SSS)는 주커만(Zuckerman)이 개발하였다.
③ 자극추구 성향은 생물학적 요인과 관련이 높고, 성격특성이 일부 신체적으로 유전된다는 증거로 제시된다.
④ 자극추구 성향은 외향성, 충동성, 반사회성을 설명하는데 사용된다.

답 11.① 12.④ 13.④ 14.④ 15.②

16 자극에 대한 반복된 혹은 지속된 노출이 반응의 점차적인 감소를 낳는 일반적 과정은?

① 습관화

② 민감화

③ 일반화

④ 체계화

> ✪ADVICE ① 습관화 : 지속적으로 어떤 자극을 주면 그에 대한 반응강도가 감소하는 현상
> ② 민감화 : 민감화는 강한 자극에 대한 초기 혹은 반복적인 노출로 인해 다른 자극에 대해서도 민감도가 증가된 것을 말한다. 자라보고 놀란 가슴 솥뚜껑보고 놀란다는 속담처럼, 전쟁터에서 돌아온 군인이 작은 소음에도 깜짝 깜짝 놀라는 것이 그 예이다.
> ③ 일반화 : 조건반응을 성립시킨 원래의 조건자극과 유사한 자극이 주어졌을 때 조건화된 반응이 계속 일어나는 현상. 파블로프는 실험에서 음식과 연합된 벨소리에 침을 흘리는 조건반사를 하는 동물이 메트로놈 소리를 듣고도 적은 양이지만 침을 흘리는 것을 관찰하였다. 이렇게 하나의 자극이 유사 자극으로 확산되는 것을 자극의 일반화라고 한다.

17 최빈치에 대한 설명으로 틀린 것은?

① 주어진 자료 중에서 가장 많이 나타나는 측정치이다.

② 최빈값은 대표성을 갖고 있다.

③ 자료 중 가장 극단적인 값의 영향을 받는다.

④ 중심경향성 기술치 중의 하나이다.

> ✪ADVICE ③ 극단값의 영향을 적게 받는다.
> ※ **최빈치(mode)** … 통계학 용어로, 가장 많이 관측되는 수, 즉 주어진 값 중에서 가장 자주 나오는 값이다. 예를 들어, {1, 3, 5, 6, 7, 7, 7, 12, 12, 17}의 최빈값은 7이다. 대표성을 가지며, 중심경향성 기술치 중의 하나이다. 극단값의 영향은 적게 받는다.

18 접촉(contact)을 통한 편견과 차별 해소에 대한 설명으로 틀린 것은?

① 지속적이고 친밀한 접촉이 이루어져야 한다.

② 공동목표를 달성하기 위해서 협동적으로 상호 의존하여야 한다.

③ 동등한 지위로 접촉이 이루어져야 한다.

④ 사회적 평등보다는 규범이 더 지지되어야 한다.

> ✪ADVICE 소수자 집단의 구성원을 만난 경험이 있는 사람들은 그들에게 낙인찍는 태도를 덜 가지는 경향이 있다. 고정관념과 가볍게 상충하는 대상을 만나는 것이 고정관념과 완전히 위배되는 대상을 만나는 것보다 효과적이며, 규범적인 측면을 강조하기보다 평등한 관계에서 협조적인 상호작용을 통해 긍정적 경험을 하는 것이 중요하다.

19 다음 (   )에 알맞은 것은?

> 어떤 고등학교의 2학년 1반 학생들과 2반 학생들의 지능지수 평균은 110으로 같으나, 1반 학생들의 지능지수 분포는 80~140인 반면에 2반 학생들의 분포는 95~120으로 (   )는 서로 다르다.

① 중앙치

② 최빈치

③ 변산도

④ 추정치

⭐**ADVICE** ③ **변산도** : 측정치들의 분포가 대푯값을 중심으로 하여 어느 정도 밀집 혹은 분산되어 있는가를 나타내는 통계치

① **중앙치** : 한 집단의 점수분포에서 상위 1/2과 하위 1/2로 나누는 점수

② **최빈치** : 전체 수치에서 가장 많은 빈도를 나타내는 값

④ **추정치** : 모수(母數)를 구체적으로 추정한 값을 말한다. 예를 들어 모집단의 평균 μ를 알기 위해 표본의 평균을 이용하게 되는데 이 때는 추정량이 되며, 표본평균의 구체적인 수치, 예를 들어 =250은 추정치가 된다.

20 다음 사례에 가장 적합한 연구방법은?

> 학교 교실에서 발생하는 아동의 우정관계를 연구하기 위해 아동의 모든 또래관계 상호 적용을 정확하게 알아보려고 한다.

① 관찰법

② 실험법

③ 설문조사법

④ 상관연구법

⭐**ADVICE** ① **관찰연구법** : 대상자를 현장에서 일정한 기간 동안 관찰함으로써 필요한 정보를 획득하고자 하는 조사방법

② **실험연구법** : 변수들 간의 인과 관계 가설을 검증하기 위해 통제된 조건하에서 실험

③ **설문조사법** : 직접 관찰하기 어려운 행동에 대한 정보를 얻기 위해 사용

④ **상관연구법** : 둘 또는 그 이상의 변수들 간의 상관계수를 계산하여 상관정도를 밝히는 연구

답 16.① 17.③ 18.④ 19.③ 20.①

1 향정신병 약물 부작용으로서 나타나는 혀, 얼굴, 입, 턱의 불수의적 움직임 증상은?

① 무동증(akinesia)
② 만발성 운동장애(tardive dyskinesia)
③ 추체외로 증상(extrapyramidal symptoms)
④ 구역질(nausea)

> ✪ ADVICE ② **만발성 운동장애**(tardive dyskinesia) : 입, 입술, 혀 등의 비정적이고 통제할 수 없는 신체증상으로, 때때로 머리, 손, 발의 반복성 운동을 보인다. 오랫동안 향정신병 약물을 복용해온 환자에게 나타난다.
> ① **무동증**(akinesia) : 운동과소증이나 서동증이 심해 전혀 움직임이 없는 상태
> ③ **추체외로 증상**(extrapyramidal symptoms) : 추체외로를 구성하는 대뇌기저핵의 기능장애에 의한 증상. 근긴장장애와 운동장애가 있다. 근긴장장애에는 근긴장의 항진과 감퇴, 운동장애에는 무동, 근긴장이상 등을 중심으로 한 수의운동장애와 무도운동, 진전(振戰), 발리증, 무정위운동 등을 중심으로 하는 불수의운동이 있다.
> ④ **구역질**(nausea) : 구토에 앞서 일어나는, 속이 메스꺼워 토하려고 하는 상태를 말한다.

2 다음의 특징을 보이는 장애는?

> 비사교적이며 대인관계에 무관심하고 정서적으로 냉담하며 외부자극에 잘 반응하지 않고 과도한 백일몽이나 자기만의 환상을 가짐

① 조현성 성격장애(schizoid personality disorder)
② 연극성 성격장애(histrionic personality disorder)
③ 편집성 성격장애(paranoid personality disorder)
④ 조현형 성격장애(schizotypal personality disorder)

> ✪ ADVICE ① **조현성 성격장애**(schizoid personality) : 타인과의 친밀한 관계형성에 관심이 없고 감정표현이 부족하여 사회적 적응에 현저한 어려움을 나타낸다.
> ② **연극성 성격장애**(histrionic personality) : 타인의 애정과 관심을 끌기 위한 지나친 노력과 과도한 감정표현이 주된 특징이다.
> ③ **편집성 성격장애**(paranoid personality : 타인의 의도를 적대적인 것으로 해석하는 불신과 의심을 주된 특징으로 하며, 타인이 자신을 부당하게 이용하고 피해를 주고 있다고 생각한다.
> ④ **조현형 성격장애**(schizotypal personality) : 사회적으로 고립되어 있으며, 기이한 생각이나 행동을 보여 사회적 부적응을 초래하는 성격장애이다.

3 우울증의 원인이 되는 우울 유발적 귀인(depressogenic attribution)현상에 관한 설명으로 옳은 것은?

① 성공을 외부적, 안정적, 특수적 요인에 귀인한다.
② 성공을 내부적, 안정적, 특수적 요인에 귀인한다.
③ 실패를 외부적, 안정적, 특수적 요인에 귀인한다.
④ 실패를 내부적, 안정적, 전반적 요인에 귀인한다.

⭐ADVICE **우울 유발적 귀인 현상**
  ㉠ 내부적 귀인 : 실패의 원인을 과제의 난이도나 불운과 같은 외부적 원인으로 볼 때보다 자신의 능력, 노력부족, 성격 결함과 같은 내부적 요인으로 돌릴 때 더 우울해진다.
  ㉡ 안정적 귀인 : 실패의 원인을 노력 부족과 같은 불안정적인 요인으로 볼 때보다 자신의 능력부족이나 성격 결함과 같은 안정적인 요인으로 돌릴 때 우울이 깊어진다.
  ㉢ 전반적 귀인 : 실패의 원인을 특수한 능력부족으로 보거나, 성격의 일부 문제로 볼 때보다 전반적인 능력부족이나 성격 전체의 문제로 돌릴 때 더 우울해진다.

4 순환성 장애의 특징이 아닌 것은?

① 청소년기나 초기 성인기에 시작된다.
② 남녀 간의 유병률에 큰 차이가 없다고 보고된다.
③ 양극성 장애보다 경미한 증상이 2년 이상 지속된다.
④ 양극성 장애로는 발전하지 않는다.

⭐ADVICE **순환성 장애의 특징**
  ㉠ 양극성 장애로 발전될 확률이 매우 높다.
  ㉡ 청소년기나 초기 성인기에 시작되며, 최소한 절반 이상의 기간 동안 우울증상과 경조증 증상이 나타나야 하며, 아무 증상이 없는 기간이 2개월 이상 지속되어서는 안된다.
  ㉢ 남녀 발병률이 비슷하지만, 임상장면에서 여성이 남성보다 치료 받는 경향이 더 높다.
  ㉣ 기분 삽화에 해당되지 않는 경미한 우울증상과 경조증 증상이 최소 2년(아동 및 청소년의 경우 최소 1년) 동안 순환적으로 나타나는 경우 진단된다.

답 1.② 2.① 3.④ 4.④

5 이상행동 모델에 관한 설명으로 옳은 것은?

① 인지 모델 : 잘못된 사고 과정의 결과이다.
② 행동주의 모델 : 자기실현을 하는데 있어서 오는 어려움에서 생긴다.
③ 인본주의 모델 : 무의식적 내적 갈등의 상징적 표현이다.
④ 사회문화 모델 : 정상행동과 같이 학습의 결과로 습득된다.

⭐ADVICE ① **인지 모델** : 인간의 역기능적인 사고와 비합리적인 신념 등 부적응적인 인지에 의해 정신장애가 발생한다고 본다.
② **행동주의 모델** : 이상행동은 환경과의 상호작용 속에서 잘못된 학습에 의해 기인한다.
③ **인본주의 모델** : 자유의지가 꺾이고 자아실현이 좌절되었을 때 이상행동이 나타난다고 본다.
④ **사회문화 모델** : 결혼, 가족 구조, 직업, 거주 지역 등과 같은 개인적 환경 요인을 포함한 성 차별, 인종 차별, 낙인, 문화와 같은 사회 문화적 요인, 가난과 빈곤 등으로 대표되는 사회 경제적 요인 및 개인주의적, 성취 지향적, 경쟁적인 사회 문화 등과 같은 다양한 사회적 요인을 포함한다.

6 환각제에 해당되는 약물은?

① 펜시클리딘   ② 대마
③ 카페인   ④ 오피오이드

⭐ADVICE ① **펜시클리딘 또는 펜사이클리딘**(phencyclidine, PCP) : 환각작용이 있는 약물
② **대마**(cannabis, hemp, marihuana) : 마취 또는 환각 작용이 있는 대마의 잎이나 꽃을 말려서 담배처럼 말아서 피울 수 있도록 만든 마약의 일종
③ **카페인**(caffeine) : 커피나 차 같은 일부 식물의 열매, 잎, 씨앗 등에 함유된 알칼로이드(alkaloid)의 일종으로, 커피, 차, 소프트드링크, 강장음료, 약품 등의 다양한 형태로 인체에 흡수되며, 중추신경계에 작용하여 정신을 각성시키고 피로를 줄이는 등의 효과가 있으며 장기간 다량을 복용할 경우 카페인 중독을 야기
④ **오피오이드**(Opioid) : 아편유사제. 아편제제와 같은 작용을 가진 합성마약으로서 아편유도체가 아닌 것
※ 이 문제는 논란의 여지가 있다. 대마 역시 환각작용을 하기 때문이다.

7 강박장애의 특징을 모두 고른 것은?

> ㉠ 자신의 행동이 비합리적임을 알지만 강박행동을 멈추지 못한다.
> ㉡ 강박행동을 수행한 후에 대개는 잠시 동안 불안을 덜 느낀다.
> ㉢ 일부 강박행동은 의례행동(ritual behavior)으로 발전한다.

① ㉠㉡   ② ㉠㉢
③ ㉡㉢   ④ ㉠㉡㉢

ADVICE 강박장애를 가진 사람은 자신의 강박사고와 행동이 비합리적이라는 사실을 인식하고 있지만, 이를 멈추지 못하고 지속한다. 강박행동을 하는 이유는 강박사고로 일어난 불안을 감소시키기 위함이며, 강박행동을 수행한 후에는 잠시 불안이 감소하지만, 이러한 행동으로 불안이 해소되지 않기에 강박 사고와 행동이 반복된다. 강박행동은 씻기, 청소하기, 정돈하기, 반복 확인 등 외현적 행동으로 나타날 수도 있고, 숫자세기, 속으로 단어 반복하기 등 내현적 행동으로 나타날 수도 있다. 일부 강박행동은 의례행동(ritual behavior)으로 발전하기도 한다.

8 정신장애 개입의 최근 동향으로 틀린 것은?

① 탈시설화(deinstitutionalization)의 감소
② 항정신성 약물의 발전
③ 심리치료 서비스 이용의 증가
④ 정신건강에 대한 예방적 접근의 강조

ADVICE 정신장애 개입의 최근 동향은 탈시설화, 탈원화, 탈기관화(脫機關化), 탈수용화 등으로 일컬어지며 정신병원에 수용된 환자를 퇴원시켜 사회복귀시설 등에서 치료받게 하고 조기에 지역사회 공동체에 적응하도록 돕는 것이다.

9 대형 화재현장에서 살아남은 남성이 불이 나는 장면에 극심하게 불안증상을 느낄 때 의심할 수 있는 가능성이 가장 높은 장애는?

① 외상 후 스트레스 장애   ② 적응장애
③ 조현병   ④ 범불안장애

ADVICE **외상 후 스트레스 장애** … 실제적 혹은 위협에 의한 죽음에의 노출, 심각한 상해 또는 성폭력에의 노출을 경험했을 때 발생한다.
   ※ **적응장애** … 심리사회적 스트레스 사건에 대한 반응으로 정서적 또는 행동적 부적응 증상을 나타내는 장애. 핵심요인은 주요한 생활사건이다.

답 5.① 6.① 7.④ 8.① 9.①

10 적대적 반항장애(oppositional defiant disorder)의 진단기준에 해당되는 행동은?

① 자신도 모르게 일정한 몸짓을 하며 때로는 괴상한 소리를 내기도 한다.

② 엄마와 떨어지는 것에 대한 불안으로 학교 가기를 거부한다.

③ 사회적으로 정해진 규칙을 위반하거나 타인의 권리를 침해한다.

④ 어른들과 논쟁을 하고 쉽게 화를 낸다.

⭐ADVICE 적대적 반항장애 … 어른에게 거부적, 적대적, 반항적인 행동을 지속적으로 하는 장애. 어른들과 논쟁을 하고 쉽게 화를 내며, 어른의 요구나 규칙을 무시한다.
① 틱장애 : 특별한 이유 없이 신체 일부분을 빠르게 움직이는 이상행동이나 이상한 소리를 내는 것을 말한다.
② 분리불안장애 : 집 또는 애착대상과 분리되는 상황에 대해 발달수준에 비해 부적절하게 심한 수준의 공포, 불안 반응을 보여 적응상의 문제를 초래하는 장애를 말한다.
③ 품행장애 : 다른 사람의 기본권리를 침해하고, 나이에 적합한 사회적 규준 및 규율을 위반하는 장애를 말한다.

11 우울증과 관련하여 Beck이 제시한 인지삼제는?

① 자신, 세계 및 미래에 대한 비관적 견해

② 자신, 과거 및 환경에 대한 비관적 견해

③ 자신, 과거 및 미래에 대한 비관적 견해

④ 자신, 미래 및 관계에 대한 비관적 견해

⭐ADVICE 우울증의 인지삼제
㉠ 자신에 대한 비관적 사고 : "나는 쓸모없는 인간이다"
㉡ 자신의 미래에 대한 비관적 사고 : "내겐 더 이상 희망이 없다"
㉢ 주변 환경(세계)에 대한 부정적 사고 : "세상 살기가 정말로 어렵다"

12 자폐스펙트럼 장애에 관한 설명으로 틀린 것은?

① 의사소통의 장해가 현저하고 지속적이다.

② 상상적인 놀이를 하는데 어려움이 있다.

③ 사회적 관습을 이해하는데 어려움이 있다.

④ 연령증가와 함께 증상의 호전을 보인다.

⭐ADVICE ④ 보통 일생 동안 지속되는 양상을 보인다.

13 알츠하이머병에 관한 설명으로 틀린 것은?

① 현저한 인지기능 장애가 특징이다.

② 도파민과 밀접한 관련이 있다.

③ 연령의 증가와 함께 유병률이 높아진다.

④ 점진적으로 진행하는 질병이다.

> ⚙ADVICE ② 베타 아밀로이드(beta-amyloid)라는 작은 단백질이 뇌에 침착되는 것이 발병의 핵심 기전으로 알려져 있으나, 그 외에도 타우 단백질(tau protein)의 과인산화, 염증반응, 산화적 손상 등도 뇌 세포 손상에 기여하여 발병에 영향을 미친다고 알려져 있다.
> ① 인지기능 저하와 함께 성격변화, 초조행동, 우울증, 망상, 환각, 공격성 증가, 수면 장애 등의 정신행동 증상이 동반되며 경직, 보행 이상 등의 신경학적 장애 또는 대소변 실금, 감염, 욕창 등 신체적인 합병증까지 나타날 수 있다.
> ③ 퇴행성 뇌질환이기에 나이가 들수록 발병률이 높아진다.
> ④ 매우 서서히 발병하여 점진적으로 진행되는 경과가 특징적이다. 초기에는 주로 최근 일에 대한 기억력에서 문제를 보이다가 진행하면서 언어기능이나 판단력 등 다른 여러 인지기능의 이상을 동반하게 되다가 결국에는 모든 일상 생활 기능을 상실하게 된다.

14 조현성 성격장애와 조현형 성격장애의 공통점을 짝지은 것은?

㉠ 의심이나 편집증적 사고	㉡ 정체성 문제
㉢ 제한된 정서 및 감정	㉣ 사회적 고립

① ㉠㉡

② ㉡㉢

③ ㉢㉣

④ ㉡㉣

> ⚙ADVICE 제한된 정서 및 감정, 사회적 고립이 조현성 성격장애와 조현형 성격장애의 공통점이다.
> 의심이나 편집증적 사고는 편집성 성격장애의 특징이며, 정체성 문제는 경계선 성격장애와 의존성 성격장애에서 나타나는 특징이다.

🅐 10.④ 11.① 12.④ 13.② 14.③

15 다음 사례에 가장 적절한 진단명은?

> A는 중소기업에서 일하는 직원이다. 오늘은 동료 직원 B가 새로운 상품에 대해서 발표 하기로 했는데, 결근을 해서 A가 대신 발표하게 되었다. 평소 A는 다른 사람들이 자신의 발표에 대해 나쁘게 평가할 것 같아 다른 사람 앞에서 발표하기를 피해왔다. 발표 시간이 다가오자 온 몸에 땀이 쏟아지고, 숨 쉬기가 어려워졌으며, 곧 정신을 잃고 쓰러질 것 같이 느껴졌다.

① 범불안장애　　　　　　　　　② 공황장애
③ 강박장애　　　　　　　　　　④ 사회불안장애

> ⭐ADVICE **사회불안장애**(social-anxiety disorder) … 사람들과 상호작용을 해야 하는 사회적 상황에서 심한 불편감이나 불안감을 느끼는 공포증. 사회적 상호작용 상황, 관찰을 당하는 상황, 타인 앞에서의 수행이 불안을 일으킨다. 타인에게 부정적인 평가를 받거나 불안 증상을 드러내는 것에 대해 두려워 함을 말한다.

16 DSM-5에서 제시한 폭식 삽화에 관한 설명으로 옳은 것은?

① 음식섭취에 대한 통제의 상실
② 주관적으로 많다고 느껴지는 음식섭취
③ 3시간 이상 지속적 음식섭취
④ 부적절한 보상행동(purging)의 사용

> ⭐ADVICE ① 폭식증 환자는 폭식을 조절하지 못하며 조절하지 못하는 것을 스스로 느낀다.
> ② 객관적으로 타인보다 명백히 많은 양을 먹어야 진단된다.
> ③ 3시간이라고 정해진 시간은 없으며 일정 시간 대비 먹는 양이 과도하게 많아야 한다.
> ④ 폭식과 부적절한 보상행동이 평균적으로 최소 1주일에 1회 이상 3개월 동안 동시에 일어난다.

17 다음에 해당하는 장애는?

> - 경험하는 성별과 자신의 성별 간 심각한 불일치
> - 자신의 성적 특성을 제거하고자 하는 강한 욕구
> - 다른 성별 구성원이 되고자 하는 강한 욕구

① 성도착증　　　　　　　　　　② 동성애
③ 성기능장애　　　　　　　　　④ 성별불쾌감

> ⭐ADVICE **성별불쾌감**(Gender Dysphoria) … 자신의 생물학적 성과 성 역할에 대해 지속적이고 심각한 불편감을 호소하고 반대의 성이 되기를 희망한다. 동성애와 구별되어야 하는데, 대부분의 동성애자들은 자신의 생물학적인 성이나 성 역할에 대해 심각한 불편감을 호소하지도 성전환을 원하지 않는다.

18 DSM-5에서 파괴적, 충동조절 및 품행장애에 관한 설명으로 틀린 것은?

① 병적 도박, 반사회성 성격장애 등의 하위유형이 있다.
② 자신이나 타인을 해하려는 충동, 욕구, 유혹에 저항하지 못한다.
③ 충동적 행동을 하기 전까지 긴장감이나 각성상태가 고조된다.
④ 충동적인 행동을 할 때마다 불쾌감이나 죄책감을 경험하게 된다.

⭐ ADVICE 자신의 잘못된 행동에 대해 죄책감을 느끼지 않고, 그 책임을 남탓으로 돌린다.
　　　　　하위유형으로, 반항성 장애 또는 적대적 반항장애, 간헐적 폭발성 장애 또는 간헐적 폭발장애, 품행장애,
　　　　　반사회성 성격장애, 병적 방화 또는 방화증, 병적 도벽 또는 도벽증이 있다.

19 다음의 사례에 가장 적합한 진단명은?

> 24세의 한 대학원생은 자신이 꿈속에 사는 듯 느껴졌고, 자기 신체와 생각이 자기 것이 아닌 듯 느껴졌다. 자신의 몸 일부는 왜곡되어 보였고, 주변 사람들이 로봇처럼 느껴졌다.

① 해리성 정체성 장애　　　　　　　　② 해리성 둔주
③ 이인화/비현실감 장애　　　　　　　④ 착란장애

⭐ ADVICE 이인증은 자기 자신이 평소와 다르게 낯선 상태로 변화되었다고 느끼는 것이고, 비현실감은 자신이 아닌
　　　　　외부세계가 이전과 다르게 변화되었다고 느끼는 것으로 현실검증력은 손상되어 있지 않다.
　　　　　① 해리성 정체성 장애 : 한 사람 안에 둘 이상의 각기 다른 정체감을 지닌 인격이 존재
　　　　　② 해리성 둔주 : 자신의 과거나 정체감에 대한 기억을 상실하여 가정과 직장을 떠나 방황하거나 예정 없
　　　　　　는 여행을 하는 장애
　　　　　④ 착란은 몽환상태, 정신박약, 섬망(譫妄), 몽롱상태 등의 의식변화를 총괄하는 명칭으로 사용

20 치매에 관한 설명으로 가장 적합한 것은?

① 기억손실이 없다.
② 약물남용의 가능성이 많다.
③ 증상은 오전에 가장 심해진다.
④ 자신의 무능을 최소화하거나 자각하지 못한다.

⭐ ADVICE **치매** … 지능·의지·기억 등 정신적인 능력이 현저하게 감퇴한 것으로 대뇌신경세포의 광범위한 손상에
　　　　　의해 나타난다. 자신의 무능함에 대한 자각, 좌절감 등을 인지하지 못한다.

⑤ 15.④　16.①　17.④　18.④　19.③　20.④

1 80세 이상의 노인집단용 규준이 마련되어 있는 심리검사는?

① K-WAIS
② K-WAIS-Ⅳ
③ K-Vineland-Ⅱ
④ SMS(Social Maturity Scale)

⭐ADVICE K-Vineland-Ⅱ
ㄱ 연령 범위 : 0-90세
ㄴ 자조, 이동, 작업, 의사소통, 자기관리, 사회화 등 6개의 하위영역으로 나누어 전연령대의 적응행동 수준 평가
ㄷ 지적장애의 평가와 진단 등 다양한 장애의 임상적 진단
ㄹ 발달적 평가로 아동의 발달 측정
ㅁ 개인의 현재 기능 수준의 빠른 평가를 제공하여 개인의 기능수준 모니터링
ㅂ 개인의 강점과 약점이 명확히 기술되는 교육, 훈련, 치료프로그램 개발
ㅅ 장애인과 비장애인의 발달과 기능을 조사하는 많은 연구에 사용
① K-WAIS : 16 ~ 64세
② K-WAIS-Ⅳ : 16 ~ 69세
④ SMS(Social Maturity Scale) : 출생 ~ 30세

2 MMPI에서 2, 7 척도가 상승한 패턴을 가진 피검자의 특성으로 옳지 않은 것은?

① 행동화(acting-out) 성향이 강하다.
② 정신치료에 대한 동기는 높은 편이다.
③ 자기비판 혹은 자기처벌적인 성향이 강하다.
④ 불안, 긴장, 과민성 등 정서적 불안 상태에 놓여 있다.

⭐ADVICE ① 생각이 많아 결정을 잘 하지 못하고 우유부단한 경향이 있다.
※ 2-7 상승 척도의 해석
ㄱ 우울, 불안하고 긴장되어 있으며 걱정이 많고 예민함
ㄴ 실제적이거나 상상적인 위협에 취약하여 사소한 자극에도 과민반응을 보일 수 있으며 정서적으로 쉽게 불안정
ㄷ 체중감소, 불면증, 식욕부진, 흉통 등의 신체증상과 지연된 사고, 동작의 느림과 같은 우울증의 임상적 증상이 나타나며 비관적인 생각이 많고 죄책감을 자주 느낌
ㄹ 자기 자신에 대한 기준이 높아서 성취한 부분이나 장점보다는 실패한 부분이나 결함에 초점을 맞추고 강박적으로 이에 집착하거나 자책을 함

ⓜ 어떤 일이 잘못되어 갈 때 주로 자기 자신을 비난하거나 자기처벌적임. 대인관계에 있어서 온순하고 수동−의존적인 패턴을 보이며 타인과 정서적 관계를 형성하는 능력을 갖추고 있으나 타인에게 지나치게 맞추거나 기대려는 경향을 보일 수 있음

　　ⓑ 이 상승척도를 보이는 이들은 심한 고통으로 인하여 치료에 대한 동기가 높고 자기성찰이나 내성능력을 갖추고 있어 심리치료에 적합한 조건을 가지고 있음

3 신경심리검사에 관한 일반적인 설명으로 옳은 것은?

① 뇌손상은 단일한 행동지표를 나타낸다.

② 정상인과 노인의 기능평가에는 사용되지 않는다.

③ 피검자의 인구통계학적 및 심리사회적 배경에 따라 반응이 달라진다.

④ 신경심리평가에서는 전통적인 지적기능평가와 성격평가는 필요하지 않다.

> ✪ ADVICE ③ 피검자의 인구통계학적 및 심리사회적 배경에 따라 반응이 달라진다. 환자 및 환자 가족의 학력, 직업, 가족력, 결혼, 가계소득, 여가활동, 종교활동 등을 종합적으로 고려해야 한다.
> ① 뇌손상은 다양한 행동지표를 나타낸다. 즉, 같은 부위의 뇌손상이라고 하더라도 다양한 행동 영역에서 문제를 일으킬 수 있다.
> ② 신경심리검사는 노인의 기능평가에서 많이 활용되며, 정상인의 기능 수준을 파악할 때도 많이 활용된다.
> ④ 신경심리평가에서 가장 많이 활용되는 것이 인지기능평가이며, 뇌손상에 의해 성격변화가 일어났는지를 알고 싶거나 꾀병 여부를 판별할 때는 성격검사가 필요하다.

4 다음 중 심리평가 과정에서 일반적으로 중요도가 상대적으로 가장 낮은 정보는?

① 면담　　　　　　　　　　　② 직업관

③ 심리검사　　　　　　　　　④ 행동관찰

> ✪ ADVICE ② 직업관은 면담, 심리검사, 행동관찰에 비해 얻을 수 있는 정보가 아주 단편적이다.

5 MMPI에 관한 설명으로 틀린 것은?

① 수검자에 대한 행동평가가 가능하다.

② 수검자의 방어기제를 잘 알 수 있다.

③ 결과에 대한 정신역동적 해석이 가능하다.

④ 수검자의 성격 전반에 대한 이해가 가능하다.

> ✪ ADVICE ① 검사지를 수검자가 체크하는 것으로는 행동평가가 어렵다.

㉤ 1.③ 2.① 3.③ 4.② 5.①

6 다음 환자는 뇌의 어떤 부위가 손상되었을 가능성이 높은가?

> 30세 남성이 운전 중 중앙선을 침범한 차량과 충돌하여 두뇌 손상을 입었다. 이후 환자는 매사 의욕이 없고, 할 수 있는데도 불구하고 어떤 행동을 시작하려고 하지 않으며, 계획을 세우거나 실천하는 것이 거의 안 된다고 한다.

① 측두엽
② 후두엽
③ 전두엽
④ 두정엽

⭐ADVICE **전두엽 기능장애**
ㄱ 인지행동의 양적, 질적 감소가 특징, 동기부여의 결여로 자발적 행동이 느려지거나 없어지고, 주위환경이나 사건들에 무관심하며, 감정적 반응의 폭 감소. 전두엽의 안쪽 부위의 손상과 관련된다.
ㄴ 탈억제(disinhibition) : 감정적 반응의 억제나 사회적 행동의 통제가 잘 되지 않는다. 감정의 기복이 커져 쉽게 화를 내거나 시시한 일에도 과도하게 웃는다. 안와전두엽(orbitofrontal) 부위의 병변과 관련된다.
ㄷ 관리기능장애 : 행동의 목표 설정이 안 될 뿐만 아니라 주어진 목표에 도달하기 위해 여러 가지 인지기능을 적절히 관리하고 집행하는 능력이 저하된다.

7 MMPI-2에서 타당성을 고려할 때 '?' 지표에 대한 설명으로 틀린 것은?

① 각 척도별 "?" 반응의 비율을 확인해 보는 것은 유용할 수 있다.
② "?" 반응이 300번 이내의 문항에서만 발견되었다면 L, F, K 척도는 표준적인 해석이 가능하다.
③ "?" 반응이 3개 미만인 경우에도 해당 문항에 대한 재반응을 요청하는 등의 사전검토 작업이 필요하다.
④ "?" 반응은 수검자가 질문에 대해 답변을 하지 않을 경우뿐만 아니라 '그렇다'와 '아니다'에 모두 응답했을 경우에도 해당된다.

⭐ADVICE ② 단축형 검사 실시를 위해 370번 문항 내에 타당도 척도와 임상척도들을 배치하였기 때문에, 370번 문항 이후에 무응답 문항이 나타날 때 타당도 척도들의 해석이 문제되지 않는다.

8 지능검사를 실시할 때 검사자의 태도로 바람직하지 않은 것은?

① 표준화된 실시 지침을 지켜야 한다.
② 검사의 실시 방법과 정답을 숙지하여야 한다.
③ 피검자가 최대 능력을 발휘할 수 있는 분위기에서 실시한다.
④ 객관적 해석을 위해서는 피검자의 배경정보를 고려하지 않는다.

⭐ADVICE 웩슬러는 지능이 유전적 요인은 물론 초기의 교육환경, 정서적 상태, 기질적·기능적 정신장애, 검사 당시의 상황 등의 상호작용에 의해 결정된다고 보았다. 따라서, 피검자의 배경정보를 고려하는 게 중요하다.

9 특정 학업과정이나 직업에 대한 앞으로의 수행능력이나 적응을 예측하는 검사는?

① 적성검사
② 지능검사
③ 성격검사
④ 능력검사

⭐ ADVICE 적성검사는 직업 환경 특성들에 맞는 개인의 성격을 분류하여 직업에 대한 미래의 수행능력이나 적응을 예측한다.

10 좌반구 측두엽 부위의 손상을 당한 환자가 신경심리평가과제에서 보일 수 있는 특징이 아닌 것은?

① 명명과제(naming test)에서의 수행 저하
② 언어기억과제(verbal memory test)에서의 수행 저하
③ 시 · 공간적 지남력의 저하
④ 단어 유창성과제(word fluency test)에서의 수행 저하

⭐ ADVICE ③ 시 · 공간적 지남력의 저하는 우반구 손상에서 나타난다.

11 측정영역이 서로 다른 검사로 짝지어진 것은?

① 주의력 검사 – 연속수행과제
② 코너스 평정척도 – 주의력 검사
③ 연속수행과제 – 코너스 평정척도
④ 낯선 상황 검사 – 코너스 평정척도

⭐ ADVICE 코너스 평정척도는 행동문제, 과잉행동, 부주의–소극성, 과잉행동 징후를 측정한다. 낯선 상황 검사는 아동의 애착문제를 알아보는 관찰형식의 검사이다.

12 웩슬러 지능검사의 소검사 중에서 일반 지능 또는 발병 전 지능을 추정하는데 사용되지 않는 소검사는?

① 상식
② 어휘
③ 숫자
④ 토막짜기

⭐ ADVICE 병전지능을 추정하기 위해서 뇌손상에 비교적 둔감한 소검사들의 결과와 수검자의 연령, 학력, 직업들의 인구통계학적 변인을 함께 고려한다. 소검사에서는 기본지식, 어휘문제, 토막짜기가 해당된다.

답 6.③ 7.② 8.④ 9.① 10.③ 11.④ 12.③

13 MMPI-2에서 89/98 상승척도 쌍을 보이는 사람들의 특징이 아닌 것은?

① 과잉활동적이고 정서적으로 불안정하다.

② 사회적인 기준이나 가치를 지나치게 무시하고, 자신의 이익을 위해 사람들을 이용하는 경향이 있다.

③ 다른 사람들에게 다소 자기중심적이고 유아적인 기대를 한다.

④ 성취 욕구가 강하고 성취에 대한 압박감을 느끼지만, 그들의 실제 수행은 기껏해야 평범한 수준인 경우가 많다.

⭐ ADVICE ② 사회적인 기준이나 가치를 무시하고 자신의 이익을 위해 사람들을 이용하는 것은 4번 척도의 상승과 관련이 있다.

※ 8-9 상승 척도
- ⊙ 정서적 흥분, 지남력 상실, 비현실감과 당혹감과 같은 증상들을 보인다. 사고는 기괴하고 자폐적이며 하나의 주제를 중심으로 사고를 진행할 수 없다.
- ⓒ 부적절한 정서나 퇴행이 특징적으로 나타나고 자제력이 부족하여 쉽게 흥분하고 화를 잘 낸다.
- ⓒ 애정이나 관심을 받고자 하는 욕구가 많고 타인에게 유아기적 욕구충족을 기대하지만, 타인에 대한 의심과 불신이 많고 깊은 정서적 교류를 두려워하기 때문에 친밀한 관계형성을 회피하며 사회적으로 철수되어 있다.
- ⓔ 발병형태는 급성인 경우가 많고 진단적으로는 정신분열증이 가장 흔하고 양극성 장애와 약물로 인한 정신증도 의심해 볼 수 있다.
- ⓜ 사회적 회피와 대인관계에 대한 두려움 때문에 치료를 진행하기가 어렵고 하나의 화제에 집중하지 못하므로 치료장면에서 특정 문제를 다루기가 힘들다.

14 지능검사에 관한 설명으로 옳은 것은?

① 최초의 편차지능을 이용한 지능검사는 Spearman이 만들었다.

② 정신검사(mental test)란 용어를 심리학에 도입한 학자는 Binet이다.

③ 지능검사는 피검사자의 정신병리를 파악하는데 사용할 수 있다.

④ 현재 널리 사용되는 지능검사들은 대부분 문화적 영향이 적절히 배제되어 있다.

⭐ ADVICE 지능검사는 피검사자의 지적능력뿐 아니라 피검사자의 검사내용에 대한 질적분석 및 검사 태도 등을 통해서 성격이나 정신병리를 파악하는 것에도 도움이 될 수 있다.

※ 웩슬러 편차 지능검사의 특징
- ⊙ 비네 식의 지능지수 산출 방식에서 벗어나서 편차 IQ(deviation IQ)의 개념을 도입하였다.
- ⓒ IQ 점수가 정규분포를 보인다고 가정하고 각 개인의 점수를 평균 100, 표준편차 15인 표준점수로 변환한 것을 편차 지능지수라 한다.
- ⓒ 편차 지능지수의 장점
  - 원점수를 비교가능한 환산점수로 변환함으로써 개인 내 각 소검사들의 점수들을 비교할 수 있다.
  - 지능수준을 표준편차 단위에 따라 정의함으로써 보다 명백하게 정의할 수 있다.
  - 연령에 관계없이 동등하게 지능지수를 해석할 수 있다.

15 16PF(성격요인검사)에 관한 설명으로 틀린 것은?

① 상반된 의미의 형용사를 요인분석하여 만든 검사이다.

② Cattell에 따르면 임상증상은 표면특성이고 그 배후에는 다양한 근원특성이 있다.

③ MMPI와는 달리 정신질환자가 아닌 정상인의 성격을 측정하기 위해 만든 검사이다.

④ Cattell과 Eber가 고안한 검사로 성인은 물론 학령기를 시작하는 6세 이상을 대상으로 하고 있다.

> ✪ ADVICE 16가지 성격요인을 기초로 한 16성격요인검사는 요인분석기법을 통해 개발한 성격검사이다. 만약 인간에게 특성이 존재한다면 인간의 언어 속에 단어로서 표현되어 있을 것이라는 가정에 기초하여 Cattell은 사전을 통해 인간에게 적용되는 모든 형용사의 목록을 살펴 4,500개의 성격특성목록을 제작하였다. 그런 다음 단어들 중 인간 특성을 잘 나타낸다고 생각하는 171개 단어목록을 선정한 후 평점을 거쳐 요인 분석하여 16개의 요인을 발견하였다. 성인용만 있으며 중학생용은 다요인 인성검사로 16PF를 바탕으로 한국에서 표준화시킨 것이다.
>
> ※ 성격요인검사는 인간에게서 관찰될 수 있는 거의 모든 성격 범주를 포함하고 있기 때문에 일반인들의 성격 이해에 적합한 검사라 할 수 있다. 환자가 외현적으로 보이는 임상적 특징 또한 기저에 놓인 잠재적 성격 특성으로부터 영향을 받기 때문에 환자의 문제를 진단하는데도 유용하다고 할 수 있다.

16 지능은 우수하지만 주의력결핍과잉행동장애가 있어 학업부진을 보이는 아동이나 청소년들이 다른 소검사에 비해 높은 점수를 얻기 어려운 소검사는?

① 어휘
② 이해
③ 숫자
④ 토막짜기

> ✪ ADVICE ADHD를 가진 피검자들은 언어성 지능보다 동작성 지능이 낮으며, '상식, 공통성, 숫자, 기호쓰기' 소검사에서 저조한 수행을 보인다.

17 심리평가와 관련된 윤리로 보기 어려운 것은?

① 가능하면 최근에 제작된 검사를 사용해야 한다.

② 심리검사를 구매하는 데도 일정한 자격이 필요하다.

③ 수검자 외의 어떠한 사람에게도 검사 결과를 알려서는 안 된다.

④ 검사 결과는 수검자가 이해할 수 있는 방식으로 설명해야 한다.

⭐ADVICE ③ 수검자 외에도 검사 결과를 열람할 수 있는 사람이 있다.
※ 한국 심리학회 윤리규정(2004.8)

제17조 비밀 유지 및 노출

1. 심리학자는 연구, 교육, 평가 및 치료과정에서 알게 된 비밀정보를 보호하여야 할 일차적 의무가 있다. 비밀 보호의 의무는 고백한 사람의 가족과 동료에 대해서도 지켜져야 한다. 그러나 내담자/환자의 상담과 치료에 관여한 심리학자와 의사 및 이들의 업무를 도운 보조자들 간에서나, 또는 내담자/환자가 비밀노출을 허락한 대상에 대해서는 예외로 한다. 그러나 이 경우에도 실명 노출을 최소화하기 위해 노력한다.

2. 심리학자는 조직 내담자, 개인 내담자/환자, 또는 내담자/환자를 대신해서 법적으로 권한을 부여받은 사람의 동의를 얻어 비밀정보를 노출할 수도 있다. 이는 전문적인 연구 목적에 국한하여야 하며, 이 경우에는 실명을 노출해서는 안 된다.

3. 법률에 의해 위임된 경우, 또는 다음과 같은 타당한 목적을 위해 법률에 의해 승인된 경우에는 개인의 동의없이 비밀 정보를 최소한으로 노출할 수 있다.
   (1) 필요한 전문적 서비스를 제공하기 위한 경우
   (2) 적절한 전문적 자문을 구하기 위한 경우
   (3) 내담자/환자, 심리학자 또는 그 밖의 사람들을 상해로부터 보호하기 위한 경우
   (4) 내담자/환자로부터 서비스에 대한 비용을 받기 위한 경우

---

18 Bayley 발달척도(BSID-Ⅱ)를 구성하는 하위척도가 아닌 것은?

① 운동척도(motor scale)

② 정신척도(mental scale)

③ 사회성척도(social scale)

④ 행동평정척도(behavior rating scale)

⭐ADVICE ③ Bayley 발달척도는 정신척도, 운동척도, 행동평정척도로 구성되어 있다.

19 검사 점수들의 분포 특성을 요약적으로 나타내는 지표로 사용되지 않는 것은?

① 사례수(N)

② 평균치(mean)

③ 중앙치(median)

④ 표준편차(standard deviation)

> ✪ADVICE 사례수는 단순한 사례의 수를 알려줄 뿐이지 분포특성을 알려주지는 않는다.
> 평균, 중앙값, 최빈값, 표준편차들이 검사 점수들의 분포 특성을 알려준다.

20 동일한 사람에게 첫 번째 시행한 검사와 측정영역, 문항 수, 난이도가 같은 검사로 두 번째 검사를 실시해서 두 검사점수 간의 상관으로 신뢰도를 추정하는 방법은?

① 반분 신뢰도

② 내적 신뢰도

③ 동형검사 신뢰도

④ 검사-재검사 신뢰도

> ✪ADVICE ③ **동형검사 신뢰도**: 새로 개발한 검사와 거의 동일한 검사를 하나 더 개발해서 두 검사 점수 간의 상관계수를 구한다.
> ① **반분 신뢰도**: 검사도구를 구성하고 있는 문항들을 임의로 반으로 나누어 각각을 하나의 검사로 해서 신뢰도를 추정한다.
> ② **내적 합치도**: 단일 신뢰도 계수를 계산할 수 없는 반분법의 문제점을 고려하여, 가능한 모든 반분 신뢰도를 구한 다음 그 평균값을 신뢰도로 측정한다
> ④ **검사-재검사 신뢰도**: 동일한 측정대상에 동일한 검사를 다른 시간에 두 번 측정한 다음 그 결과를 비교하는 것이다.

1 범죄에 대한 지역사회 심리학적 접근에서 일차적 예방에 해당하는 것은?

① 가해자의 부모에 대한 교육

② 범죄 피해자에 대한 조기지원 프로그램

③ 범죄 예방을 위한 환경의 변화 노력

④ 비행청소년의 재비행 방지 프로그램

⭐ ADVICE ③ 범죄가 일어나기 전에 예방적인 노력을 하는 것이 일차적 예방이다.
①②④ 범죄발생 후 사후조치로 2차적 예방에 해당한다.

2 행동적 평가 요소에 관한 설명으로 옳은 것은?

① 목적 : 병인론적 요인을 확인하기 위해 강조된다.

② 과거력의 역할 : 현재 상태가 과거의 산물이라 생각하기 때문에 중시된다.

③ 행동의 역할 : 특정한 상황에서 사람의 행동목록의 표본으로 중시된다.

④ 도구의 구성 : 상황적 특성보다는 초맥락적 일관성을 강조한다.

⭐ ADVICE 행동평가는 과거력보다 현재 관찰 가능한 행동을 다룬다. 병인론이나 초맥락적 특성을 중시하기보다 특정
상황이나 환경에서 상호작용하는 방식, 나타내는 행동을 관찰하여 평가한다.

3 개방형 질문 시행 시 일반적인 지침과 가장 거리가 먼 것은?

① 지적으로 심사숙고하여 반응하기 쉬운 '왜'로 시작하는 질문은 삼간다.

② 연관된 영역을 부연하여 회상할 수 있도록 질문한다.

③ 정확하고 구체적인 사실여부 확인을 위한 질문을 한다.

④ 너무 많은 질문을 하지 않는다.

⭐ ADVICE ③ 구체적인 사실여부 확인을 하기 위한 것은 폐쇄형 질문이다. 폐쇄형 질문은 몇 가지 선택지 중에서 답
을 고르는 방법과, 사실 확인을 위해 '예, 아니오' 답변을 요구하는 질문으로 나뉜다.

4 단기 심리치료에서 좋은 결과를 이끌어 내기 위한 요인으로 틀린 것은?

① 치료자의 온정과 공감
② 견고한 치료적 동맹 관계
③ 문제에 대한 회피
④ 내담자의 적절한 긍정적 기대

> ⭐ADVICE ③ 단기치료에서는 제한된 시간 내에 제한된 목표를 달성하려고 노력한다. 따라서, 상담자의 개입이 보다 적극적이고, 내담자가 문제를 회피하기보다 직면하도록 돕는다.

5 미국심리학회(2002)에서 제시하고 있는 윤리강령의 일반원칙에 해당하지 않는 것은?

① 전문능력
② 성실성
③ 타인의 복지에 대한 관심
④ 치료자의 자기 인식능력

> ⭐ADVICE ④ 심리학자의 자기 인식능력은 일반원칙에는 언급되어 있지 않으나, 일반원칙 중 전문능력을 가지기 위해 연마해야 할 중요한 자질이라고 할 수 있다.
> ※ 미국심리학회 윤리강령 중 일반원칙(2017)
> ㉠ 전문능력(Beneficence and Nonmaleficence)
> ㉡ 성실성과 책임감(Fidelity and Responsibility)
> ㉢ 통합성(Integrity)
> ㉣ 공평성과 공정성(Justice)
> ㉤ 인간 권리와 존엄성에 대한 존중(Respect for People's Rights and Dignity)

6 다음은 행동치료의 어떤 기법에 해당하는가?

> 수영하기를 두려워하는 어린 딸에게 수영을 가르치기 위해 아버지가 직접 수영하는 것을 보여주었다.

① 역조건화
② 혐오치료
③ 모델링
④ 체계적 둔감화

> ⭐ADVICE ③ 모델링 : 내담자의 문제에 대해 잘 대처하는 타인의 모습을 보여주고, 내담자로 하여금 그 사람의 모습을 모방하도록 하여 두려움을 감소시키는 방법
> ① 역조건화 : 부정적 반응을 초래하는 조건 자극에 긍정적 반응을 유발하는 자극을 연합하여 부정적 반응을 유발했던 자극이 더 이상 부정적 반응을 유발하지 않도록 하는 것
> ② 혐오치료 : 내담자가 부적응적인 행동을 했을 때 부정적 강화, 처벌, 혐오 조건 조성 등의 방법을 이용하여 내담자의 행동을 수정하는 기법
> ④ 체계적 둔감화 : 불안과 상치되는 행동(예 이완)을 하도록 하면서, 불안을 유발하는 이미지나 상황에 내담자를 노출시키는 일련의 과정

> 답 1.③ 2.③ 3.③ 4.③ 5.④ 6.③

7 바람직한 행동을 한 아동에게 그 아동이 평소 싫어하던 화장실 청소를 면제해 주었더니, 바람직한 행동이 증가했다면 이는 어떤 유형의 조작적 조건 형성에 해당하는가?

① 정적 강화　　　　　　　　　　　　② 부적 강화
③ 정적 처벌　　　　　　　　　　　　④ 부적 처벌

> ⚙ADVICE　② **부적 강화** : 대상자가 어떤 행동을 했을 때 그가 싫어하는 자극을 제거해 주는 것
> 　　　　　① **정적 강화** : 대상자가 하기를 바라는 어떤 행동을 한 직후 강화물을 주는 것
> 　　　　　③ **정적 처벌** : 대상자가 하지 않기를 바라는 행동을 했을 때 강화물을 주는 것
> 　　　　　④ **부적 처벌** : 대상자가 하지 않기를 바라는 행동을 했을 때 강화물을 빼앗는 것

8 치료장면에서의 효과적인 경청과 가장 거리가 먼 것은?

① 내담자가 자신의 문제를 심각하게 얘기하지만 치료자가 보기에는 그렇지 않을 때에는 중단시킨다.
② 치료자는 반응을 보이기에 앞서 내담자가 스스로 말할 시간을 충분히 주려고 한다.
③ 치료자는 내담자에게 주의를 많이 기울인다.
④ 내담자가 문제점을 피력할 때 가로막지 않는다.

> ⚙ADVICE　① 상담자가 중요하게 생각하지 않는 것이라도 내담자가 자신의 문제를 심각하게 얘기하면 적극적으로 경청해보는 것이 중요하다.

9 Freud의 정신분석적 심리치료에 대한 비판을 토대로 발전한 신 정신분석학파의 주요 인물 및 치료접근법에 해당하지 않는 것은?

① Adler의 개인심리학　　　　　　　② Sullivan의 대인관계 이론
③ Fairbaim의 대상관계 이론　　　　④ Glasser의 통제 이론

> ⚙ADVICE　④ William Glasser는 현실치료학파의 인물이며, 통제 이론이 아닌 선택 이론을 제시하였다.

10 임상심리학의 접근법 중 제2차 세계대전 이전에 대두된 치료 접근법은?

① 합리적 정서치료　　　　　　　　　② Adler의 개인심리학
③ 교류분석　　　　　　　　　　　　④ 게슈탈트

> ⚙ADVICE　2차 세계 대전은 1939~1945년까지 전개되었다.
> 　　　　　② **Adler의 개인심리학** : 알프레드 아들러가 심리학적 이론에 의해 형성한 상담 및 심리치료 방법으로 1920년대부터 유럽과 미국에 보급
> 　　　　　① **합리적 정서치료** : 앨버트 엘리스가 1955년에 합리적 정서행동치료를 개발
> 　　　　　③ **교류분석** : 창시자 에릭번이 1964년에 첫 저술을 출판
> 　　　　　④ **게슈탈트 치료** : 창시자 프릿츠 퍼얼스가 1942년에 첫 저술을 출판

11 문장완성검사에 관한 설명으로 틀린 것은?

① 수검자의 자기개념, 가족관계 등을 파악할 수 있다.
② 수검자가 검사자극의 내용을 감지할 수 없도록 구성되어 있다.
③ 수검자에 따라 각 문항의 모호함 정도는 달라질 수 있다.
④ 개인과 집단 모두에게 실시될 수 있다.

> ✪ADVICE ② 투사검사가 아니고, 자유연상에 따르지만 일부 제시된 문장을 통해 검사가 알아보려고 하는 바를 수검자가 어느 정도 추측할 수 있다.

12 Rogers의 인간중심 접근에 대한 설명으로 틀린 것은?

① 자기개념을 확장하도록 돕는 것이 치료의 목표이다.
② 자기 – 경험의 불일치가 불안의 원인이라고 본다.
③ 부모의 조건적 애정과 가치가 문제의 근원이 될 수 있다.
④ 치료자는 때에 따라 자신의 감정을 숨기거나 왜곡해야 한다.

> ✪ADVICE ④ 치료자에게 중요한 것은 자기 자신의 감정에 솔직한 것이며, 이를 숨기거나 왜곡하지 않으면서, 이를 상담관계에서 내담자에게 해가 되지 않거나 유익한 방향으로 활용한다.

13 임상심리학의 발전에 기여한 인물이나 사건과 그 설명이 바르게 짝지어진 것은?

① Alfred Binet – 편차형 아동지능검사를 개발하였다.
② Sigmund Freud – 무의식적 갈등과 정서적 영향이 정신질환과 신체적 질병의 원인이 될 수 있다고 가정하였다.
③ Army Alpha – 문맹자와 언어장애자를 위한 비언어성 지능검사가 개발되었다.
④ Wilhelm Wundt – Pennsylvania 대학교에 심리진료소를 개설하였다.

> ✪ADVICE ② Sigmund Freud – 프로이트는 무의식적 갈등과 정서적 영향이 문제의 영향이라고 보았다.
> ① Alfred Binet – 비네시몽 검사법 개발
> ③ Army Alpha – 1차 세계대전 때 미국에서 미군 신병들을 대상으로 실시한 검사
> ④ Wilhelm Wundt – 1859년 하이델베르크 대학 생리학 강사, 1874년 취리히 대학 철학 교수, 라이프치히 대학 교수(1875 ~ 1878) 등을 역임하고 1879년 세계 최초의 실험 심리학 연구소를 라이프치히에 설립

답 7.② 8.① 9.④ 10.② 11.② 12.④ 13.②

14 A유형(Type A) 성격의 행동패턴이 아닌 것은?

① 마감시한이 없을 때에도 최대의 능력을 발휘하여 일한다.
② 자신의 물리적, 사회적 환경을 장악하려는 통제감이 높다.
③ 지연된 보상이 주어지는 과제에서 향상된 수행을 발휘한다.
④ 좌절하면 공격적이고 적대적이 되며, 피로감과 신체적 증상을 덜 보고한다.

⭐ADVICE ③ 인내심이 부족하고 즉각적인 성취를 바라므로, 지연된 보상이 주어지는 과제보다 즉각적인 보상이 주어지는 과제를 더 잘 수행한다.
※ Type A 행동유형…스트레스를 받기 쉬운 성격유형의 하나로 극단적이고 경쟁적이며 적대감, 시간에 쫓김, 높은 성취동기, 공격성, 인내심 부족, 안절부절 등의 행동특성을 보인다. 이러한 행동특성을 가진 사람은 특히 관상성 심장질환과 관련이 있고 호흡이나 혈압의 상승 및 높은 직무 스트레스를 나타낸다.

15 환자에게 자신의 메시지를 정교화 하도록 도울 뿐만 아니라 면접자가 그 메시지를 이해하고 있다는 것을 확실히 하기 위하여 사용되는 의사소통 기법은?

① 요약
② 명료화
③ 직면
④ 부연설명

⭐ADVICE 명료화(Clarification)…내담자의 말 속에 포함되어 있는 불분명한 내용에 대해 상담자가 그 의미를 분명하게 밝히려는 것을 말한다.
※ 요약(Summary)…상담 회기의 내용의 일부 또는 전부에 대해 간결하게 정리하고 통합하는 과정을 의미한다. 가장 기초적인 경청의 방식이다.

16 불안을 유발하는 특정한 대상이나 상황이 불안하지 않은 상황으로 변화하도록 돕는 행동치료법은?

① 역조건 형성
② 혐오치료
③ 토큰 경제
④ 인지치료

⭐ADVICE 역조건 형성…부정적 반응을 초래하는 조건 자극에 긍정적 반응을 유발하는 자극을 연합하여 부정적 반응을 유발했던 자극이 더 이상 부정적 반응을 유발하지 않도록 하는 것을 말한다.

17 지역사회 심리학에서 지향하는 바가 아닌 것은?

① 자원 봉사자 등 비전문 인력의 활용 ② 정신 장애의 예방
③ 정신 장애인의 사회 복귀 ④ 정신병원시설의 확장

> ⭐ ADVICE 최근 지역사회 심리학의 경향은 탈원화이다. 병원에 오래 머무르기보다 지역사회로 복귀하도록 돕는다. 이를 위해 다양한 사회복귀시설이 생겨났고, 이런 시설들을 중심으로 예방활동을 하고, 자원봉사자를 활용해서 다양한 정신건강증진 및 재활 프로그램을 진행하고 있다.

18 Rorschach 검사의 실시에 관한 설명으로 옳은 것은?

① 수검자가 질문을 할 경우 검사자는 지시적으로 반응해야 한다.
② 일반적으로 수검자와 마주 보는 좌석배치가 표준적인 절차이다.
③ 질문단계에서는 추가적인 반응을 확인하기 위해 주의를 기울여야 한다.
④ 수검자가 카드 I에서 5개를 넘겨 반응을 할 때는 중단시킨다.

> ⭐ ADVICE 수검자가 카드 I에 대해서 5개의 반응을 한 후 더 많은 반응을 하려고 하면, "이제 다음 카드로 넘어 갑시다."라고 개입한다. II번 카드까지는 5개 이상의 반응을 하려고 하면 이와 동일하게 개입한다.
> ※ Rorschach 검사의 실시
> ㉠ 사전준비
> • 조용하고 편안한 방에서 로샤를 실시해야 하며, 마주 보고 앉은 경우 검사자의 사소한 행동이 수검자의 반응에 영향을 미칠 수 있으므로, 수검자의 옆자리에 앉는 것이 표준적인 절차이다.
> • 10장의 로샤 카드를 순서대로 정리하여 수검자의 손이 닿지 않는 곳에 뒤집어 놓는다.
> • 반응시간을 측정할 수 있는 초시계와 여러 색깔의 펜을 준비하고, 수검자의 반응을 기록할 수 있는 반응 기록지와 반응영역기록지를 준비한다.
> • 검사 전 라포 형성을 위해 비교적 짧은 면담 후 로샤를 실시한다.
> ㉡ 반응단계
> • 표준절차에 따라 로샤를 간단히 소개한 뒤 카드 I을 손에 쥐어주면서 다음과 같이 질문한다 : "이것은 무엇으로 보입니까?"
> • 검사가 시작되면 검사자는 가능한 침묵을 지키고 수검자에게 카드를 바꿔주거나 어떤 설명이 필요할 때만 개입한다.
> • 무엇보다 주의할 것은 수검자에게 상상력 혹은 창의력 검사를 하고 있다는 인상을 주어서는 안 된다.
> ㉢ 질문단계
> • 질문단계는 가능한 정확하게 채점을 하기 위한 과정이며, 질문을 통해 내용, 위치, 결정인을 파악해야 한다.
> • 직접적인 질문이나 유도질문은 지양해야 하며, "당신이 본 그대로 보기가 어렵군요. 당신이 본 그대로 볼 수 있도록 도와주세요."라고 말하는 것으로 충분하다.
> • 반응영역이 불확실한 경우에는 "어디가 그렇게 보였나요?", "손으로 그 위치를 그려주세요."라고 말한다.
> • 결정인을 파악하기 위한 기본 질문은 다음과 같다. "무엇 때문에 거기서 그렇게 보았는지 잘 모르겠습니다."
> • 반응내용은 대부분 반응단계에서 포함되어 있기 때문에 가장 쉽게 확인할 수 있다.

🔵 답 **14.③ 15.② 16.① 17.④ 18.④**

19 체중 감량을 위해 상담소를 찾은 여대생에게 치료자가 적용할 수 있는 가장 적합한 행동관찰법은?

① 자연관찰　　　　　　　　　　② 면대면 관찰

③ 자기관찰　　　　　　　　　　④ 통제된 관찰

⭐ADVICE **자기관찰**…관찰자가 자기 자신의 행동을 스스로 관찰하며, 자신과 환경 간의 상호작용에 대해 기록하는 방법이다. 체중감량을 하는 여대생으로 하여금 스스로 자기관찰을 통해 문제를 통제하도록 돕는다.

20 다음은 뇌와 관련하여 공통적으로 어떤 질환에 해당하는가?

• 헌팅톤병	• 파킨슨병	• 알츠하이머병

① 종양　　　　　　　　　　　　② 뇌혈관 사고

③ 퇴행성 질환　　　　　　　　　④ 만성 알코올 남용

⭐ADVICE **퇴행성 질환**…다양한 원인에 의한 치매들은 퇴행성 질환이다. 알츠하이머 질환, 혈관성치매, 전측두엽퇴행증, 루이체병, 파킨슨병, 헌팅턴병 등이 있다.

1 청소년 비행의 원인을 사회학적 관점에서 설명하는 이론이 아닌 것은?

① 아노미 이론   ② 사회통제 이론

③ 욕구실현 이론   ④ 하위문화 이론

○ADVICE 청소년 비행에 대한 사회학적 이론
　㉠ **아노미 이론** : 현대 사회의 가치관 혼란 현상이 청소년 비행의 원인이라고 본다.
　㉡ **사회통제 이론** : 사회통제력이 약화되어 개인에게 미치지 못하게 될 때, 그 개인은 규범을 위반하게 된
　　다고 본다.
　㉢ **하위문화 이론** : 하위 계층에서 성장한 아이들은 학교를 다니면서 상위 계층과 상이한 문화적 차이를
　　접하면서 적응 문제에 부딪치게 되어 비행을 일으킨다고 본다.
　㉣ **차별접촉 이론** : 비행 친구끼리 차별적 집단을 형성하게 되는데 그 집단의 행동을 통한 영향력이 비행
　　의 원인이 된다고 설명한다.
　㉤ **낙인 이론** : 자기 자신을 비행을 저지르는 사람으로 인식하는 데에는 남들이 그 사람을 비행자라고 낙
　　인찍는 데서 크게 영향을 받아 비행을 저지르게 된다.

2 상담심리학의 역사에서 상담심리학의 기반형성에 근원이 된 주요 영향이 아닌 것은?

① 의학적 관점으로부터의 상담과 심리치료의 발달
② Parsons의 업적과 직업운동의 성숙
③ 정신건강에 대한 관심
④ 심리측정적 경향의 발달과 개인차 연구

○ADVICE ① 의학적 관점은 상담 또는 심리치료의 발전보다 뇌신경 연구와 약물치료를 강조한다.

답 **19.③ 20.③ / 1.③ 2.①**

3 전화상담의 특성에 대한 설명으로 틀린 것은?

① 전화상담은 일회성, 신속성, 비대면성의 특성을 지니기 때문에 상담에 대한 구조화를 배제해야 한다.
② 전화상담의 주된 주제에는 객관적 정보, 전문지식, 위로와 정서적 지지 제공, 다른 가관으로의 의뢰 등이 포함된다.
③ 우리나라의 전화상담은 자살을 비롯한 위기 예방을 목적으로 시작되었으나 점차 위기 이외의 일반적 문제나 목적으로 확대되는 추세이다.
④ 전화상담에서는 호소문제를 구체적으로 확인하고 상담목표를 정리하며 문제상황에 대한 새로운 대처방안 모색과 실행행동의 평가 등이 중요한 과제로 다루어져야 한다.

⭐ADVICE ① 전화상담은 일회성, 신속성, 비대면성의 특성을 지니기에 제한된 상황 하에서 한정된 목표에 도달하기 위해 구조화된 상담이 더 필요하다.

4 학습문제 상담의 시간관리전략에서 강조하는 것은?

① 기억하고자 하는 의도를 갖도록 노력한다.
② 학습의 목표를 중요도와 긴급도에 따라 구체적으로 수립한다.
③ 시험이 끝난 후 오답을 점검한다.
④ 처음부터 장시간 공부하기 보다는 조금씩 자주 하면서 체계적으로 학습한다.

⭐ADVICE ② 제한된 시간 내 효율적으로 학습하기 위해 목표를 구체적이고 측정 가능하도록 세우고, 중요도에 따라 우선순위를 부여하여 실행한다.

5 중독의 병인을 설명하는 모델에 대한 설명으로 틀린 것은?

① 도덕모형 : 중독을 개인 선택의 결과로 간주한다.
② 학습모형 : 혐오감을 주는 금단증상이 계속적인 약물사용의 한 원인이고 동기로 간주한다.
③ 정신역동모형 : 물질남용은 더욱 근본적인 정신병리의 징후로 간주한다.
④ 고전적 조건형성 모형 : 병적도박 등 행위중독의 주요 기제로 간주한다.

⭐ADVICE 고전적 조건형성(classical conditioning)은 중성자극이 자동적이고 천성적 반응을 유발하는 자극과 연합되는 연합학습의 한 형태를 말하며, 이는 행위중독 뿐 아니라 물질중독의 병인을 설명하는데 잘 적용된다.

6 집단상담 과정 중 집단원의 저항과 방어를 다루기 위해 지도자가 즉각 개입하고, 문제 해결을 위해 지지와 도전을 제공하는 역할을 수행해야 하는 단계는?

① 갈등관계
② 응집선단계
③ 생산적단계
④ 종결단계

⭐ADVICE **집단의 발전과정과 단계**

ㄱ 1단계 **시작단계(참여단계)** : 집단성원들은 조심스럽게 탐색을 시작하며 집단구조에 대한 불확실성을 느껴 집단 상담자에 대해 의존하는 경향을 보인다. 이 단계에서 상담자는 집단성원들로 하여금 그들의 느낌을 솔직하게 표현하도록 돕고, 수용적이고 신뢰로운 분위기를 조성해야 한다.

ㄴ 2단계 **갈등단계** : 시작단계가 지나면 집단성원들 서로 간에 부정적인 정서 반응을 나타내면서 집단 내 갈등이 일어난다. 이를 해결하기 위해 서로 간의 차이에 대한 상호간 이해와 필요한 지지와 도전을 제공해야 한다.

ㄷ 3단계 **응집단계** : 집단이 갈등단계를 넘어서면 부정적인 감정이 극복되고 협력적인 집단 분위기가 형성되면서 점차 응집성이 발달하게 된다. 그러나 이 단계에서 발달된 응집성은 자기만족과 다른 사람에게 호감을 사려하는 경향에서 초래된 것이기 때문에 아직은 생산적이진 못하다.

ㄹ 4단계 **생산단계** : 집단원들이 자신에 대한 통찰을 통해 행동의 변화가 일어나고, 집단성원들 간의 피드백과 직면이 가능하게 생산적인 시기이다.

ㅁ 5단계 **종결단계** : 집단성원들이 목표달성을 점검하고 학습한 것을 실생활에서 활용할 수 있도록 토의하고 독려하는 단계이다.

7 상담자의 바람직한 상담기술과 가장 거리가 먼 것은?

① 내담자에 대한 상담자의 정서적인 반응을 반영하는 자기관련 진술을 적절히 시행한다.
② 내담자의 음성언어 및 신체언어에 대해 비판적이고 진지하게 반응해야 한다.
③ 치료적 직면은 돌봄의 과정 속에서 도전이 아닌 분명하게 하기 위한 목적으로 사용되어야 한다.
④ 상담 초기에는 찬반을 내포하지 않는 최소의 촉진적 반응은 될 수 있는 대로 하지 않는다.

⭐ADVICE ④ 상담 초기에는 라포를 형성하기 위해 촉진적 반응을 해야 한다.

8 심리상담에 관한 설명으로 옳은 것은?

① 내담자의 자각 확장이 이루어지도록 조력하는 활동이다.
② 상담자의 가치관을 중심으로 성과가 산출되도록 해야 한다.
③ 조력과정으로 결과를 강조하는 활동이어야 한다.
④ 상담자의 전문적 훈련이 실제 상담과정과 무관하여야 한다.

ADVICE ① 상담의 목표 중 하나는 내담자의 자각을 증진시켜 자신과 세상에 대한 자각 확장이 이루어지도록 돕는
것이다.
② 상담은 상담자의 가치관을 주입시키는 과정이 아니다. 내담자 스스로 자신만의 건강한 가치관을 확립
하도록 돕는 과정이다.
③ 상담은 내담자가 원하는 결과를 얻도록 돕지만, 그 결과보다 결과에 이르는 과정이 중요하다. 상담자
와 내담자와의 건강한 대화 관계 속에서 내담자는 자신의 문제를 통찰하고, 그것을 해결해나가는 힘을
키울 수 있다.
④ 상담자의 전문적 훈련은 실제 상담과정과 직접적으로 연결되어야 한다.

9 다음의 사례에서 사용된 현실치료 기법은?

> 지금은 정상적이지만 예전에 얼어붙듯 주먹 쥔 손 모양을 하고 있었던 때가 있었던 젊은 남자를
> 상담할 때, 치료사는 그의 습관대로 손을 아래에 숨기는 것이 아니라 다른 사람들이 볼 수 있도록
> 들어보라고 제안하였다. 치료사는 젊은 남자에게 일시적 장애를 극복한 것에 대해 자랑스럽게 느
> 껴보도록 노력하라 제안했고, 그것을 숨긴다면 아무도 자신이 어려움을 극복했다는 것을 모를 것
> 이라고 이야기해주었다. 치료사는 물었다. "이 일을 당신이 어려움을 극복할 수 있음을 주위 사람
> 들에게 보여주기 위한 예로 사용하지 그래요?"

① 직면   ② 재구성하기
③ 역설적 처방   ④ 비유 사용하기

ADVICE ② 재구성하기 : 치료자는 내담자가 과거 자신의 숨기고 싶어 했던 모습을 오히려 드러내서 그것을 강점으
로 활용하도록 개입하고 있다.
※ 현실치료의 치료 기법
㉠ 질문하기 : 치료자의 질문을 통해 내담자가 자신의 소망과 욕구를 인식하고 현재의 행동을 자각하여
평가하도록 촉진한다.
㉡ 동사로 표현하기 : 자신의 삶을 통제할 수 있다는 인식을 심어주기 위해서 능동태로 표현하도록 한다.
예 우울한 → 우울해 하고 있는, 우울하기를 선택하고 있는
㉢ 긍정적으로 접근하기 : 부정적인 것을 줄이기보다는 긍정적인 것을 늘리는 것에 초점을 둔다.
㉣ 은유적 표현 사용하기 : 내담자의 은유적 표현에는 많은 정보가 담겨 있으므로 이에 주의를 기울이
며, 치료자 역시 은유적 표현이나 예화를 통해서 내담자에게 창조적인 방식으로 강력한 메시지를
전달할 수 있다.

ⓜ **직면시키기** : 내담자의 말과 행동이 일치하지 않는 것을 인식시키는 방법으로 현실치료에서는 내담자가 자신의 말과 행동에 대해 책임감을 지니도록 촉진한다.

ⓗ **역설적 기법** : 상담자는 내담자에게 모순된 요구나 지시를 함으로써 의도적으로 내담자를 혼란과 충격에 빠뜨리는 방법이다. 상담과정에서 저항을 보이거나 변화를 거부하는 내담자에게 효과적인 방법이다.

> **예** 내담자가 계획을 세우고 실천하는 것에 대해 저항을 하는 경우, 모순되는 지시를 함으로써 내담자의 통제감과 책임감을 증진하기 위해 활용된다(발표에서 실수를 하는 것을 두려워하는 내담자에게 역설적으로 실수를 하도록 지시하는 것이다).

ⓐ **유머** : 상담자는 유머를 사용함으로써 내담자와 친근한 상담관계를 맺을 수 있고, 인간의 기본 욕구인 재미와 내담자의 참여와 소속의 욕구를 충족시킬 수 있다. 유머는 내담자로 하여금 현재 자신의 문제에 대한 새로운 시각을 가질 수 있도록 해 준다.

10 자신조차 승인할 수 없는 욕구나 인격특성을 타인이나 사물로 전환시킴으로써 자신의 바람직하지 않은 욕구를 무의식적으로 감추려는 방어기제는?

① 동일화
② 합리화
③ 투사
④ 승화

⭐ADVICE
③ **투사** : 자신의 것으로 용납하거나 인정할 수 없는 욕구나 충동을 다른 대상에게 전가시켜 다른 사람의 탓으로 돌리는 것이다.
① **동일시(identification)** : 다른 사람의 특성을 따라하거나 그와 동일한 행동으로 해봄으로써 불안을 해소하는 것이다.
② **합리화(rationalization)** : 받아들이기 어려운 자신의 실패나 약점을 그럴듯한 이유로 정당화함으로써 부정적인 감정을 회피하는 것이다.
④ **승화(sublimation)** : 자신의 욕구나 충동을 사회적으로 용납될 수 있는 건설적인 형태로 표현함으로써 불안을 해소하는 것이다.

답 8.① 9.② 10.③

11 행동주의 집단상담의 절차를 바르게 나열한 것은?

> ㉠ 문제에 적합한 상담목표를 구체화
> ㉡ 결과를 객관적으로 평가하고 피드백
> ㉢ 문제가 되는 행동의 정의 및 평가
> ㉣ 상담계획을 공식화하고 방법을 적용

① ㉠㉡㉢㉣   ② ㉡㉢㉠㉣

③ ㉢㉠㉣㉡   ④ ㉣㉠㉢㉡

> ✪ADVICE 행동주의 집단상담의 절차
> ㉠ 문제가 되는 행동의 정의 및 평가
> ㉡ 문제에 적합한 상담목표 구체화
> ㉢ 상담계획을 공식화하고 방법 적용
> ㉣ 결과를 객관적으로 평가하고 피드백

12 특수한 진단을 피하고, 직업적 역할 속에서 자아(self)의 개념을 명백히 하고 실행할 수 있도록 돕는 직업상담의 이론은?

① 특성-요인 직업상담   ② 정신역동적 직업상담

③ 내담자중심 직업상담   ④ 행동주의 직업상담

> ✪ADVICE ③ 내담자중심 상담에서 인간은 현실의 자아와 이상적 자아 사이에 불일치가 일어날 때 부적응이 나타난다고 보았다. 따라서, 내담자의 자아개념을 정립하도록 돕고, 이를 현실 속에서 실현할 수 있도록 돕는다.

13 자살을 하거나 시도하는 학생들에게 공통적으로 나타나는 성격특성과 가장 거리가 먼 것은?

① 부정적 자아개념   ② 부족한 의사소통 기술

③ 과도한 신중성   ④ 부적절한 대처 기술

> ✪ADVICE ③ 과도한 신중성이 아닌 충동성이 높게 나타난다.

14 성폭력 피해자에 대한 인지적 단기상담을 실시할 때 상담의 효과를 유지시키기 위한 방법으로 적합하지 않은 것은?

① 상담을 통한 체험을 일반화하도록 도와준다.
② 자기와의 대화내용을 검토하고 잘못된 자기대화를 고치도록 한다.
③ 문제가 재발하지 않는다고 확신을 준다.
④ 사회적인 지지를 해준다.

✪ ADVICE ③ 문제가 재발할 수 있고, 이럴 때 어떻게 대처할지 상의하고 이용가능한 방법들을 알려주는 것이 중요하다.

15 우울한 사람들이 보이는 체계적인 사고의 오류 중 결론을 지지하는 증거가 없거나 증거가 결론과 배치되는데도 불구하고 어떤 결론을 이끌어 내는 과정을 의미하는 인지적 오류는?

① 임의적 추론(arbitrary inference)　　② 과일반화(overgeneralization)
③ 개인화(personalization)　　　　　④ 선택적 주상화(selective abstraction)

✪ ADVICE ① **임의적 추론** : 어떤 결론을 지지하는 증거가 없거나 증거가 결론에 배치됨에도 불구하고 그 결론을 내리는 것
② **과일반화** : 한두 가지의 정보에 근거해서 일반적인 결론을 내리는 것
③ **개인화** : 문제와 관련 없는 외부 사건을 자신의 개인적인 문제로 연결시키는 것
④ **선택적 추상화** : 중요한 요소들을 배제하고 사소한 부분에 초점을 맞춰, 그 근거로 전체 경험을 설명하는 것

16 상담의 구조화에 관한 설명으로 틀린 것은?

① 상담의 다음 진행과정에 대한 내담자의 두려움이나 궁금증을 줄일 수 있다.
② 구조화는 상담 초기뿐만 아니라 전체 과정에서 진행될 수 있다.
③ 상담의 효과를 최대한으로 높이기 위해 행해진다.
④ 상담에서 다루려는 내용을 구체적으로 정의하는 작업이다.

✪ ADVICE ④ 상담을 구조화 하는 것은 상담에서 다루는 내용을 구조화하는 것이 아니라 상담의 목표, 상담의 성격, 상담시간 및 장소, 상담회기의 길이와 빈도, 상담료, 상담자와 내담자의 역할 및 책임, 비밀보장과 그 한계, 상담과정에서의 행동 제한을 설정하는 것이다.

답 11.③ 12.③ 13.③ 14.③ 15.① 16.④

17 Adler의 개인심리학적 상담에 대한 설명으로 틀린 것은?

① Adler는 일반적으로 인간이 열등감을 갖는 것은 필요하고 바람직하기까지 하다고 보았다.

② Freud와 마찬가지로 Adler도 인간의 목표를 중시하면서 주관적 요인을 강조하였다.

③ Adler는 신경증, 정신병, 범죄 등 모든 문제의 원인은 사회적 관심의 부재라고 보았다.

④ Adler는 생활양식을 개인 및 사회의 정신병리를 일으키는 주요 요인으로 보았다.

⭐ADVICE ② Freud는 병리적인 것과 과거에 초점을 맞추었고 아들러는 개인의 목표와 성장을 중요시하였다.

18 생애기술 상담이론에서 기술언어(Skills language)에 해당하는 것은?

① 내담자가 어떻게 생각하고 느끼는가를 의미하는 것이다.

② 내담자가 어떤 외현적 행동을 하는가를 의미하는 것이다.

③ 내담자 자신의 책임감 있는 삶을 의미하는 것이다.

④ 내담자의 행동을 설명하고 분석하기 위해 사용하는 것을 의미하는 것이다.

⭐ADVICE ④ 생애기술 상담이론에서 기술언어란 내담자의 행동을 설명하고 분석하기 위해 사용하는 것을 의미한다.

19 상담자의 윤리에 관한 설명으로 틀린 것은?

① 비밀보장은 상담진행 과정 중 가장 근본적인 윤리기준이다.

② 내담자의 윤리는 개인상담뿐만 아니라 집단상담이나 가족상담에서도 고려되어야 한다.

③ 상담여부를 결정하는 것은 내담자이며 상담자는 내담자에게 정확한 정보를 제공해야 한다.

④ 상담이론과 기법은 반복적으로 검증된 것이므로 시대 및 사회여건과 무관하게 적용해야 한다.

⭐ADVICE ④ 상담자는 시대의 변화와 문화의 변동에 따라 상담이론과 기법을 수정하고 보완하며, 발전시켜야 할 의무와 책임이 있다.

20 청소년 약물 남용에 대한 설명으로 틀린 것은?

① 우리나라 청소년의 흡연 비율은 아직 선진국보다 매우 낮은 편이다.

② 음주나 흡연을 하는 부모의 자녀는 음주나 흡연의 가능성이 높은 편이다.

③ 또래 집단이 약물을 사용할 때, 같은 집단의 다른 청소년도 약물을 사용할 가능성이 있다.

④ 흡연의 조기 시작은 본드나 마약 등의 약물 남용으로 발전될 가능성이 있다.

✪ ADVICE ① 우리나라 청소년의 흡연 비율은 OECD 국가들 중에서도 최상이다.

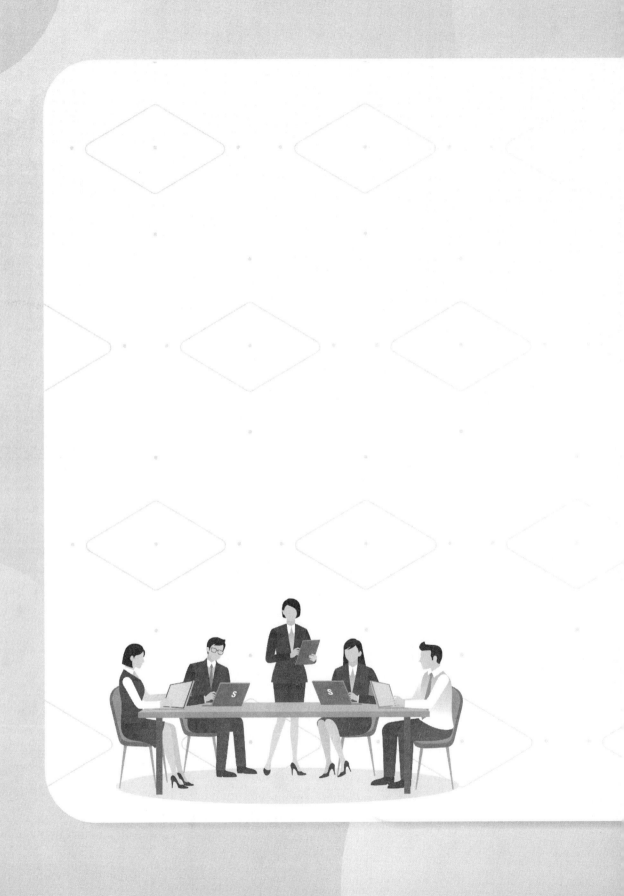

VIII

2017년 8월 4일 시행

1 실험법에 관한 설명으로 틀린 것은?

① 심리학이 과학적인 학문을 발전하는데 큰 기여를 했다.
② 다른 조건들을 일정하게 고정시키는 것을 통제라고 한다.
③ 독립변인이 어떻게 결과에 영향을 미치는지를 알아보기 위한 조작을 처치라고 한다.
④ 가외변인을 통제하기 어렵다는 문제점이 있다.

⭐ADVICE 실험법(Experimental Methods)은 변인의 관계를 인과적으로 설명하는 과학적 연구 방법으로 연구자가 원인이 되는 독립변인에 조작을 가해(처치) 변화를 줄 때 종속변인에서 어떠한 변화가 나타나는 지를 살펴보는 과정이다. 이때 독립변인 외 종속변인에 영향을 미칠 수 있는 다른 변인들을 가외변인이라 하며, 실험설계를 정교화하여 가외변인을 통제할 수 있다.

2 동조에 관한 설명으로 옳은 것은?

① 집단의 크기에 비례하여 동조의 가능성이 증가한다.
② 과제가 쉬울수록 동조가 많이 일어난다.
③ 개인이 집단에 매력을 느낄수록 동조하는 경향이 더 높다.
④ 집단에 의해서 완정하게 수용 받고 있다고 느낄수록 동조하는 경향이 더 크다.

⭐ADVICE 동조(Conformity)란 자신의 행동이나 생각을 집단의 기준과 일치하도록 바꾸는 것으로 집단의 의견에 따라가는 경향성을 의미한다. 동조의 정보적 영향에 따르면, 과제가 어려울수록 개인적인 판단보다는 다수의 의사결정이 더 정확할 것이라고 믿게 되어 동조가 더 잘 일어날 수 있다고 설명한다.

3 초자아에 대한 설명으로 틀린 것은?

① 사회의 가치와 도덕에 관한 내면화된 표상이다.
② 부모가 주는 상과 처벌에 대한 반응에 의해 발달한다.
③ 도덕성 원리에 의해 작용한다.
④ 본질적으로 성격의 집행자이다.

> ✪ ADVICE 초자아(super ego)는 부모로부터 상과 처벌을 받을 때에 학습되는 것으로 문화적, 도덕적 규칙이 내면화된 일종의 도덕적 규범이다.

4 싫어하는 사람을 과도하게 친절하게 대하는 것은 어떤 방어기제인가?

① 승화   ② 합리화
③ 반동형성   ④ 전위

> ✪ ADVICE ① 승화(Sublimation) : 욕구와 충동을 사회적으로 용납될 수 있는 건설적인 형태로 표현하는 것이다.
> ② 합리화(Rationalization) : 받아들이기 어려움 자신의 실패나 약점을 정당화하는 것이다.
> ③ 반동형성(reaction formation) : 받아들여지지 않는 욕구와 충동, 감정과 반대되는 행동이나 태도를 취함으로써 불안으로부터 벗어나려는 것을 의미한다.
> ④ 전위 혹은 전치(displacement) : 자신의 부정적인 감정이나 충동을 덜 위험한 대상에게 표출하여 불안이나 긴장을 해소하려는 시도이다.

5 여러 상이한 연령에 속하는 사람들로부터 동시에 어떤 특성에 대한 자료를 얻고, 그 결과를 연령 간 비교하여 발달적 변화과정을 추론하는 연구방법은?

① 종단적 연구방법   ② 횡단적 연구방법
③ 교차비료 연구방법   ④ 단기종단적 연구방법

> ✪ ADVICE 발달심리 연구방법에서 보편적으로 쓰이는 횡단적 연구방법(Cross Sectional Method)은 여러 다양한 연령에 속하는 사람들로부터 동시에 측정하고자 하는 특성 자료를 얻어 연령 간 결과를 비교하여 발달적 변화 과정을 추론할 수 있는 방법이다. 반면, 종단적 연구방법(Longitudinal Method)은 한 집단을 일정 기간 동안 추적하여 측정하고자 하는 특성에 대한 변화 과정을 연구하는 방법론이다.

답 1.④ 2.③ 3.④ 4.③ 5.②

6 잔소리하는 어머니로부터 벗어나기 위해 집 밖에서 머무르는 시간이 증가하는 것은 조작적 조건형성에서 무엇에 해당되는가?

① 정적 강화
② 부적 강화
③ 정적 처벌
④ 부적 처벌

> ⭐ADVICE 강화물은 강화받는 자극으로 이어지는 행동의 확률을 증가시키는 역할을 하고, 처벌물은 처벌받는 자극으로 이어지는 행동의 확률을 감소시키는 역할을 한다. 어떤 자극이 제시되는 상황은 정적(positive)이란 용어가 쓰이며, 어떤 자극이 제거되는 상황은 부적(negative)이란 용어가 사용된다.
> ㉠ **정적 강화** : 원하는 무엇인가가 제공되는 특정 행위가 증가되는 것
> ㉡ **부적 강화** : 원하지 않는 무엇인가가 제거되는 특정 행위가 증가되는 것
> ㉢ **정적 처벌** : 원하지 않는 무엇인가가 제공되어 이를 피하기 위해 특정 행위 발생이 감소되는 것
> ㉣ **부적 처벌** : 원하는 무엇인가가 제거되어 이를 피하기 위해 특정 행위 발생이 감소되는 것

7 실험법과 조사법의 가장 근본적인 차이점은?

① 실험실 안에서 연구를 수행하는지의 여부
② 연구자가 변인을 통제하는지의 여부
③ 연구변인들의 수가 많은지의 여부
④ 연구자나 연구참가자의 편파가 존재하는지의 여부

> ⭐ADVICE 실험법과 조사법의 차이점은 연구자의 변인 통제 여부이다.
> ㉠ **실험법** : 조건과 상황을 엄격하게 통제한 상태에서 독립변인을 의도적으로 조작하여 이에 따른 종속변인의 변화를 관찰하는 방법이다.
> ㉡ **조사법** : 설문, 전화, 우편 등을 통해 조건과 상황을 통제하지 않은 상태에서 사람들에게 미리 한정된 항목의 정보를 얻는 기법이다.

8 성격 5요인 이론의 구성요소에 해당하는 것으로만 바르게 나열한 것은?

① 개방성(openness to experience), 성실성(conscientiousness), 민감성(sensitivity)
② 외향성(extraversion), 친화성(agreeableness), 성실성(conscientiousness)
③ 친화성(agreeableness), 신경증성향(neuroticism), 강인성(hardiness)
④ 개방성(openness to experience), 친화성(agreeableness), 충동성(impulsiveness)

> ⭐ADVICE 성격의 5요인 모델(Big Five 모델)의 5가지 성격 요인은 개방성(Openness to experience), 성실성(Conscientiousness), 외향성(Extraversion), 우호성(Agreeableness), 신경증(Neuroticism)으로 구성된다.

9 자신과 타인의 휴대폰 소리를 구별하거나 식용버섯과 독버섯을 구별하는 것은?

① 변별
② 일반화
③ 행동조형
④ 차별화

⭐ADVICE 조건형성의 개념

ⓐ **변별**(Discrimination) : 서로 다른 두 개 이상의 자극을 구별하는 능력이다.

ⓑ **일반화**(Generalization) : 특정한 조건 자극에 대해 조건 형성된 반응이 원래의 조건 자극과 유사한 자극에 대해서도 비슷한 반응을 일으키는 것을 의미한다.

ⓒ **조형**(shaping) : 점진적 접근법으로 유기체의 적절한 반응을 학습시키기 위해 낮은 수준의 단계부터 정확한 반응까지의 단계를 학습의 원리로 이끄는 과정을 말한다.

ⓓ **차별화, 차별강화**(differential reinforcement) : 유기체의 어떤 반응은 강화를 주고 어떤 반응은 강화를 주지 않는 것이다.

※ 조형과 차별강화는 조작적 조건형성에 해당한다.

10 기억 단계를 바르게 나열한 것은?

> ⊙ 보유(retention)
> ⓛ 인출(refrieval)
> ⓒ 습득(acquisition)

① ⊙ → ⓛ → ⓒ
② ⓒ → ⊙ → ⓛ
③ ⓛ → ⊙ → ⓒ
④ ⊙ → ⓒ → ⓛ

⭐ADVICE 기억 단계는 외부환경에서 들어온 정보를 심적 표상으로 변환하는 부호화(Encoding) 또는 습득(Acquisition)의 단계, 정보를 기억 속에 담는 저장(Storage) 또는 보유(Retention)의 단계, 저장된 정보를 필요할 때 기억 속에서 꺼내오는 인출(Retrieval)의 단계로 구분된다.

답 6.② 7.② 8.② 9.① 10.②

11 검사의 내용이 측정하려는 속성과 일치하는지를 논리적으로 분석·검토하여 결정하는 타당도는?

① 예언타당도

② 공존타당도

③ 구성타당도

④ 내용타당도

⊙ ADVICE ① 예언타당도(예측타당도, Predictive Validity) : 제작된 검사에서 얻은 점수와 준거를 토대로 미래의 어떤 행위를 추정하는 방법이다.

② 공존타당도(공인타당도, Concurrent Validity) : 기존에 타당성을 입증 받은 검사를 토대로 새로 제작한 검사와의 유사성 혹은 연관성을 검증하는 방법이다.

③ 구성타당도(구인타당도, Construct Validity) : 조작적으로 정의되지 않은 인간의 심리적 특성이나 성질에 조작적 정의를 가한 후, 검사 점수가 조작적 정의에서 규명한 심리적 구인들을 제대로 측정하고 있는 지를 검증하는 방법이다.

④ 내용타당도(Content Validity) : 검사 내용이 측정하고자 하는 속성을 제대로 측정하고 있는지를 판단하는 것이다.

12 집단사고가 일어나는 상황과 가장 거리가 먼 것은?

① 집단의 응집력이 높은 경우

② 집단이 외부 영향으로부터 고립된 경우

③ 집단의 리더가 민주적인 경우

④ 실행 가능한 대안이 부족하여 집단의 스트레스가 높은 경우

⊙ ADVICE 집단사고(Groupthink)는 대인관계 조화가 중요하나, 집단은 종종 그 조화를 달성하기 위해 의사결정의 질을 희생하기도 하는 집단경향성을 의미한다. 대부분의 경우 집단은 여러 가지 다양한 과제에서 개인이 홀로 수행하는 것보다 저조한 수행 기능 및 결과를 야기하며, 특히 집단사고는 집단 응집력이 높거나, 집단이 고립되어 있거나, 실행 가능한 대안이 부족한 경우, 집단의 리더가 권위적일 경우에 더 빈번하게 발생한다.

13 성격이론가에 관한 설명으로 틀린 것은?

① Allport는 성격은 과거 경험에 의해 학습된 행동성향으로, 상황이 달라지면 행동성향도 변화한다고 보았다.

② Cattell은 특질을 표면특질과 근원특질로 구분하고 자료의 통계분석에 근거하여 16개의 근원특질을 제시하였다.

③ Rogers는 현실에 대한 주관적 해석 및 인간의 자기실현과 성장을 위한 욕구를 강조하였다.

④ Freud는 본능적인 측면을 강조하고, 사회환경적 요인을 상대적으로 경시하였다.

⊙ ADVICE Allport는 특질(Traits)이 개인에게 여러 가지 다른 자극이나 상황에 대해 유사한 방식으로 반응하도록 조작하는 실체로서 개인의 사고, 정서 및 행동을 결정하는 중요한 역할을 한다고 강조하였다. 특질의 유형으로 영향력이 가장 큰 주 특질(Cardinal Traits)과 주 특질보다는 영향력은 적지만 보편적이고 일관된 양상을 갖는 중심 특질(Central Traits), 상황에 따라 변화 가능하며 덜 보편적이고 일관되지 않은 이차적 특질(Secondary Traits)로 구분하였다.

14 단기기억의 용량은?

① 5±2

② 6±2

③ 7±2

④ 8±2

> ⭐ADVICE 단기기억(Short-term Memory)은 비감각적 정보를 1분까지는 아니어도 몇 초 이상 지속시켜 주는 기억 장소이다. Miller(1956)는 의미 있는 항목 7±2개를 몇 초간 유지시킬 수 있다는 단기기억의 기억폭 (Memory Span) 개념을 제시하기도 하였으며, 이는 시연(rehearsal)이나 군집화(chunking) 등 의도적인 노력을 통해 확장시킬 수 있다.

15 관찰법에 관한 설명으로 틀린 것은?

① 관찰법은 실험법과 같이 독립변인을 인위적으로 조작할 수 없으므로 관찰변인을 체계적으로 측정하지 않는다.

② 관찰법에는 직접 집단에 참여하여 그 집단 구성원과 같이 생활하면서 관찰하는 참여관찰도 있다.

③ 관찰법은 임신 중 영양부족이 IQ에 미치는 영향과 같이 실험 상황을 윤리적으로 통제할 수 없을 때 사용한다.

④ 관찰법에서는 관찰자의 편견이나 희망이 반영되어 관찰자 편향이 일어날 수 있다.

> ⭐ADVICE 관찰법(observation methods)에도 관찰자가 실험실 상태를 조작해두고 인위적인 상태에서 나타나는 행동을 관찰할 수 있도록 하는 실험실 관찰(laboratory observation)이 있어 독립변인의 인위적 조작, 과학적이고 체계적인 검증을 실시할 수 있다.

16 개나리나 장미가 필 때는 그렇지 않고 유독 진달래가 필 때만 콧물이 나는 상황의 경우, 코감기의 원인이 진달래라고 결론을 내리는 것은?

① 동의성

② 효율성

③ 일관성

④ 독특성

> ⭐ADVICE Kelly가 설명한 귀인의 차원 중 독특성 또는 특이성(distinctiveness)은 어떤 행위가 특정한 자극에 대한 것인지 보편적인 반응에 의한 것인지를 판단할 때 활용되는 관점이다. 이때 특이성이 높으면 외부귀인을 할 가능성이 높고, 낮으면 내부귀인을 할 가능성이 높다.

답 11.④ 12.③ 13.① 14.③ 15.① 16.④

17 나중에 학습한 정보가 먼저 학습한 정보를 방해하여 회상을 어렵게 하는 현상은?

① 순행간섭
② 역행간섭
③ 부식
④ 소거

> ⭐ADVICE ① 순행간섭(proactive interference) : 초기에 학습했던 것들이 나중에 습득한 정보들에 대한 기억을 방해하는 상황을 의미한다.
> ② 역행간섭(retroactive interference) : 나중에 학습한 것들이 이전에 습득한 정보들에 대한 기억을 손상시킬 때 발생되는 것을 의미한다.
> ④ 소거(extinction) : 조건형성 개념 중 하나로, 조작적 조건형성에서는 강화가 멈출 때 관련된 특정 행동 발생 비율이 점차 감소하는 것이 해당되며, 고전적 조건형성에서는 무조건적 자극이 더 이상 제시되지 않을 때 일어나는 학습된 반응의 점진적인 제거를 의미한다.

18 한 번 도박에 빠지면 그만두기 어려운 이유를 학습원리로 가장 적절하게 설명한 것은?

① 너무나 큰 정적 강화를 제공하기 때문에
② 부분 강화 효과 때문에
③ 보상에 비해 처벌이 적기 때문에
④ 현실 도피라는 부적 강화를 제공하기 때문에

> ⭐ADVICE 조작적 조건형성 중 변동비율 강화계획(variable ratio schedule : VR)은 부분 강화 효과(간헐적 강화, intermittent reinforcement)로 강화의 제공이 반응들의 특정 평균수의 근거를 두게 되어 매우 변동적이라는 특징이 있다. 변동비율 강화계획에서는 유기체의 반응 비율이 높아지는데 이는 유기체로 하여금 그 다음 번 강화가 언제 나타날 지 결코 모른다는 기대치로 인해 특정 행동이 소거되기 어렵기 때문이다.

19 A씨의 아이는 항상 우유를 보고 물이라고 이야기 한다. Piaget에 따르면 A씨가 단어를 바로잡아 준 후 아이의 우유에 대한 도식을 변환시키려면 무엇을 해야 하는가?

① 동화
② 보존
③ 조절
④ 대상영속성

> ⭐ADVICE Piaget의 인지발달 이론에 따르면, 도식(schema)은 세상이 작용하는 방식에 대한 관념이며, 새로운 상황에 자신의 도식을 적용하는 것을 동화(assimilation), 새로운 정보에 비추어 자신의 도식을 수정할 때 일어나는 것을 조절(accommodation)이라 한다. 동화와 조절의 통합과정을 평형화(equilibration)라 하며, 이는 인지발달이 이루어지는데 영향을 주는 요인인 성숙과 환경적 요인, 사회적 요인을 적합한 방식으로 통합하고 조정하는 개인의 내재된 능력을 말한다.

20 정상분포에 대한 설명으로 틀린 것은?

① 평균을 중심으로 좌우대칭을 이루는 곡선이다.

② 평균과 중앙값, 최빈값이 모두 같다.

③ 정상분포를 따르는 변인은 Z점수 평균이 0이고 변량은 1이다.

④ 정상분포의 양끝 쪽은 점차 X축에 접근한다.

✪ ADVICE 정상분포(normal distribution)는 평균을 중심으로 좌우대칭을 이루는 곡선이며, 평균(mean), 중앙값 (median), 최빈값(mode)이 모두 일치하는 빈도분포이다. 대부분의 자료는 평균치에 몰려 있으며, 양끝은 점차 극에 가까워지며 감소한다. 표준 정상분포에서 모든 Z점수 평균은 0이며, 표준편차는 1이다.

답 17.② 18.② 19.③ 20.③

02 이상심리학

1 조현병의 음성증상이 아닌 것은?

① 감퇴된 정서표현　　　　　　　　② 무의욕증

③ 긴장성 경직　　　　　　　　　　④ 무쾌감증

⭐ADVICE 조현병(schizophrenia)에서 나타나는 증상은 양성증상(positive symptom)과 음성증상(negative symptom)으로 구분한다.
　　• 대표적인 음성증상으로는 외부 자극에 대한 감소된 정서표현 양상인 정서적 둔마(affective flattening), 말이 없어지거나 짧고 간단한 말만 하는 것처럼 언어 표현이 빈약해지는 무언어증(alogia), 어떠한 목표 지향적 행동도 하지 않고 일상생활에 무관심한 무욕증(avolition)이 있다.
　　• 긴장증적 행동(catatonic behavior)은 망상, 환각, 와해된 언어 표현 등과 더불어 양성증상 유형에 해당된다.

2 DSM-5 신체증상 및 관련 장애에 속하는 장애를 모두 고른 것은?

ㄱ 질병불안장애
ㄴ 전환장애
ㄷ 신체증상장애

---

① ㄱㄴ　　　　　　　　　　　　　② ㄱㄷ
③ ㄴㄷ　　　　　　　　　　　　　④ ㄱㄴㄷ

⭐ADVICE DSM-5의 신체증상 및 관련 장애(somatic symptom and related disorder)에 속하는 장애 유형으로는 한 개 이상의 신체적 증상을 호소하거나 이로 인해 일상생활이 현저히 방해받는 신체증상장애(somatic symptom disorder)가 있고, 질병의 유무와 강도에 상관없이 스스로가 심각한 질병을 지녔다는 생각에 과도하게 집착하는 질병불안장애(illness anxiety disorder), 비교적 분명한 신체적 증상이 있으며 운동기능 이상, 신체 일부의 마비, 감각 이상 등과 같은 신경학적 손상이 있는 전환장애(conversion disorder), 증상을 위장하는 허위성 장애(factitious disorder)가 있다.

3 우울증의 원인에 관한 설명으로 틀린 것은?

① 생물학적 입장 : 도파민의 과도한 활동 결과
② 정신분석이론 : 자기를 향한 무의식적인 분노의 결과
③ 행동주의이론 : 정적 강화 감소의 결과
④ 인지이론 : 부정적이고 비관적인 생각의 결과

⭐ADVICE 우울증(depressive disorder)의 생물학적 원인에 대한 설명으로는 신경전달물질인 노르에피네프린, 에피네프린, 도파민을 포함하는 교감신경자극전달물질인 카테콜아민(catecholamine)이 부족에 의한 기분 저하를 들 수 있다. 이와 반대로 카테콜아민이 과잉 분비될 시에는 조증(manic)이 유발될 수 있다.

4 조증 삽화와 경조증 삽화의 공통점을 모두 고른 것은?

⊙ 의기양양하거나 과대하거나 과민한 기분이 지속되는 기간
ⓒ 감소된 수면 욕구
ⓒ 목표지향적 활동의 증가

① ㉠㉡　　　　　　　　　　　② ㉠㉢
③ ㉡㉢　　　　　　　　　　　④ ㉠㉡㉢

⭐ADVICE 기분이 비정상적으로 고양되는 조증 삽화(manic episode)와 조증 상태가 상대적으로 미약하게 나타나는 경조증 삽화(hypomanic episode)는 의기양양하거나 과대하거나 과민한 기분이 지속되는 기간이 조증 삽화는 1주일 이상 지속, 경조증 삽화는 적어도 4일간 지속된다는 점에서 차이가 있다.

5 신경성 식욕부진증에 관한 설명으로 틀린 것은?

① 제한적 섭취로 인해 체중이 심각하게 줄어든다.
② 체중증가에 대한 극심한 두려움이 있다.
③ 신체를 왜곡하여 지각한다.
④ 신경성 폭식증보다 의학적 합병증이 적게 나타난다.

⭐ADVICE 신경성 식욕부진증(anorexia nervosa)은 체중 증가와 비만에 대한 두려움이 극심하여 최소한의 음식만을 먹거나 음식 섭취를 거부함으로써 비정상적인 저체중 상태가 초래되는 경우이다. 체중과 체형을 왜곡하여 지각하고, 체중 미달의 심각성을 지속적으로 부정하며, 체중 증가를 방해하는 지속적인 문제 행동을 나타낸다. 체중 미달 문제뿐만 아니라, 영양실조로 인한 여러 합병증의 위험이 있어 입원치료를 하는 경우가 많은 것이 특징이다.

🔵답 1.③ 2.④ 3.① 4.③ 5.④

6 조현병에 관한 설명으로 틀린 것은?

① 이란성 쌍생아가 일란성 쌍생아에 비해 더 취약하다.
② 유병률은 인종과 민족에 따라 다르게 나타난다.
③ 표출정서가 높은 가정이 낮은 가정에 비해 재발률이 높다.
④ 가장 대표적인 생화학적 가설은 도파민 가설이다.

⭐ ADVICE 조현병(schizophrenia)의 유병률은 약 1%이며, 여자보다 남자에게 더 빈번하게 발생하는 정신장애이다. 유전적 관련성이 높은 질병으로 이란성 쌍생아에 비해 일란성 쌍생아인 경우 약 2배 이상 더 취약할 수 있으며, 조현병과 가장 밀접한 관련을 지닌 생화학적 가설은 도파민(dopamine)의 과잉 활성화와 관련된다. 환경적 요인으로는 부정적 감정의 과도한 표출인 표현된 정서(expressed emotion)가 빈번하게 발생하는 가족 환경이 영향을 미치는 것으로 알려져 있다.

7 파괴적, 충동조절 및 품행장애에 해당하지 않는 장애는?

① 적대적 반항장애　　　　　　　　② 병적 방화
③ 파괴적 기분조절불능장애　　　　④ 간헐적 폭발장애

⭐ ADVICE 파괴적 기분조절곤란장애(disruptive mood dysregulation disorder)는 기분장애의 하위유형으로 주로 아동기나 청소년기에 나타나며, 자신의 불쾌한 기분을 조절하지 못하고 분노행동이 표출되는 경우에 해당된다. 반면, 행동적 양상은 파괴적 기분조절곤란장애와 유사하지만, 적대적 반항장애(oppositional defiant disorder), 간헐적 폭발장애(intermittent explosive disorder), 병적 방화(pyromania)는 모두 파괴적, 충동조절 및 품행장애의 하위유형에 해당되며 충동성과 공격성, 파괴적 행동을 주 증상으로 나타내는 것이 특징이다.

8 편집성 성격장애의 행동 특성으로 가장 적합한 것은?

① 다른 사람이 자신을 이용하거나 피해를 입힌다고 생각한다.
② 단순히 아는 정도의 사람을 "매우 친한 친구"라고 지칭한다.
③ 반복적으로 자살을 시도하거나 행동한다.
④ 거의 어떤 활동에서도 즐거움을 느끼지 못한다.

⭐ ADVICE A군 성격장애 유형 중 하나인 편집성 성격장애(paranoid personality disorder)는 타인에 대한 강한 불신과 의심을 지니고 있으며, 적대적인 태도를 보여 사회적 부적응과 고립을 초래하는 성격 특성을 나타내는 것이 특징이다.

9 물질사용장애에 관한 설명으로 틀린 것은?

① 스트레스를 받는 사회경제적 조건 하에서 발생비율이 더 높다.

② 다른 사람들에 비해 의존성, 반사회성, 충동성이 더 높다.

③ 물질사용이 보상을 줄 것이라는 기대감 때문에 사용이 증가한다.

④ 보상 결핍 증후군과 가장 관련이 많은 신경전달물질은 세로토닌이다.

> **ADVICE** 물질 관련 및 중독 장애(substance-related and addictive disorder)와 관련이 있는 보상 결핍 증후군 (reward deficient syndrome)은 도파민과 세로토닌의 부족으로 인한 두뇌 쾌감 기제들의 감각적 박탈이 수반되기 때문이라고 알려져 있다. 더불어 개인의 유전적 원인, 장기적인 스트레스에의 노출, 충동성 등 으로 인해 행동 통제 및 조절에의 불균형에 영향을 받는 정신장애 유형이다.

10 성도착장애(paraphilias)에 관한 설명으로 틀린 것은?

① 물품음란장애(fetishistic disorder)는 여성보다 남성에게서 훨씬 더 많이 나타난다.

② 동성애(homosexuality)를 하위 진단으로 포함한다.

③ 의상도착증(transvestism)은 강렬한 성적흥분을 위해 이성의 옷을 입는 것이다.

④ 관음장애(voyeuristic disorder)는 대부분 15세 이전에 발견되며 지속되는 편이다.

> **ADVICE** 성도착장애(paraphilias disorder)의 하위유형
> ㉠ 관음장애(voyeuristic disorder) : 옷을 벗고 있거나 성행위를 하고 있는 모습을 몰래 훔쳐봄으로써 성 적 흥분을 느끼는 경우
> ㉡ 노출장애(exhibitionistic disorder) : 낯선 사람에게 자신의 성기를 노출하면서 성적 흥분을 느낌
> ㉢ 접촉마찰 장애(frotteuristic disorder) : 상대방의 동의 없이 자신의 성기나 신체 일부를 상대에게 접촉 하거나 문지르는 행위를 반복하는 경우
> ㉣ 성적피학장애(sexual masochism disorder) : 굴욕, 매질 등 고통을 당하는 행위를 중심으로 성적 흥분 을 느끼는 경우
> ㉤ 성적가학장애(sexual sadism disorder) : 성적피학장애와 반대로, 상대방으로 하여금 굴욕이나 고통을 느끼게 되어 성적 흥분을 느끼는 경우
> ㉥ 아동성애장애(pedophilic disorder) : 사춘기 이전의 아동(보통 13세 이하)을 대상으로 6개월 이상 성적 공상이나 성행위를 반복적으로 나타내는 경우
> ㉦ 성애물장애(fetishistic disorder) : 물건에 대해서 성적 흥분을 느끼며 집착하는 경우
> ㉧ 의상전환장애(transvestic disorder) : 복장도착증이라고도 하며, 이성의 옷을 입음으로써 성적 흥분을 하는 경우
> ※ 동성애(homosexuality)는 자신의 생물학적 성이나 성 역할에 대해 불편감을 겪지 않으며 성전환을 원 하지도 않는다는 점에서 성과 관련된 정신장애의 하위유형으로 분류되지 않는다.

답 6.① 7.③ 8.① 9.④ 10.②

11 다음의 특징을 가진 DSM-5의 장애는?

> • 자기의 전체 혹은 일부로부터 분리되거나 이를 낯설게 느낌
> • 신체이탈경험을 할 수 있음
> • 현실검증력은 본래대로 유지

① 심인성 둔주(psychogenic fugue)
② 해리성 정체감 장애(dissociative identity disorder)
③ 이인증/비현실감 장애(depersonalization)
④ 해리성 기억상실증(dissociative amnesia)

> ✪ADVICE 해리성 정체감 장애(dissociative identity disorder)는 한 사람 안에 둘 이상의 다른 정체감을 지닌 인격이 존재하는 경우를 의미한다. 해리성 기억상실증(dissociative amnesia)은 중요한 과거의 자서전적 정보를 기억하지 못하는 것으로 외상 또는 스트레스와 관련된 기억을 상실하는 경우에 해당된다.
> ※ 이인증 : 자신이 낯설게 느껴지거나 자신과 분리된 느낌을 경험하는 것으로 자기 지각에 이상이 생긴 상태

12 다음 사건이 일어난 순서대로 바르게 나열한 것은?

> ㉠ 비네(Binet)와 사이먼(Simon)이 아동용 지능 검사를 제작
> ㉡ WHO가 정신장애를 포함한 최초의 질병분류체계(ICD)를 발표
> ㉢ 스키너(Skinner)가 조작적 조건형성의 원리를 발표
> ㉣ 벡(Back)이 인지치료를 제안

① ㉠→㉡→㉢→㉣
② ㉠→㉢→㉣→㉡
③ ㉡→㉠→㉢→㉣
④ ㉡→㉢→㉠→㉣

> ✪ADVICE ㉠ 1905년 : 정신지체아동을 선별하기 위한 비네-사이먼 아동용 지능검사 제작
> ㉡ 1948년 : WHO가 정신장애를 포함한 최초의 질병분류체계(ICD) 발표
> ㉢ 1953년 : Skinner가 조작적 조건형성의 원리 발표
> ㉣ 1964년 : Beck이 인지치료를 제안

13 DSM-5에서 조현성 성격장애의 특징이 아닌 것은?

① 거의 항상 혼자서 하는 활동을 선택한다.

② 기이하거나 편향된 행동을 보인다.

③ 타인의 칭찬이나 비평에 무관심하다.

④ 단조로운 정동의 표현을 보인다.

> ✪ADVICE 조현성 성격장애(schizoid personality disorder)는 A군 성격장애의 하위유형 중 하나로, 타인과의 친밀한 관계형성에 관심이 없고 감정표현이 부족하여 사회적 적응에 현저한 어려움을 나타낸다. 사회적으로 고립된 형태는 유사하나 조현형 성격장애(schizotypal personality disorder)는 기이한 생각이나 행동을 보인다는 점에서 구별된다.

14 B군 성격장애에 해당하지 않는 것은?

① 경계선 성격장애
② 강박성 성격장애
③ 반사회성 성격장애
④ 연극성 성격장애

> ✪ADVICE 성격장애의 3가지 군집
> ㉠ A군 성격장애 : 사회적으로 고립되어 있고 기이한 성격특성을 나타낸다. 편집성 성격장애, 조현성 성격장애, 조현형 성격장애가 속한다.
> ㉡ B군 성격장애 : 정서적이고 극적인 성격특성을 나타내며, 반사회성 성격장애, 연극성 성격장애, 자기애성 성격장애, 경계선 성격장애가 해당된다.
> ㉢ C군 성격장애 : 불안하고 두려움을 많이 느끼며, 강박성 성격장애, 의존성 성격장애, 회피성 성격장애가 이에 속한다.

15 급성 스트레스 장애와 외상 후 스트레스 장애의 감별진단 기준으로 가장 중요한 것은?

① 기간
② 아동기 경험
③ 사회적 지지
④ 외상 심각도

> ✪ADVICE 급성 스트레스 장애(acute stress disorder)는 외상성 사건 경험 후 해리성 증상이 특징적으로 나타나고, 이러한 증상들이 2~4주 이내의 단기간 동안 나타날 때 진단 내려진다. 외상 후 스트레스 장애(posttraumatic stress disorder)는 외상성 사건 경험 후 관련 증상이 1개월 지속되는 경우에 해당된다.

답 11.③ 12.① 13.② 14.② 15.①

16 불안장애의 인지 특성을 모두 고른 것은?

> ㉠ 상황의 위험한 측면에 대해 과대평가한다.
> ㉡ 위험의 신호를 찾기 위해 내·외적인 자극을 탐색한다.
> ㉢ 현실적 근거가 없는 자신만의 규칙을 갖고 있다.

① ㉠㉡   ② ㉠㉢
③ ㉡㉢   ④ ㉠㉡㉢

⭐ADVICE 불안장애(Anxiety disorder) 환자들은 현실을 부정적인 방향으로 과장하거나 왜곡하여 사고하는 인지적 오류(cognitive error)를 많이 보인다.

17 공황장애를 설명하는 인지적 관점에 의하면, 공황발작을 초래하는 핵심적 요인은?

① 신체 건강에 대한 걱정과 염려
② 만성 질병에 대한 잘못된 귀인
③ 억압된 분노표출에 대한 두려움
④ 신체 감각에 대한 파국적 오해석

⭐ADVICE 공황장애(panic disorder)는 예상치 못한 상황에서 갑작스러운 극심한 공포, 강렬한 불안이 비정기적으로 나타나는 것이다. 공황발작을 경험한 이후, 그 후유증에 대해 지속적으로 염려하거나 걱정하는 경우가 있거나, 또는 공황발작과 관련해 뚜렷하게 나타나는 부적응적인 행동의 변화가 있을 시 공황장애로 진단된다. 공황장애는 공황발작이 없는 시기에도 추가발작이 일어나지 않을까 예기불안(anticipatory anxiety)을 보이며, 이로 인해 사소한 신체 감각에 대한 파국적 오해석을 반복하는 것이 특징이다.

18 정신분석적 입장에서 강박장애와 밀접한 관련이 있는 방어기제가 아닌 것은?

① 투사(projection)   ② 격리(isolation)
③ 대치(displacement)   ④ 취소(undoing)

⭐ADVICE 강박장애(obsessive-compulsive disorder)에 대한 정신분석적 관점에서는 격리(isolation), 대치(displacement), 반동형성(reaction formation), 취소(undoing)와 같은 방어기제를 통해 무의식적 갈등과 불안에 대처할 경우 강박증상이 나타난다고 설명한다.

19 알츠하이머병에 관한 설명으로 틀린 것은?

① 신경인지장애의 가장 흔한 유형이다.
② 조발성이 만발성보다 더 빈번하게 발병한다.
③ 가장 현저한 인지기능 장해는 기억장해이다.
④ 발병부터 사망까지 대개는 8~10년이 걸린다.

✪ ADVICE 알츠하이머병은 치매를 일으키는 가장 흔한 퇴행성 뇌질환으로 서서히 발병하여 점진적으로 진행되는 경과를 보이는 것이 특징이다. 초기에는 최근 일에 대한 기억력에 문제를 보이다 점차적으로 언어기능이나 판단력 등 다른 인지기능 이상이 추가되며, 최종적으로는 모든 일상생활 기능을 상실하게 된다. 알츠하이머병의 발생 연령은 보통 65세 이상이며, 드물게는 40~50대에서도 발병한다. 발병 연령에 따라 65세 미만은 조발성 알츠하이머병이라 하며, 65세 이상에서의 발병은 만발성 알츠하이머병이라 한다.

20 품행장애의 DSM-5 진단기준이 아닌 것은?

① 사람과 동물에 대한 공격성 ② 타인의 재산 파괴
③ 사기 또는 도둑질 ④ 학습문제

✪ ADVICE 품행장애(conduct disorder)의 진단기준에는 크게 '사람과 동물에 대한 공격', '재산파괴', '사기 또는 도둑질', '심각한 규칙 위반'으로 구분하여 총 15개의 세부기준이 제시되어 있으며, 이 중 적어도 3개 이상 해당되고, 그 중 1개 이상은 지난 6개월 이내에 나타나는 경우 진단된다.
　㉠ 사람과 동물에 대한 공격성
　　• 흔히 다른 사람을 괴롭히거나, 위협하거나, 협박한다.
　　• 흔히 육체적인 싸움을 도발한다.
　　• 다른 사람에게 심각한 신체적 손상을 일으킬 수 있는 무기를 사용한다(곤봉, 벽돌, 깨진 병, 칼, 총).
　　• 사람에게 신체적으로 잔혹하게 대한다.
　　• 동물에게 신체적으로 잔혹하게 대한다.
　　• 피해자와 대면한 상태에서 도둑질을 한다(노상 강도, 날치기, 강탈, 무장강도).
　　• 다른 사람에게 성적 행위를 강요한다.
　㉡ 재산의 파괴
　　• 심각한 손상을 입히려는 의도로 일부러 불을 지른다.
　　• 다른 사람의 재산을 일부러 파괴한다(방화는 제외).
　㉢ 사기 또는 도둑질
　　• 다른 사람들의 집, 건물, 차를 파괴한다.
　　• 물건이나 호감을 얻기 위해 또는 의무를 회피하기 위해 거짓말을 흔히 한다.
　　• 피해자와 대면하지 않는 상황에서 귀중품을 훔친다.
　㉣ 심각한 규칙 위반
　　• 13세 이전에 부모의 금지에도 불구하고 밤 늦게까지 집에 들어오지 않는다.
　　• 친부모 또는 양부모와 같이 사는 동안 적어도 2번 가출한다.
　　• 13세 이전에 시작되는 무단 결석

답 16.④ 17.④ 18.① 19.② 20.④

1 웩슬러 지능검사 소검사를 범주화하는데 있어 '획득된 지식' 요인에 속하는 소검사가 아닌 것은?

① 산수문제   ② 상식문제

③ 어휘문제   ④ 숫자문제

⭐ADVICE   웩슬러 지능검사에서 측정하는 '획득된 지식' 요인은 결정적 지능(crystallized intelligence)에 해당되며, 이는 환경이나 경험, 문화적 영향에 의해 후천적으로 발달되는 지능이다. 여기에는 어휘문제 등 언어이해 능력과, 산수와 같은 문제해결능력, 논리적 추리력, 상식 등이 포함된다. 반대로 유동적 지능(fluid intelligence)은 유전적이며 선천적으로 주어진 지능으로 구별되며, 속도, 기계적 암기, 지각능력, 일반적 추론능력 등이다.

2 웩슬러 지능검사를 실시한 결과는 지수점수(또는 지표점수)가 산출된다. 각 지수점수(또는 지표점수)의 평균 과 표준편차는?

① 평균은 90, 표준편차는 10이다.

② 평균은 100, 표준편차는 15이다.

③ 평균은 90, 표준편차는 15이다.

④ 평균은 100, 표준편차는 10이다.

⭐ADVICE   웩슬러 지능검사는 편차 IQ(deviation IQ)의 개념을 도입한 것으로, IQ 점수가 정규분포를 갖는다 가정하 고 각 개인이 획득한 점수를 평균이 100, 표준편차가 15인 표준점수로 변환하여 활용한다.

3 신경심리검사의 해석에 관한 설명으로 옳은 것은?

① 반응의 질적 측면은 해석에서 배제된다.

② 피검사자의 정서적 및 성격적 특징은 해석에서 고려되지 않는다.

③ 과제에 접근하는 방식과 검사자와의 상호작용 양상도 해석적 자료가 된다.

④ 과거의 기능에 관한 정보는 배제하고 현재의 기능에 초점을 맞추어 평가한다.

⭐ADVICE   신경심리평가는 개인의 인지, 감각, 운동, 정서 및 사회적 행동을 검사하여 뇌를 평가하는 방법으로 뇌손 상이나 뇌기능장애의 진단을 목적으로 하며, 환자 관리 및 치료계획을 수립하거나 재활 및 치료의 효과성 검증을 위해서도 활용될 수 있다.

4 BGT(Bender Gestalt Test)의 장점에 관한 설명으로 틀린 것은?

① 피검사자의 뇌기능 장애 평가에 유용하다.

② 자기 자신을 과장되게 표현하려는 피검사자에게 유용하다.

③ 적절하게 말할 수 있는 능력이 없거나 말할 수 있는 능력은 있으나 얘기를 하기 싫어할 때 유용하다.

④ 피검사자가 말로 의사소통을 할 능력이 충분히 있더라도 언어적 행동으로 성격의 강점과 약점에 관한 정보를 얻기 힘들 때 유용하다.

> ✿ ADVICE BGT(Bender Gestalt Test)는 언어적 의사소통능력이 정상임에도 언어 행동이 성격의 강점 및 약점의 적절한 표본을 제공해 줄 수 없는 경우거나, 수검자가 표현할 의사가 없는 경우에도 활용이 가능하며, 뇌장애가 있어 신경심리학적인 측면을 측정하거나 정신지체가 있는 경우에도 적용된다. 또한 글을 모르는 문맹한 사람인 경우, 혹은 외국인처럼 언어적 의사소통에 어려움이 있을 때에도 활용될 수 있다는 장점이 있다.

5 두정엽의 병변과 가장 관련이 있는 장애는?

① 구성 장애

② 시각양식의 장애

③ 청각기능의 장애

④ 고차적인 인지적 추론의 장애

> ✿ ADVICE ㉠ **전두엽**(frontal lobe) : 운동, 추상적 사고, 고차적 인지추론, 계획, 기억과 판단 등에 관여한다.
> ㉡ **측두엽**(temporal lobe) : 청각과 언어에 관여해 언어를 듣고 이해하도록 돕는 영역이다.
> ㉢ **두정엽**(parietal lobe) : 체감각에 관한 정보를 처리하는 기능을 담당하여, 피부에 전달되는 갖가지의 감각을 받아들이고 무게나 동작을 감지하는 역할을 한다.
> ㉣ **후두엽**(occipital lobe) : 시각 정보를 분석하고 통합하는 기능을 담당한다.

㉰ 1.④ 2.② 3.③ 4.② 5.①

6 다음 MMPI 프로파일에 대한 해석으로 적합하지 않은 것은?

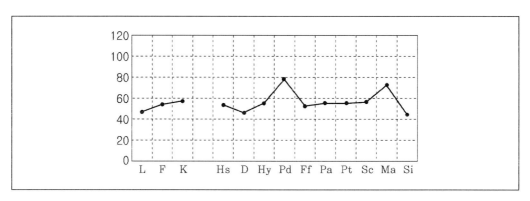

① 수동-공격성 프로파일로 볼 수 있다.
② 행동화 문제를 나타낼 가능성이 높다.
③ 비순응적이고 반사회적인 경향이 높다.
④ 대인관계가 피상적이고 이기적일 가능성이 높다.

> ⭐ADVICE MMPI의 4-9/9-4 상승척도 프로파일의 주요 특징은 공격적이고 충동적인 행동화 경향성이다. 이 프로파일을 보이는 사람들은 사회적 규범과 가치관을 신경 쓰지 않고, 권위적 인물과 갈등을 자주 일으키는 등 반사회적 특성을 나타낸다. 대인관계가 피상적인 경우가 많고, 타인을 이용하거나 착취하려고 들며 무책임하고 신뢰롭지 못할 수 있다. 행동화(acting-out), 합리화(rationalization)의 방어기제를 자주 쓴다.

7 기억장애를 보이고 있는 환자에게 기억 및 학습능력을 평가하는데 가장 적합한 것은?

① K-WMS-IV
② SCL-90-R
③ Face-Hand Test
④ Trail Making Test

> ⭐ADVICE • 선로 잇기 검사(Trail Making Test) : 주의력과 정신처리속도를 측정하기 위한 대표적인 검사이다.
> • 웩슬러 기억 검사(K-WMS) : 대표적인 기억과 학습을 평가하기 위한 검사도구이다.
> • Face-Hand Test : 정신장애의 생물학적 원인을 측정하기 위한 검사도구이다.
> • SCL-90-R : 간이정신진단검사로 15분의 검사 수행으로 신체화, 강박성, 대인예민성, 우울, 불안, 적대감, 공포불안, 편집증, 정신증, 기타 문제를 진단한다.

8 지능검사 시행에 관한 설명으로 옳은 것은?

① 지능검사는 표준절차를 따르되 개인의 최대 능력을 측정하는 것을 목표로 한다.
② 지능검사 시행에서 수검자에 대한 행동 관찰은 별로 중요하지 않다.
③ 지능검사 시행에서 검사에 대한 동기는 결과에 영향을 미치지 않는다.
④ 검사가 시행되는 환경적 조건은 지능검사 결과에 별로 영향을 미치지 않는다.

> ⭐ADVICE 지능검사를 실시할 때에는 통제된 실험상황처럼 표준 절차를 철저하게 지키는 것이 중요하며, 이를 통해 개인 간 비교를 할 수 있다. 검사가 시행되는 방은 조명, 환기, 소음 등 수검자의 주의를 분산시키는 외부 자극이 없도록 환경적 조건을 정돈해야 하며, 검사 수행 시 수검자의 행동 표현은 해석에 매우 유용한 정보를 제공해주므로 세밀한 관찰이 요구된다. 수검자의 최대 능력이 발휘될 수 있는 분위기에서 시행될 수 있도록 주의하며, 수검자의 동기 수준이 결과에 영향을 미칠 수 있다는 점도 유의해야 한다.

9 심리검사의 시행에 관한 설명으로 옳은 것은?

① 표준절차 외에 자신만의 효과적인 절차를 사용한다.
② 중립적 검사시행을 위해 라포 형성은 가급적 배제되어야 한다.
③ 표준절차 외의 부가적 절차로 산출된 결과는 규준에 의거하여 해석하지 않는다.
④ 검사를 자동화된 컴퓨터 검사로 전환한 경우 원 검사에 대한 전문적 훈련은 요구되지 않는다.

> ⭐ADVICE 임상장면에서의 수검자의 심리평가는 단지 검사 결과만으로 이루어지는 것이 아니라 수검자의 행동 관찰이나 면접을 통해 얻은 자료들이 함께 고려되어 해석이 이루어져야 한다. 그러므로 자동화된 컴퓨터 검사를 활용한다 할지라도 임상가의 검사도구에 대한 지식과 전문성은 매우 중요하다.

10 다음 아동용 심리검사 중 실시 목적이 나머지 셋과 다른 것은?

① 운동성 가족화 검사(KFD)
② 아동용 주제통각검사(CAT)
③ 집-나무-사람 그림 검사(HTP)
④ 코너스 평정척도(Conners Rating Scale)

> ⭐ADVICE 운동성 가족화 검사(KFD), 아동용 주제통각검사(CAT), 집-나무-사람 그림 검사(HTP)는 모두 투사검사로 수검자의 인지, 정서, 자기상, 대인관계 등에 대한 종합적이고 다각적인 정보를 얻을 수 있다. 반면, 코너스 평정척도(Conners Rating Scale)는 집중력 진단체크리스트로 주의력 결핍 과잉행동장애(ADHD)를 평가하기 위한 검사도구이다.

답 6.① 7.① 8.① 9.③ 10.④

11 TAT(주제통각검사)에 관한 설명으로 틀린 것은?

① TAT 성인용 도판은 남성용, 여성용, 남녀 공용으로 나누어진다.

② TAT는 대인관계상의 역동적인 측면을 파악하는데 유용하다.

③ TAT는 준거조율전략(criterion keying strategy)을 통해 개발되었다.

④ TAT 반응은 순수한 지각반응이 아닌 개인의 선행경험과 공상적 체험이 혼합된 통각적 과정이다.

> ★ADVICE TAT(주제통각검사)는 개인의 욕구(need)와 환경 압력(pressure) 사이의 상호작용 결과를 분석함으로써 개인의 심리적 상황을 평가하고자 하는 욕구-압력 체계를 근거로 하여 개발되었다. 로샤 검사와 함께 널리 사용되고 있는 대표적인 투사적 검사이며, 원초적 욕구와 환상에 초점을 맞추고 있는 로샤 검사와는 달리 다양한 대인관계 상의 역동적 측면을 파악하는데 유리한 검사도구이다.

12 모집단에서 규준집단을 표집하는 방법과 가장 거리가 먼 것은?

① 군집표집(cluster sampling)

② 유층표집(stratified sampling)

③ 비율표집(ratio sampling)

④ 단순무선표집(simple random sampling)

> ★ADVICE 모집단에서 규준집단을 표집하는 방법으로는 확률적 표집방법(probability sampling)이 활용되며, 여기에는 단순무선표집(simple random sampling), 층화표집(유층표집, stratified sampling), 군집표집(cluster sampling), 체계적 표집(systematic sampling)이 있다.
> ㉠ 단순무선표집 : 모집단 내의 모든 사람들이 동등하고 독립적인 선발 기회를 갖는다. 표본은 우연적으로 추출된다. (예 난수표를 사용한 무작위 추출)
> ㉡ 층화표집 : 모집단 안에 여러 동질성을 갖는 하부집단이 있다고 가정할 때 모집단을 계층으로 구분하고 각 계층에서 무선적으로 대상자를 추출한다. (예 교사의 근무환경을 알고자 할 때, 국립, 공립, 사립학교 교사로 계층을 나눠 표집함)
> ㉢ 군집표집 : 표집의 단위가 개인이 아니라 군집이며, 모집단 내에 있는 기존의 집단이 표집 단위로 선정된다. (예 S시에 있는 고등학교 3년의 체형변화를 알고자 할 때, S시 고등학교를 단순무선표집으로 추출 후 해당 학교 3학년 학생들의 체형변화를 조사함)
> ㉣ 체계적 표집 : 모집단의 표본 목록에서 한 번호를 선정한 후, 일정한 간격을 두고 연구대상을 추출한다. (예 100명의 수강생 중 10명에게 질문지 배부 시, 출석부에서 2번 학생 추출 후, 10번 간격으로 추출하여 2, 12, 22, 32, 42 … 92번으로 총 10명으로 구성된 표본을 만듦)

13 집단용 지능검사의 특징으로 옳은 것은?

① 개인용 검사에 비해 임상적인 유용성이 높다.

② 선별검사(screening test)로 사용하기에 적합하다.

③ 대규모 실시로 실시와 채점, 해석이 상대적으로 어렵다.

④ 개인용 검사에 비해 지적 기능을 보다 신뢰성 있게 파악할 수 있다.

🟊 ADVICE 지능검사는 표준화된 검사로 실시와 채점, 해석이 용이하나, 각 개인의 수검 태도와 행동을 관찰할 수 없는 집단용의 경우에는 개인용에 비해 상대적으로 임상적 유용성이 부족하다. 단, 대규모 실시를 통해 집단의 지적 기능을 수준별로 구분할 수 있는 선별검사(screening test)로는 적합하다.

14 MMPI-2의 타당도 척도에 해당되지 않는 것은?

① S 척도

② D 척도

③ F(b) 척도

④ 무응답 척도

🟊 ADVICE MMPI-2의 D척도(D : Depression)는 임상척도로 우울증상을 측정하기 위한 척도이다.

※ **타당도 척도**

ㄱ **성실성** : 빠짐없이 문항에 응답했는지, 문항을 잘 읽고 응답했는지에 대한 것으로 무응답, 무선반응 비일관성(VRIN), 고정반응 비일관성(TRIN)이 포함된다.

ㄴ **비전형성** : 일반인들이 일반적으로 반응하지 않은 방식으로 응답했는지에 대한 정보를 제공하는 것으로 비전형(F), 비전형-후반부[F(B)], 비전형-정신병리[F(P)]가 해당된다.

ㄷ **방어성** : 자기 모습을 과도하게 긍정적으로 제시하고자 했는지에 대한 것으로 부인(L), 교정(K), 과장된 자기제시(S)가 있다.

15 K-VMI-6(시각-운동 통합 검사)에 관한 설명으로 가장 적합한 것은?

① BGT에 비해 전반적으로 문항의 난이도가 높다.

② BGT에 비해 전반적으로 문항의 난이도가 낮다.

③ 사용대상 연령은 만 2세~5세까지로 대상 연령의 폭이 비교적 좁다.

④ 만 2세에서부터 노인에 이르기까지 폭넓은 연령에서 실시할 수 있다.

🟊 ADVICE K-VMI-6는 유아부터 성인까지 다양한 연령대의 시각-운동 통합 능력과 시지각 능력, 운동협응 능력을 타당하게 측정하는 검사이다.

🅐 **11.③ 12.③ 13.② 14.② 15.④**

16 표집 시 남녀 비율을 정해놓고 표집해야 하는 경우에 가장 적합한 방법은?

① 군집표집(duster sampling)

② 유층표집(stratified sampling)

③ 체계적 표집(systematic sampling)

④ 구체적 표집(specific sampling)

✪ADVICE 모집단 안에서 남녀를 계층으로 구분하고 각 계층에서 무선적으로 대상자를 추출하여 표집해야 되는 경우에는 유층표집, 혹은 층화표집을 활용할 수 있다.
① 군집표집 : 표집의 단위가 개인이 아니라 군집이며, 모집단 내에 있는 기존의 집단이 표집 단위로 선정된다. (**예** S시에 있는 고등학교 3년의 체형변화를 알고자 할 때, S시 고등학교를 단순무선표집으로 추출 후 해당 학교 3학년 학생들의 체형변화를 조사함)
② 층화표집 : 모집단 안에 여러 동질성을 갖는 하부집단이 있다고 가정할 때 모집단을 계층으로 구분하고 각 계층에서 무선적으로 대상자를 추출한다. (**예** 교사의 근무환경을 알고자 할 때, 국립, 공립, 사립학교 교사로 계층을 나눠 표집함)
③ 체계적 표집 : 모집단의 표본 목록에서 한 번호를 선정한 후, 일정한 간격을 두고 연구대상을 추출한다. (**예** 100명의 수강생 중 10명에게 질문지 배부 시, 출석부에서 2번 학생 추출 후, 10번 간격으로 추출하여 2, 12, 22, 32, 42 … 92번으로 총 10명으로 구성된 표본을 만듦)

17 MMPI-2의 타당도 척도 중 비전형성을 측정하는 척도에서 증상타당성을 의미하는 척도는?

① TRIN   ② FBS

③ F(P)   ④ F

✪ADVICE MMPI-2의 타당도 척도 중 FBS는 증상타당성 척도로 개인 상해 소송 장면에서의 자신의 증상을 과장하는 사람들을 가려내기 위해 개발되었다. 기존의 F척도는 주로 심각한 정신과적 증상의 과대 보고를 탐지하는데 효과적이었다면, FBS 척도는 신뢰롭지 않은 과대 보고 경향성을 구별하기에 유용한 척도이다.
① TRIN(고정반응 비일관성) : 모두 '그렇다' 또는 모두 '아니다'라고 반응한 경우를 탐지하는 타당도 척도이다.
② F(P)(비전형 정신병리) : 규준집단과 정신과 외래환자 모두 매우 낮은 빈도로 반응을 보인 문항으로 구성되어 있다. T점수가 69 이하일 경우에는 수검자가 심리적 문제를 정확하게 보고했음을 의미하고, T점수가 70~99점일 때에는 '도움을 청하는(crying for help)'의도로 증상을 과장한 것으로 해석된다.
④ F(비전형) : 규준집단에서 매우 낮은 빈도로 응답되어지는 문항으로 구성되어 있다. T점수가 65~79라면 과장된 것일 수 있으나 '도움을 청하는' 의도일 수 있어 유효하게 해석되며, 39 이하일 경우에는 수검자의 방어적 태도를 시사하는 것으로 다른 방어성 척도와 함께 고려하여 해석해야 한다.

18 적성검사에 대한 설명으로 틀린 것은?

① GATB는 대표적인 진로적성검사이다.

② 적성검사는 개인의 직업선택에도 활용된다.

③ 적성과 지능은 측정하는 구성요인이 서로 겹치지 않는다.

④ 적성검사는 하나의 검사로 다양한 능력 영역을 측정할 수 있는 이점이 있다.

> ✪ ADVICE GATB는 가트비라고 칭하는 일반적성검사이다. 적성검사는 크게 인지적 검사에 속하는 심리검사이며, 적성이란 어떤 일에 알맞은 성질이나 적응 능력, 소질 및 성격 등을 의미한다. 일반적성검사에서는 수리능력, 언어능력, 사무지각, 공간적성, 형태지각, 운동반응, 지능, 손가락 재치, 손의 재치 등의 총 9개의 영역의 적성을 15개의 하위검사로 측정한다.

19 다음 중 지능에 관한 일반적인 정의와 가장 거리가 먼 것은?

① 지능이란 적응능력이다.
② 지능이란 학습능력이다.
③ 지능이란 기억능력이다.
④ 지능은 총합적 · 전체적 능력이다.

> ✪ ADVICE 비네(Binet)는 지능을 학습능력이라 정의하며, 핀트너(Pintner)와 피아제(Piaget)는 지능이 환경이나 새로운 상황 및 문제에 적응하는 능력이라 정의내린다. 써스톤(Thurstone)과 터만(Terman)은 지능을 추상적인 사고 능력이면서 그것을 구체적인 사실들과 관련시킬 수 있는 것으로 총체적이자 전체적 능력이라 정의한다.

20 MMPI 타당도 척도 중 L과 K척도는 T점수로 50에서 60 사이이고, F척도는 70 이상인 점수를 얻은 사람의 특징으로 적합한 것은?

① 지나친 방어적 태도 때문에 면담하기 어려운 사람이다.

② 감정을 억제하고 있으며, 행동을 적절하게 통제하고 있다.

③ 경험하는 스트레스의 정도가 미미하며, 사회적 상황에 효율적으로 대처하는 사람이다.

④ 자신의 문제를 인정하는 동시에 그런 문제와 관련하여 자신을 방어하려고 애쓰는 사람이다.

> ✪ ADVICE MMPI 타당도 척도의 여러 형태 중 L척도와 K척도는 T점수 50에서 60 사이이며, F척도 T점수가 70 이상으로 상승할 시에는 수검자가 자신의 문제를 인정하면서 동시에 문제에 대해 방어하려 애쓰고 있는 태도를 나타낸다. 비효율적인 방어 전략으로 인해 실제 자신의 문제를 해결하지 못하고 있는 만성적인 적응 문제 환자들에게서 전형적으로 나타나는 타당도 형태이다.

🅐 16.② 17.② 18.③ 19.③ 20.④

1 인지치료에 대한 설명으로 틀린 것은?

① 개인의 문제는 잘못된 전제나 가정에 바탕을 둔 현실 왜곡에서 비롯된다.

② 개인이 지닌 왜곡된 인지는 학습 상의 결함에 근거를 둔다.

③ 부정적인 자기개념에서 비롯된 자동적 사고들은 대부분 합리적인 사고들이다.

④ 치료자는 왜곡된 사고를 풀어 주고 보다 현실적인 방식들을 학습하도록 도와준다.

> ⭐ADVICE 인지치료에서는 인간의 감정이나 행동이 어떤 사건이나 상황 자체가 아닌 이에 대한 개인의 해석에 의해 영향을 받는다고 가정한다. 그러므로, 왜곡되고 역기능적이며 비합리적인 생각과 믿음이 모든 심리적 문제의 주된 요인이라고 보며, 이러한 왜곡된 생각을 찾아내고 현실적으로 평가하여 수정 및 해결하기 위한 것이 인지치료의 목적이다.

2 치료자가 치료 초기에 rapport를 형성하기 위한 행동으로 바람직하지 않은 것은?

① 내담자를 가능한 한 인간으로 존중하려 했다.

② 너무 심문식으로 질문하지 않으려 했다.

③ 치료시간을 넘기더라도 내담자가 충분히 이야기할 시간을 주었다.

④ 내담자의 긴장을 풀어주기 위해 간단히 안부를 물었다.

> ⭐ADVICE 치료가 이루어지는 동안에는 내담자가 자유롭게 표현하고 이야기할 수 있는 기회를 충분히 가지는 것도 필요하지만, 내담자의 심적 안정화를 위해서는 구조화된 치료 과정이 제공되어야 한다. 이를 위해서는 주어진 치료 시간 내 내담자와 목적이 있는 대화를 이끌어낼 수 있도록 돕는 치료자의 전문적 역할이 매우 중요하다.

3 생명유지에 필수적인 기능에서 고차원적 인지 기능으로 발달하는 뇌의 발달 단계를 순서대로 나열한 것은?

① 후뇌(교와 소뇌) → 수뇌(연수) → 중뇌 → 간뇌 → 종뇌

② 수뇌(연수) → 후뇌(교와 소뇌) → 중뇌 → 간뇌 → 종뇌

③ 후뇌(교와 소뇌) → 중뇌 → 간뇌 → 종뇌 → 수뇌(연수)

④ 수뇌(연수) → 간뇌 → 후뇌(교와 소뇌) → 중뇌 → 종뇌

뇌의 발달 단계

ㄱ 후뇌(hindbrain)는 척수로 들어가는 정보와 척수를 빠져나오는 정보를 통합하는 뇌의 한 영역으로, 교(pons), 소뇌(cerebellum)를 포함한다. 교는 정보를 소뇌로부터 뇌의 나머지 영역으로 전달하는 역할을 담당하며, 소뇌는 정교한 운동 기술을 통제하는 기능을 담당한다.

ㄴ 수뇌(연수, medulla)는 척수가 두개골 안으로 연장된 것으로 심장박동, 순환 및 호흡을 조절한다.

ㄷ 중뇌(midbrain)는 시개(tectum)와 피개(tegmentum)로 구성되어 있으며, 시개는 유기체로 하여금 환경 내에서 정향 반응을 가능하게 하여 외부로부터 자극 정보를 받으면 자극으로 향하게 하는 역할을 한다. 피개는 운동과 각성에 관여하는 기관으로 중뇌의 구조들은 환경 내의 즐거운 자극으로 향하게 하거나 위협적인 자극으로부터 벗어나게 도와준다.

ㄹ 간뇌(diencephalon)는 대뇌반구(종뇌)와 중뇌 사이에 위치하는 작은 뇌 구조로 주로 내장, 혈관과 같은 자율신경을 관리하는 시상(thalamus), 시상하부(hypothalamus)를 포함한다. 시상은 감각기관으로부터 전달되는 정보를 중계하고 여과하여 정보를 대뇌피질로 전달하는 역할을 하며, 시상하부는 체온, 배고픔, 갈증, 성행동을 조절한다.

ㅁ 종뇌(telencephalon)는 간뇌와 함께 전뇌를 구성하는 요소로서 대뇌반구가 해당된다.

4 치료관계에서 얻은 내담자의 정보에 대한 비밀 보장의 예외적인 경우에 해당하지 않는 것은?

① 자해의 위험성이 있는 경우

② 제3자에게 위해가 가해질 우려가 있는 경우

③ 감염성 질병이 있는 경우

④ 내담자에게 알리지 않고 내담자의 정보를 책에 인용한 경우

심리학자는 연구, 교육, 평가 및 치료과정에서 알게 된 개인의 비밀정보를 보호하여야 할 일차적 의무가 있다. 단, 내담자나 치료자 또는 그 밖의 사람들을 상해로부터 보호하기 위한 경우에는 개인의 동의 없이 비밀정보를 최소한으로 노출할 수 있다.

※ 비밀보장의 예외 상황
- 내담자가 자신과 타인에게 위해 행동을 할 위험이 있는 경우(학대, 폭행, 살인 등)
- 내담자 자신이 타인의 위해 행동의 피해자인 경우
- 내담자의 문제가 위급한 상황(병원치료, 자살시도 등)일 경우
- 범죄 및 법적인 문제와 연루되어 있을 경우
- 내담자가 비밀공개를 허락했을 경우

1.③ 2.③ 3.① 4.④

5 신경심리학적 기능을 연구하는 방법 중 비침습적인 방법에 해당하는 것은?

① 양전자방출단층촬영(PET)

② 국부 대뇌 혈류(rCBF)

③ 심전극(Depth electrode)

④ 전자 뇌 지도(Electrical brain mapping)

> ⚙ADVICE ① **양전자방출단층촬영**(positron emission tomography, PET) : 인체에 해가 없는 방사성 물질을 개인의 혈관에 주사한 후, 방사선 탐지기가 과제를 수행하고 있는 개인의 뇌를 스캔하는 기법이다.
> ② **국부 대뇌 혈류**(regional Cerebral Blood Flow : rCBF) : 대뇌에 흐르는 혈류량을 조사하여 어떤 활동을 할 때 뇌의 어느 영역이 활용되는지 측정하는 기법이다.
> ③ **심전극**(depth electrode) : 뇌에 전극 침을 설치하여 뇌의 특정 부위에 전기 자극을 주어 뇌손상을 입은 것처럼 의도한 후, 어떤 기능과 연관이 있는지 측정하는 기법이다.
> ④ **전자 뇌 지도**(Electrical brain mapping) : 전극을 두피에 부착하여 뇌의 전기적 활동을 측정하는 기법으로, 인체의 물질을 주입하거나 물질을 복용한 후 스캔하는 다른 기법들에 비해 비침습적이다.

6 정신상태검사(mental status examination) 면접에서 환자를 통해 평가하는 항목이 아닌 것은?

① 외모와 태도

② 지남력

③ 정서의 유형과 적절성

④ 가족관계

> ⚙ADVICE 면접의 유형 중, 정신상태검사(mental status examination)는 환자의 외모, 몸가짐, 말하는 특징, 기분, 사고과정, 통찰력, 판단력, 주의력, 집중력, 기억력 및 지남력 등을 평가하여 전반적인 심리적 기능수준과 정신 현상의 유무를 선별하는 것이 목적이다.

7 행동이 보상을 받아 행동의 빈도가 증가하는 원리에 해당되지 않는 것은?

① 칭찬하기

② 금전 제공

③ 관심 철수

④ 토큰 경제

> ⚙ADVICE 행동이 보상을 받는 것은 정적(positive)인 피드백이며, 행동의 빈도가 증가하는 것은 강화(reinforcement)를 받은 것을 의미함으로 행동이 보상을 받아 행동의 빈도가 증가하는 것은 정적 강화에 해당된다. 관심 철수는 관심이라는 정적 보상이 제거되는 것으로 부적(negative)인 피드백이다. 즉, 관심을 철수하여 해당 행동의 빈도가 증가하게 된다면 부적 강화를 받은 것이며, 관심을 철수하여 해당 행동의 빈도가 감소된다면 이는 부적 처벌에 해당된다.

8 인간중심치료에서 자기와 경험 간의 일치를 촉진시키고, 자기실현을 하도록 치료자가 지녀야 할 특성과 가장 거리가 먼 것은?

① 공감
② 진실성
③ 객관적인 이해
④ 무조건적 긍정적 존중

> ✪ADVICE 인간중심치료에서는 인간을 지속적으로 변화하고 성장하려는 동기를 가진 존재로 보고 치료자의 직접적인 도움이나 지시가 없이도 스스로가 자신의 문제를 이해하고 해결할 수 있는 잠재 능력이 있음을 강조한다. 치료의 목표는 개인의 자발성과 자기성장이며, 치료자는 기법의 적용보다는 내담자의 삶의 방식과 태도에 집중하여 내담자가 성장하도록 돕는데 있다. 그러므로 치료자가 갖추어야 할 기본적 태도로는 진솔성, 무조건적인 긍정적 존중, 공감적 이해가 필요하며, 치료 과정에서 내담자가 자유롭게 자신의 감정을 표현하도록 적극 경청하고, 이에 비판 없는 반영과 존중을 보여야 한다.

9 암, 당뇨 등과 같은 질병을 진단받은 환자들을 위한 효과적인 집단개입으로 가장 적합한 것은?

① 정신역동적 집단치료
② 가족치료
③ 인본주의적 집단치료
④ 심리교육적 집단치료

> ✪ADVICE 심리교육적 집단치료는 환자들을 교육하는 것을 목적으로 하는 집단치료방법이다. 암이나 당뇨와 같이 동일한 문제를 가진 만성적인 환자집단을 대상으로 질병에 대해 교육하거나 예방 및 관리를 위한 교육을 제공한다.

10 심리평가에 관한 설명과 가장 거리가 먼 것은?

① 심리평가는 심리학자들이 진단을 내리고, 치료를 계획하고, 행동을 예측하기 위하여 정보를 수집하고 평가하는 과정이다.
② 심리평가의 자료로는 환자에 대한 면접자료, 과거 기록, 행동관찰 사항, 심리검사에 관한 결과들이 포함된다.
③ 제 1, 2차 세계대전 당시 신병들에 대한 심리평가의 요구는 임상심리학에서 심리평가의 중요성과 심리검사 제작의 필요성을 촉진시켰다.
④ 임상장면에서 심리검사를 실시할 때 자주 사용하는 MMPI, K-WAIS, Rorschach, TAT와 같은 검사들은 반드시 포함되어야 한다.

> ✪ADVICE 심리평가
> • 심리평가는 개인의 심리적 특성을 이해하기 위해 심리검사, 면담, 행동관찰, 임상가의 전문적 지식을 필요로 한다.
> • 심리평가의 목적은 환자의 상태를 명료화하며, 적합한 치료를 계획하기 위해 환자의 정보를 수집하고 평가하는 과정이다.
> • 환자에게 가장 적합한 검사를 선택할 책임은 임상가에게 있으며, 목적에 맞는 평가기법으로 실시하여야 한다.

답 5.④ 6.④ 7.③ 8.③ 9.④ 10.④

11 환자가 처방한 대로 약을 잘 복용하고, 의사의 치료적 권고를 준수하게 하기 위한 가장 적절한 방법은?

① 준수하지 않을 때 불이익을 준다.
② 의사가 권위적이고 단호하게 지시한다.
③ 모든 책임을 환자에게 위임한다.
④ 치료자가 약의 효과 등에 대해 친절하고 상세하게 설명한다.

⭐ ADVICE 환자에게 처방되는 약물의 효과를 증대시키기 위해서는 환자가 약물에 대해 올바른 지식을 가지고 적절한 투약방법을 이해하여 약의 복용을 지속하고 부작용에 대해 적극적으로 관리할 수 있도록 약물교육이 반드시 제공되어야 한다.

12 알코올중독 환자에게 술을 마시면 구토를 유발하는 약을 투약하여 치료하는 기법은?

① 행동조성
② 혐오치료
③ 자기표현훈련
④ 이완훈련

⭐ ADVICE 혐오치료(aversion therapy)는 고전적 조건형성에서의 역조건 형성(counter conditioning) 방법으로 제거하고자 하는 표적 반응(문제 행동)을 유발하는 조건 자극을 혐오적 반응을 일으키는 무조건 자극과 짝지어 표적 반응(문제 행동)을 감소 및 제거시키는 치료법이다.
㉠ 제거하고자 하는 표적 반응(문제 행동) : 과도한 알코올 섭취 행동
㉡ 조건 자극 : 알코올(술)
㉢ 혐오적 반응을 일으키는 무조건 자극 : 구토 유발제
㉣ 무조건적인 혐오적 반응 : 구토

13 임상심리학자가 활동할 수 있는 새로운 영역과 가장 거리가 먼 것은?

① 법정임상심리학
② 소아과 심리학
③ 행동의학
④ 인지심리학

⭐ ADVICE 인지심리학은 임상심리학과 같이 기초적 심리학의 한 분야이다. 그러므로 임상심리학자가 활동할 수 있는 하위 전문영역에 해당되지 않는다. 임상심리학의 하위 전문영역으로는 행동의학, 건강심리학, 신경심리학, 법정 및 범죄심리학, 소아 및 아동심리학, 노인심리학 등이 있다.

14 임상심리학자의 교육수련과 관련된 설명으로 적절하지 않은 것은?

① 1949년 Boulder회의에서 과학자–전문가 수련모형이 채택되었다.

② 과학자–전문가 모형은 과학적 연구자나 임상적 실무자 중 어느 하나의 역할에 충실할 것을 강조한다.

③ 심리학 박사(Ph.D.)는 과학자–전문가 모형을 따른다.

④ 한국심리학회에서는 자질 있는 임상심리학자를 양성하기 위하여 임상심리전문가 제도를 두고 있다.

> ★ADVICE 1949년 Colorado주의 Boulder에서 회의가 열렸으며, 임상 수련의 'Boulder 모형(과학자–실무자 모형)'이 개설되었다. 심리치료 및 평가와 같은 전문적인 심리학적 서비스뿐만 아니라 연구에 있어서도 유능해야 함을 강조한다.

15 심리치료 과정에서 저항이 일어나는 일반적인 이유와 가장 거리가 먼 것은?

① 환자가 변화를 원하더라도 환자의 삶에 중요한 영향을 미치는 타인들이 현 상태를 유지하도록 방해할 수 있기 때문이다.

② 부적응적 행동을 유지함으로써 얻는 이차적 이득을 환자가 포기하기 어렵기 때문이다.

③ 익숙한 행동을 변화시키려는 시도가 환자에게 위협을 주기 때문이다.

④ 치료자가 가진 가치나 태도가 환자에게 위협적이기 때문이다.

> ★ADVICE 심리치료 과정에서 저항이 일어나는 일반적인 이유
> • 변화가 주는 위험감으로 인해 두려움을 느끼게 된다.
> • 2차 이득(증상을 통해 얻는 물리적, 사회적, 심리적 이익)을 포기하기 어렵다.
> • 다른 사람들이 내담자의 변화를 바라지 않을 경우 저항이 일어난다.
> • '치료자의 기대'는 자유에 대한 위협을 느끼게 하여 변화를 시도하는데 저항을 일으킨다.

16 Pennsylvania 대학교에 첫 심리진료소를 개설하고 임상심리학의 탄생에 크게 기여한 학자는?

① William James
② Lightner Witmer
③ Emil Kraepelin
④ Wilhelm Wundt

> ★ADVICE 위트머(Lightner Witmer)는 1986년 미국 펜실베니아 대학교에 세계 최초의 심리진료소(Psychological clinic)를 설립하고, 임상심리학이라는 용어를 사용하여 학문적 발전에 기여한 인물이다.

답 11.④ 12.② 13.④ 14.② 15.④ 16.②

17 MMPI-2에서 척도와 그 척도가 측정하는 바가 잘못 짝지어진 것은?

① L : 지나치게 긍정적인 자기 보고
② F : 자신의 문제들을 인정
③ S : 부정적 사고 및 태도 경향성
④ K : 자기 방어적 태도

> ✪ ADVICE MMPI-2의 타당도 척도 중, S척도는 과장된 자기제시 척도로 수검자의 긍정 왜곡을 탐지하여 방어성에 대한 추가적 정보를 얻도록 구성되어 있다.
> ㉠ T ≥ 70 : 임상장면에서는 매우 방어적인 태도로 응답한 것으로 검사결과를 무효로 간주할 수 있다.
> ㉡ T ≥ 75 : 비임상장면에서는 방어적 태도가 있을 수 있음을 어느 정도 간주하여 75점 이상일 시 자료를 해석하지 않는다. 70~75점 사이일 때에는 다른 척도들이 다소 과도하게 측정되었을 것으로 여기고 이를 감안하여 해석해야 한다.

18 행동평가에 관한 설명으로 가장 적합한 것은?

① 자연적인 상황에서 실제 발생한 것만을 대상으로 평가한다.
② 행동표본은 내면심리를 반영한 것으로 해석된다.
③ 특정 표적행동의 조작적 정의가 상이할 수 있음을 고려해야 한다.
④ 관찰 결과는 요구특성이나 피험자의 반응성 요인과는 무관하다.

> ✪ ADVICE 행동평가는 특정한 상황에서의 행동적 경향성인 행동과 상황의 상호작용을 알아보려는 것이 목적이다. 행동평가의 주요 개념에는 기능적 분석과 표적행동에 대한 정의가 포함된다.
> ㉠ 기능적 분석 : 행동의 결과뿐만 아니라 표적행동을 이끈 선행사건에 대해 분석한다.
> ㉡ 표적행동 : 조사, 평가, 중재에 의해 변화되기를 기대하는 구체적인 관심 행동을 의미한다. 관찰해야 할 분명한 표적행동을 규명하는 것이 중요하며, 이를 위해 표적행동에 대한 조작적 정의가 필요하다.

19 역할시연과 가장 관련성이 높은 행동관찰 방법은?

① 자기-탐지   ② 통제된 관찰
③ 자연관찰   ④ 비구조화 관찰

> ✪ ADVICE 역할시연은 인위적인 상황 재연이다. 행동평가의 방법 중 '통제된 관찰'은 인위적인 상황에 처하게 한 후 그 상황에서 관심 행동이 나타나도록 하는 것을 의미한다. 통제된 관찰은 객관성 유지에 어려움이 있는 참여관찰법의 결함을 보완한 것으로써 관찰의 방식이 실험처럼 엄밀히 통제되어 있는 관찰법이다.

20 다음 중 유관학습의 가장 적합한 예는?

① 욕설을 하지 않게 하기 위해 욕을 할 때마다 화장실 청소하기
② 손톱 물어뜯기를 줄이기 위해 손톱에 쓴 약을 바르기
③ 충격적 스트레스 사건이 떠오를 때 '그만!'이라는 구호 외치기
④ 뱀에 대한 공포가 있는 사람에게 뱀을 만지는 사람의 영상 보여주기

⭐ ADVICE 유관학습(contingent learning)은 행동주의 학습이론에서 자극과 반응 또는 행동과 결과 간에 유관(관련성이 있다는 것)을 학습하는 것이다. 조작적 조건형성에서 부적응적인 문제행동을 제거하기 위해 행동과 결과(문제 행동 후 처벌을 받는 것)를 유관시키는 방법으로, 욕(문제 행동)을 할 때마다 화장실 청소하기(처벌)가 해당된다.

1 Bordin이 제시한 작업동맹(working alliance)의 3가지 측면을 바르게 짝지은 것은?

① 작업의 동의, 진솔한 관계, 든든한 유대관계
② 진솔한 관계, 든든한 유대관계, 서로의 호감
③ 유대, 작업의 동의, 목표에 대한 동의
④ 서로의 호감도, 동맹, 작업에 대한 동의

> ⭐ADVICE Bordin(보딘)은 내담자와 치료자 간 '유대(bond)', '작업의 동의(task agreement)', '목표에 대한 동의(goal agreement)'의 세 가지의 작업동맹(working alliance)을 강조했다.

2 교류분석에서 치료의 바람직한 목표인 치유의 4단계에 해당되지 않는 것은?

① 계약의 설정   ② 증상의 경감
③ 전이의 치유   ④ 각본의 치유

> ⭐ADVICE 교류분석(Transactional Analysis : TA)는 미국의 정신의학자인 에릭 번(Eric Berne)에 의해 창시된 이론이자 치료기법으로 각 개인의 자아 상태를 토대로 상대방과 어떻게 의사소통 하는 지를 분석하는 과정이다.
> • 상담은 계약, 구조분석, 교류분석, 게임분석, 각본분석, 재결단의 6단계를 거친다.
> • 증상 경감이나 전이의 치유, 각본 치유는 치료가 진행되는 단계에서 일어나는 치유의 목표이다.
> • 계약의 설정은 상담의 목표 및 과정에 대해 상담자와 내담자가 자율성과 책임감을 갖고 합의하는 것으로 치료 목표나 치유 과정으로는 적합하지 않다.

3 학교진로상담의 기본원리로 고려해야 할 사항이 아닌 것은?

① 최종 선택은 내담자 스스로 결정하도록 유도한다.

② 만성적 진로 미결정자를 조기에 발견할 수 있도록 해야 한다.

③ 진로 관련 정보제공을 위하여 상담자는 직업세계에 대한 정보를 숙지하는 것이 필요하다.

④ 학생을 위한 집단학습의 경험을 제공한다.

⭐ADVICE 학교진로상담(career counseling)은 개인의 진로발달을 촉진시키거나 진로계획, 진로 및 직업의 선택과 결정, 실천, 직업적응, 진로변경 등의 과정을 돕기 위한 조력활동이다.

※ **진로상담의 목표**

　㉠ **자기 자신에 대한 정확한 이해 증진**: 자신의 성격, 능력, 적성, 흥미 등을 이해하도록 돕는다.

　㉡ **일(직업)의 세계에 대한 이해 증진**: 현대사회의 직업세계에 대해 구체적으로 이해할 수 있도록 도우며, 변화의 흐름의 적용하도록 한다.

　㉢ **합리적인 의사결정능력의 증진**: 내담자 스스로가 만족하는 최선의 선택이 이루어지도록 내담자의 의사결정 기술을 향상시킨다.

　㉣ **정보탐색 및 활용 능력의 함양**: 내담자 스스로 일(직업)의 세계에 대한 정보를 탐색, 수집, 활용할 수 있는 방법을 체득하도록 돕는다.

　㉤ **일과 직업에 대한 올바른 가치관 및 태도 형성**: 직업에 대한 올바른 의식과 건전한 가치관을 습득하도록 도우며 바람직한 직업윤리를 형성하도록 한다.

4 다음 사례에 가장 적합한 개입방법은?

> 지방 출신의 한 남학생이 동급생들의 요구를 거절하지 못한 것에 불만스러워했다. 첫 면접에서 그러한 실례를 최근의 경험 중에서 다음과 같이 끄집어 낼 수 있었다.
> 첫째는 자기의 비상금 20,000원을 친구가 '우리 사이에 그럴 수 있느냐'는 식으로 조르기 때문에 싫으면서도 몽땅 빌려 준 후 갚아 달라는 말을 못했다.
> 둘째는 형님이 집안에서 자기 일이 아닌 데도 '이걸 가져오라', '저걸 치우라'는 식으로 심부름을 시킬 때, 형님이 싫어할까봐 할 수 없이 순종했다.

① 분노조절훈련 ② 체계적 둔감화 훈련

③ 자기주장훈련 ④ 역설적 수용 훈련

⭐ADVICE 자기주장훈련(self-assertive training)은 대인관계 장면에서 불안과 공포를 해소하기 위한 치료기법이다. 행동 시연을 활용하여 가상의 대인관계 상황에서 내담자에게 자신의 욕구와 감정, 생각들을 타인의 권리를 침해하지 않으면서 적극적이고 직접적으로 표현할 수 있도록 돕는다.

Ⓐ 1.③ 2.① 3.④ 4.③

5 인지행동적 상담이론의 특징과 가장 거리가 먼 것은?

① 인지적 재구성에 초점을 둔 이론
② 선천적으로 진화적인 성장지향 접근
③ 문제해결 및 대처기술 접근
④ 기술에 대한 훈련을 강조하는 접근

> ⭐ADVICE **인지행동치료**(Cognitive-Behavior Therapy) … 내담자의 문제가 일어난 사건 때문이 아닌 개인이 갖고 있는 비합리적인 신념으로 인해 사건을 해석하고 반응하는 주관적 경험에 의한 것임을 강조하며, 인지구조의 변화와 이에 따른 적합한 행동기술 습득에 주력한다.
> ※ **인간중심상담** … 인간을 긍정적인 변화를 위한 내면적 동기와 잠재능력을 지니고 있는 존재로 보며, 이로 인해 상담자의 적극적인 개입보다는 내담자가 가지고 있는 선천적인 성장지향에 초점을 맞추어 이를 발휘할 수 있도록 돕는다.

6 사별 경험이 있거나 자살을 시도하려는 아동의 상담에 관한 설명으로 틀린 것은?

① 상담자로서 잠재적 위험요인을 깨닫게 하기 위해 사용하는 가장 좋은 기법은 내담자의 대처방식을 관찰하는 것이다.
② 내담자와 자살금지 계약서를 작성할 때 시간제한을 명시한 동의보다 시간제한이 없는 동의를 하는 것이 효과적이다.
③ 자살예방 프로그램을 실시하기 전에 학부모 및 주위 교사 등에게 예방전략의 중요성을 알려야 한다.
④ 사별 경험을 한 아동 내담자를 돕기 위해 가장 중요한 일은 그들의 부모에게 아동을 이해하고 도와줄 수 있는 방법을 가르치는 것이다.

> ⭐ADVICE 자살위기 상담은 즉각적인 개입을 통해 위기상황을 해결하고 대처기술을 향상시킴으로써 내담자가 위기를 잘 극복하여 적응적인 생활을 할 수 있도록 조력하는 것이다. 자살위기 개입을 위해서는 우선 내담자의 개인적 관점, 주변 상황 등 자살 유발 요인에 대한 문제를 정의해야 하며, 내담자의 안전을 확보하기 위한 조치를 취할 필요가 있다. 내담자의 주변에 다양한 자원과 지지체계가 있음을 인식시키며, 이 자원을 적극 활용하는 것도 중요하다. 문제 극복을 위한 대안 탐색과 계획을 수립하며, 실행해 볼 수 있도록 지원과 지지를 제공하는 과정을 통해 내담자를 도울 수 있다.

7 장기간 사용 중이던 약물을 얼마 동안 사용하지 않았을 때 심리적으로 초조하고 불안함을 느낄 뿐 아니라 약물에 대한 열망과 메스꺼움 등의 신체적인 불쾌감을 경험하는 것은?

① 내성
② 금단증상
③ 갈망증상
④ 중독(intoxication)증상

⭐ADVICE **금단증상(withdrawal)** … 장기간 사용 중이던 약물을 사용하지 않을 시 불안감, 초조감 등의 불쾌감을 경험하는 것이다.
※ **내성(tolerance)** … 약물을 사용했을 때 효과가 점차로 감소하여 이전과 같은 효과를 얻기 위해 점차 용량을 증가시키는 상태를 의미한다.

8 다음은 무엇에 대한 설명인가?

> 내담자에 의해 표현된 내용을 새로운 용어로 표현하는 것

① 공감
② 경청
③ 반영
④ 수용

⭐ADVICE ③ **반영(reflection)** : 상담자가 내담자의 행동 속에 내재된 내면의 감정을 정확하게 파악하여 내담자에게 전달해 주는 것을 말한다. 이는 내담자의 자기 이해를 도울 수 있으며, 내담자로 하여금 이해받고 있다는 인식을 전달해 준다. ("당신은 ~을 말하고 있는 것 같군요", "당신은 지금 ~을 느끼고 있는 것 같군요")
① **공감(empathy)** : 내담자의 경험과 감정을 민감하고 정확하게 이해하는 것을 의미한다.
② **경청(listening)** : 내담자의 감정과 생각을 이해하기 위해 그의 말을 주의깊게 듣는 것이다.
④ **수용(acceptance)** : 내담자를 비판단적으로 바라보며, 있는 그대로 받아들여주는 것이다.

9 아동·청소년의 폭력비행을 상담할 때 부모를 통해 개입하는 방법으로 가장 적합한 것은?

① 자녀가 반사회적 행동을 하면 심하게 야단을 치게 한다.
② 친사회적인 행동을 보이면 일관되게 보상을 주도록 한다.
③ 반사회적 행동을 보이면 무조건 무시로 대응한다.
④ 폭력을 휘두를 때마다 자녀를 매로 다스리게 한다.

⭐ADVICE 비행아동 및 청소년의 부모 상담 시에는 부모 모두 상담에 함께 참여하도록 제안하고, 자녀의 문제와 상황 및 이와 관련된 요인들에 대해 이해하도록 교육을 제공할 필요가 있다. 비행을 하는 자녀를 대하는 부모와 가족의 행동변화와 대처방법을 함께 모색하여야 하며, 특히 비행아동의 긍정적인 행동에 대해서는 적극 보상을 해줄 수 있는 정적 강화의 방법을 습득하도록 하는 것이 도움이 될 수 있다.

답 5.② 6.② 7.② 8.③ 9.②

10 Rogers의 인간중심 상담이론의 기본 명제에 관한 설명으로 틀린 것은?

① 모든 개인은 본인이 중심이 되고 끊임없이 변화하는 경험의 세계에 존재한다.

② 유기체는 경험하고 지각하는 대로 장(field)에 반응한다.

③ 행동이해를 위한 가장 좋은 관점은 개인의 외적 참조준거에서 나온다.

④ 유기체에 의해 선택된 대부분의 행동방식은 자기개념과 일치하는 것이다.

> ✪ ADVICE 로저스(Rogers)의 인간중심상담에서는 내담자가 상담자로부터 진술하고, 공감적이고, 무조건적인 긍정적 존중을 받는다면 변화될 수 있으며, 부적응 상태를 극복하고 자신의 잠재력을 발견하고 스스로 자기실현을 할 수 있게 된다고 보았다. 로저스는 인간을 외부 자극에 반응하는 기능을 가지고 있는 존재로, 인간이 주관적으로 지각한 세계(주변 환경)를 현상학적 장(phenomenal field)이라 지칭한다.

11 성피해자에 대한 상담의 초기 단계에서 상담자가 유의해야 할 사항으로 옳은 것은?

① 피해자가 첫 면접에서 성 피해 사실을 부인할 경우 솔직한 개방을 하도록 지속적으로 유도한다.

② 가능하면 초기에 피해자의 가족 상황과 성폭력 피해의 합병증 등에 관한 상세한 정보를 얻는다.

③ 성 피해로 인한 내담자의 심리적 외상을 신속하게 탐색하고 치유할 수 있도록 적극적으로 개입한다.

④ 피해 상황에 대한 상세한 정보 수집이 중요하므로 내담자가 불편감을 표현하더라도 상담자가 주도적으로 면접을 진행한다.

> ✪ ADVICE 성폭력 피해자 상담의 단계별 유의사항
> ㉠ **초기단계**: 상담자는 내담자에게 상담 내용의 주도권을 주어 자유롭게 표현하도록 배려한다. 만약 내담자가 성폭력 피해를 부인하는 경우에는 일단 수용하며 언제든지 상담의 기회가 있음을 알려준다.
> ㉡ **중기단계**: 상담자는 내담자가 피해 사실을 보고할 때 느낄 두려움을 인지하고, 내담자로 하여금 억압된 감정을 표출하도록 유도한다. 내담자가 수치심이나 죄책감을 느낀다면 이는 전적으로 가해자에 의한 것임을 확신시켜 내담자의 잘못된 죄의식을 수정하도록 돕고, 자기 존중감을 회복할 수 있도록 돕는다.
> ㉢ **종결단계**: 상담 종결로 인해 내담자가 버림받는 느낌이나 상실감 등을 가지지 않도록 사전에 내담자와 함께 체계적으로 종결 계획을 세워 점차적으로 종결을 경험할 수 있도록 돕는다. 종결에 따른 아쉬움과 이별의 감정이 당연한 것임을 인지시키고, 언제든 원할 때 재방문할 수 있음을 알려준다.

12 현실치료의 근간이 되는 선택이론의 주요 원칙으로 옳지 않은 것은?

① 모든 인간의 동기나 행동은 다섯 가지 기본욕구인 생존 및 건강, 사랑과 소속, 자기가치감, 통제, 즐거움과 재미 등을 충족시키기 위해 고안된다.

② 다섯 가지 욕구들을 모두 소유하고 있다고 하더라도 우리들은 각자가 모두 특별한 방법으로 그 욕구들을 충족시키려 한다.

③ 사람들이 바람 또는 욕구와 그들의 환경에서 얻고 있는 지각 사이에 차이가 있을 때는 특별한 행동들이 유발된다.

④ 자기 자신을 어떻게 지각하는가 뿐만 아니라 그들의 주변세계를 어떻게 지각하는지에 대해 그들의 현실 세계와 자신을 보는 관점이 된다.

⭐ ADVICE 글래서(W. Glasser)가 창시한 현실치료(Reality Therapy)는 인간이 자신의 욕구를 충족하기 위해 행동하며, 그러한 행동은 인간이 스스로 선택하고 결정한 것이라는 점을 강조한다. 과거나 미래보다 현재에 초점을 두며 무의식적 행동보다 행동 선택에 대한 평가를 중시하는 기법이다.

※ 인간의 기본 욕구 5가지 … 생존(survival), 사랑(love), 권력(power), 자유(freedom), 재미(fun)

※ 현실치료의 기본 원리
- 상담자와 내담자가 긍정적인 상담관계(라포)를 형성해야 한다.
- 내담자의 감정보다는 현재 행동에 중점을 둔다.
- 현재에 초점을 맞춘다.
- 행동 및 활동 계획을 세운다.
- 계획한 활동을 실천하겠다는 다짐을 받도록 한다.
- 내담자 스스로 판단하고 평가하도록 한다.
- 내담자의 변명을 받아들이지 않는다.
- 처벌을 사용하지 않는다. 처벌은 상담관계를 악화시키고 내담자의 자존감에 부정적인 영향을 끼치지 때문이다.

13 Kitchener가 상담의 기본적인 윤리적 원리를 제시한 것으로 상담자가 내담자와 맺은 약속을 잘 지키며 믿음과 신뢰를 주는 행동을 하는 것은?

① 자율성(autonomy) 　　　　② 무해성(beneficence)
③ 충실성(fidelity) 　　　　　④ 공정성(justice/fairness)

⭐ ADVICE 상담의 일반적인 윤리적 원칙은 자율성, 선행, 무해성, 공정성, 충실성이다.
- ㉠ **자율성**(autonomy) : 타인의 권리를 해치지 않는 한 내담자가 자신의 행동을 선택할 권리가 있음을 의미한다.
- ㉡ **선행**(beneficience) : 내담자와 타인을 위해 선한 일을 하는 것을 의미한다.
- ㉢ **무해성**(nonmaleficence) : 내담자에게 해를 끼치는 행동을 하지 않는 것을 의미한다.
- ㉣ **공정성**(justice, fairness) : 모든 내담자는 평등하며, 성별과 인종, 지위에 관계없이 공정하게 대우받아야 한다.
- ㉤ **충실성**(fidelity) : 상담자는 내담자에게 믿음과 신뢰를 주며 상담관계에 충실해야 한다.

🅐 10.③ 11.② 12.① 13.③

14 효율적인 독서능력의 신장과 장기기억을 돕는 조직화 전략 SQ3R의 순서를 올바르게 나열한 것은?

① 개관 – 질문 – 읽기 – 암송 – 복습
② 질문 – 개관 – 읽기 – 복습 – 암송
③ 읽기 – 질문 – 개관 – 복습 – 암송
④ 질문 – 개관 – 읽기 – 암송 – 복습

✪ADVICE 효율적인 독서능력 신장 및 장기기억을 돕는 SQ3R의 조직화 전략
ㄱ 개관(Survey) : 읽기 전 주제를 훑어보고 대략적인 내용이 무엇인지를 파악해본다.
ㄴ 질문(Question) : 개관 후 주제와 관련된 질문을 해보며 읽기에 능동적으로 개입한다. (주제가 '독서능력 향상법'이라면 "독서능력을 향상시키는 방법은 무엇일까?"를 질문해본다)
ㄷ 읽기(Reading) : 처음부터 차분하게 읽어가면서 질문에 대한 답을 하나씩 찾으며 확인해본다. 필요하면 여러 번 반복해서 읽는다.
ㄹ 암기(Recite) : 지금까지 읽은 내용을 요약하고 정리하는 단계이다. 읽은 내용들을 마음속으로 정리하면서 글의 목적이나 핵심 내용이 무엇인지 생각해본다. 단순 기억이 아닌 이해를 위한 것으로 자기만의 표현을 활용하는 것도 좋다.
ㅁ 복습(Review) : 지금까지 읽은 모든 내용을 다시 떠올려본다. 핵심내용을 떠올리며 생생하게 기억해본다. 글의 내용을 다른 사람에게 설명해도 좋고, 자신의 생각을 보태어 한 편의 글을 새로 써보는 식으로 기억을 높이기 위한 방법을 활용해도 좋다.

15 상담 및 심리치료의 발달역사에 관한 설명으로 옳지 않은 것은?

① William Glasser는 1960년대에 현실치료를 제시하였다.
② 가족치료 및 체계치료는 1970년대부터 본격적으로 등장하였다.
③ Rollo May와 Victor Franks 영향으로 게슈탈트 상담이 발전하였다.
④ Witmer는 임상심리학이라는 용어를 최초로 사용했으며, 치료적 목적을 위해 심리학의 지식과 방법을 활용하였다.

✪ADVICE ① William Glasser는 1965년에 현실치료를 제안하였다.
② 1950년대 개인의 문제를 해결하기 위해서는 가족의 변화가 필요하다는 인식이 증가하면서 가족(전체)을 상담과 치료의 대상으로 하는 가족치료가 태동하였다.
③ 1951년, Perls가 게슈탈트 치료를 제안하였다.
④ 위트머(Lightner Witmer)는 1986년 미국 펜실베니아 대학교에 세계 최초의 심리진료소(Psychological clinic)를 설립하고, 임상심리학이라는 용어를 사용하여 학문적 발전에 기여한 인물이다.

16 정신분석 상담에서 말하는 불안의 종류에 해당하는 것은?

① 구체적 불안

② 특성적 불안

③ 도덕적 불안

④ 실존적 불안

⭐ADVICE 프로이트(Freud)는 원초아, 자아, 초자아 간의 갈등으로 인해 불안이 야기된다 주장하며, 이때의 불안을 현실적 불안, 신경증적 불안, 도덕적 불안으로 구분하였다.
　⊙ **현실적 불안**(reality anxiety) : 자아가 외부 세계의 현실을 지각하여 느끼는 불안이다. 불안의 정도는 실제 위험에 대한 두려움의 정도와 비례한다.
　⊙ **신경증적 불안**(neurotic anxiety) : 원초아와 자아 간의 갈등에서 비롯된 불안이다. 막대한 힘을 가진 원초아에 의해 충동적으로 표출된 행동 때문에 혹시 처벌받지 않을까 하는 무의식의 두려움과 관련된다.
　⊙ **도덕적 불안**(moral anxiety) : 원초아와 초자아 간의 갈등에 의해 야기되는 불안이다. 자신의 양심과 도덕적 기준에 위배되는 생각이나 행동을 했을 때 수치심, 죄의식 등이 유발된다.

17 상담 초기단계에서 내담자를 평가할 때 고려해야 할 사항이 아닌 것은?

① 지적인 기능과 사회경제적 조건

② 자살에 대한 생각, 의지, 충동성

③ 변화실행과 관련된 내담자의 전략

④ 자신의 문제에 관한 이해

⭐ADVICE 상담 초기단계에서 내담자 평가 시 고려될 사항
• 상담을 받으러 오게 된 직접적인 이유인 '주호소 문제'를 탐색하고 발달사적 정보와 가족 배경, 가족 간의 역동, 개인 내적 자원 및 능력 수준에 대해 파악한다.
• 자살, 자해 등 생명의 위협과 같은 응급 상황 발생 가능성 여부에 대해 살펴본다.

답 14.① 15.③ 16.③ 17.③

18 집단상담을 초기단계, 전환단계, 작업단계, 마무리단계로 구분할 때 전환단계의 특징이 아닌 것은?

① 환경이 얼마나 안전한지를 결정하기 위해 상담자나 다른 참가자들을 시험한다.

② 참가자들은 존경, 공감, 수용, 관심, 반응에 대한 기본적인 태도를 배운다.

③ 주변에 남아 있을 것인지 아니면 위험에 뛰어들 것인지에 대해 생각한다.

④ 다른 사람이 들을 수 있도록 자신을 표현하는 방법을 배운다.

✪ADVICE 집단상담의 4단계 과정은 도입단계(초기단계), 준비단계(전환단계), 작업단계, 마무리단계(종결단계)로 구분된다.

　ㄱ **도입단계(초기단계)** : 집단상담의 목적, 상담자와 집단성원의 역할, 집단의 진행절차, 지켜야 할 행동규준 등에 관해 이야기함으로써 집단의 구조화를 실시한다. 이는 성공적인 집단경험을 가능하도록 돕는 중요한 절차이며, 적절한 구조화는 집단의 응집력을 높이고 자기노출과 피드백을 촉진하는데 도움이 된다.

　ㄴ **준비단계(전환단계)** : 안정되고 신뢰로운 집단 분위기를 조성함으로써 다음의 작업단계를 준비하는 과정이다. 상담자는 집단의 의존성, 저항, 갈등, 응집성을 다룬다. 이때, 상담자는 집단활동의 책임을 점차 집단에 이양시키도록 하며, 내담자들의 저항을 존중하고, 갈등을 적절히 다루어 상호간 신뢰를 강화하고 저항을 낮출 수 있는 계기가 되도록 한다. 저항과 갈등을 생산적으로 다룰 시 집단은 점진적으로 응집성을 발달시키게 된다.

　ㄷ **작업단계** : 집단성원 간 도움을 주고 받음으로써 행동의 변화를 촉진시키는 단계이다. 각 성원이 사적으로 의미 있는 문제를 노출하면 집단은 공감과 자기노출, 피드백 반응을 통해 감정의 정화를 돕고, 다각적인 측면에서 문제 상황을 이해하고 적절한 행동을 탐색하며 학습하여 활용할 수 있도록 한다.

　ㄹ **마무리단계(종결단계)** : 집단성원들은 자신의 문제를 해결하고 목표를 달성하여 집단상담이 종결되는 시기이다. 상담자는 이별의 감정을 다루고, 성장과 변화에 대한 평가, 미해결 과제에 대한 취급, 지속적 성장을 위한 계획, 추수집단 모임의 결정 등을 해야 한다.

19 체계적 둔감법(systematic desensitization)의 기초가 되는 학습원리는?

① 혐오 조건형성　　　　　　　　　② 고전적 조건형성

③ 조작적 조건형성　　　　　　　　④ 고차적 조건형성

✪ADVICE 체계적 둔감법(systematic desensitization)는 울페(Wolpe)에 의해 개발된 기법으로 고전적 조건형성을 응용하여 공포증과 같은 불안장애를 치료하는데 활용하였다. 불안과 양립할 수 없는 이완훈련을 하고, 불안 및 공포의 대상과 상황에 대한 위계목록을 작성한 다음 낮은 수준에서 높은 수준으로 점진적이고 체계적으로 상상을 유도하고 이완훈련을 반복함으로써 불안과 공포에서 서서히 벗어나도록 한다.

20 약물중독 개입모델 중 영적인 성장에 초점을 두고 자조집단을 활용하는 형식으로 진행되는 모델은?

① 12단계 모델
② 동기강화 모델
③ 하위문화 모델
④ 공중보건 모델

⭐ ADVICE 12단계 모델은 약물 중독뿐만 아니라 삶에 임하는 태도 및 살아가는 방식에 대한 보다 근본적인 의문을 제시하기 때문에 의미 있는 치료 방법으로 인식되고 있다.

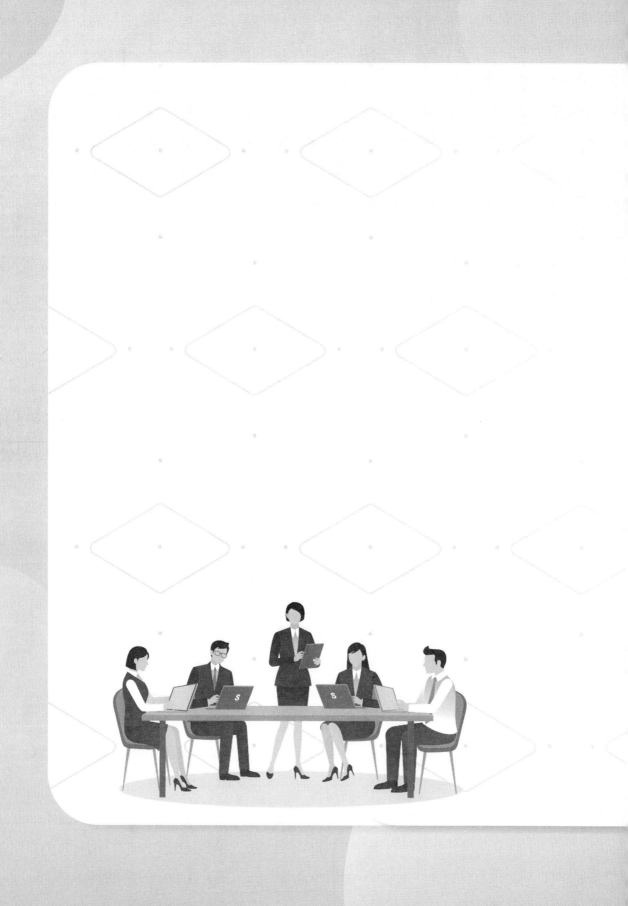

IX

2018년 3월 4일 시행

1 심리측정에 관한 설명으로 옳은 것은?

① 일반적으로 검사도구가 측정하고자 목적한 바를 측정할 때 그 검사도구는 신뢰도가 있다고 한다.

② 내적 일관성 신뢰도는 검사를 1회 사용한 결과만을 가지고 신뢰도를 계산해야 할 때 사용될 수 있는 방식이다.

③ 검사-재검사 신뢰도는 서로 다른 집단의 사람들에게 검사를 반복적으로 사용했을 때 동일한 결과가 나오는 정도이다.

④ 내용타당도는 어떤 검사가 그 검사를 실시한 결과를 통해서 알고자 하는 준거변수와의 상관 정도를 말한다.

> ✪ADVICE ① 일반적으로 검사도구가 측정하고자 목적한 바를 측정할 때 그 검사도구는 타당도가 있다고 한다.
> ③ 검사-재검사 신뢰도는 동일 집단의 사람들에게 검사를 반복적으로 사용했을 때 동일한 결과가 나오는 정도이다.
> ④ 준거타당도는 어떤 검사가 그 검사를 실시한 결과를 통해서 알고자 하는 준거변수와의 상관 정도를 말한다.

2 집단 전체의 의사결정이 개인적 의사결정의 평균보다 더 극단적으로 되는 현상은?

① 사회적 촉진

② 사회적 태만

③ 집단 극화

④ 집단 사고

> ✪ADVICE ① **사회적 촉진**: 다른 사람들이 있을 때 쉬운 과제를 더 잘하게 되는 현상으로, 사회적 시선 및 평가가 수행에 미치는 영향을 말한다.
> ② **사회적 태만**: 개인이 혼자 과제를 수행할 때보다 집단으로 수행할 때 노력을 적게 기울임으로써 개인 수행이 저하되는 현상이다.
> ④ **집단 사고**: 집단 의사결정 상황에서 집단 구성원들이 집단의 응집력과 획일성을 강조하고 반대 의견을 억압하여 비합리적인 결정을 내리는 의사결정 양식을 말한다.

3 이성적이고 직접적인 방법으로 불안을 통제할 수 없을 때, 붕괴의 위기에 처한 자아를 보호하기 위해 무의식적으로 사용하는 사고 및 행동 수단은?

① 통제 위치
② 효능감
③ 사회적 강화
④ 방어기제

⭐ADVICE 방어기제란 자아가 위협받는 상황에서, 무의식적으로 자신을 속이거나 상황을 다르게 해석하여, 감정적 상처로부터 자신을 보호하는 심리 의식이나 행위를 가리키는 정신분석 용어다. 방어기제는 자아가 원초아의 욕구와 초자아의 욕구 사이에 조정을 하는 과정에서 원초아의 욕구가 강해지면 불안감을 느끼게 되는데, 이때 이러한 불안으로부터 자신을 보호하기 위해 사용하는 사고 및 행동수단이다.

4 학습에 대한 설명으로 틀린 것은?

① Tolman은 동물들도 다양한 단편적인 지식 또는 인지를 획득한다고 주장한다.
② 쥐가 부적자극이 올 것이라는 신호를 알고서 미리 피하는 것을 도피학습이라고 한다.
③ 행동주의 심리학자들은 대부분 동물들의 학습에는 행동이라는 반응수행이 필수적이라고 주장한다.
④ 고전적 조건형성에서 학습되는 것은 조건자극(CS)과 무조건자극(UCS)의 연합이며, Pavlov는 시간적 근접성을 연합의 필요조건이라고 주장했다.

⭐ADVICE 쥐가 부적자극이 올 것이라는 신호를 알고서 미리 피하는 것을 회피학습이라고 한다.

5 자신의 성공은 자기가 잘한 것 때문이라고 하고, 자신의 실패에 대해서는 자신의 책임을 모면하려고 하는 사람이 있다면, 이 사람이 보이는 성향은?

① 암묵적 자기중심주의(implicit egotism)
② 자기애(narcissism)
③ 자기봉사적 편향(self-serving bias)
④ 성명-글자 효과(name-letter effect)

⭐ADVICE ① **암묵적 자기중심주의**: 자신을 연상시키는 현상이나 자신과 관련된 것에 호의적인 경향을 보이는 것을 말한다.
② **자기애**: 자아의 중요성이 지나치게 과장되어 자신에게 지나친 애정을 갖는 것을 말한다.
④ **성명-글자 효과**: 자기 이름과 유사한 문자를 가진 것(직업, 행동 등)을 선호하는 경향을 말한다.

🔵답 1.② 2.③ 3.④ 4.② 5.③

6 '역지사지'라는 말은 특정사건이나 현상을 타인의 입장에서 사고하는 것을 의미한다. 역지사지를 할 수 있는 능력을 Piaget의 인지발달 단계와 관련시켰을 때 가장 적합한 설명은?

① 역지사지 능력은 대상영속성 개념을 형성하는 단계가 되어야 가능하다.
② 수에 대한 보존개념을 획득하기 전 단계에서 역지사지 능력이 가능하게 된다.
③ 눈으로 보고 만질 수 있는 사물들 간의 관계와 규칙성을 이해하고 조작이 가능한 단계에서 역지사지 능력을 갖출 수 있다.
④ 역지사지 능력은 추상적인 연역적 사고능력이 가능한 단계에서만 갖출 수 있다.

⭐ADVICE 피아제는 인간의 인지발달이 감각운동기, 전조작기, 구체적 조작기, 형식적 조작기의 네 단계를 거쳐 발달한다고 보았다. 이 중 구체적 조작기는 사물 간의 관계를 관찰하고 사물들을 순서화하는 능력이 생기며, 자아중심적 사고에서 벗어나 자신의 관점과 상대방의 관점을 이해하기 시작(역지사지 능력)하는 단계이다.

7 'IB-MKB-SMB-C5.I-68.I-5' 배열을 외우기는 힘들지만, 이를 'IBM-KBS-MBC-5.16-8.15' 배열로 재구성하면 외우기가 쉬워진다. 이와 같이 정보를 재부호화하여 하나로 묶는 것은?

① 암송
② 부호화
③ 청킹(chunking)
④ 활동기억

⭐ADVICE 청킹이란 단기 기억에 관한 연구에서 사용되는 용어 가운데 하나로, 기억 대상이 되는 자극이나 정보를 서로 의미 있게 연결시키거나 묶는 인지 과정을 지칭하며, 이러한 인지 과정은 결과적으로 단기 기억의 용량을 확대시키는 효과가 있다.

8 과자의 양이 적다는 어린 꼬마에게 모양을 다르게 했더니 많다고 좋아한다. 이 아이의 논리적 사고를 Piaget 이론으로 본다면 무엇에 해당하는가?

① 자기중심성의 문제
② 대상영속성의 문제
③ 보존개념의 문제
④ 가설-연역적 추론의 문제

⭐ADVICE 피아제의 보존 개념은 어떤 대상 혹은 사물의 외양(수, 양, 길이, 면적, 부피 등)이 바뀐다고 해도 그 속성이나 실체는 변하지 않는다는 것을 이해하는 능력이다. 동일한 과자를 모양만 다르게 했다고 좋아하는 것은 보존 개념에 관한 문제에 해당한다.

9 비확률적 표집방법에 해당하지 않는 것은?

① 목적 표집
② 편의 표집
③ 할당 표집
④ 단순 표집

> ⚙ADVICE 표본추출(표집)은 모집단에 속한 모든 구성원들이 표본으로 뽑힐 가능성 여부에 따라 확률 표본추출과 비확률 표본추출로 구분한다.
> ㉠ **확률 표집**: 단순 무작위 표집, 계통 표집, 층화 표집, 군집(또는 집락) 표집
> ㉡ **비확률 표집**: 편의 표집, 할당 표집, 목적 표집, 눈덩이 표집 등

10 불안이 수행에 미치는 영향을 알아보는 실험에서 종속변인은?

① 피험자의 수행
② 불안의 원인
③ 불안의 수준
④ 피험자의 연령

> ⚙ADVICE 독립변인은 다른 변인에 영향을 주는 변인을 말하며, 종속변인은 영향을 받거나 의존하는 변인, 즉 독립변인에 의해 변화되는 변인을 말한다. 불안이 수행에 미치는 영향에서 '불안'은 독립변인이고, '수행'은 종속변인이다.

11 대뇌의 우반구가 손상되었을 때 주로 영향을 받게 될 능력은?

① 통장잔고 점검
② 말하기
③ 얼굴 인식
④ 논리적 문제해결

> ⚙ADVICE 대뇌 우반구는 전체적 패턴 인식, 기하학적 및 공간적 정보 인식, 얼굴 인식, 신체 이미지, 정서적 경험과 표현, 음악적 하모니의 지각 등의 기능을 한다.

답 6.③ 7.③ 8.③ 9.④ 10.① 11.③

12 주변에 교통사고를 당한 사람들이 많은 사람은 교통사고 발생률을 실제보다 높게 판단하는 것처럼 특정 사건을 지지하는 사례들이 기억에 저장되어 있는 정도에 따라 사건의 발생가능성을 판단하는 경향은?

① 초두 효과
② 점화 효과
③ 가용성 발견법
④ 대표성 발견법

> ★ADVICE 가용성 발견법이란 어떤 문제를 해결하거나 의사결정을 하고자 할 때, 객관적인 정보에 근거하기보다는 머리에 쉽게 떠오른 정보에 근거하여 판단하는 것을 말한다. 어떤 사건의 실례가 쉽게 떠오르면 그것을 흔히 일어나는 사건이라고 생각한다(미디어에서 교통사고 사망 소식을 자주 접하게 되면, 실제로 높은 사망원인이 암인데도 교통사고라고 생각함. 즉, 자주 접한 정보에 근거함).
> ① 초두 효과는 처음 제시된 정보가 나중에 제시된 정보보다 기억에 훨씬 더 큰 영향을 주는 현상을 말한다.
> ② 점화 효과는 먼저 접한 정보에서 얻은 감정이나 느낌이, 나중에 접하는 정보를 해석할 때 영향을 미치는 현상을 말한다.
> ④ 대표성 발견법은 여러 해결책 중에서 가장 전형적이고 대표적인 것을 선택한 것을 말한다.

13 Cattell의 성격이론에 관한 설명과 가장 거리가 먼 것은?

① 주로 요인분석을 사용하여 성격요인을 규명하였다.
② 지능을 성격의 한 요인인 능력특질로 보았다.
③ 개인의 특정 행동을 설명할 수 있느냐에 따라 특질을 표면특질과 근원특질로 구분하였다.
④ 성격특질이 서열적으로 조직화되어 있다고 보았다.

> ★ADVICE 카텔은 개인이 갖는 상당히 지속적인 반응 경향성을 특질로 보고, 16개의 근원특질(source traits)를 찾아내었다. 카텔을 포함한 특질이론가들은 사람들은 어떤 유형으로 분류를 하는 대신 해당 특질차원의 연속선상에서의 위치로 표현하는 양적 접근을 하며, 특질들 간의 서열적 조직화를 주장하지는 않는다.

14 커피숍이나 음식점에서 쿠폰에 도장을 찍어 주고 일정 조건이 충족되면 보상하는 것은 조건형성의 어떤 강화계획과 관련 있는가?

① 고정간격 강화계획
② 고정비율 강화계획
③ 변동간격 강화계획
④ 변동비율 강화계획

> ★ADVICE 고정비율 강화계획에서는 매 n번의 반응마다 강화인이 주어진다. 커피숍이나 음식점에서 쿠폰에 도장을 찍어주고 일정조건이 충족되면 보상하는 것은 고정비율 강화계획에 해당한다.

15 성격 특성들 간의 관련성에 관한 개인적 신념으로서 타인의 성격을 판단하는 틀로 이용하는 것은?

① 기본적 귀인오류(fundamental attribution error)
② 고정관념(stereotype)
③ 내현성격이론(implicit personality theory)
④ 자기봉사적 편향(self-serving bias)

⭐ADVICE 내현성격이론에서는 개인이 타인과의 경험, 관습, 문화적 요인, 독서, 간접 경험 등으로 타인을 판단 및 평가하는 틀을 만들며, 자기가 가진 틀에서 어긋나는 사례가 있을 경우, 그 경우를 예외로 여기며 본인이 가지고 있는 기존의 틀은 쉽게 바꾸지 못한다고 본다.

16 Horney가 아동의 성격 중 부모에 대한 적개심을 억압하는 이유로 제시한 네 가지는?

① 사랑, 안전, 두려움, 무기력
② 두려움, 안전, 사랑, 죄의식
③ 무기력, 사랑, 죄의식, 회피
④ 사랑, 두려움, 죄의식, 무기력

⭐ADVICE Horney는 아동이 부모에 대한 적개심을 억압하는 네 가지 이유로 무기력, 두려움, 사랑, 죄의식을 들었다.
　　ⓐ 무기력 : 부모가 필요하기 때문에 적대감을 억압하며 의존적인 상황에서 과도하게 보호받거나 응석을 부리도록 내버려지면 점차로 커진다.
　　ⓑ 두려움 : 처벌, 신체적 학대 혹은 여러 유형의 위협 등을 통해 부모를 두려워하게 된다.
　　ⓒ 사랑 : 부모의 애정을 잃어버릴까 적대감을 억압한다.
　　ⓓ 죄의식 : 적대감과 반항심에 죄의식을 느낀다.

17 종속변인에 나타난 변화가 독립변인의 영향 때문이라고 추론할 수 있는 정도를 의미하는 것은?

① 내적 신뢰도　　　　　　　　② 외적 신뢰도
③ 내적 타당도　　　　　　　　④ 외적 타당도

⭐ADVICE ① 내적 신뢰도 : 어떤 사건이나 현상에 대한 관찰자 간의 일치도이다. 자료의 수집이나 분석, 해석에서의 일치성을 의미한다.
　　② 외적 신뢰도 : 동일한 설계를 바탕으로 실험을 했을 때 다른 연구자들 역시 동일한 현상을 발견하는지를 보는 것이다.
　　④ 외적 타당도 : 한 연구의 결과를 그 연구에서 사용된 장면 및 피험자 이외에 다른 장면 및 피험자에게 일반화시킬 수 있는 정도를 판단한다. 즉, 실험실에서 이루어진 연구결과가 일상적인 상황에까지 일반화될 수 있는지 여부를 평가하는 것이다.

답 12.③ 13.④ 14.② 15.③ 16.④ 17.③

18 A씨가 할머니 댁에 방문하였을 때, 음료수를 바닥에 엎질러서 할머니에게 혼났던 것을 기억하고 있다. 이러한 기억을 지칭하는 것은?

① 의미 기억
② 암묵 기억
③ 절차 기억
④ 일화 기억

> ⚙ADVICE 일화 기억은 개인의 경험을 통한 자서전적 성격의 기억이다. 이는 특정 장소 및 경험, 상황에 대한 기억으로 "할머니 댁에 방문하였을 때, 음료수를 바닥에 엎질러서 할머니에게 혼났던 기억"에 해당한다.
> ① 의미 기억 : 일반적인 지식에 대한 기억으로 일화기억보다 망각이 적게 일어난다.
> ② 암묵 기억 : 의식적으로 떠올려지지 않는 비의도적인 기억으로 간접적인 방법으로 측정한다.
> ③ 절차 기억 : 도구의 조작이나 기술에 대한 기억으로 자전거 타는 방법 등과 같이 정보 처리절차가 몸에 체화되어 의식 없이 수행이 가능하게 된다.

19 다음은 무엇에 관한 설명인가?

> 척도상의 대표적 수치를 의미하며 평균, 중앙치, 최빈치가 그 예이다.

① 빈도분포값
② 추리통계값
③ 집중경향값
④ 변산측정값

> ⚙ADVICE 집중경향값이란 한 집단의 점수 분포를 하나의 값으로 요약, 기술해주는 대표치로서 평균, 중앙치, 최빈치로 나타낸다.

20 성격이란 삶과 죽음이 교차하는 현실 속에서 그 사람이 내리는 선택과 결정에 의해 좌우되는 것이라고 보는 관점은?

① 정신분석적 관점   ② 인본주의적 관점

③ 실존주의적 관점   ④ 현상학적 관점

◆ ADVICE 정신분석적 관점

㉠ **결정론적 관점** : 인간을 이해하는데 있어 인생 초기의 경험을 중시하며 무의식이라는 인간 내면의 심층에 감춰져 있는 심리적 갈등이 인간의 행동을 결정한다고 본다.

㉡ **무의식의 영향** : 인간의 사고, 감정, 행동은 비이성적인 힘이 본능적인 욕구나 무의식에 의해 결정된다고 본다. 특히, 어린 시절의 경험(특히 부모와의 관계)이 무의식과 성격 형성에 많은 영향을 미친다. 한 개인의 심리를 이해하기 위해서는 어린 시절의 경험과 기억을 탐색하는 것이 중요하다.

②④ **인본주의, 현상학적 관점** : 정신역동의 이론의 결정론과 비관적인 인간관, 그리고 행동주의의 객관성의 강조와 피동적인 인간관 등에 반발하여 일어났으며, 현상학적 이론에서는 개인의 주관적 세계를 강조하고, 자기실현의 성향과 역량을 인정하며, 과거보다 현재와 미래를 중시한다. 따라서 앞으로 무엇이 발생할 것인가에 초점을 두기 보다는 그 상황을 받아들이는 개인적이며 주관적인 생활체험에 초점을 둔다.

1 발달 정신병리에서 성별, 기질, 부모의 불화, 부모의 죽음이나 이별, 긍정적 학교 경험의 부족 등은 어떤 요인에 해당하는가?

① 보호 요인

② 통제 요인

③ 탄력성

④ 위험 요인

> ★ADVICE 위험 요인이란 심리적 손상에 선행하거나 손상의 발생확률을 높이는 요인으로 체질, 가족, 정서 및 대인관계, 지적 능력과 학업, 생태 등이 해당한다.
> ① **보호 요인**: 위험 요인에 대한 개인의 신념이나 주변인의 개입으로 문제행동의 발생 가능성을 감소시키거나 차단시켜 주는 요인을 의미한다.
> ③ **탄력성**: 보호요인의 일종으로 부정적인 심리상태에 적절하게 대처하여 심리적 안정과 평형상태를 회복할 수 있는 능력이다.

2 허위성 장애에 관한 설명으로 적절하지 않은 것은?

① 남성보다 여성에게 더 흔하다.

② 정확한 원인은 잘 알려져 있지 않다.

③ 외부적 보상이 없음에도 불구하고 증상을 허위로 만들어낸다.

④ 청소년기에 주로 발병된다.

> ★ADVICE 허위성 장애는 환자의 역할을 하기 위해 신체적 또는 심리적 증상을 의도적으로 만들어 내거나 위장하는 경우다. 발병시기는 대개 성인기 초기이며 신체 또는 심리적 장애로 입원한 후에 시작되는 것으로 알려졌다.

3 사고의 비약(flight of ideas) 증상에 관한 설명으로 옳은 것은?

① 조현병의 망상적 사고
② 우울증의 자살충동적 사고
③ 조증의 대화할 때 보이는 급격한 주제의 전환
④ 신경인지장애의 지리멸렬한 사고

⭐ADVICE DSM-5의 조증삽화 증상
    ㉠ 자존감의 증가 또는 과대감
    ㉡ 수면에 대한 욕구 감소(예 단 3시간의 수면으로도 충분하다고 느낌)
    ㉢ 평소보다 말이 많아지거나 끊기 어려울 정도로 계속 말을 함
    ㉣ 사고의 비약 또는 사고가 연달아 일어나는 주관적인 경험
    ㉤ 주관적으로 보고하거나 객관적으로 관찰되는 주의산만(예 중요하지 않거나 관계없는 외적 자극에 너무 쉽게 주의가 분산됨)
    ㉥ 목표 지향적 활동의 증가 또는 정신운동 초조
    ㉦ 고통스러운 결과를 초래할 가능성이 높은 활동에의 지나친 몰두(예 과도한 쇼핑 등 과소비, 무분별한 성행위, 어리석은 사업투자)

4 다음은 어떤 장애인가?

> A군은 두통과 복통을 많이 호소하여 어머니와 함께 최근 소아과 검진을 받았는데, 별 문제가 없다는 판정을 받았다. 그러나 A군은 아침에 어머니와 헤어져 학교에 가는 것을 매우 힘들어 하며, 신체적 문제를 핑계로 학교에서 자주 조퇴하였다.

① 선택적 함구증
② 반응성 애착장애
③ 분리불안장애
④ 기분조절불능장애

⭐ADVICE DSM-5의 분리불안장애 증상
    ㉠ 집 또는 주 애착대상과 떨어져야 할 때 과도한 고통을 반복적으로 겪음
    ㉡ 주 애착대상을 잃거나 질병이나 부상, 재앙 혹은 죽음 같은 해로운 일들이 일어날 것이라고 지속적으로 과도하게 걱정함
    ㉢ 곤란할 일(예 길을 잃거나, 납치당하거나, 사고를 당하거나, 아프게 되는 것)이 발생하여 주 애착대상과 떨어지게 될 것이라고 지속적으로 과도하게 걱정함
    ㉣ 분리에 대한 공포 때문에 집을 떠나 학교, 직장 혹은 다른 장소로 외출하는 것을 지속적으로 거부하거나 거절함
    ㉤ 집이나 다른 장소에서 주 애착대상과 떨어져 있거나 혼자 있는 것에 대해 지속적으로 과도하게 두려워하거나 거부함
    ㉥ 집을 떠나 밖에서 자거나 주 애착대상과 떨어져 자는 것을 지속적으로 과도하게 거부하거나 거절함
    ㉦ 분리 주제와 연관된 반복적인 악몽을 꿈
    ㉧ 주 애착대상과 떨어져야 할 때 신체증상으로 반복적으로 호소함(예 두통, 복통, 매스꺼움, 구토)

답 1.④ 2.④ 3.③ 4.③

5 인지치료 접근에서 사용하는 개입 방안이 아닌 것은?

① 협력적 경험주의   ② 소크라테스식 대화법

③ ABC 사고기록지   ④ 정서적 추론

⭐ADVICE Beck은 인지치료에서 정보처리가 부정확하거나 비논리적이고 비현실적인 것을 인지왜곡(인지적 오류)이라고 하였는데, 이는 그릇된 가정과 생각으로 이끈다. 정서적 추론은 자신이 느끼는 정서적인 반응을 사실의 증거로 삼는 인지왜곡(인지적 오류)의 한 유형이다.

6 성격장애의 하위 범주 중 극적이고 변덕스러운 행동을 특징적으로 나타내는 장애군에 속하는 것은?

① 회피성 성격장애   ② 강박성 성격장애

③ 의존성 성격장애   ④ 경계성 성격장애

⭐ADVICE 극적이고 변덕스러운 행동을 통칭적으로 나타내는 성격장애는 B군 성격장애로 반사회성 성격장애, 경계성(경계선) 성격장애, 연극성(연기성, 히스테리성) 성격장애, 자기애성 성격장애가 포함된다.
①②③은 불안하고 두려움을 많이 느끼는 성격특성으로 C군 성격장애에 해당한다.

7 도박장애가 있는 사람들의 특징이 아닌 것은?

① 뇌 보상중추에서 도파민 활동성과 작용이 고조된다.

② 물질사용장애와는 다르게 금단증상과 내성이 없다.

③ 충동적이며 새로운 자극을 추구하는 특성을 가진다.

④ 스트레스를 받거나 괴로울 때 도박을 더 많이 한다.

⭐ADVICE DSM-5의 도박장애의 증상
다음 중 4개 이상의 항목에 해당하는 도박행동이 12개월 동안 반복적으로 일어나 사회적, 직업적 부적응을 초래할 때 진단된다.
㉠ 원하는 흥분을 얻기 위해서 점점 더 많은 액수의 돈을 가지고 도박을 하려는 욕구를 지닌다(내성).
㉡ 도박을 줄이거나 중단하려고 시도할 때는 안절부절못하거나 신경이 과민해진다(금단증상).
㉢ 도박을 통제하거나 줄이거나 중단하려는 노력이 거듭 실패로 돌아간다(통제력 상실).
㉣ 도박에 집착한다.
㉤ 정신적인 고통을 느낄 때마다 도박을 하게 된다(회피).
㉥ 도박으로 돈을 잃고 나서 이를 만회하기 위해 다음 날 다시 도박판으로 되돌아간다(추격매수).
㉦ 도박에 빠져있는 정도를 숨기기 위해서 거짓말을 한다.
㉧ 도박으로 인해서 중요한 대인관계, 직업, 교육이나 진로의 기회를 위태롭게 하거나 상실한다.
㉨ 도박으로 인한 절망적인 경제상태에서 벗어나기 위해 다른 사람에게 돈을 빌린다(구조요청).

8 DSM-5에서 해리성 정체성 장애의 진단적 특징이 아닌 것은?

① 자기감각과 행위 주체감의 갑작스러운 변화

② 반복적인 해리성 기억상실

③ 경험성 기억의 퇴보

④ 알코올 등의 직접적인 생리적 효과로 일어나는 경우도 포함

⭐ADVICE DSM-5의 해리성 정체성 장애의 진단기준
ㄱ 둘 또는 이상의 별개의 성격 상태로 특징 짓는 정체성의 붕괴로 어떤 문화권에서는 빙의 경험으로 설명된다. 정체성의 붕괴는 자기감과 행위주체감에 현저한 비연속성을 포함하는데 관련된 변화가 정동, 행동, 의식, 기억, 지각, 인지, 감각-운동기능에 동반된다. 이러한 징후와 증상들은 다른 사람의 관찰이나 개인의 보고에 의해 알 수 있다
ㄴ 매일의 사건이나 중요한 개인적 정보, 그리고(또는) 외상적 사건의 회상에 반복적인 공백이 통상적인 망각과는 일치하지 않는다.
ㄷ 이러한 증상은 사회적, 직업적, 기타 중요한 기능 영역에서 임상적으로 유의미한 고통이나 손상을 초래한다.
ㄹ 널리 받아들여지는 문화적 혹은 종교적 관습의 정상적인 부분이 아니다.
ㅁ 이러한 증상은 물질의 생리적 효과(예 알코올 중독 상태에서의 일시적 기억상실 또는 혼돈된 행동)이나 의학적 상태(예 복합성 부분 발작)으로 기인한 것이 아니다.

9 공황장애에 관한 설명으로 적절한 것은?

① 공황발작은 공황장애의 고유한 증상이다.

② 여성보다 남성에게서 2~3배 더 많은 것으로 알려져 있다.

③ 청소년 후기와 30대 중반에서 가장 많이 발병한다.

④ 대개 나이가 들면서 자연스럽게 치유된다.

⭐ADVICE 공황장애는 특별한 이유 없이 예상치 못하게 나타나는 극단적인 불안 증상(공황발작)이 나타나며 질식할 것 같은 느낌, 죽을 것 같은 느낌, 비현실감 혹은 이인증 등의 증상이 나타난다.
① 공황발작은 공황장애에서만 나타나지 않으며 불안 장애나 기타 정신 장애(우울증 등)에서도 발생할 수 있다.
② 공황장애가 발생할 가능성은 여성이 남성에 비해 약 2배 더 높은 것으로 나타난다.
④ 공황장애는 조기 치료 시 증상이 호전되는 것으로 알려져 있다.

답 5.④ 6.④ 7.② 8.④ 9.③

10 강박 및 관련 장애에 관한 설명으로 옳은 것을 모두 고른 것은?

> ㉠ 강박장애의 가장 흔한 주제는 더러움 또는 오염이다.
> ㉡ 강박장애를 가진 사람들 중 일부는 강박사고만 또는 강박행동만 경험한다.
> ㉢ 강박 관련 장애로 수집광, 신체이형장애, 피부뜯기장애가 있다.

① ㉠㉡   ② ㉠㉢
③ ㉡㉢   ④ ㉠㉡㉢

⭐ADVICE 강박 및 관련 장애는 개인의 인지 과정과 행동 통제의 어려움이 특징이다. 극도로 집착적(사고, 갈망, 심상)이고, 끊임없이 반복적 행동을 보인다. 강박사고와 강박행동으로 대표되는 강박장애, 신체적 외모 염려에 대한 반복적 행동 또는 정신행위를 특징으로 하는 신체이형장애, 소지품 폐기 또는 분리에 대한 지속적인 어려움을 보이는 수집장애, 모발 상실을 초래하는 반복적인 털 뽑기를 특징으로 하는 발모광, 피부병변 장애를 초래하는 반복적인 피부뜯기를 특징으로 하는 피부뜯기장애가 있다.

11 외상 후 스트레스 장애의 대표적인 지역사회 개입접근인 심리경험 사후보고에 관한 설명으로 적절한 것은?

① EMDR보다 효과적이다.
② 특정 고위험군 환자들에게 효과적이다.
③ 청소년에게만 효과적이다.
④ 전문가에 의해 행해졌을 때만 효과적이라고 보고된다.

⭐ADVICE 심리경험 사후보고는 대형 사고나 자연재해 등 외상적 사건 발생 후 집단 활동이나 이야기하기를 촉진하는 개입방법이다.

12 성격장애에 관한 설명으로 옳지 않은 것은?

① 다른 정신장애와 동반되어 나타날 수 있다.
② 현실검증력의 장애가 있다.
③ 고정된 행동양식이 개인생활과 사회생활 전반에 넓게 퍼져 있다.
④ 대개 청소년기나 성인기 초기에 나타난다.

⭐ADVICE 성격장애란 한 개인이 지닌 지속적인 행동양상과 성격이 현실에서 자신에게나 사회적으로 주요한 기능의 장애를 일으키게 되는 성격 이상으로 정의된다. 현실검증력은 현실과 비현실을 지각하여 그 차이를 구분할 수 있는 능력인데, 조현병과 같은 정신증에서는 현실감각이 상실되어 있다. 성격장애는 현실검증력에는 이상을 보이지 않는다.

13 DSM-5에 새로 생긴 장애는?

① 의사소통장애
② 아스퍼거 증후군
③ 아동기 발병 유창성장애
④ 사회적 의사소통장애

⭐ADVICE DSM-4에서는 사회적 의사소통장애를 심각한 결함은 나타나지만 자폐스펙트럼 장애로 진단하기에 필요한 반복적인 상동행동 패턴을 보이지 않아 기타의 전반적 발달장애로 분류하였다. DSM-5에서는 사회적 의사소통장애를 언어적, 비언어적 의사소통 기술의 사회적 사용에 지속적인 어려움을 나타내는 경우로 새롭게 진단기준으로 제시하였다.

14 지속성 우울장애(dysthymia)에 관한 설명으로 옳지 않은 것은?

① 청소년의 경우, 증상이 적어도 2년 동안 지속되어야 한다.
② 하루의 대부분 우울 기분이 있다.
③ 조증 삽화, 경조증 삽화가 없어야 한다.
④ 식욕 부진 또는 과식, 불면 또는 과다수면, 절망감, 자존감 저하 등 2개 이상의 증상을 보인다.

⭐ADVICE 지속성 우울장애는 적어도 2년 동안, 하루의 대부분 우울 기분이 있고, 우울 기분이 없는 날 보다 있는 날이 더 많으며, 이는 주관적으로 보고하거나 객관적으로 관찰된다. 단, 아동, 청소년의 경우에서는 기분이 과민한 상태로 나타나기도 하며, 기간은 적어도 1년이 되어야 한다.

15 성적 가학장애에 관한 설명으로 적절하지 않은 것은?

① 주로 성적 피학장애를 가진 상대에게 가학적 행동을 보인다.
② 대부분 시간이 지나도 행동의 심각도에는 큰 변화가 없다.
③ 대부분 초기 성인기에 나타난다.
④ 성가학적 행동의 패턴은 보통 장기적으로 나타난다.

⭐ADVICE 성적 가학장애는 상대방에게 고통이나 굴욕감을 느끼게 함으로써 성적 흥분과 만족을 느끼며 시간이 지나면서 강도가 높아지는 양상을 나타낸다.

답 10.④ 11.② 12.② 13.④ 14.① 15.②

16 다음 중 증상이 나타나는 기간이 1개월 이상 6개월 이내인 경우 내리는 진단은?

① 망상장애   ② 조현정동장애

③ 조현양상장애   ④ 단기 정신병적 장애

> ★ADVICE DSM-5 조현양상장애 진단기준
> ㉠ 다음 증상 중 둘(혹은 그 이상)이 1개월의 기간(성공적으로 치료되면 그 이하) 동안의 상당 부분의 시간에 존재하고, 이들 중 최소한 하나는 망상 내지 환각 혹은 와해된 언어이어야 한다.
> • 망상
> • 환각
> • 와해된 언어(예 빈번한 탈선 혹은 지리멸렬)
> • 극도로 와해된 또는 긴장성 행동
> • 음성 증상(예 감퇴된 감정 표현 혹은 무의욕증)
> ㉡ 장애의 삽화가 1개월 이상, 6개월 이내로 지속된다. 진단이 회복까지 기다릴 수 없이 내려져야 할 경우에는 '잠정적'을 붙여 조건부 진단이 되어야 한다.
> ㉢ 조현정동장애와 정신병적 양상을 동반한 우울 또는 양극성 장애는 배제된다.
> ㉣ 장애가 물질(예 약물남용, 치료약물)의 생리적 효과나 다른 의학적 상태로 인한 것은 아니다.

17 신경성 폭식증에 관한 설명으로 옳지 않은 것은?

① 보상행동(purging)은 칼로리를 낮추는데 효과적이지 않다.
② 시간이 지남에 따라 폭식과 보상행동(purging)이 점점 증가한다.
③ 폭식은 시간과 장소, 타인의 유무와 관계없이 발생한다.
④ 청소년기나 성인 초기에 시작된다.

> ★ADVICE 신경성 폭식증은 반복되는 폭식을 한 후에 체중 증가를 막기 위해 구토를 유발하거나, 이뇨제 또는 하제를 사용하거나 혹은 지나친 운동과 같은 보상적 행동을 하는 장애다. 주로 비밀리에 먹고, 어느 정도 정상적인 체중을 유지할 수 있기 때문에 증세가 심각해질 때까지 주위 사람들이 인식하지 못하는 경우가 많다.

18 물질사용장애에 관한 설명이 아닌 것은?

① 내성이 나타난다.
② 금단증상이 나타난다.
③ 물질사용을 중단하거나 조절하려고 해도 뜻대로 되지 않는다.
④ 물질사용으로 인한 직업기능의 손상여부는 진단 시 고려하지 않는다.

> ★ADVICE 물잘사용장애는 알코올/약물 사용에 대한 강한 욕구와 갈망, 통제력 상실, 신체적 의존성 또는 금단증상으로 중요한 사회적, 직업적 기능 손상을 야기한다.

19 범불안장애에서 나타나는 불안의 특징은?

① 특정 대상에 대한 과도한 불안

② 발작경험에 대한 예기불안(anticipatory anxiety)

③ 불안의 대상이 분명하지 않은 부동불안(free-floating anxiety)

④ 반복적으로 침투하는 특정 사건에 대한 염려

⭐ ADVICE ① 특정대상에 대한 과도한 불안은 특정공포증에서 나타나는 특징이다.
② 발작경험에 대한 예기불안은 공황장애에서 나타나는 특징이다.
④ 반복적으로 침투하는 특정사건에 대한 염려는 강박장애에서 나타나는 특징이다.

20 주요 신경인지장애와 경도 신경인지장애의 감별진단 기준으로 적절하지 않은 것은?

① 기억과 학습 감퇴 정도

② 성격의 변화 정도

③ 언어능력의 감퇴 정도

④ 독립적 생활의 장애 정도

⭐ ADVICE 주요 신경인지장애는 하나 또는 그 이상의 인지 영역(복합적 주의, 집행 기능, 학습과 기억, 언어, 지각-운동 또는 사회 인지)에서 인지 저하가 이전의 수행 수준에 비해 현저하게 나타나 일상생활을 독립적으로 영위하기 힘든 경우 진단된다. 경도 신경인지장애는 상기 인지 저하가 이전의 수준에 비해 경미하게 나타날 때 진단된다. 주요 신경인지장애와 경도 신경인지장애의 감별기준에 성격의 변화 정도는 포함되지 않는다.

답 16.③ 17.③ 18.④ 19.③ 20.②

CHAPTER 03 심리검사

1 K-WAIS-Ⅳ에서 처리속도가 점수에 긴밀하게 영향을 주는 소검사는?

① 숫자
② 퍼즐
③ 지우기
④ 무게비교

⭐ADVICE K-WAIS-Ⅳ에서 처리속도가 영향을 주는 소검사는 동형찾기, 기호쓰기, 지우기(보충소검사)다.

구분	언어이해	지각추론	작업기억	처리속도
핵심 소검사	공통성, 어휘, 상식	토막짜기, 행렬추론, 퍼즐	숫자, 산수	동형찾기, 기호쓰기
보충 소검사	이해	무게비교, 빠진곳찾기	순서화	지우기

2 심리평가를 위해 수행되는 면담에 관한 설명으로 옳은 것은?

① 면담은 구조화할 수 없다는 단점이 있다.
② 면담은 평가를 하기 위한 목적으로 하는 것이라 치료적인 효과는 없다.
③ 면담에서는 신뢰도와 타당도를 크게 고려하지 않아도 된다는 장점이 있다.
④ 면담자가 피면담자에 대한 전반적인 인상을 형성한 후 그것에 준해 다른 관련 특성을 추론하는 경향을 할로(halo) 효과라고 한다.

⭐ADVICE ① 면담은 구조화 정도에 따라 구조화 면담, 비구조화 면담, 반구조화 면담으로 구분된다.
② 면담을 통한 상담관계 또는 상담경험 그 자체를 통해 치료적 효과를 거두기도 한다.
③ 구조화 면담은 타당도는 낮은 반면 신뢰도는 높다. 비구조화 면담은 타당도는 높으나 신뢰도는 낮다. 이러한 특성을 면담에서 고려해야 한다.

3 MMPI-2 임상척도와 Kunce와 Anderson(1984)이 제안한 기본 차원 간의 연결이 옳지 않은 것은?

① 1번 척도 – 표현   ② 4번 척도 – 주장성

③ 8번 척도 – 상상력   ④ 9번 척도 – 열의

> ⚙ADVICE Kunce와 Anderson에 따르면 MMPI의 임상 척도는 부정적인 행동 특징뿐 아니라 긍정적인 행동 특징들도 나타낸다. 1번 척도는 신중성을 나타낸다.

구분	임상척도	특징
1	Hs	신중성
2	D	평가
3	Hy	표현
4	Pd	주장성
5	Mf	역할유연성
6	Pa	호기심
7	Pt	조직화
8	Sc	상상력
9	Ma	열의
0	Si	자율성

4 대상 및 사건에 대한 학습을 의미하는 서술기억(declarative memory)의 하위 영역에 포함되는 것은?

① 절차기억(procedural memory)   ② 암묵적 기억(implicit memory)

③ 일화기억(episodic memory)   ④ 특정기억(particular memory)

> ⚙ADVICE 서술기억은 학습을 통하여 얻은 지식을 저장한 후 이를 의식적으로 회상하는 기억으로 기억의 획득과 회상을 위해 의식적으로 노력이 수반되어야 하는 기억이다. 서술기억은 크게 특정 개인의 주관적 경험이 영향을 주는 일화기억과 객관적 사실만을 기억하는 의미기억으로 분류할 수 있다.

5 지적장애 진단을 위한 IQ 기준과 이 장애에 해당되는 사람의 비율은?

① IQ 60 미만, 전체인구의 약 3% 이하

② IQ 65 미만, 전체인구의 약 3% 이하

③ IQ 70 미만, 전체인구의 약 3% 이하

④ IQ 70 미만, 전체인구의 약 5% 이하

> ⚙ADVICE 지적장애는 유전적 원인, 질병 및 뇌장애로 인하여 지능이 현저히 낮은 것으로 IQ 70 미만일 경우 진단되며 장애에 해당되는 사람의 비율은 2% 정도로 알려져 있다.

🅐 1.③ 2.④ 3.① 4.③ 5.③

6 다음 MMPI-2 프로파일과 가장 관련이 있는 진단은?

- 타당도 : L=56, F=78, K=38
- 임상 : 1(Hs)=56 2(D)=58 3(Hy)=54 4(Pd)=53 5(Mf)=54 6(Pa)=76 7(Pt)=72 8(Sc)=73 9(Ma)=55
  0(Si)=66

---

① 우울증   ② 품행장애
③ 전환장애   ④ 조현병

> ⭐ADVICE   제시된 코드는 척도 6과 척도 8이 70 이상 되고, F척도 역시 함께 상승한 6-8/8-6 코드로 이 프로파일은 심각한 정신병리의 가능성을 시사한다. 생활양식의 특징은 분열성(조현성)이며 퇴행, 자폐적이고 기태적인 사고, 부적절한 정서반응으로 요약할 수 있으며 가장 많은 진단은 조현병이다.

7 개인용 지능검사와 집단용 지능검사에 관한 설명으로 옳은 것은?

① 집단용 지능검사의 경우, 검사의 시행과 절차가 간편하기 때문에 검사자는 피검사자의 검사행동에 관한 자료수집이 용이하다.
② 개인용 지능검사나 집단용 지능검사에서 검사실시와 절차에 대한 검사자의 본질적인 역할은 동일하다.
③ 피검사자는 개인용 지능검사의 경우에는 사람에게 반응하지만, 집단용 지능검사의 경우에는 주어진 문항에 반응한다고 볼 수 있다.
④ 개인용 지능검사나 집단용 지능검사나 피검사자가 반응하는 데 요구되는 인지작용은 질적인 측면에서 차이가 없다.

> ⭐ADVICE   ①② 집단용 지능검사의 경우, 검사의 시행과 절차가 간편할 수는 있다. 그러나 개인용 지능검사에 비하여 수검자의 행동을 빠짐없이 관찰하는 데 한계가 있으므로 피검사자의 검사행동에 관한 자료수집이 제한될 수 있다.
> ④ 개인용 지능검사는 검사자와 수검자가 1:1로 진행하며 집단용 지능검사는 한 번에 여러 사람에게 동시에 검사가 진행된다. 따라서, 피검사자가 반응하는데 요구되는 인지작용에 차이가 발생한다.

8 주제통각검사(Thematic Apperception Test : TAT)의 실시에 관한 설명으로 옳은 것은?

① 모든 수검자에게 24장의 카드를 실시한다.

② 카드를 보여주고, 각 그림을 보면서 될 수 있는 대로 연극적인 장면을 만들어 보라고 지시한다.

③ 수검자의 반응이 매우 피상적이고 기술적인 경우라도 검사자는 개입하지 않고 다음 반응으로 넘어간다.

④ 수검자가 "이 사람은 남자인가요? 여자인가요"라고 묻는 경우, 검사 요강을 참고하여 성별을 알려준다.

> ⚙ADVICE 주제통각검사는 그림을 보고 만드는 공상적인 이야기를 통해서 의식적 및 무의식적인 경향을 알려는 목적으로 머레이(H.A. Murray)와 모간(C.D. Morgan)에 의해서 만들어진 검사방법이다. TAT는 백지카드 1장을 포함한 31장의 카드로 구성되어 있고, 적용대상은 카드 뒷면에 문자와 숫자로 표기되어 있다.
> ① 10장은 모든 피검자에게 실시하며, 나머지 카드는 성별과 연령에 따라 10장씩 실시한다. 즉, 각 개인은 20장의 그림을 보게 된다.
> ③ 수검자의 반응이 매우 피상적이고 기술적인 경우라면 수검자의 연상에 영향을 주지 않는 정도로 개입한다.
> ④ 수검자가 질문할 경우 보이는 대로 상상하여 이야기를 만들어 볼 것을 요구한다.

9 신경심리검사에 관한 설명으로 옳지 않은 것은?

① 치료 효과의 평가에 사용할 수 있다.

② 우울장애와 치매상태를 감별해 줄 수 있다.

③ 가벼운 초기 뇌손상의 진단에는 효과적이지 못하다.

④ 신경심리검사의 해석에 성격검사 결과를 참조한다.

> ⚙ADVICE 신경심리검사는 뇌 손상이나 신경병리적 조건에 따른 인지기능 및 행동적 변화를 측정한다. 신경심리검사에 대한 관심은 뇌 손상을 입었거나 행동장애를 보이는 군인의 감별 및 진단과 재활에 대한 필요성이 나타나면서 시작되었다. 가벼운 초기 뇌 손상의 진단을 포함하여 정신장애자, 정상인과 노인의 인지기능평가에도 광범위하게 도입하고 있다.

🅐 6.④ 7.③ 8.② 9.③

10 성격검사의 구성타당도를 평가하는 방법이 아닌 것은?

① 성격검사의 요인구조를 분석한다.
② 다른 유사한 성격을 측정하는 검사와의 상관을 구한다.
③ 관련 없는 성격을 측정하는 검사와의 상관을 구한다.
④ 전문가들로 하여금 검사 내용을 판단하게 한다.

> ✪ADVICE 구성타당도는 검사도구가 측정하려고 하는 구성개념을 실제로 적절하게 측정했는지의 정도를 나타내는 타당도. 전문가들로 하여금 검사내용을 판단하게 하는 것은 내용타당도를 평가하는 방법에 해당한다.

11 K-WAIS-IV 소검사 중 같은 유형의 소검사에 해당하지 않는 것은?

① 상식, 공통성
② 퍼즐, 무게비교
③ 지우기, 기호쓰기
④ 동형찾기, 무게비교

> ✪ADVICE 소검사의 유형
>
> | 구분 | 언어이해 | 지각추론 | 작업기억 | 처리속도 |
> |---|---|---|---|---|
> | 핵심 소검사 | 공통성, 어휘, 상식 | 토막짜기, 행렬추론, 퍼즐 | 숫자, 산수 | 동형찾기, 기호쓰기 |
> | 보충 소검사 | 이해 | 무게비교, 빠진곳찾기 | 순서화 | 지우기 |

12 MMPI-2에서 F척도 상승이 기대되지 않는 경우는?

① 고의적으로 나쁘게 보이려는 태도로 응답했을 경우
② 자신의 약점을 고의적으로 숨기려는 강한 방어적 태도로 응답했을 경우
③ 대부분의 문항에 대해 '그렇다' 혹은 '아니다'의 한 방향으로만 응답했을 경우
④ 혼란, 망상적 사고 또는 다른 정신병적 과정을 겪고 있는 사람이 응답했을 경우

> ✪ADVICE F척도는 검사문항에 대해 개인이 보고하는 내용들이 대부분의 사람들과 얼마나 다른가를 반영하는 64개의 문항들로 구성되어 있다. 보통 사람들과는 다른 생각(예 정신병을 가진 사람)이나 이상한 태도(예 비행청소년), 이상한 경험을 가진 사람들에게서 F척도가 상승한다. 또한 무작위적으로 대답하였거나, 문항내용을 이해하지 못한 사람, 의식적으로 자신을 부정적으로 보이려고 하는 사람에게서도 F척도가 상승한다.
> 자신의 약점을 고의적으로 숨기려는 강한 방어적 태도로 응답했을 경우 L척도 혹은 K척도가 상승하게 된다.

13 시공간 처리능력을 평가하기에 적합하지 않은 검사는?

① 토막짜기

② 벤더 도형 검사

③ 선로 잇기 검사

④ 레이 복합 도형 검사

> ⊛ ADVICE 선로 잇기 검사는 주의력 내지 전두엽(실행기능) 검사로 a형은 시각적 및 운동적 탐색 기능, b형은 읽기 능력, 시각적 탐색 기술, 동시에 두 가지 순서를 정신적으로 유지하는 능력, 주의력 및 작업기능 등을 평가한다.

14 연령이 69세인 노인환자의 신경심리학적 평가에 적합하지 않은 검사는?

① SNSB
② K-VMI-6
③ Rorschach
④ K-WAIS-IV

> ⊛ ADVICE 로샤검사는 대표적인 투사검사로서, 수검자의 무의식이나 정서와 같은 심리상태를 진단하는 목적으로 활용된다.

15 K-WISC-IV에서 일련의 숫자와 글자를 읽어주고 숫자는 많아지는 순서로, 글자는 가나다 순서로 각각 말하게 하는 과제는?

① 숫자
② 선택
③ 행렬추리
④ 순차연결

> ⊛ ADVICE 순차연결은 검사자가 읽어주는 일련의 숫자와 글자에 대해 숫자는 올림차 순으로 글자는 가나다 순으로 말하도록 한다. 이는 계열화, 정신적 조작, 주의력, 유연성, 청각적 단기기억, 시공간적 형상화, 처리속도와 관련있는 검사다.

답 10.④ 11.④ 12.② 13.③ 14.③ 15.④

16 다음에서 설명하는 검사는?

> 유아 및 학령전 아동의 발달 과정을 체계적으로 측정하기 위한 최초의 검사로서, 표준 놀이기구와
> 자극 대상에 대한 유아의 반응을 직접 관찰하며, 의학적 평가나 신경학적 원인에 의한 이상을 평
> 가하기 위해 사용된다.

① Gesell의 발달검사
② Bayley의 영아발달척도
③ 시지각 발달검사
④ 사회성숙도 검사

⭐ADVICE ② Bayley의 영아발달척도는 1969년 Bayley(베일리)가 생후 2개월~30개월까지의 영유아를 대상으로 한
발달척도(BSID)를 고안하였다(정신척도, 운동척도). 1993년에는 이를 BSID-Ⅱ로 개정하여 생후 1개월
~42개월까지의 영유아를 대상으로 한 표준화가 이루어졌다(정신척도, 운동척도, 행동평정척도).
③ 시지각 발달검사(DTVP)는 1966년 Frostig가 3세~8세 아동의 시지각장애를 평가하기 위해 개발하였다.
④ 사회성숙도검사(SMS)는 개인의 자조, 이동, 작업, 의사소통, 자기관리, 사회화 등의 변인으로 구성되
는 사회적 능력, 즉 적응행동을 평가한다.

17 신뢰도의 추정방법 중 반분신뢰도의 장점은?

① 검사의 문항수가 적어도 된다.
② 반분된 검사가 동형일 필요가 없다.
③ 단 1회의 시행으로 신뢰도를 구할 수 있다.
④ 속도검사의 신뢰도를 추정하는데 적합하다.

⭐ADVICE 반분신뢰도
㉠ 측정도구를 반으로 나누어 각각을 독립된 척도로 간주하여 문항 간의 측정결과를 서로 비교한다.
㉡ 항목을 구분하는 방식에 따라 신뢰도 계수의 추정치가 달라질 수 있으며, 측정문항이 적은 경우 사용
할 수 없다.
㉢ 시간에 따른 결과의 안정성을 측정해주지는 못하지만 일회만 실시한다는 장점이 있다. 즉, 기억과 연
습의 효과를 통제할 수 있다.

18 신경심리평가 중 주의력 및 정신적 추적능력을 평가할 수 있는 검사가 아닌 것은?

① Wechsler 지능검사의 기호쓰기 소검사
② Wechsler 지능검사의 숫자 소검사
③ Trail Making Test
④ Wisconsin Card Sorting Test

> ✪ADVICE Wisconsin Card Sorting Test(위스콘신 카드분류검사)는 추론능력, 변화에 대한 인지적 적응능력을 평가하기 위해 개발되었다. 전반적인 능력뿐만 아니라 개별적 장애등급을 판단하는 지표를 제공하며 전두엽과 후두엽 장애를 판별하는데 유용하다.

19 성취도검사의 일종인 기초학습기능검사가 평가하기 어려운 영역은?

① 독해력
② 계산능력
③ 철자법 능력
④ 공간추론 능력

> ✪ADVICE 기초학습기능검사는 학습능력과 수행정도를 평가하는 검사들 중 대표적인 것으로 정보처리(조직 능력, 추론 및 적용 능력, 관계 능력), 셈하기(숫자변별, 계산능력), 읽기Ⅰ(문자와 낱말의 재인), 읽기Ⅱ(독해력), 쓰기(철자의 재인)의 5개 하위 소검사들로 구성되어 있다.

20 심리검사의 윤리적 문제에 대한 설명으로 옳지 않은 것은?

① 검사자들은 검사제작의 기술적 측면에만 관심을 가질 필요가 있다.
② 제대로 자격을 갖춘 검사자만이 검사를 사용해야 한다는 조건은 부당한 검사사용으로부터 피검자를 보호하기 위한 조치이다.
③ 검사자는 규준, 신뢰도, 타당도 등에 관한 기술적 가치를 평가할 수 있어야 한다.
④ 심리학자에게 면허와 자격에 관한 법을 시행하는 것은 직업적 윤리 기준을 세우기 위함이다.

> ✪ADVICE 검사자들은 검사제작의 기술적 측면뿐만 아니라 전문가로서의 전문적 측면, 검사자에 대한 도덕적 측면, 윤리적 측면과 사회적 측면을 모두 고려해야 한다.

답 16.① 17.③ 18.④ 19.④ 20.①

CHAPTER 04 임상심리학

1 집단 개업 활동을 할 때 임상심리 전문가들이 가장 주의해야 할 사항은?

① 직업윤리 및 활동에 대해 개인적인 책임을 져야 한다.
② 직업적인 경쟁과 성격적인 충돌 가능성이 있다.
③ 개인의 독립적인 사무실의 확보 비용이 든다.
④ 개인적이고 직업적인 고립감을 경험한다.

> ⭐ADVICE 임상심리 전문가들이 집단 개업 활동을 할 경우 직업활동에 결부되는 경제적 문제와 임상심리 전문가로써의 가치관이 영향을 미친다. 이에 따라 직업적인 경쟁과 성격적인 충돌 가능성을 고려해야 한다.

2 두뇌기능의 국재화에 관한 설명으로 옳은 것은?

① 특정 인지능력은 국부적인 뇌 손상에 수반되는 한정된 범위의 인지적 결함으로부터 발생한다고 본다.
② Broca 영역은 좌반구 측두엽 손상으로 수용적 언어 결함과 관련된다.
③ Wernicke 영역은 좌반구 전두엽 손상으로 표현 언어 결함과 관련된다.
④ MRI 및 CT가 개발되었으나 기능 문제 확인에는 외과적 검사가 이용된다.

> ⭐ADVICE ② Broca 영역은 좌반구 전두엽에 위치하여 언어 능력과 관계되며, 이 부위가 손상되면 언어 수행이 저하된다.
> ③ Wernicke 영역은 좌반구 측두엽에 위치하며 브로카 영역과 더불어 언어 능력과 관계된다.
> ④ MRI 및 CT를 통해 외과적 검사 없이 뇌 기능 문제를 확인할 수 있다.

3 정신분석치료의 주요 개념 및 기법과 가장 거리가 먼 것은?

① 전이   ② 저항
③ 과제   ④ 훈습

> ⭐ADVICE 정신분석치료란 프로이트의 정신분석 이론을 바탕으로 발전해 온 심리 치료 방법으로 정신분석 치료의 목표는 무의식을 의식화하고, 이드와 초자아, 외부 현실의 요구를 효과적으로 중재하도록 자아의 기능을 강화하는 것이다. 정신분석의 치료에서 과제는 주요 개념 및 기법과 거리가 멀다.

4 근육 긴장을 이완시키고, 심장의 박동을 조정하고, 혈압을 통제하는 훈련을 받는 것은?

① 바이오피드백
② 행동적인 대처방식
③ 문제 중심의 대처기술
④ 정서 중심의 대처기술

⭐ ADVICE 바이오피드백은 생물학적 반응들을 전자도구로 측정하는 것을 말한다. 우리 몸 내부에서 일어나는 생리현
상들을 컴퓨터를 통해 시각적으로나 청각적으로 알 수 있게 해주고 스스로 훈련을 통해 생리현상들을 조
절할 수 있게 도와주는 치료 방법이다. 근육이완, 심박동 조절, 혈압통제, 심인성 신체질환, 두통, 불면증
치료에 사용된다. 보통 이완요법과 같이 사용되는 경우가 많다.

5 아동 또는 청소년의 폭력비행을 상담할 때 부모를 통한 개입법으로 가장 효과적인 것은?

① 자녀가 반사회적 행동을 하면 심하게 야단을 치게 한다.
② 사회에서 용인되는 행동을 보이면 일관되게 보상을 주도록 한다.
③ 가족모임을 열어서 훈계를 하도록 한다.
④ 폭력을 휘둘렀을 때마다 부모가 자녀를 매로 다스리게 한다.

⭐ ADVICE 비행 아동 또는 청소년을 둔 부모의 개입법으로 가장 효과적인 방법은 처벌보다 긍정적 행동에 대한 일관
성 있는 강화이다.

6 합리적 정서치료에 대한 설명으로 틀린 것은?

① Aaron Beck이 개발했다.
② 환자가 사물에 대해 생각하는 방식을 바꿈으로써 행동 변화를 목적으로 한다.
③ 해석은 문제가 되는 감정적, 행동적 결과(C)를 결정하는 사건과 상황(A)에 대한 믿음(B)이다.
④ 이 치료의 기본목적은 사람들이 자신이 가진 비논리적 사고에 직면하게 만드는 것이다.

⭐ ADVICE 합리적 정서치료(REBT:Rational-Emotive-Behavior Therapy)
  ㉠ 앨리스(Ellis)의 합리적 정서행동치료에 따르면 내담자의 문제는 일어난 사건이 아니라 개인이 갖고 있
    는 비합리적인 신념에서 비롯되었다고 본다.
  ㉡ 인간은 불완전한 존재인데 자신과 타인, 조건에 대해 당위적으로 기대하고 요구하는 생각과 신념이 심리
    적 문제를 유발한다. 이를 해결하기 위해 상담을 통해 비합리적 신념을 합리적 신념으로 바꾸게 된다.

답 1.② 2.① 3.③ 4.① 5.② 6.①

7 현대 임상심리학 발전에 가장 큰 영향을 준 역사적 사건은?

① Binet의 지능검사 개발
② MMPI의 개발
③ 미국심리학회 설립
④ 제 1·2차 세계대전

> ⚙ADVICE 제 1·2차 세계대전 당시 신병들에 대한 심리평가의 요구는 임상심리학에서 심리평가의 중요성과 심리검
> 사 제작의 필요성을 촉진시켰다. 치료영역에서 심리학자의 역할이 증대되었으며 심리학자에 의한 평가활
> 동이 지속되고 확장되었다.

8 Burish(1984)는 객관적 성격검사 제작에 관한 접근들을 규명하여 기술하였다. 다음 중 이 접근법에 해당하
지 않는 것은?

① 외적 준거 접근 ② 내적 구조 접근
③ 내적 내용 접근 ④ 외적 차원 접근

> ⚙ADVICE Burish는 객관적 성격검사 제작에 관하여 외적 준거 접근(경험적 접근), 내적 구조 접근(귀납적 방법), 내
> 적 내용 접근(연역적 방법)을 규명하고 기술하였다.

9 다음 중 비밀유지의 의무가 제외될 수 있는 경우에 해당하지 않는 것은?

① 자살 가능성이 있는 내담자
② 범죄를 저지를 가능성이 있는 내담자
③ 강도, 강간 등 범죄 피해자
④ 아동학대의 사례

> ⚙ADVICE 비밀보장의 원리 … 상담과정에서 알게 된 내담자의 정보와 상담자와 내담자 간의 대화 내용은 반드시 비
> 밀을 보장해 주어야 한다. 이 원리는 상담자와 내담자 간의 신뢰관계를 형성하고 유지하는데 매우 중요하
> 다. 다만, 비밀보장의 예외상황인 경우 내담자의 동의를 얻어 내담자가 노출되어 피해가 가지 않도록 최
> 소한의 정보들을 신중하게 공개해야 한다.
> ※ 비밀보장의 예외 상황
> ㉠ 내담자가 자신과 타인에게 위해 행동을 할 위험이 있을 경우(학대, 폭행, 살인 등)
> ㉡ 내담자 자신이 타인의 위해 행동의 피해자인 경우
> ㉢ 내담자의 문제가 위급한 상황(병원치료, 자살시도)일 경우
> ㉣ 범죄 및 법적인 문제와 연류되어 있을 경우
> ㉤ 내담자가 비밀공개를 허락했을 경우

10 체중 조절을 위하여 식이요법을 시행하는 사람이 매일 식사의 시간, 종류, 양과 운동량을 구체적으로 기록하고 있다면 이는 어떤 행동 관찰의 방법인가?

① 자기-감찰(self-monitoring)
② 통계적인 평가
③ 참여 관찰(participant observation)
④ 비참여 관찰(non-participant observation)

⭐ADVICE 자기-감찰이란 스스로 자신의 행동을 관찰하고 기록하는 방법이다. 행위를 관찰하는 것 자체가 더 나은 방향으로 개선시키는 경향이 있다. 또한 자신의 행동에 영향을 미치는 원인을 관찰해봄으로써 자신의 행동을 더 효과적으로 관리할 수 있으며, 관찰결과가 자신에 대한 피드백이나 보상으로 작용하게 된다.

11 심리사회적 또는 환경적 스트레스와 생물학적 또는 기타 취약성의 상호작용이 질병을 일으킨다는 조망은?

① 상호적 유전-환경 조망
② 병적 소질-스트레스 조망
③ 사회적 조망
④ 생물학적 조망

⭐ADVICE 병적 소질-스트레스 조망은 취약성-스트레스 모형이라고도 하며, 환경적 요인인 심리사회적 스트레스와 생물학적 요인이 상호작용하여 질병을 일으킨다고 보는 것이다.

12 실존적 접근의 심리치료는?

① 인지치료
③ 자기교습훈련
② 의미치료
④ 합리적 정서행동치료

⭐ADVICE 프랭클(Frankl)에 의해 개발된 치료적 접근인 의미치료는 근본적으로 의미가 없는 삶을 살아가는 사람들을 다루기 위한 심리치료이다. 삶의 의미와 가치를 깨닫도록 목표와 책임감을 느끼게 하는 것에 주된 목적을 두며, 인간 실존의 의미를 찾고자 하는 인간의 욕구를 다루는 치료기법이다.

답 7.④ 8.④ 9.③ 10.① 11.② 12.②

13 투쟁-도피(fight-flight) 반응과 가장 거리가 먼 것은?

① 호흡의 증가 　　　　　　　　② 땀 분비 감소

③ 소화기능 저하 　　　　　　　④ 동공 팽창

> ⭐ADVICE 투쟁-도피 반응이란 긴박한 위협 앞에서 자동적으로 나타나는 생리적 각성 상태다. 스트레스 상황에서 교감신경계는 신체의 공격, 방어, 혹은 도피에 필요한 에너지를 동원하는데, 월터 캐넌(Walter Cannon)은 이를 투쟁-도피 반응이라 명명했다. 호흡 및 땀 분비 증가, 소화기능 저하, 동공 팽창이 나타난다.

14 '엄마'라는 언어가 어머니의 행동과 반복적으로 연합됨으로써 획득된다고 설명하는 이론은?

① 고전적 조건형성 　　　　　　② 조작적 조건형성

③ 관찰학습 　　　　　　　　　　④ 언어심리학적 이론

> ⭐ADVICE 고전적 조건형성이란 무조건 반응(행동)을 발생시키는 무조건 자극과 연합된 중성 자극이 반복적인 노출을 통해 조건 자극이 되어 무조건 반응(행동)과 유사한 조건 반응(행동)을 일으키는 형태의 학습을 설명한다.

15 Wolpe의 체계적 둔감법 절차의 설명과 가장 거리가 먼 것은?

① 공포증의 치료에 효과적인 것으로 밝혀졌다.

② 불안을 억제하기 위하여 이완 상태를 유도한다.

③ 이완을 위해서 자극에 대한 실제 노출을 상상노출보다 먼저 제시한다.

④ 불안을 가장 약하게 일으키는 상황부터 노출시킨다.

> ⭐ADVICE 체계적 둔감법은 특정한 상황이나 상상에 의해 조건형성된 공포 및 불안반응을 극복하는데 이용된다. 내담자에게 이완을 한 상태에서 점차 불안 강도가 높은 자극이나 상황을 상상하도록 하여 가장 심하게 불안을 유발하는 상황을 극복하게 한다. 일반적 상황에서는 대처능력이 있으나, 특정한 상황에서 불안, 공포를 보이는 내담자에게 적합하다.

16 조현병의 음성 증상에 관한 설명으로 옳은 것을 모두 고른 것은?

> ㉠ 감퇴된 감정표현, 무의욕증 등이 해당된다.
> ㉡ 양성증상에 비해 약물치료 효과가 떨어진다.
> ㉢ 정상인은 경험하지 않는다.

① ㉠㉡
② ㉠㉢
③ ㉡㉢
④ ㉠㉡㉢

⭐ ADVICE 조현병의 증상분류

	양성 증상	음성 증상
유형	정상인에게는 나타나지 않지만 정신분열증 환자에게서 나타나는 증상. 즉, 망상, 환각, 와해된 언어나 행동	정상인들이 나타내는 적응적 기능이 부족한 상태. 즉, 정서적 둔마, 언어 빈곤, 의욕 저하 등
발생기제	스트레스 사건에 대한 반응으로 급격하게 발생. 뇌의 과도한 도파민(dopamine) 수준에 의해 발생함	외부사건과 무관하게 뇌의 구조적 변화(측두엽 구조상의 세포상실)나 유전적 소인과 관련 있음
치료	약물치료에 의해 쉽게 호전됨	약물치료에 잘 반응하지 않음
지적 기능	지적 손상이 적음	지적 기능이 현저하게 저하됨
예후	경과가 상대적으로 좋은 편	경과가 나쁨

17 다음 30대 여성의 다면적 인성검사 MMPI-2 결과에 대한 해석으로 적절한 것은?

Hs	D	Hy	Pd	Mf	Pa	Pt	Sc	Ma	Si
72	65	75	50	35	60	64	45	49	60

① 스트레스 상황에서 신체증상이 과도하고 회피적 대처를 할 소지가 크다.

② 망상, 환각 등의 정신증적 증상이 나타나기 쉽다.

③ 반사회적 행동을 보일 가능성이 크다.

④ 외향적이고 과도하게 에너지가 항진되어 있기 쉽다.

⭐ADVICE 1-3/3-1 코드유형분석
- 전환 프로파일의 경우 신체형 장애 특히 전환 장애의 진단을 받는 경우 많음
- 심리적 문제를 신체화 증상으로 전환시킴으로서 문제를 외재화(externalization)
- 신체적 기능이 원활하지 못한 것에 대해 관심은 많고 과도한 불편감 호소
- 우울감이나 불안감은 외현 상 나타나지 않음
- 자신의 행동에 대해 통찰력 결여. 신체적 증상에 심리적 요인이 관여할 수 있다는 해석을 매우 싫어함
- 다른 척도와 관계 고려 2-7이 높다면 전환증상이 이들의 갈등을 효과적으로 처리하지 못하여 불안, 우울을 함께 경험하고 있다는 의미
- 3-1의 경우 스트레스에 직면하여 신체적 증상이 현저해지고 히스테리 경향이 우세함
- 스트레스 약해지면 증상 약화하나 강해지면 재발
- 증상은 2차적인 이득과 유관
- 3번이 높을수록 억압(repression)과 부인(denial)의 기제를 강하게 사용. 낙천적 태도 보임
- 극단적으로 방어적이며 자신을 극히 정상적인 사람으로 나타내려함
- 성격적으로 미성숙, 자기중심적, 이기적, 애정이나 주의 관심욕구 강하며 매우 의존적
- 겉으로는 외향적, 사교적 행동 보이나 대인관계는 피상적이고 감정의 깊이가 결여되어 있음
- 주의나 관심에 대한 욕구가 충족되지 않을 때 적대감과 분노를 느끼나 수동공격적인 방식으로 표현
- 신체증상-두통, 흉통, 요통, 감각상실, 거식증, 폭식증, 구토, 현기증, 피로감, 수면부족 등

※ MMPI-2 임상척도
ⓐ Hs : 신체증상을 호소하거나 질병에 대한 공포 및 건강에 집착하는 경향성을 나타냄. 자기중심적, 미성숙한 경향이 있으며 비관적이고 불평, 불만과 요구가 많은 편. 수동공격성을 보일 가능성이 있음
ⓑ D : 우울증이거나 다양한 우울 증상을 보유할 수 있음. 자살 가능성을 유의해야 하며, 심리적 고통의 지표로 치료나 상담에 대한 동기와 관련되기도 함
ⓒ Hy : 감각, 운동장애를 포함한 신체증상을 보임. 문제를 신체 중심으로 전환하는 경향성을 나타내며 이 경우 심리적 통찰이 어려움. 미성숙하고 유아적이며 자기 중심적인 경향이 있음. 애정과 인정에 대한 욕구가 높음
ⓓ Pd : 공격성과 반항성이 높고 권위와 규범에 대한 불만이 큼. 문제성이나 일탈적인 행동을 할 가능성이 높으며, 가정 불화문제, 대인관계/ 직업 및 사회생활 문제 가능성이 높음
ⓔ Mf : 남성은 낮을수록 전통적 남성성에 동일 시, 여성은 낮을수록 전통적 여성성에 동일 시
ⓕ Pa : 편집증적 상태를 의미, 망상장애나 관계사고, 피해망상을 보유할 가능성이 있음. 의심, 민감성, 적대감이 높으며, 도덕적 경직성을 보임
ⓖ Pt : 긴장, 초조, 적정, 두려움, 우유부단, 자신감 부족을 나타내며 완벽주의적 성향을 보임. 순응적, 책임감 강함
ⓗ Sc : 정신분열병 등에서 나타나는 정신증 증상을 의미하며 뇌손상에서 나타나는 기이한 행동, 분열성 성격 또는 사회적 소외와 냉담함, 무관심함을 나타냄
ⓘ Ma : 에너지 또는 활동수준, 정서적 흥분성을 나타내며 이 척도가 높으면 과민하거나 짜증을 잘 내고 과장된 자기지각을 보임
ⓙ Si : 대인관계나 사회활동에 대한 회피 경향성을 의미

18 행동 평가와 전통적 심리평가 간의 차이점으로 틀린 것은?

① 행동 평가에서 성격의 구성 개념은 주로 특정한 행동 패턴을 요약하기 위해 사용된다.
② 행동 평가는 추론의 수준이 높다.
③ 전통적 심리평가는 예후를 알고, 예측하기 위한 것이다.
④ 전통적 심리평가는 개인 간이나 보편적 법칙을 강조한다.

⭐ ADVICE 행동 평가는 행동에 선행하는 사건(상황)과 행동에 수반하는 결과에 초점을 맞춰 인간의 행동 특성을 평가하는 심리평가 기법의 한 종류이다. 특정한 상황에서의 행동적 경향성, 즉 행동과 상황의 상호작용을 알아보려 하는 것이다. 전통적인 심리평가는 개인의 특성을 이해하기 위해 심리검사와 면접, 행동관찰 등에서 얻은 정보를 종합하고 해석하는 과정이다. 행동평가는 추론의 수준이 높지 않으나 전통적인 심리평가방법과 함께 보완적으로 활용할 수 있다.

19 다음에 해당하는 장애 유형은?

> 원치 않은 성적인 생각, 난폭하거나 공격적인 충동, 도덕관념과 배치되는 비윤리적인 심상 등과 같은 불편한 생각이 자꾸 떠올라 무기력하고 괴로워하거나 마치 내면적 논쟁을 하듯이 대응한다.

① 공황장애
② 강박장애
③ 성적불쾌감
④ 우울증

⭐ ADVICE 강박장애는 원하지 않는 생각과 행동을 반복하게 되는 불안장애이다. 강박장애 환자들은 자신의 사고와 행동이 부적절하다는 것을 알면서도 반복하게 된다.

20 임상심리학자의 고유한 역할과 가장 거리가 먼 것은?

① 사례관리
② 심리평가
③ 심리치료
④ 심리학적 자문

⭐ ADVICE 사례관리는 사회복지 실천의 한 방법으로, 사회복지사의 업무에 해당된다. 임상심리학자는 심리평가 및 심리치료, 심리교육, 심리학적 자문 등의 활동을 수행한다.

답 17.① 18.② 19.② 20.①

CHAPTER 05 심리상담

1 위기상담과정에 사용되는 단계를 순서대로 바르게 나열한 것은?

> ㉠ 위기와 개인적 자원의 평가
> ㉡ 가능한 해결책을 모색하기
> ㉢ 개입에 관한 결정
> ㉣ 문제에 대한 분명한 정서적, 인지적 이해
> ㉤ 개입의 평가에 관한 계획
> ㉥ 개입의 실행에 관한 계획

① ㉠ → ㉡ → ㉣ → ㉢ → ㉤ → ㉥
② ㉠ → ㉣ → ㉡ → ㉢ → ㉥ → ㉤
③ ㉠ → ㉡ → ㉣ → ㉢ → ㉥ → ㉤
④ ㉠ → ㉣ → ㉡ → ㉢ → ㉤ → ㉥

⭐ADVICE 위기상담의 과정은 위기와 개인적 자원의 평가 → 문제에 대한 분명한 정서적·인지적 이해 → 가능한 해결책 모색 → 개입에 관한 결정 → 개입의 실행에 관한 계획 → 개입의 평가에 관한 계획 순으로 이루어진다.

2 실존주의 상담 접근에서 제시한 인간의 기본조건에 해당하지 않는 것은?

① 인간은 누구나 자기인식 능력을 가지고 있다.
② 자신의 정체감 확립과 타인과 의미 있는 관계를 수립한다.
③ 인간은 완성을 추구하는 경향이 있다.
④ 죽음이나 비존재에 대해 인식한다.

⭐ADVICE 인간은 완성을 추구하는 경향이 있다고 보는 것은 게슈탈트 상담접근으로 개인의 욕구에 따라 게슈탈트를 완성해 나가는 존재라고 본다.

3 다음 중 게슈탈트 심리치료에서 강조하는 것이 아닌 것은?

① 지금-여기
② 내담자의 억압된 감정에 대한 해석
③ 미해결 과제 또는 회피
④ 환경과의 접촉

> ⭐ADVICE 내담자의 억압된 감정에 대한 해석은 정신분석심리치료에서 강조하는 것으로 이상행동의 근원적 원인을 어린 시절의 경험에 뿌리를 둔 무의식적 갈등에서 찾는다.

4 합리적-정서적 치료 상담의 ABCDE 과정 중 D가 의미하는 것은?

① 논박
② 결과
③ 왜곡된 신념
④ 효과

> ⭐ADVICE 합리적 · 정서적 행동치료의 ABCDE 모형
> ㉠ A(Activating Event, 선행사건)
> ㉡ B(Belief System, 신념체계)
> ㉢ C(Consequence, 정서적, 행동적 결과)
> ㉣ D(Dispute, 비합리적 신념에 대한 논박)
> ㉤ E(Effect, 효과)

5 알코올 중독자 상담에 관한 설명으로 옳지 않은 것은?

① 가족을 포함하여 타인의 방해를 받지 않기 위하여 비밀리에 상담한다.
② 치료 초기 단계에서 술과 관련된 치료적 계약을 분명히 한다.
③ 문제 행동에 대한 행동치료를 병행할 수 있다.
④ 치료후기에는 재발가능성을 언급한다.

> ⭐ADVICE 알코올 중독자의 경우 자신의 문제를 부정하는 경우가 많으므로 환자에게 알코올 중독이 심각한 질병에 해당됨을 인식시키는 것과 함께 효과적인 접근을 위해서는 가족과의 협조가 중요하므로 환자의 알코올 중독 상태를 가족에게 알리는 것이 필요하다.

ⓐ 1.② 2.③ 3.② 4.① 5.①

6 Krumboltz가 제시한 상담의 목표에 해당하지 않는 것은?

① 내담자가 요구하는 목표이어야 한다.
② 상담자의 도움을 통해 내담자가 달성할 수 있는 목표이어야 한다.
③ 내담자가 상담목표 성취의 정도를 평가할 수 있어야 한다.
④ 모든 내담자에게 동일하게 적용될 수 있는 목표이어야 한다.

> ✪ADVICE 크롬볼츠(Krumboltz)는 모든 내담자에게 상담목표를 동일하게 적용하면 안되는 이유를 세 가지로 설명한
> 다. 첫째, 상담목표는 내담자가 요구하는 목표이어야 한다. 둘째, 상담자의 도움을 통해 내담자가 달성할
> 수 있는 목표이어야 한다. 셋째, 내담자가 상담목표 성취의 정도를 평가할 수 있어야 한다.

7 가족진단시 사용되는 질문지식 사정도구 중 응집력과 적응력의 두 차원을 주로 사용하는 모델은?

① 비버즈(beavers) 모델
② 써컴플렉스(circumplex) 모델
③ 맥매스터(mcmaster) 모델
④ 의사·소통(communication) 모델

> ✪ADVICE 가족상담 시 사용되는 사정도구 중 대표적으로 써컴플렉스 모델, 비버즈 모델, 맥매스터 모델이 있다.
> ㉠ **써컴플렉스 모델** : 올슨(D. H. Olson) 등이 가족행동에 있어 '응집력과 적응력'이 중요하다는 사실을 밝
> 혀내면서, 가족사정에 이 두 차원을 사용하여 모델을 개발하였다.
> ㉡ **비버즈 모델** : 서컴플렉스 모델을 자신의 모델과 비교해 비판하며 독자적인 가족모델을 만들었다. 가족
> 이 서로 관계하는 양식에 관한 축(구심성, 원심성, 혼합형)과 가족기능의 정도에 따라 장애를 구분하는
> 축(심한 장애, 경계, 중간상태, 적절한 상태, 이상적인 최적 상태)으로 구성된다.
> ㉢ **맥매스터 모델** : 가족기능을 문제해결, 의사소통, 가족의 역할, 정서적 반응성, 정서적 관여, 행동통제
> 의 6가지 측면에서 고려하고 있다.

8 Yalom이 제시한 상호역동적인 치료집단을 위해 적절한 구성원 수는?

① 4~5명　　　　　　　　　　② 7~8명
③ 10~11명　　　　　　　　　④ 12~13명

> ✪ADVICE 집단상담 시 집단의 크기는 구성원의 성숙도, 친밀도, 집단상담자의 경험, 집단의 유형 및 관심의 범위
> 등에 따라 영향을 받을 수 있으며 일반적으로 6~10명 정도가 적당하다. 얄롬은 상호역동적인 치료집단
> 의 적절한 크기로 7~8명을 제시하였다.

9 가출 충동에 직면하고 있는 청소년을 상담할 때 상담자가 취해야 할 행동으로 옳은 것을 모두 고른 것은?

> ㉠ 내담자의 가출 충동을 적극적으로 수용한다.
> ㉡ 가출 동기와 목적 및 가출 가능성을 평가한다.
> ㉢ 가출 후의 어려움과 관련된 정보를 제공한다.

① ㉠㉡　　　　　　　　　　　② ㉠㉢
③ ㉡㉢　　　　　　　　　　　④ ㉠㉡㉢

> ⭐ADVICE 가출 충동에 직면하고 있는 청소년 상담 시 내담자의 가출 충동을 적극적으로 수용하여 관계를 형성해야 한다. 가출 동기와 목적 및 가출 가능성을 평가해야 하며, 가출 후의 어려움과 관련된 정보를 제공해야 한다.

10 최초로 심리학 지식을 상담이나 치료의 목적으로 활용하려고 심리클리닉을 펜실베니아 대학교에 처음 설립한 사람은?

① 위트머(Witmer)　　　　　　　② 볼프(Wolpe)
③ 스키너(Skinner)　　　　　　　④ 로저스(Rogers)

> ⭐ADVICE 위트머(Witmer)가 1896년 펜실베니아 대학교에 첫 심리진료소를 개설하면서 임상심리학이 시작되었다. 위트머(Witmer)는 아동의 학습문제 및 학교에서의 어려움을 돕기 위한 아동 프로그램을 개발하였고, 연구증거에 기반한 중재와 진단전략을 사용하였다.

11 아이가 떼를 쓰고 나서 부모에게 혼나면 혼날수록, 그 아이는 떼를 점점 더 심하게 썼다. 이때 부모가 혼내는 것이 아이가 떼를 쓰는데 어떤 역할을 한 것인가?

① 정적 강화　　　　　　　　　② 부적 강화
③ 정적 처벌　　　　　　　　　④ 부적 처벌

> ⭐ADVICE 정적 강화란 목표 반응의 발생빈도나 강도를 높이기 위해 학습자가 선호하는 보상을 제공하는 것이다. 아이가 점점 떼를 쓰는 것은 부모가 혼내는 것이 정적 강화로 작용했기 때문이다.

12 공부를 하지 않는 문제행동을 가진 내담자의 학습태도를 바꾸기 위해 상담자가 시도하는 접근방법과 가장 거리가 먼 것은?

① 자각
② 대치
③ 모방
④ 변화를 위한 긍정적인 자극

✪ADVICE 공부를 하지 않는 문제행동을 가진 내담자의 학습태도를 바꾸기 위한 방법으로 문제를 자각시키는 것과 비효율적 학습전략을 유연하게 변화시키는 대치, 칭찬 등의 긍정적 자극을 통한 변화유도가 있다.

13 약물중독의 진행 단계로 옳은 것은?

① 실험적 사용단계 → 사회적 사용단계 → 의존단계 → 남용단계
② 실험적 사용단계 → 사회적 사용단계 → 남용단계 → 의존단계
③ 사회적 사용단계 → 실험적 사용단계 → 남용단계 → 의존단계
④ 사회적 사용단계 → 실험적 사용단계 → 의존단계 → 남용단계

✪ADVICE **약물(물질)중독의 단계**
　㉠ 1단계 : 실험적 사용단계
　　• 호기심의 일차적인 동기에서 약물(물질)을 실험적으로 사용한다.
　　• 약물의 심리적 효과에 대해 관심이나 주의를 크게 기울이지 않는다.
　㉡ 2단계 : 사회적 사용단계
　　• 사회적 상황에서 약물을 사용하는 것으로, 청소년의 경우 또래집단과의 사회적 관계가 영향을 미친다.
　　• 약물사용으로 인해 심리적 효과를 경험하지만, 약물사용을 문제라고 인식하는 경우는 드물다.
　㉢ 3단계 : 남용단계
　　• 약물에 의해 유발되는 심리적 효과에 익숙해져서 특별한 목적을 위해 의도적으로 약물을 사용하기 시작한다.
　　• 약물사용 목적은 크게 2가지 유형으로 분류되는데, '쾌락적 약물사용(즐거움과 쾌락을 추구하기 위해 약물을 사용)'과 '보상적 약물사용(고통스럽고 불쾌한 감정을 해소하거나 잊기 위해 약물을 사용)'이다.
　㉣ 4단계 : 의존단계
　　• 약물사용이 개인의 일상생활에 영향을 미치며, 약물에 대한 의존증상이 나타나기 시작한다.
　　• 약물사용으로 인한 정신적, 신체적 변화가 발생하여 약물을 중단하거나 조절하는 것이 어렵다. 약물을 사용하지 않으면 불안감, 초조감 등의 불쾌감을 경험하고, 내성으로 인해 더 많은 양의 약물을 사용하거나 더욱 강한 효과를 지닌 새로운 약물을 찾게 된다.

14 세 자아간의 갈등으로 인해 야기되는 불안 중 원초아와 초자아 간의 갈등에서 비롯된 불안은?

① 현실 불안
② 신경증적 불안
③ 도덕적 불안
④ 무의식적 불안

⭐ADVICE 도덕적 불안은 원초아와 초자아 간의 갈등에서 오는 불안으로 양심에 대한 죄책감을 보인다. 도덕적 기준에서 위배되는 생각이나 행동을 했을 때 나타난다.

15 Holland이론에서 개인이 자신의 인성유형과 동일하거나 유사한 환경에서 생활하고 일한다는 개념은?

① 일관성
② 정체성
③ 일치성
④ 계측성

⭐ADVICE **홀랜드의 주요 개념**
ㄱ **일관성(consistency)** : 성격유형과 환경유형을 연결지을 때, 어떤 쌍은 다른 쌍보다 더 가깝게 관련될 수 있다는 것을 의미한다.
ㄴ **변별성(differentiation)** : 사람이나 환경이 각각 얼마나 잘 구별되는지를 의미한다.
ㄷ **정체성(identity)** : 개인의 정체성은 자신의 목표, 흥미, 재능 등에 대해 명확하고 안정된 인식을 가지고 있는지를 말하고, 환경의 정체성은 환경이나 조직이 분명하고 통합된 목표와 업무를 가지고 있는지에 대한 것이다.
ㄹ **일치성(congruence)** : 개인과 직업환경 간의 적합성 정도에 관한 것으로, 사람의 직업적 흥미가 직업환경과 얼마나 맞는지를 의미한다.
ㅁ **계측성(calculus)** : 흥미유형과 환경유형 간의 관계는 육각형 모형에 따라 결정할 수 있으며, 육각형 모형에서의 흥미유형 또는 환경유형 간의 거리는 그들의 이론적 관계와 반비례하는 것을 시사한다.

16 상담윤리 중 비해악성(nonmaleficence)과 가장 거리가 먼 것은?

① 상담자가 지나친 선도나 지도를 자제하는 것과 관련된다.
② 상담자의 전문 역량, 사전동의, 이중관계, 공개 발표와 관련된다.
③ 상담자가 의도하지 않게 내담자를 괴롭히는 것을 예방하기 위한 것이다.
④ 내담자가 상담자의 요구를 순순히 따르는 경우가 많아서 이로 인한 문제를 예방하기 위한 것이다.

⭐ADVICE 상담윤리 중 비해악성 또는 무해성이란 상담자는 내담자 및 관련된 다른 사람에게 손해 및 해를 입히거나 위험에 빠뜨리지 않아야 함을 의미한다.

답 12.③ 13.② 14.③ 15.③ 16.①

17 면접의 초기단계에서 주로 이루어져야 할 사항과 가장 거리가 먼 것은?

① 따뜻하고 온화한 분위기를 형성한다.
② 내담자의 강점과 단점을 상담에 활용한다.
③ 상담에 대한 구체적인 안내를 한다.
④ 낙관적인 태도를 갖는다.

⭐ADVICE 면접의 초기에는 상담관계를 형성하기 위해 관심 기울이기, 적극적 경청 등을 통해 내담자에게 일관된 관심과 공감적인 반응을 나타내 보여야 한다. 개방형 질문 등을 통해 내담자에 대한 정보를 수집하며 상담의 구조화 및 목표설정 등이 이루어진다.

18 성 피해자 심리상담 초기단계의 유의사항으로 옳지 않은 것은?

① 치료관계 형성에 힘써야 한다.
② 상담자가 상담 내용의 주도권을 가져야 한다.
③ 성폭력 피해로 인한 합병증이 있는지 묻는다.
④ 성폭력 피해의 문제가 없다고 부정을 하면 일단 수용해준다.

⭐ADVICE 성 피해자를 대상으로 한 심리치료의 초기에 피해상황에 대한 진술은 내담자의 주도로 이루어져야 한다.
※ 성 피해자 심리상담의 초기단계에서 유의할 사항
  ㉠ 상담자는 피해자인 내담자와 신뢰할 수 있는 치료적 관계 형성에 힘써야 한다.
  ㉡ 상담자는 내담자의 비언어적인 표현에 주의를 기울이며, 이에 대해 적절히 반응해야 한다. 상담자는 내담자에게 상담 내용의 주도권을 줌으로써, 내담자에게 현재 상황에서 표현할 수 있는 것들에 대해 이야기할 수 있도록 배려해야 한다.
  ㉢ 피해자의 가족상황과 성폭력 피해의 합병증 등에 관해 상세하게 파악해야 한다.
  ㉣ 내담자가 성폭력 피해의 문제가 없다고 부인하는 경우, 상담자는 일단 수용하며 언제든지 상담의 기회가 있음을 알려주어야 한다.

19 게슈탈트 상담기법에 해당하지 않는 것은?

① 신체자각   ② 환경자각
③ 행동자각   ④ 언어자각

⭐ADVICE 게슈탈트 상담기법에는 욕구와 감정자각, 신체자각, 환경자각, 언어자각, 과장하기, 반대로 하기, 머물러
있기, 빈의자 기법, 자기 부분들 간의 대화, 꿈 작업 등이 있다.

ⓐ **빈의자 기법** : 가장 많이 사용하는 기법 중 하나로, 현재 치료 장면에 와있지 않은 사람과 관련된 문제
를 다룰 때 쓰는 기법이다. 내담자는 맞은 편 빈의자에 상대방이 앉아 있다고 상상하고 그와 대화를
나눔으로써 자신의 억압된 부분과의 접촉을 통해 내면세계를 더욱 깊이 탐색할 수 있다.

ⓑ **자기 부분과의 대화** : 내담자의 인격에서 분열된 부분들을 찾아내어 대화를 나누게 함으로써 내면을 통
합하도록 돕는다.

ⓒ **과장하기** : 행동이나 언어를 과장되게 표현함으로써 내담자가 감정을 자각할 수 있게 도와준다.

ⓓ **머물러 있기** : 미해결과제를 회피하지 않고 그 감정을 그대로 받아들이고 동일시함으로써 해소하도록
돕는다.

ⓔ **신체자각** : 자신의 신체감각에 대해 자각함으로써 자신의 감정이나 욕구 혹은 무의식적 생각을 알아차
리게 할 수 있다.

ⓕ **반대로 하기** : 내담자가 이제까지 회피하고 있는 행동과 감정들, 반대되는 행동들을 해보게 함으로써 억
압하고 통제해온 자신의 다른 측면을 접촉하고 통합할 수 있게 도와준다.

ⓖ **꿈 작업** : 꿈은 내담자의 소외된 자기 부분들이 투사되어 상징적으로 나타난 것으로 본다. 내담자로 하
여금 투사된 것들을 동일시함으로써 이제까지 억압하고 회피해왔던 자신의 욕구와 충동, 감정들을 다
시 접촉하고 통합하도록 해주는 것이다.

ⓗ **환경자각** : 내담자로 하여금 주위 사물과 환경에 대해 자각하도록 함으로써 환경과의 접촉을 증진시킬
수 있다.

ⓘ **언어자각** : 내담자가 사용하는 언어에서 행동의 책임소재가 불분명한 경우, 상담자는 내담자로 하여금
자신의 감정과 동기에 대해 책임을 지는 형식의 문장으로 바꾸어 말하도록 시킴으로써 내담자의 책임
의식을 높여줄 수 있다.

20 인간중심 상담기법에서 내담자의 심리적 부적응이 초래되는 원인으로 가정하는 것은?

① 무의식적 갈등
② 자각의 부재
③ 현실의 왜곡과 부정
④ 자기와 경험간의 불일치

⭐ADVICE 인간중심 상담(내담자중심 상담)에서 인간은 현실의 자아와 이상적 자아 사이에 불일치가 일어날 때 부적
응이 나타난다고 보았다. 따라서, 내담자의 자아개념을 정립하도록 돕고, 이를 현실 속에서 실현할 수 있
도록 돕는다. Rogers는 특정 개인이 자신의 행동과 자기개념이 일치하지 않는 경험을 할 때 자기개념과
경험 사이 불일치를 탐색하여 통찰력을 줄 수 있어야 하고, 모든 사람에게 내재한 기본 욕구인 무조건적
긍정적 관심을 제공해야 한다고 하였다.

🅐 **17.② 18.② 19.③ 20.④**

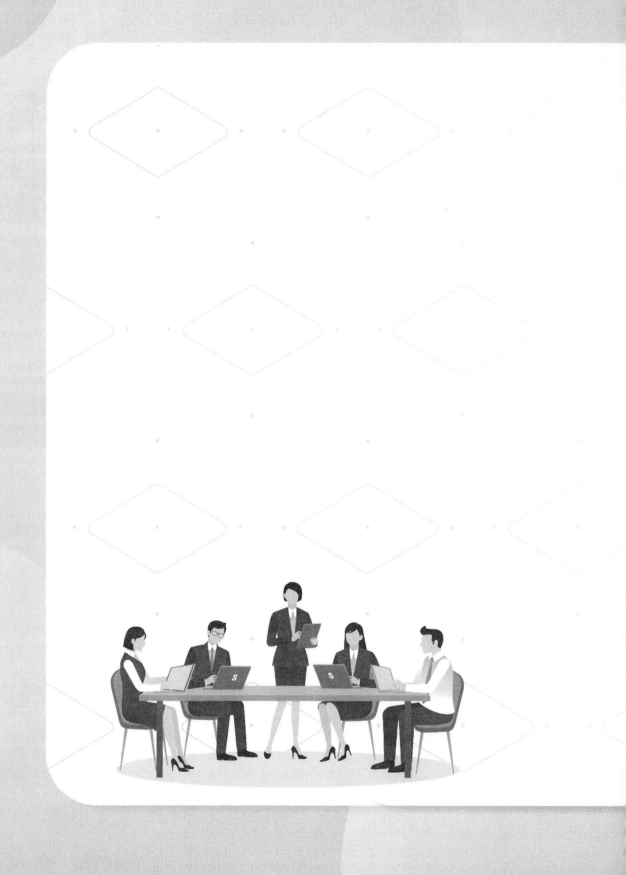

X

2018년 8월 19일 시행

1 처벌의 효과를 극대화하는 방안과 가장 거리가 먼 것은?

① 반응과 처벌 간의 지연간격이 짧아야 한다.

② 처벌과 강화는 상호의존적이어야 한다.

③ 처벌은 약한 강도에서 시작하여 그 행동이 반복될수록 점차적으로 강해져야 한다.

④ 처벌은 확실한 규칙에 근거해서 주어져야 한다.

⭐ADVICE 처벌 시 고려해야 할 사항
  ㉠ 즉시성 : 벌 받을 행동이 일어난 직후에 즉각적으로 벌을 준다.
  ㉡ 강도 : 처벌의 강도가 충분히 강해야 한다.
  ㉢ 일관성 : 처벌을 주는데 있어 일관성이 있어야 한다.

2 성격5요인에서 특질요인과 해당요인을 잘 나타내는 척도가 틀리게 짝지어진 것은?

① 개방성 : 인습적인–창의적인, 보수적인–자유로운

② 성실성 : 부주의한–조심스러운, 믿을 수 없는–믿을 만한

③ 외향성 : 위축된–사교적인, 무자비한–마음이 따뜻한

④ 신경증 : 안정된–불안정한, 강인한–상처를 잘 입는

⭐ADVICE Big 5요인(대표적인 5개 특질요인)

특질요인	대표적인 특질척도
개방성	인습적인–창의적인, 무사 안일한–대담한, 보수적인–자유로운
성실성	부주의한–조심스러운, 믿을 수 없는–믿을 만한, 게으른–성실한
외향성	위축된–사교적인, 조용한–말 많은, 억제된–자발적인
친밀성	성마른–성품이 좋은, 무자비한–마음이 따뜻한, 이기적–이타적
신경증	침착한–걱정 많은, 강인한–상처를 잘 입는, 안정된–불안정한

3 변산성을 측정하는 기술치로 짝지어진 것은?

① 범위, 최빈치
② 범위, 표준편차
③ 표준편차, 평균
④ 중앙치, 편포도

> ⚙ADVICE 변산도는 측정치들의 분포가 대푯값(집중경향치)을 중심으로 하여 어느 정도 밀집 혹은 분산되어 있는가를 나타내는 통계치로서 여러 점수들이 흩어져 있는 정도를 의미하며, 표준편차, 범위, 평균편차를 통해 변산성을 측정할 수 있다.

4 타인의 행동에 대한 원인 귀인 시 외부적인 요인을 과소평가하고 내부적인 요인을 과대평가하는 것은?

① 공정한 세상 가설
② 자아고양 편파
③ 행위자–관찰자 편향
④ 기본적 귀인 오류

> ⚙ADVICE 어떤 사람의 행동을 설명할 때 상황 요인들의 영향을 과소평가하고 행위자의 내적, 기질적 요인들의 영향을 과대평가하는 경향성을 기본적 귀인 오류(fundamental attribution error)라고 한다.

5 Erikson의 발달이론에 대한 설명으로 틀린 것은?

① 기질의 차이가 성격발달에 중요하다.
② 사회성 발달을 강조한다.
③ 전생애를 통해 발달한다.
④ 성격은 각 단계에서 경험하는 위기의 극복양상에 따라 결정된다.

> ⚙ADVICE 에릭슨은 인간의 발달이 심리사회적 측면에서 이뤄진다고 보고 전 생애발달을 8단계로 확대시켰다. 각 단계마다 극복해야 할 심리사회적 위기가 있고, 이를 잘 극복하면 강점, 덕목을 얻게 되지만 그렇지 못할 경우 부적응이 초래된다고 보았다. 발달단계에서 사회적, 환경적 상호작용을 중요시하며, 주변 인물들과의 상호작용 속에서 충족 또는 좌절되는 양상을 성격발달의 주요인으로 보았다.

⊙답 1.③ 2.③ 3.② 4.④ 5.①

6 Adler가 인간의 성격을 설명하면서 강조한 것이 아닌 것은?

① 열등감의 보상
② 우월성 추구
③ 힘에 대한 의지
④ 신경증 욕구

> ⭐ADVICE 아들러(Adler)가 창안한 개인심리학의 주요 개념은 열등감과 보상, 우월추구, 생활양식, 허구적 목적, 공동체감과 사회적 관심, 가족구도와 출생순위, 삶의 과제 등이다.
> 신경증 욕구는 호나이(Horney)의 신경증적 성격이론에서 강조되었다. 기본적 불안을 방어하는 목적으로 사용되는 자아보호 기제가 지속적인 성격의 일부가 되어 형성되는 방어적 태도를 신경증적 욕구라 한다.

7 인지학습이론에 대한 설명으로 틀린 것은?

① 형태주의는 공간적인 관계보다는 시간변인에 주로 관심을 갖는다.
② Tolman은 강화가 무슨 행동을 하면 어떤 결과가 일어날 것이란 기대를 확인시켜 준다고 보았다.
③ 통찰은 해결 전에서 해결로 갑자기 일어나며 대개 '아하' 경험을 하게 된다.
④ 인지도는 학습에서 내적 표상이 중요함을 보여준다.

> ⭐ADVICE 형태주의에서는 학습을 지각원리로 설명하는데, 부분은 단편적인 것으로 지각되는 것이 아니라, 상호 간의 조직된 전체 혹은 형태로 지각된다고 본다. 또한, 전체는 단순히 부분의 합이 아니라 부분 상호 간의 관계 속에서 지각되어야 함을 강조한다.

8 기억 연구에서 집단이 회상한 수가 집단구성원 각각 회상한 수의 합보다 적은 것을 의미하는 것은?

① 책임감 분산
② 청크효과
③ 스트룹효과
④ 협력 억제

> ⭐ADVICE ① 책임감분산 : 집단과업에 참여하는 사람이 늘어날수록 1인당 기여도가 감소되는 것으로 링겔만효과(Ringelmann Effect)라고도 한다.
> ② 청크효과 : Miller는 단기기억의 용량제한(7±2)에 대한 연구를 하며 인간의 기억은 자극의 물리적 단위의 수보다는 의미 있는 청크의 수에 의해 제한되며, 대개 일곱 청크를 기억한다고 보았다.
> ③ 스트룹효과 : 단어의 의미와 색상이 일치하는 자극을 보고 그 색상을 말할 때와 단어의 의미와 색상이 일치하지 않는 자극을 보고 그 색상을 말할 때 후자의 경우 반응시간이 증가하는 것을 말한다.

9 인간의 성격을 공통 특질과 개별 특질로 구분한 학자는?

① Allport ② Cattell

③ Eysenck ④ Adler

⭐ADVICE 올포트(Allport)는 다양한 종류의 자극에 같거나 유사한 방식으로 반응하는 경향 혹은 사전성향을 특질이라고 하였으며 공통 특질과 개인 특질로 구분하였다.
ㄱ **공통 특질**: 특정 문화에 속한 대부분의 사람들이 공유하는 일반화된 성향
ㄴ **개인 특질**: 개인의 고유한 것으로 개인의 성격구조를 나타냄

10 인지부조화 이론의 예로 적합하지 않은 것은?

① 지루한 일을 하고 천원 받은 사람이 만원 받은 사람보다 그 일이 더 재미있다고 생각한다.

② 열렬히 사랑한 애인과 헤어진 남자가 그 애인이 못생기고 성격도 나쁘다고 생각한다.

③ 어떤 사람이 맛이 없는 빵을 10개나 먹고 난 후 자신이 배가 고팠다고 생각한다.

④ 문화에 대해 폐쇄적인 태도를 지닌 사람이 개방적인 발언을 한 후 개방적으로 변한다.

⭐ADVICE 인지부조화란 개인의 신념 간에 또는 신념과 실제로 보는 것 간에 불일치나 비일관성이 있을 때 생기는 것으로, 인지부조화 이론에 따르면 이러한 불일치는 불편함을 야기시키므로 이를 제거하려 한다. 즉, 자신의 태도와 일치하지 않는 과제에 참여하면 태도를 행동과 일치하는 방향으로 변화시키는데, 이는 불일치에서 생기는 '부조화 압력' 때문이다. "어떤 사람이 맛이 없는 빵을 10개나 먹고 난 후 자신이 배가 고팠다고 생각"하는 것은 인지부조화 현상이 아니다.

11 비율척도에 해당하는 것은?

① 성별 ② 길이

③ 온도 ④ 석차

⭐ADVICE **척도의 유형**
ㄱ **명목척도**: 대상을 그 특성에 따라 분류하여 기호를 부여한 것으로, 수치간의 양적인 의미는 없다(운동선수 등번호).
ㄴ **서열척도**: 상대적 등급순위만 있고, 순위간 크기를 반영하지는 않는다(학습 석차).
ㄷ **등간척도**: 명목척도, 서열척도와 같은 특성을 가지면서 크기의 정도도 알 수 있으나, 진정한 영점이 없기에 비율 관계가 성립하지 않는다(온도).
ㄹ **비율척도**: 명목, 서열, 등간 척도의 특수성을 포함하면서 절대적인 원점이 존재하는 척도다(키, 몸무게 등).

12 단기기억의 특성이 아닌 것은?

① 정보의 용량이 매우 제한적이다.
② 작업기억(working memory)이라 불린다.
③ 현재 의식하고 있는 정보를 의미한다.
④ 거대한 도서관에 비유할 수 있다.

> ⭐ADVICE 장기기억은 거대한 도서관에 비유할 수 있으며 단기기억에서 파지된 정보가 비교적 영구적으로 저장되며, 용량도 무한대이다.

13 고전적 조건형성이 효과적으로 학습되기 위한 조건은?

① 무조건자극과 조건자극이 시간적으로 근접해 있어야 한다.
② 고정비율강화계획을 통한 학습이 필요하다.
③ 혐오조건 형성을 통한 학습을 해야 가능하다.
④ 변동간격강화계획을 통해 학습을 해야 한다.

> ⭐ADVICE 고전적 조건형성에서는 근접성, 즉 조건자극(CS)과 무조건자극(UCS) 사이의 시간적 관계가 중요하다. 파블로프의 실험에서 먹이와 조건화된 종소리 사이의 시간적 간격이 짧을수록 조건형성이 잘 이루어진다.

14 비행기 여행에 두려움을 가지고 있는 환자의 경우, 정신분석적 입장에서 볼 때 이 두려움의 주된 원인으로 가정할 수 있는 것은?

① 두려운 느낌을 갖게 만드는 무의식적 갈등의 전이
② 어린 시절 사랑하는 부모에게 닥친 비행기 사고의 경험
③ 비행기의 추락 등 비행기 관련 요소들의 통제 불가능성
④ 자율신경계 등 생리적 활동의 이상

> ⭐ADVICE 비행기 여행에 두려움을 갖고 있는 경우 정신분석적 입장에서는 무의식적 갈등의 전이가 원인이다. 전이는 정신분석 상담의 핵심으로, 상담과정에서 내담자가 보이는 전이현상을 면밀히 분석하고 해석해야 한다. 전이분석을 통해 내담자는 자신의 무의식적 갈등과 현재 문제의 의미를 통찰할 수 있게 된다.

15 양적인 종속변인과 독립변인이 다수일 때 변인들 간의 상호관계를 살펴보기 위한 통계기법은?

① 정준상관분석(canonical correlation analysis)

② 중다판별분석(multiple discriminant analysis)

③ 중다변량분석(MANOVA)

④ 중다상관분석(multiple correlation analysis)

⭐ADVICE 정준상관분석은 양적인 종속변인과 독립변인이 다수일 때 변인들 간의 상호관계를 살펴보기 위한 통계기법이다.
② **중다판별분석** : 연구대상이 둘 이상의 범주에 분류될 경우 분석방법이다.
③ **중다변량분석** : 여러 개의 독립변인과 종속변인간의 동시적인 관계를 분석하는 방법이다.
④ **중다상관분석** : 세 개 이상의 변인의 상관관계를 분석하는 방법이다.

16 기억의 인출과정에 대한 설명으로 틀린 것은?

① 인출이 이후의 기억을 증가시킬 수 있다.

② 장기기억에서 한 항목을 인출한 것이 이후에 관련된 항목의 회상을 방해할 수 있다.

③ 인출행위가 경험에서 기억하는 것을 변화시킬 수 있다.

④ 기분과 내적상태는 인출단서가 될 수 없다.

⭐ADVICE 기억의 인출은 저장된 특정 기억 내용을 상기해 내는 과정으로 개인의 긍정적·부정적 기분 등 내적 상태는 인출단서로 작용한다.

17 Piaget 이론에서 영아가 새로운 정보에 비추어 자신의 도식을 수정하는 과정은?

① 조절　　　　　　　　　　　　② 동화

③ 대상영속성　　　　　　　　　④ 자아중심성

⭐ADVICE Piaget 이론에서 영아가 새로운 정보에 비추어 자신의 도식을 수정하는 과정은 조절이다.
② **동화** : 이전에 갖고 있던 도식에 근거하여 새로운 경험을 해석하는 과정이다.
③ **대상영속성** : 존재하는 사물이 어떤 것에 가려져 보이지 않더라도 그것이 사라지지 않고 지속적으로 존재하고 있다는 사실을 아는 능력이다.
④ **자아중심성** : 독백을 하는 것과 같이 자신과 타인을 구별하지 못하는 것을 말한다.

답 12.④　13.①　14.①　15.①　16.④　17.①

18 시험 기간 중에 영화를 보러가는 학생이 "더 공부한다고 해서 나아지는 게 없어"라고 스스로에게 얘기한다면, 이때 사용하는 방어기제는 무엇인가?

① 부인
② 억압
③ 투사
④ 합리화

> ★ ADVICE 합리화란 패배, 실수로 말미암아 생기는 문제에 대해 자기변호를 하기 위해 적합한 구실을 찾아 자신의 행동을 변명하거나 정상화하려는 것이다.
> ① 부인 : 의식화될 경우 감당하기 어려운 고통이나 욕구를 부정하는 것이다.
> ② 억압 : 고통스러운 경험이나 기억 등을 무의식으로 밀어내는 것이다.
> ③ 투사 : 자신이 지는 욕구를 다른 대상이 지는 것으로 간주한다.

19 연구에서 독립변인 이외의 영향력 있는 변인으로 연구결과에 유의미한 영향을 미치는 것은?

① 관찰변인
② 무선변인
③ 요구특성변인
④ 가외변인

> ★ ADVICE 가외변인이란 종속변인에 영향을 주는 독립변인 이외의 변인으로서, 외재변인이라고도 한다. 자료수집 과정이나 실험설계 시 통제되지 않아 효과나 영향이 알려지지 않은 변인들로서 자료수집이나 결과 해석에 오류나 불확실성을 초래하기 때문에 측정 시 통제되어야 하는 변인이다.

20 원점수 25(평균=20, 표준편차=4)를 Z점수로 변환시킨 값은?

① +1.25
② −1.25
③ −5
④ +5

> ★ ADVICE $Z = \dfrac{\text{원점수} - \text{평균}}{\text{표준편차}} = \dfrac{25 - 20}{4} = \dfrac{5}{4} = 1.25$

1 조현병 스펙트럼 및 기타 정신병적 장애에 속하는 장애를 모두 고른 것은?

> ㉠ 망상장애
> ㉡ 조현양상장애
> ㉢ 긴장증

① ㉠㉡　　　　　　　　　　　　② ㉠㉢
③ ㉡㉢　　　　　　　　　　　　④ ㉠㉡㉢

> ✪ADVICE **조현병 스펙트럼 및 기타 정신병적 장애(DSM-5)**
> • 조현병
> • 조현양상장애
> • 조현정동장애
> • 망상장애
> • 단기 정신병적 장애
> • 긴장증
> • 물질/치료약물로 유발된 정신병적 장애
> • 달리 명시된 조현병 스펙트럼 및 기타 정신병적 장애

2 DSM-5의 진단 분류에 따른 성격장애 중 기이하고 괴팍한 행동 특성과 가장 거리가 먼 것은?

① 편집성 성격장애
② 조현성 성격장애
③ 조현형 성격장애
④ 회피성 성격장애

> ✪ADVICE 성격장애 중 기이하고 괴팍한 행동특성은 A군(편집성 성격장애, 조현성 성격장애, 조현형 성격장애)에 해당한다. 회피성 성격장애는 의존성 성격장애, 강박성 성격장애와 함께 C군에 해당한다.

🅐 18.④　19.④　20.① / 1.④　2.④

3 정신장애와 그에 관한 설명으로 옳지 않은 것은?

① 신경성 폭식증 – 체중 증가에 대한 두려움을 가짐
② ADHD – 치료에 주로 사용되는 약물은 중추신경 자극제임
③ 학습장애 – 지능수준에 관계없이 학업성적이 현저하게 떨어지는 경우를 말함
④ 뚜렛장애 – 여러 가지 운동 틱과 한 가지 또는 그 이상의 음성 틱이 일정 기간 동안 나타남

> ⚙ADVICE 학습장애는 정상적인 지능을 가지고 있음에도 불구하고 학습에 어려움을 보이며 지능수준에 비해 현저한
> 학습부진이 나타난다.

4 조현병의 원인에 대한 설명으로 옳지 않은 것은?

① 이중구속 이론 : 부모의 상반된 의사전달이 조현병 유발에 영향을 준다.
② 표현된 정서(expressed emotion) : 가족 간 긍정적인 감정을 과하게 표현한다.
③ 도파민 가설 : 뇌에서 도파민 수용기가 증가되어 있다.
④ 정신분석이론 : 조현병을 자아경계(ego boundary)의 붕괴에 기인한 것으로 본다.

> ⚙ADVICE 표현된 정서(표출된 정서, expressed emotion)는 가족 내 문제해결에서 상호 간 이해하기보다 상대를 비
> 판하고 감정적으로 대응해서 상대를 자극, 과도하게 간섭하는 것 등을 의미하는 개념이다. 가족 내 높은
> 표출 정서는 조현병의 원인으로 작용한다.

5 치매에 대한 설명으로 옳지 않은 것은?

① 노인성 치매는 초발 연령 65세 이상에서 발생할 때를 일컫는 말이다.
② 사회적, 직업적 기능을 방해할 정도로 인지 기능이 점차 퇴화된다.
③ 우울장애를 배제하려면 치매 증상이 아침에 더욱 심하게 나타나야 한다.
④ 작화증(confabulation)은 대표적인 증상이다.

> ⚙ADVICE **치매와 구별되는 우울장애(노인 우울증)의 특징**
> • 우울한 기분이 매우 두드러진다.
> • 일반 치매에 비해 인지기능 손상이 갑자기 나타난다.
> • 치매는 인지기능 저하가 비교적 일정하게 유지되는데 비해 노인 우울증은 우울증상이 좋아졌다가 나빠
> 졌다가 할 때 인지기능도 좋아졌다가 나빠졌다가 한다.
> • 우울증에서 회복된 후에는 인지기능도 회복된다.

6 범불안장애의 DSM-5 진단기준에 해당하지 않는 것은?

① 걱정의 초점이 주로 과거 자신의 잘못에 맞추어짐
② 장애가 물질의 생리적 효과나 다른 의학적 상태로 인한 것이 아님
③ 걱정을 통제하기 어려움
④ 불안과 걱정이 당사자에게 심각한 고통을 유발함

> ⭐ADVICE 범불안장애란 일상생활의 다양한 주제에 관한 과도하고 통제하기 힘든 비합리적 걱정을 주요 특징으로 하는 정신장애다. "만일 ~하면 어떡하지?"라는 내면적 질문을 계속해서 던지면서 점차 최악의 결과를 예상하는 생각의 오류인 파국화(Catastrophizing) 경향을 특징으로 한다.

7 자기애성 성격장애에 관한 이론과 그 설명을 잘못 연결한 것은?

① 대상관계이론 – 부모가 학대한 경우 위험성이 높다.
② 정신역동 – 타인이 자신에게 매우 도움이 된다고 믿는다.
③ 인지행동이론 – 아동기에 지나치게 긍정적으로 대우받은 사람들에게서 발생한다.
④ 사회문화이론 – 경쟁이 조장되는 서구사회에서 나타날 소지가 크다.

> ⭐ADVICE 정신역동적 측면에서 자기애성 성격장애의 원인은 유아기에 고착된 자기애가 성인이 되어서도 여전히 사랑의 대상이 자기 자신에게 집중된 것이다.

8 우울 유발적 귀인방식이 아닌 것은?

① 실패경험에 대한 전반적 귀인
② 실패경험에 대한 내부적 귀인
③ 실패경험에 대한 안정적 귀인
④ 실패경험에 대한 특정적 귀인

> ⭐ADVICE 우울 유발적 귀인 현상
> ㉠ 내부적 귀인 : 실패의 원인을 과제의 난이도나 불운과 같은 외부적 원인으로 볼 때보다 자신의 능력, 노력 부족, 성격 결함과 같은 내부적 요인으로 돌릴 때 더 우울해진다.
> ㉡ 안정적 귀인 : 실패의 원인을 노력 부족과 같은 불안정적인 요인으로 볼 때보다 자신의 능력 부족이나 성격 결함과 같은 안정적인 요인으로 돌릴 때 우울이 깊어진다.
> ㉢ 전반적 귀인 : 실패의 원인을 특수한 능력 부족으로 보거나, 성격의 일부 문제로 볼 때보다 전반적인 능력 부족이나 성격 전체의 문제로 돌릴 때 더 우울해진다.

답 3.③ 4.② 5.③ 6.① 7.② 8.④

9 다음 설명 중 옳은 것은?

① 여성은 남성에 비해 알코올 분해 효소가 부족하다.
② 알코올은 정적 강화물로 작용할 수 있지만, 부적 강화물은 될 수 없다.
③ 술을 마셨을 때 얼굴이 신속하게 붉어지는 것은 알코올 분해 효소가 많다는 증거이다.
④ 술이 주로 식사와 함께 제공되는 문화에서는 알코올 문제가 많이 발생한다.

⭐ADVICE 여성은 ADH(알코올 분해효소)가 남성에 비해 부족하여 알코올에 더 취약하다.

10 A양은 음대 입학시험을 앞두고 목소리가 나오지 않는 증상(aphonia)이 나타났다. 가장 가능성이 높은 정신장애 진단은?

① 강박장애(obsessive-compulsive disorder)
② 선택적 함묵증(selective mutism)
③ 전환장애(conversion disorder)
④ 특정공포증(specific phobia)

⭐ADVICE 전환장애(conversion disorder)는 신체적 질병이 원인이 아닌 심리적 갈등과 욕구가 원인이 되어 시력상실·마비·청력상실 등의 신체적 증상으로 발현되는 질환이다. 일반적으로 사춘기나 성인 초기에 발병이 잘 되며, 여성에게 더 많이 나타난다. 스트레스의 정도가 심한 사람에게 잘 발생하며, 가장 많이 나타나는 증상은 마비, 시력 상실, 함구증이다.

11 남성이 사정에 어려움을 겪으며 성적 절정감을 느끼지 못하는 성기능 장애는?

① 조루증
② 지루증
③ 발기장애
④ 성교 통증장애

⭐ADVICE ① 조루증 : 여성이 절정감을 느끼기 전에 남성이 사정을 하는 경우가 빈번히 나타나는 경우
③ 발기장애 : 남성이 발기에 어려움을 경험하며 성행위 시에도 발기상태가 충분히 유지되지 않는 경우
④ 성교 통증장애 : 정상적인 성행위 중에 성기에 통증이 수반되는 경우

12 다음 중 조증 증상일 가능성이 가장 높은 경우는?

① 로또가 당첨될 것 같아서 오늘 자동차를 카드로 결제했고, 내일은 집을 계약할 예정이다.

② 지난 1년 동안 사람들과 부딪히는 것이 싫어서 낮에는 집에 있다가 밤에만 돌아다녔다.

③ 지능이 상위 0.01%에 속한다는 심리검사결과를 받고 멘사에 등록을 신청했다.

④ 연인이 다른 사람과 결혼한 것이 화가 나서 방송국을 폭파하겠다고 위협하는 전화를 했다.

⚙ ADVICE DSM-5 조증 삽화의 임상적 특징
　　　　ㄱ 팽창된 자존심 또는 심하게 과장된 자신감
　　　　ㄴ 수면에 대한 욕구 감소
　　　　ㄷ 평소보다 말이 많아지거나 계속 말을 하게 됨
　　　　ㄹ 사고의 비약 또는 사고가 연달아 일어나는 주관적인 경험
　　　　ㅁ 주의산만
　　　　ㅂ 목표 지향적 활동이나 흥분된 운동성 활동의 증가
　　　　ㅅ 고통스러운 결과를 초래할 쾌락적인 활동에 지나치게 몰두함

13 품행장애에 관한 설명으로 옳은 것은?

① 적대적 반항장애는 품행장애로 발전하지 않는다.

② 품행장애의 유병률은 남녀의 차이가 없다.

③ 품행장애의 발병에는 환경적 요인보다 유전적 요인이 크다

④ 품행장애가 이른 나이에 발병할수록 예후가 좋지 않다.

⚙ ADVICE 품행장애는 아동 및 청소년기 장애로서, 다른 사람의 기본 권리나 나이에 적합한 사회규준이나 규율을 위반하는 행동양상이 반복적이고 지속적으로 나타난다. 반복적으로 폭력, 방화, 도둑질, 거짓말, 가출 등과 같이 난폭하거나 무책임한 행동이 나타나며 성인기에는 반사회성 성격장애로 진행될 가능성이 높다.

14 의존성 성격장애의 진단기준에 해당하지 않는 것은?

① 자신이 사회적으로 무능하고 열등하다고 생각한다.

② 자신의 일을 혼자서 시작하거나 수행하기가 어렵다.

③ 타인의 보살핌과 지지를 얻기 위해 무슨 행동이든 한다.

④ 타인의 충고와 보장이 없이는 일상적인 일도 결정을 내리지 못한다.

> ⭐ADVICE 자신을 사회적으로 무능하고, 개인적인 매력이 없으며 열등하다고 생각하는 것은 회피성 성격장애의 진단기준에 해당된다.
>
> ※ DSM-5 의존성 성격장애(Dependent Personality Disorder)
> ㉠ 독립적인 생활을 하지 못하고 다른 사람에게 과도하게 의존하거나 보호받으려는 행동을 특징적으로 보이는 성격장애이다.
> ㉡ 진단기준 : 보호받고 싶은 과도한 욕구로 인해 복종적이고 매달리는 행동과 이별에 대한 두려움을 나타낸다. 이러한 성격특성이 생활전반에 나타나고 다음 중 5개 이상의 항목을 충족시켜야 한다.
> A. 타인으로부터의 많은 충고와 보장 없이는 일상적인 일도 결정을 내리지 못한다.
> B. 자기 인생의 매우 중요한 영역까지도 떠맡길 수 있는 타인을 필요로 한다.
> C. 지지와 칭찬을 상실하는 것에 대한 두려움 때문에 타인에게 반대의견을 말하기가 어렵다.
> D. 일을 혼자 시작하거나 수행하기 어렵다(판단과 능력에 대한 자신감 부족).
> E. 타인의 보살핌과 지지를 얻기 위해 무슨 일이든 다 할 수 있다.
> F. 혼자 있으면 불안하거나 무기력해지는데, 혼자서 일을 감당할 수 없다는 과장된 두려움을 느끼기 때문이다.
> G. 친밀한 관계가 끝났을 때, 필요한 지지와 보호를 얻기 위해 또 다른 사람을 급하게 찾는다.
> H. 스스로를 돌봐야 하는 상황에 버려지는 것에 대한 두려움에 비현실적으로 집착한다.

15 우울장애에 관한 설명으로 가장 거리가 먼 것은?

① 쌍생아 연구는 우울증의 유전적 소인의 증거를 제시한다.

② 세로토닌의 낮은 활동은 우울과 관련이 있다.

③ 면역체계의 조절장애가 우울의 유발을 돕는 것으로 나타났다.

④ 우울증과 관련된 뇌회로는 밝혀진 것이 없다.

> ⭐ADVICE 카테콜라민 가설은 우울증이 뇌의 신경화학적 요인에서 기인함을 설명한다. 카테콜라민은 신경전달물질인 노르에피네프린, 에피네프린, 도파민을 포함하는 호르몬인데, 카테콜라민이 결핍되면 우울장애가 생기고, 과다하면 조증이 생긴다는 것이 가설의 핵심이다.

16 강한 공포, 곧 죽지 않을까하는 불안, 심계항진, 호흡곤란, 감각이상 등과 같은 문제들이 순식간에 시작되어 10여분 내에 절정에 달하는 증상을 특징으로 하는 장애는?

① 신체증상장애

② 공황장애

③ 질병불안장애

④ 범불안장애

⭐ADVICE 공황장애는 갑자기 엄습하는 강렬한 불안, 즉 공황발작(예상하지 못한 상황에서 갑작스럽게 밀려드는 극심한 공포, 곧 죽지 않을까 하는 강렬한 불안)을 반복적으로 경험하는 장애를 말한다.

17 DSM-5 특정학습장애의 감별진단과 가장 거리가 먼 것은?

① 신경학적 또는 감각장애로 인한 학습문제

② 지적장애

③ 신경인지장애

④ 우울장애

⭐ADVICE 특정학습장애란 학업기술을 배우고 사용하는데 어려움을 보이는 것으로 감별진단(배제요인)은 정상 범위 내의 학업 성적 이탈에서 생기는 학업문제, 시력장애 또는 청력장애, 지적장애, 전반적 발달장애, 신경학적 또는 감각장애로 인한 학습문제다.

18 이상행동 및 정신장애의 판별기준과 가장 거리가 먼 것은?

① 적응적 기능의 저하 및 손상

② 주관적 불편감과 개인의 고통

③ 가족의 불편감과 고통

④ 통계적 규준의 일탈

⭐ADVICE 이상행동을 판단하는 주요 기준은 적응적 기능의 손상, 주관적 불편감, 사회문화적 규범에서의 이탈, 통계적 규준에서의 이탈을 들 수 있다(Davison & Neale, 2001).

답 14.① 15.④ 16.② 17.④ 18.③

19 알츠하이머병의 유전적 원인에 관한 설명으로 옳지 않은 것은?

① 단백질 생산을 맡은 유전자의 돌연변이와 관련이 있다.
② 만발성 알츠하이머병과 조발성 알츠하이머병에 관련된 유전적 요인은 다르다.
③ 노인성 반점과 같은 구조적 변화가 관찰된다.
④ 신경섬유매듭이 정상발달 노인에 비해 매우 적다.

⭐ADVICE 신경섬유매듭은 알츠하이머병 환자의 뇌에서 발견되는 핵심 특징 가운데 하나로 타우(tau)라는 단백질을 주성분으로 삼는다. 신경섬유매듭이 형성됨에 따라 병은 급속도로 악화되는 것으로 알려져있다.

20 섭식장애에 관한 설명으로 옳지 않은 것은?

① 신체기능의 저하를 가져와 죽음에까지 이를 수 있다.
② 마른 외형을 선호하는 사회문화적 분위기와 관련된다.
③ 대개 20대 중반에 처음 발병된다.
④ 외모가 중시되는 직업군에서 발병률이 높다.

⭐ADVICE 섭식장애는 대개 10대 후반 ~ 20대 초반에 처음 발병되며, 여자 청소년들에게 흔하다.

1 MMPI-2의 타당도척도 점수 중 과잉보고(over reporting)로 해석 가능한 경우는?

① VRIN 80점, K 72점
② TRIN(f방향) 82점, FBS 35점
③ F 75점, F(P) 80점
④ F(B) 52점, K 52점

⭐ADVICE

범주	척도명	측정내용
성실성	?(무응답)	빠짐없이 문항에 응답했는지, 문항을 잘 읽고 응답했는지에 대한 정보 제공
	VRIN(무선반응 비일관성)	
	TRIN(고정반응 비일관성)	
비전형성	F(비전형)	일반인들이 일반적으로 반응하지 않은 방식으로 응답했는지에 대한 정보 제공, 과대보고(증상인정)의 경향성 탐색
	F(B)(비전형-후반부)	
	F(P)(비전형-정신병리)	
방어성	L(부인)	자기 모습을 과도하게 긍정적으로 제시하고자 했는지에 대한 정보 제공, 과소보고(증상부인)의 경향성 탐색
	K(교정)	
	S(과장된 자기제시)	

2 Wechsler 지능검사 결과해석에 대한 설명으로 옳지 않은 것은?

① 전체지능지수는 수검자의 지적능력에 대한 대표점수로서의 의미를 가진다.
② 검사 결과지에서는 지표점수들 간의 차이가 통계적으로 유의할 시 그에 대한 기저율과 차이확률이 제공된다.
③ 보충 소검사는 지능에 영향을 미치는 성격적 측면을 분명히 해 주기 때문에 모두 실시하는 것이 좋다.
④ 과정점수(처리점수)는 문제해결 과정에서의 인지적 과정에 대한 구체적 정보를 나타낼 수 있다.

⭐ADVICE 보충 소검사란 핵심 소검사의 특정 검사가 시행되지 못할 때 대체되는 검사로 추가적인 임상정보 및 소검사 간 불일치에 대한 추가적인 분석을 위해 실시한다.

🅐 19.④ 20.③ / 1.③ 2.③

3 지능에 관한 설명으로 옳지 않은 것은?

① 지능은 학업성적과 관련이 있다.
② 지능발달은 성격과 관련이 없다.
③ 지능은 가정의 양육행동과 관련이 있다.
④ 일반적인 지능에 있어서 남녀의 성차가 없다.

✪ ADVICE 성격 5요인 이론에 따라 신경성, 외향성, 친화성, 성실성, (경험에 대한) 개방성 중 개방성은 개인의 심리 및 경험의 다양성과 관련된 것으로 지능 및 상상력과 관련된다.

4 일반적으로 정신장애의 진단을 목적으로 하는 심리검사는?

① CPI
② MMPI
③ MBTI
④ 16PF

✪ ADVICE 다면적 인성검사의 목적은 정신과적 진단 분류를 위한 측정이다. 이외에도 개인의 성격 특징도 파악할 수 있다. CPI, MBTI, 16PF는 정상인의 성격 평가를 목적으로 개발되었다.

5 다음 중 노인 집단의 일상생활 기능에 대한 양상 및 수준을 평가하기에 가장 적합한 심리검사는?

① MMPI-2
② K-VMI-6
③ K-WAIS-IV
④ K-Vineland-II

✪ ADVICE K-Vineland-II
ㄱ 연령 범위 : 0 ~ 90세
ㄴ 자조, 이동, 작업, 의사소통, 자기관리, 사회화 등 6개의 하위영역으로 나누어 전연령대의 적응행동 수준 평가
ㄷ 지적장애의 평가와 진단 등 다양한 장애의 임상적 진단
ㄹ 발달적 평가로 아동의 발달 측정
ㅁ 개인의 현재 기능 수준의 빠른 평가를 제공하여 개인의 기능수준 모니터링
ㅂ 개인의 강점과 약점이 명확히 기술되는 교육, 훈련, 치료프로그램 개발
ㅅ 장애인과 비장애인의 발달과 기능을 조사하는 많은 연구에 사용

6 MMPI 제작 방식에 대한 설명으로 옳은 것은?

① 정신병리 이론을 바탕으로 하여 제작되었다.

② 합리적 방식과 이론적 방식을 결합한 방식으로 제작되었다.

③ 정신장애군과 정상군을 변별하는 통계적 결과에 따라 경험적 방식으로 제작되었다.

④ 인성과 정신병리와의 상관성에 대한 선행연구 결과들을 바탕으로 하여 제작되었다.

⭐ ADVICE MMPI
      ㉠ 성격검사의 유형 중 객관식 성격검사에 해당하는 대표적 검사이다.
      ㉡ MMPI검사의 일차적인 목표는 정신과적 진단분류를 위한 측정이며, 일반적 성격특성에 관한 유추도 어
         느 정도 가능하다.
      ㉢ 제1차 세계대전 중 많은 사람들을 선발하는 과정에서 필요성이 대두되어 제작되었다.
      ㉣ **경험적 제작을 사용한 문항 결정**: 집단을 구별해주는 경험적 근거를 바탕으로 문항을 선정. 즉, 각 집단
         을 구별해줄 수 있는 항목들만을 선별하여 척도를 구성하였다.

7 MMPI에서 검사의 신뢰성과 타당성을 높이기 위한 통계적 조작으로 K 원점수 교정을 하는 임상 척도는?

① L 척도   ② D 척도

③ Si 척도   ④ Pt 척도

⭐ ADVICE K교정은 K척도의 원점수 비율을 달리해서 척도 1(Hs), 척도 4(Pd), 척도 7(Pt), 척도 8(Sc), 척도 9(Ma)
      의 척도에 더해준다.

8 검사자가 지켜야 할 윤리적 의무로 옳지 않은 것은?

① 검사과정에서 피검자에게 얻은 정보에 대해 비밀을 보장할 의무가 있다.

② 자신이 다루기 곤란한 어려움이 있을 때는 적절한 전문가에게 의뢰하여야 한다.

③ 자신이 받은 학문적인 훈련이나 지도받은 경험의 범위를 벗어난 평가를 해서는 안 된다.

④ 피검자가 자해행위를 할 위험성이 있어도 비밀보장의 의무를 지켜야 하므로 누구에게도 알려서
    는 안 된다.

⭐ ADVICE 검사자는 피검자의 비밀을 보장해야 할 의무가 있다. 그러나 피검자가 자해 또는 타해의 위험이 있는 경
      우, 또는 심각한 학대를 당하고 있는 경우, 법적으로 정보 공개가 요구될 경우에는 정보를 공개할 수 있다.

(답) 3.② 4.② 5.④ 6.③ 7.④ 8.④

9 23개월 유아가 연령에 비해 체격이 작고 아직도 걷는 것이 안정적이지 않으며, 말할 수 있는 단어가 "엄마, 아빠"로 제한되었다는 문제로 내원하였다. 다음 중 이 유아에게 실시할 수 있는 검사로 적합한 것은?

① 그림지능검사
② 덴버발달검사
③ 유아용 지능검사
④ 삐아제식 지능검사

⭐ADVICE 덴버발달검사(Denver Development Screening Test, DDST)는 0~6세 영유아의 발달지체 여부를 판별하는데 사용되고 있다. 개인사회발달 영역, 미세운동 및 적응발달 영역, 언어발달 영역, 운동발달 영역으로 측정하며 발달지체로 의심되는 영유아의 상태를 객관적으로 확인할 수 있다.

10 Kaufman과 Lichtenberger가 제시한 정보처리과정 모형에 해당되지 않는 것은?

① 입력
② 군집
③ 저장
④ 산출

⭐ADVICE Lichtenberger와 Kaufman(2009)은 이론적 모형에 근거하여 지능검사를 해석해야 한다고 기본철학을 제시하였다. 웩슬러형 지능 검사를 예로 들며 입력-통합-저장-산출의 4단계 정보 처리 모형을 언급하였다.

11 지능이 높은 사람은 모든 영역에서 우수하다는 종래의 일반적인 지능 개념에 이의를 제기하고 인간의 지적 능력은 서로 독립적인 여러 유형의 능력으로 구성되어 있다고 주장한 학자는?

① Binet
② Gardener
③ Wechsler
④ Kaufman

⭐ADVICE 가드너는 어떤 분야에서 성공하기 위해서는 언어 지능이나 논리수학 지능만이 영향을 주는 게 아닌데도 불구하고 두 지능만 지나치게 강조하고 다른 지능을 등한시했다고 비판하였다. 다중지능이론을 제안하면서 지능이란 한 문화권 혹은 여러 문화권에서 가치 있게 인정되는 문제를 해결하고 산물을 창조하는 능력이라고 정의하였다. 인간에게는 상호 독립적인 여러 유형의 지능이 있으며 이를 통해 인간의 다양한 잠재력을 파악하고자 했다.

12 말의 유창성이 떨어지고 더듬거리는 말투, 말을 길게 하지 못하고 어조나 발음이 이상한 현상 등을 보이는 실어증은?

① 브로카 실어증   ② 전도성 실어증

③ 초피질성 감각 실어증   ④ 베르니케 실어증

> ⭐ADVICE 브로카 실어증은 뇌의 좌반구 하측 전두엽에 존재하는 브로카 영역(언어 관련 기능)이 손상되거나 질병에 걸려 일어나는 실어증을 말한다. 말이 유창하지 못하고 전보식 문장을 사용하며 따라 말하기에도 어려움을 보인다. 청각적인 언어이해 능력은 좋은 편이나 문법에 맞지 않는 문장을 사용하며 쓰기 능력이 손상된 경우가 많다.

13 K-WAIS-IV의 보충 소검사가 아닌 것은?

① 이해   ② 순서화

③ 동형 찾기   ④ 빠진 곳 찾기

> ⭐ADVICE K-WAIS-IV 구성

구분	언어이해	지각추론	작업기억	처리속도
핵심 소검사	공통성, 어휘, 상식	토막짜기, 행렬추론, 퍼즐	숫자, 산수	동형찾기, 기호쓰기
보충 소검사	이해	무게비교, 빠진곳찾기	순서화	지우기

14 MMPI의 세 타당도 척도(L, F, K) 점수를 연결한 모양이 부적(−) 기울기를 보일 때 가능한 해석은?

① 정교한 방어   ② 방어능력의 손상

③ 순박하지만 개방적인 태도   ④ 개방적이지 못한 심리적 태세

> ⭐ADVICE MMPI의 타당도 척도의 형태
> ㉠ 정적 기울기(／ 모양)
> • L척도는 F척도보다 낮고, F척도는 K척도보다 낮은 형태(일반적으로 L척도가 T점수 40 정도이며 F척도는 T점수 50 ~ 55 정도, K척도는 T점수 60 ~ 70에 속함)
> • 일상생활에서 흔히 당면하는 여러 가지 문제들을 해결할 수 있는 적절한 능력이 있고 현재 어떠한 심한 갈등이나 스트레스 같은 것을 겪고 있지 않는 정상적인 사람에게서 흔함
> • 대졸 학력자나 입사지원자 또는 자신을 좋게 보이려는 경향을 가진 사람에게서도 나타남
> ㉡ 부적 기울기(＼ 모양)
> • L척도는 F척도보다 높고, F척도는 K척도보다 높은 경우(일반적으로 L척도는 T점수 60 정도이며 F척도는 T점수 50 정도를 보이고 K척도는 T점수 40 ~ 45에 위치)
> • 다소 유치한 방식으로 자신을 좋게 보이려고 애쓰는 사람들로, 대개는 교육수준이나 사회경제적 수준이 낮은 계층에서 많이 나타남
> • 좋게 보이려는 시도는 미숙하여 대개는 실패하며, 신경증 세 척도(1, 2, 3)가 동반 상승하는 경우가 많음

🅐 9.②   10.②   11.②   12.①   13.③   14.③

15 표준화 검사의 개발 과정으로 옳은 것은?

① 검사목적 구체화→측정방법 검토→예비검사 시행→문항수정→본검사 제작→검사문항분석
→검사사용 설명서 제작

② 측정방법 검토→검사목적 구체화→예비검사 시행→문항수정→검사문항 분석→본검사제작
→검사사용 설명서 제작

③ 검사목적 구체화→예비검사 시행→측정방법 검토→본검사 제작→문항수정→검사문항분석
→검사사용 설명서 제작

④ 측정방법 검토→검사목적 구체화→예비검사 시행→검사문항 분석→문항수정→본검사 제작
→검사사용 설명서 제작

⭐ADVICE 표준화 검사란 표준화된 제작절차, 검사내용, 검사의 실시조건, 채점과정 및 해석을 함으로써 객관적으로
행동을 측정하는 검사방법이다. 검사목적 구체화→측정방법 검토→예비검사 시행→문항수정→본검사
제작→검사문항 분석→검사사용 설명서 제작의 과정을 거친다.

16 K-Vineland-II에 대한 설명으로 틀린 것은?

① 개인의 발달 수준을 평가할 수 있다.
② 중학교 이상의 청소년들에게는 사용하기 어렵다는 단점이 있다.
③ 피검자의 가족이나 여타 피검자를 잘 알고 있는 사람과의 면담을 통해 실시할 수 있다.
④ 언어적 능력이 제한되어 있는 아동의 지능수준을 유추할 수 있는 자료가 될 수 있다.

⭐ADVICE K-Vineland-Ⅱ 검사의 연령범위는 0~90세이다.

17 Wechsler 지능검사 결과가 다음과 같을 때 그 해석으로 적절하지 않은 것은?

> 전체 IQ=127, 언어성 IQ=116, 동작성 IQ=132
> 상식=15, 숫자외우기=15, 어휘=9, 산수=15, 이해=10, 공통성=10
> 빠진곳찾기=12, 차례맞추기=9, 토막짜기=19, 모양맞추기=17, 바꿔쓰기=15

① 주의집중의 문제가 의심된다.
② 시지각 능력의 발달이 우수하다.
③ 전반적으로 지적능력 발달이 불균형하다.
④ 언어 및 사회성 발달이 다른 지적능력에 비해 상대적으로 저조하다.

⭐ADVICE 웩슬러 지능검사에서 주의집중은 숫자외우기, 산수, 빠진곳찾기, 토막짜기에 영향을 받는다. 검사결과에서
해당 점수는 유의미하게 낮은 점수라 할 수 없다.

18 신경심리검사의 용도에 관한 설명으로 옳지 않은 것은?

① 기질적 장애와 기능적 장애 간의 감별진단에 유용하다.
② 재활과 치료평가 및 연구에 유용하다.
③ CT나 MRI와 같은 뇌영상기법에서 이상 소견이 나타나지 않을 때 유용할 수 있다.
④ 기능적 장애의 원인을 판단하는데 도움이 된다.

✪ ADVICE 신경심리검사는 뇌의 기능정적 장애의 '원인'을 판단하기보다는 후천적이거나 선천적인 뇌 손상과 뇌 기능 장애를 진단하는 검사다.

19 다음 중 구성능력(constructional ability)을 평가하는 데 적절한 신경심리검사는?

① Boston 실어증검사
② 위스콘신 카드검사
③ 추적검사(Trail Making Test)
④ Rey 복합도형검사(Complex Figure Test)

✪ ADVICE 구성능력 평가는 시각공간적 능력을 평가하는 것으로 벤더 게슈탈트 검사(Bender Gestalt Test), Rey 복합도형검사(Rey-Osterreith Complex Figure Test)가 대표적이다.

20 K-WAIS-IV의 지수에 속하지 않는 것은?

① 처리속도지수
② 지각추론지수
③ 작업기억지수
④ 운동협응지수

✪ ADVICE K-WAIS-IV의 소검사는 언어이해지수, 지각추론지수, 작업기억지수, 처리속도지수로 구성된다. 4가지 소검사 환산점수들의 합으로 전체지능지수가 산출된다. 언어이해지수와 지각추론지수의 조합점수는 일반능력지수로 산출되며, 작업기억지수와 처리속도지수의 조합점수는 인지효능지수로 산출된다.

ⓐ 15.① 16.② 17.① 18.④ 19.④ 20.④

1 초기 임상심리학자와 그의 활동으로 바르게 짝지어진 것은?

① Witmer – G요인 지능 개념을 제시했다.
② Binet – Army Alpha 검사를 개발했다.
③ Spearman – 정신지체아 특수학교에서 심리학자로 활동했다.
④ Wechsler – 지능검사를 개발했다.

⭐ADVICE ① Witmer는 펜실베니아 대학교에 처음으로 심리진료소를 개설하였다.
② Binet는 최초로 비율지능지수라는 개념을 사용하였다.
③ Sperman은 지능 2요인설에 따라 인간의 지능이 G요인(일반지능요인)과 S요인(특수지능요인)으로 구성되어 있다고 주장하였다.

2 내담자를 평가할 때 문제행동의 선행조건, 환경적 유인가, 보상의 대체원, 귀인방식과 같은 요소를 중요하게 여기는 평가방법은?

① 기술지향적 평가
② 인지행동적 평가
③ 정신역동적 평가
④ 다축분류체계 평가

⭐ADVICE 인지행동적 평가는 S(문제행동을 일으키는 선행조건), O(문제행동과 관련된 유기체적 변인으로 내적 특성들), R(반응이나 문제행동), C(문제행동의 결과)를 통해 규명한다.

3 다음에 해당하는 강화계획으로 옳은 것은?

> ㉠ 회사의 일정한 매출에 따라 성과급을 지원받았다.
> ㉡ 라디오 방송프로그램에 사연을 보내 경품이 당첨되었다.

① ㉠ : 고정비율, ㉡ : 고정간격
② ㉠ : 고정간격, ㉡ : 변동비율
③ ㉠ : 고정비율, ㉡ : 변동간격
④ ㉠ : 변동비율, ㉡ : 고정비율

⭐ ADVICE   ㉠ 회사의 일정한 매출에 따라 성과급을 지급하는 것은 일정 수의 반응을 나타낼 때 강화를 주는 것으로 고정비율계획에 해당한다.
㉡ 라디오 방송프로그램에 사연을 보내 경품에 당첨된 것은 불규칙한 시간 간격마다 강화를 주는 변동간격계획에 해당한다.

4 관상동맥성 심장병과 관련 깊은 성격유형에 대비되는 성격으로 스트레스에 유연하게 반응하고 느긋함이 강조되는 성격유형은?

① Type A   ② Type B
③ Introversion   ④ Extraversion

⭐ ADVICE   A유형과 B유형 성격에 대한 연구는 미국의 심장 전문의 프리드만(Freidman)과 로젠만(Rosenman)에 의해 시작되었다. A유형은 초조하고 조급해하며 경쟁적인 특성으로 심혈관계 질환에 걸릴 가능성이 높은 유형을 의미하며, B타입은 이와는 반대로 느긋하고 여유 있는 성격이 특징이다.

5 행동평가에서 중요시 하는 기능분석(functional analysis)이 아닌 것은?

① 선행조건(antecedent)   ② 문제행동(behavior)
③ 문제인식(cognition)   ④ 결과(consequence)

⭐ ADVICE   행동평가란 행동에 선행하는 사건(상황)과 행동에 수반하는 결과에 초점을 맞춰 인간의 행동 특성을 평가하는 방법이다. 행동의 선행사건(antecedents), 행동(behavior) 및 결과(consequence)의 관련성에 초점을 맞춰 기능분석이 이루어진다.

답 1.④ 2.② 3.③ 4.② 5.③

6 임상건강심리학에서 주로 관심을 갖는 영역으로 가장 거리가 먼 것은?

① 주의력 결핍 과잉행동 장애
② 비만
③ 흡연
④ 스트레스 관리

> **ADVICE** 건강심리학은 건강에 영향을 미치는 심리적 요인, 건강행동을 증진하기 위한 방법 등에 대해서 연구하는 심리학의 한 분야이다. 관련 영역은 스트레스, 신체질병, 물질 및 행위 중독, 섭식 문제, 건강관리 및 증진, 정서 관리 등 광범위하다. 주의력 결핍 과잉행동 장애는 임상장면에서 주로 관심을 갖는 영역이다.

7 내담자 중심 치료에서 치료자의 주요 기능과 가장 거리가 먼 것은?

① 자유로운 분위기를 제공하는 것
② 내담자 자신과 주변 세계에 대해 스스로의 지각을 높이게 하는 것
③ 충고, 제안, 해석 등을 제공하는 것
④ 내담자가 자신에 대해 더 많이 말할 수 있도록 하는 반응들을 나타내 보이는 것

> **ADVICE** 내담자 중심 치료로 인간을 지속적으로 변화하고 성장하려는 동기를 가진 존재로 보고, 치료자의 직접적인 지시가 없이도 자신의 문제를 이해하고 해결할 수 있는 잠재 능력이 있다고 가정하였다. 1960년 후반, 로저스(Rogers)와 매슬로우(Maslow)의 인본주의 심리학 이론이 상담분야에 큰 변화를 일으켰다. 개인의 주관적 경험과 성장가능성, 건강하고 긍정적인 측면에 초점을 맞추어 인간을 이해하고자 하였다.

8 임상심리학자로서의 책임과 능력에 있어서 바람직하지 못한 것은?

① 서비스를 제공할 때 높은 기준을 유지한다.
② 자신의 활동결과에 대해 책임을 진다.
③ 자신의 능력과 기술의 한계를 알고 있어야 한다.
④ 자신만의 경험을 기준으로 내담자를 대한다.

> **ADVICE** 임상심리학자는 자신의 능력과 전문성을 발전시키고 유지하기 위하여 지속적인 노력을 기울여야 한다. 또한 연구와 교육에 종사하는 심리학자는 전문분야에 대한 과학적 지식을 추구하고 이를 정확하게 전달하기 위하여 끊임없이 노력하여야 한다. 따라서 자신만의 경험을 기준으로 내담자를 대해서는 안된다.

9 치료자가 환자에게 자신의 욕구, 소망 및 역동을 투사함으로써 환자의 전이에 반응하는 것은?

① 전이   ② 전치

③ 역할전이   ④ 역전이

> ⭐ADVICE 역전이(counter-transference)는 상담자가 과거의 중요한 인물에게 느꼈던 감정을 현재 내담자에게 반응함으로써 상담자 자신의 억압되었던 느낌이 표면화되는 과정을 말한다. 역전이 반응은 때론 이를 효과적으로 사용하면 치료과정에서 진단적-치료적 도구로 활용될 수 있다. 해결 방안으로는, 자기분석과 교육분석을 통해 상담자 자신의 감정과 근원을 파악한다. 역전이가 지속되어 조절이 어려울 경우 상급 지도 감독자의 도움을 받는다. 문제가 계속될 경우 상담을 중지하고 다른 상담자에게 인계한다.

10 Beck의 우울증 인지행동치료에서 인지적 삼제(cognitive triad)로 틀린 것은?

① 자신   ② 과거

③ 세계   ④ 미래

> ⭐ADVICE 우울증의 인지삼제
> ㉠ 자신에 대한 비관적 사고 : "나는 쓸모없는 인간이다"
> ㉡ 자신의 미래에 대한 비관적 사고 : "내겐 더 이상 희망이 없다"
> ㉢ 주변 환경(세계)에 대한 부정적 사고 : "세상 살기가 정말로 어렵다"

11 다음에서 보여주는 철수엄마의 행동을 가장 잘 설명한 것은?

> 철수의 엄마는 아침마다 철수가 심한 떼를 쓰면 기분이 상하기 때문에, 철수가 떼를 쓰기 전에 미리 깨우고, 먹여주고, 가방을 챙겨서 학교에 데려다 주는 행동을 계속하고 있다.

① 정적강화   ② 처벌

③ 행동조형   ④ 회피조건형성

> ⭐ADVICE 회피조건형성의 원리는 어떠한 행동이 혐오자극의 발생을 방지한다면 그 행동의 빈도가 증가한다는 것이다. 철수엄마는 미리 깨우고, 먹여주고, 가방을 챙겨서 학교에 데려다주는 행동을 함으로써 철수가 아침마다 심한 떼를 쓰지 않는 행동의 빈도를 증가시키고자 한 것이다.

ⓐ 6.① 7.③ 8.④ 9.④ 10.② 11.④

12 MMPI를 해석하는 방법을 바르게 나열한 것은?

> ㉠ 피검자의 검사태도 검토 ㉡ 전체 프로파일 형태분석
> ㉢ 2코드 해석 시도 ㉣ 임상척도에서 상승한 척도 검토
> ㉤ 타당도 척도 검토

① ㉠ → ㉣ → ㉢ → ㉡ → ㉤
② ㉠ → ㉡ → ㉢ → ㉣ → ㉤
③ ㉠ → ㉤ → ㉣ → ㉢ → ㉡
④ ㉠ → ㉡ → ㉤ → ㉣ → ㉢

> ✪ADVICE **MMPI의 해석**
> 피검자의 검사태도 검토 → 타당도 척도 검토 → 임상척도에서 상승한 척도 검토 → 2코드 해석 시도 → 낮은 임상척도에 대한 해석 → 전체 프로파일 형태분석

13 다음 중 면접질문의 유형과 예로 잘못 짝지어진 것은?

① 개방형 : 당신은 그 상황에서 분노를 경험했나요?
② 촉진형 : 조금만 더 자세히 말씀해 주시겠습니까?
③ 직면형 : 이전에 당신은 이렇게 말했는데요.
④ 명료형 : 당신이 그렇게 느꼈다는 말인가요?

> ✪ADVICE 개방형 질문은 자유롭게 응답할 수 있는 열린 질문이다. "당신은 그 상황에서 분노를 경험했나요?"는 "예", "아니오"로 답변 가능하므로 폐쇄형 질문에 해당한다. 개방형 질문이 되기 위해서는 "당신은 그 상황에서 어떤 기분이었나요?"와 같은 형태가 되어야 한다.

14 집단치료의 치료요소에 대한 설명으로 옳은 것은?

① 보편성 : 다른 사람들도 자신과 비슷한 문제와 걱정을 가지고 있다는 것을 알게 된다.
② 희망고취 : 집단 구성원들은 치료자와 다른 구성원들로부터 충고를 받을 수 있다.
③ 카타르시스 : 집단 구성원들은 집단 수용을 통해 자기존중감을 증대시킨다.
④ 이타성 : 집단 구성원들은 다른 구성원들로부터 배울 수 있다.

> ✪ADVICE 집단치료의 치료적 효과(Yalom)는 희망의 고취, 보편성, 이타심, 정보 전달, 1차 가족집단의 교정적 재현, 사회기술의 발달, 모방행동, 대인관계 학습, 정화, 집단 응집력, 실존적 요인들이 있다.
> 다른 사람들도 자신과 비슷한 문제와 걱정을 가지고 있다는 것을 알게 되는 것은 보편성에 해당한다.

15 다음은 어느 항목의 윤리적 원칙에 위배되는가?

> 임상심리사가 개인적인 심리적 문제를 갖고 있다든지, 너무 많은 부담 때문에 지쳐있다든지, 교만하여 더 이상 배우지 않고 배울 필요가 없다고 생각하거나, 해당되는 특정 전문교육수련을 받지 않고도 특정 내담자군을 잘 다룰 수 있다고 여긴다.

① 유능성
② 성실성
③ 권리의 존엄성
④ 사회적 책임

✪ADVICE 유능성은 자신의 강점과 약점 그리고 자신이 가지고 있는 기술과 그것의 한계에 대해 충분히 자각함으로써 지속적인 교육훈련을 도모하고 최신의 기술을 습득해야 함을 의미한다.
② **성실성** : 성실하고 정직한 자세로 내담자에게 자신의 서비스로부터 기대할 수 있는 바를 설명한다. 임상심리사라는 직업과 관련하여 스스로의 욕구 및 가치가 내담자나 환자에게 어떠한 영향을 미치는지를 알고 있어야 한다. 그리하여 환자나 내담자에 대한 다중관계나 착취관계, 성적관계를 금한다.
③ **권리의 존엄성**(인간의 권리와 존엄에 대한 존중) : 임상심리사가 개인의 개성과 문화의 차이를 민감하게 고려해야 하며 자신의 일방적인 지식과 편견으로 내담자를 대하는 것을 금한다.
④ **사회적 책임** : 임상심리사가 사회구성원으로서의 책임을 완수해야 함을 강조한다. 자신의 개인적·금전적 이익을 떠나 전문적인 지식과 기술로 타인을 도와야 함을 의미한다.

16 행동평가방법 중 흡연자의 흡연 개수, 비만자의 음식섭취 등을 알아보는 데 가장 적합한 방법은?

① 자기감찰
② 행동관찰
③ 참여관찰
④ 평정척도

✪ADVICE **행동평가 방법**
㉠ 행동평가는 특정한 상황에서의 행동적 경향성, 즉 행동과 상황의 상호작용을 알아보려 하는 것이다.
㉡ **자연관찰** : 자연스러운 맥락 내에서 일어나는 행동을 그대로 관찰하여 기록하는 것이며, 특별한 제한 없이 일상 활동을 관찰하기에 문제 행동에 대한 직접적인 정보를 들을 수 있다.
㉢ **자기관찰**(자기감찰) : 자신의 행동을 객관적인 방법으로 관찰하고 기록하는 것이다. 표적행동이나 문제를 강화시키는 요인에 대한 이해를 제공한다.
㉣ **유사관찰**(통제관찰) : 인위적인 상황에 처하게 한 후 그 상황에서 관심 행동이 나타나도록 하는 것을 말한다. 참여관찰의 결함을 보완한 것으로, 관찰의 방식이 실험처럼 엄밀히 통제되어 있다.
㉤ **참여관찰** : 관찰대상이 되는 집단이나 개인의 일상 속으로 들어가서 실제 구성원이 되어 관찰을 수행한다. 관찰대상의 행위 동기, 구성원 간의 감정관계 등 외부로 나타나지 않은 사실까지 직접 경험하며 관찰할 수 있다.

답 12.③ 13.① 14.① 15.① 16.①

17 다음은 어떤 원리에 따른 치료 방법인가?

> 야뇨증 치료를 위해 요와 벨을 사용하여 환아가 오줌을 싸서 요를 적시게 되면 벨이 울려 잠자리에서 깨게 된다.

① 사회학습이론 ② 고전적 조건화
③ 조작적 조건화 ④ 인지행동적 접근

⭐ADVICE 고전적 조건형성은 중성자극이 자동적이고 천성적 반응을 유발하는 자극과 연합되는 연합학습의 원리를 활용한다.

18 다음에 해당하는 심리적 현상은?

> • 개체가 환경과의 접촉에서 발생한 행동이나 가치관을 무비판적으로 받아들이는 것
> • 자기 것으로 동화시키지 못하며 개체의 행동이나 사고방식에 악영향을 미침

① 투사 ② 융합
③ 내사 ④ 편향

⭐ADVICE 게슈탈트치료의 접촉-경계혼란
　　ⓐ 투사(projection) : 자신의 생각이나 욕구, 감정 등을 타인의 것으로 지각하며 책임소재를 타인에게 돌리는 것을 말한다.
　　ⓑ 융합(confluence) : 밀접한 관계에 있는 두 사람이 서로 섞이어 하나로 합쳐진 상태이다.
　　ⓒ 내사(introjection) : 타인의 태도나 행동, 가치관을 무비판적으로 받아들여 자기화하는 것이다.
　　ⓓ 편향(deflection) : 감당하기 힘든 내적 갈등이나 환경적 자극에 노출될 때 이러한 경험으로부터 압도당하지 않기 위해 자신의 감각을 둔화시키는 것이다.
　　ⓔ 반전(retroflection) : 타인이나 환경에 가하고 싶은 행위를 스스로 자신에게 하는 것이다.

19 지역사회 정신건강 센터에서 접수면접을 가장 잘 수행하는 방법에 대해 자문을 받았다면 어떤 유향의 자문인가?

① 내담자 중심 사례 자문
② 프로그램 중심 행정 자문
③ 피자문자 중심 사례 자문
④ 피자문자 중심 행정 자문

> ✪ADVICE **자문의 유형**
> ㉠ **비공식적인 동료집단 자문** : 내담자에게 필요한 더 좋은 치료 전략을 얻기 위해 동료에게 해당 사례에 관한 자문을 요청하는 것을 말한다.
> ㉡ **내담자−중심 사례 자문** : 내담자의 특별한 요구를 충족시키기 위해 특정한 환자의 치료나 보호에 책임이 있는 동료 자문가에게 조언을 구하는 것을 말한다. 이 때 피자문가와 자문가는 모두 내담자치료에 어느 정도 책임이 있다.
> ㉢ **프로그램−중심 행정 자문** : 개인적인 사례보다는 프로그램이나 제도에 초점을 둔다. 진료소, 실무, 연구 프로그램 및 전체적 쟁점이 되는 문제에 관한 중요한 기능적 측면에 대한 자문을 제공한다.
> ㉣ **피자문자 중심 사례 자문** : 피자문자의 경험 내용에 대해 전문 자문가로부터 도움을 받는 것을 말한다. 임상실무 수련중인 학생이 나이 든 환자 치료 시 느끼는 불안에 대해 숙련된 지도감독자에게 자문을 구하는 것을 들 수 있다.
> ㉤ **피자문자−중심 행정 자문** : 기관 내의 행정적인 쟁점과 인사 쟁점에 관한 업무에 대해 전문 심리학자의 자문을 구하는 것을 말한다.

20 세계 제1차 대전과 제2차 대전 사이에 임상심리학의 발전사에 대한 내용으로 틀린 것은?

① 많은 심리 평가 도구들이 개발되었다.
② 치료 영역에서 심리학자들의 역할이 중대되었다.
③ 정신건강분야 내 직업적 갈등으로 임상심리학자들은 미국의 APA를 탈퇴해서 미국 응용심리학회를 결성했다.
④ 미국 임상심리학의 박사급 자격전문화가 이루어졌다.

> ✪ADVICE 미국 임상심리학의 박사급 자격전문화가 이루어진 것은 보울더 모델 혹은 과학자−진료자 모델이 개설되면서부터이다.
> ※ **임상심리학의 실무모형**
> • 1949년 Colorado주의 Boulder에서 회의가 열렸으며, 임상 수련의 Boulder 모형(과학자−실무자 모형)이 개설되었다.
> • 1973년 Colorado주의 Vail 회의 동안 새로운 임상심리학 수련모델인 Vail 모형(학자−실무자 모형)이 개설되었다.
> • 1995년 APA 임상심리학 분과에서 견고한 연구결과를 토대로 한 심리치료에 대한 지침을 개발했고, 경험적으로 지지된 증거−기반 실무가 수립되었다.

🅐 17.② 18.③ 19.② 20.④

CHAPTER 05 심리상담

1 성 피해자에 대한 심리상담 시 치료관계를 형성하는 기법으로 적합하지 않은 것은?

① 치료과정에 대한 확실한 안내
② 내담자에게 선택권 주기
③ 내담자의 사실 부정을 거부하기
④ 치료자에 대한 개인적인 감정 묻기

> ⚙ ADVICE 성 피해자를 대상으로 한 심리치료 시 성 피해 사실을 내담자가 부정할 경우 이를 허락하며 관계를 형성
> 해야 한다.
> ※ 성 피해자 심리상담의 초기단계에서 유의할 사항
> ㉠ 상담자는 피해자인 내담자와 신뢰할 수 있는 치료적 관계 형성에 힘써야 한다.
> ㉡ 상담자는 내담자의 비언어적인 표현에 주의를 기울이며, 이에 대해 적절히 반응해야 한다.
> ㉢ 상담자는 내담자에게 상담 내용의 주도권을 줌으로써, 내담자에게 현재 상황에서 표현할 수 있는
> 것들에 대해 이야기할 수 있도록 배려해야 한다.
> ㉣ 피해자의 가족상황과 성폭력 피해의 합병증 등에 관해 상세하게 파악해야 한다.
> ㉤ 내담자가 성폭력 피해의 문제가 없다고 부인하는 경우, 상담자는 일단 수용하며 언제든지 상담의
> 기회가 있음을 알려주어야 한다.

2 가족치료 관점에서 내담자의 증상에 관한 설명으로 옳은 것은?

① 가족체계나 관계 및 의사소통 양식을 반영한다.
② 개인의 심리적 갈등에서 유발된다.
③ 증상을 유발하는 분명하고도 단일한 원인이 있다.
④ 개인의 잘못된 신념이나 기술부족에서 비롯된다.

> ⚙ ADVICE 가족치료관점에서 내담자의 증상은 개인의 문제행동으로 보지 않고 가족의 관계나 의사소통양식 등 가족
> 이라는 맥락 속에서 접근한다. 따라서 내담자의 문제에 초점을 맞추기보다는 문제를 둘러싼 가족 간의 상
> 호작용에 관심을 갖고 해결책을 강구한다.

3 학교에서의 위기상담의 주목적으로 옳지 않은 것은?

① 위기가 삶의 정상적인 일부라는 것을 깨닫게 하기
② 갑작스런 사건과 현재 상황에 대한 다른 조망을 획득하기
③ 위기와 연관된 감정을 깨닫고 수용하기
④ 자신의 문제해결 기술을 반복하여 연습하기

> ✪ ADVICE 학교에서의 위기상담은 가족의 이혼, 학교폭력 등 현재 발달과정상의 위기나 특수한 상황을 겪고 있는 학생들을 대상으로 한다. 상담사는 신속하게 개입해서 개별적인 위기발생 원인과 특성을 정확히 파악한 후 문제를 해결해야 한다.

4 현실치료의 인간관으로 가장 적합한 것은?

① 인간의 행동은 유전과 환경의 상호작용에 의해 형성된다.
② 인간의 삶은 목표에 도달하기 위한 개인의 자유로운 능동적 선택의 결과이다.
③ 인간은 자신의 자유로운 선택에 의해 잠재력을 각성할 수 있는 존재이다.
④ 인간은 기본적으로 자유롭고 자신의 목표를 스스로 선택하고자 하는 욕구를 가진 존재이다.

> ✪ ADVICE **현실치료의 인간관** … 현실치료는 인간 본성에 대한 결정론적 철학에 의존하지 않고 인간은 궁극적으로 자기 결정을 하고 자기 삶에 책임을 갖고 있다는 가정에 근거한다. 이것은 실존적이고 현상학적인 전제에 기초한다. Glasser는 인간은 자유롭고 자신의 목표를 스스로 선택하고자 하는 욕구를 지닌다고 가정하고 있다. 사람들이 다른 사람의 자유를 침해하려는 결정을 한다면 그들의 행동은 무책임하다. 내담자로 하여금 다른 사람들이 그 과정에서 고통을 당하지 않게 하면서 자신의 자유를 성취할 수 있는 방법을 배우도록 하는 것이 필수적이다.

5 집단상담의 후기 과정에서 일어날 수 있는 구성원의 문제에 해당하는 것은?

① 내담자가 말을 너무 많이 해서 집단 과정을 방해한다.
② 내담자가 강도 높은 자기 개방으로 인한 불안으로 철수한다.
③ 내담자가 질문과 잡다한 충고 등을 해서 집단 과정을 방해한다.
④ 내담자가 집단을 독점하고 자신만 주목받기를 원한다.

> ✪ ADVICE 집단상담의 후기 과정은 집단구성원 상호 간에 신뢰감을 형성하고 집단목표 달성을 위한 작업을 시작하기 위한 단계다. 이 단계에서는 집단 밖에서 표현하기 어려운 사적인 문제까지 집단에서 노출하기 시작하며 집단구성원의 불안감이 고조되는 시기다. 집단상담자는 다양한 형태의 부정적 감정에 직면하여 통찰을 유도해 나가고 신뢰할 수 있는 분위기를 조성해야 한다.

⊕ 답 1.③ 2.① 3.④ 4.④ 5.②

6 다음은 인지상담의 기술 중 무엇에 대한 설명인가?

> 사람들은 종종 친구나 동료들보다 스스로에게 더 인색하게 대한다. 그러므로 같은 상황에서 스스로를 친구에게 하듯이 대하도록 한다.

① 주의 환기하기
② 이중잣대방법
③ 장점과 단점
④ 다른 설명 찾기

✪ ADVICE ① **주의 환기하기** : 즐거웠던 장면을 기억하는 것처럼 주의 환기 연습은 내담자가 부정적으로 생각하는 것을 막도록 도와준다.
　　　　　③ **장점과 단점** : 내담자로 하여금 자신의 특별한 신념이나 행동에 대한 장점과 단점을 열거하도록 함으로써 흑백논리에서 벗어나도록 한다.
　　　　　④ **다른 설명 찾기** : 어떤 상황에서 사람들은 다른 이성적인 설명이 가능함에도 불구하고 정확하지 않은 결론을 내기도 한다. 이와 같은 신념을 고수하는 내담자에게 다른 대안설명을 생각하도록 한다.

7 다음과 같이 아동의 학습문제를 알아보기 위한 방법은?

> 관찰자가 관찰 대상이나 장면을 미리 정해 놓고 그 장면에서 일어나는 아동의 행동과 상황, 말을 모두 일어난 순서대로 기록하는 것이다.

① 표본기록법
② 일화기록법
③ 사건표집법
④ 시각표집법

✪ ADVICE **아동의 관찰기록**
　　　　　㉠ **표본기록법** : 관찰 대상, 관찰 장면, 관찰 시간을 미리 정하고 그 상황에서 일어나는 모든 행동이나 변화를 일어난 순서대로 자세히 기록한다.
　　　　　㉡ **일화기록법** : 자연스러운 상황에서 관찰된 사실적 표현을 기록하는 것으로 짧은 내용의 사건이나 우발적 행동을 기록한다.
　　　　　㉢ **사건표집법** : 관찰이 필요한 행동이나 사건을 명확히 선정해서 조작적으로 정의한 다음에 특정한 행동이나 사건이 생길 때만 관찰한다.
　　　　　㉣ **시각(시간) 표집법** : 관찰하고자 하는 특정 행동이 정해진 짧은 시간내에 얼마나 자주 일어나는지 행동 출현 빈도를 수집하는 방법이다.

8 알코올중독 치료에 관한 설명으로 옳은 것은?

① 행동치료가 단독으로 시행되는 경우가 생물학적 혹은 인지적 접근법과 결합하여 시행될 때 보다 효과적이다.
② 정신역동적 관점에서는 의존욕구와 관련된 갈등이 알코올중독을 일으키는 중요한 요인이라고 간주한다.
③ 생리적 금단증상이 나타나는 경우 메타돈 유지프로그램을 적용하는 것이 권장된다.
④ 알코올중독에 대한 심리치료에서 치료 초기에 무의식적 사고와 감정에 대한 해석을 자주 사용하는 것이 권장된다.

⭐ADVICE 정신역동적 관점에서 알콜올중독의 촉발 요인을 인간의 발달 단계상 구강기에서의 고착이라고 본다. 어렸을 때 어머니와 아이와의 상호작용에서 어머니가 아이의 욕구를 충족시키지 못했거나 지나치게 충족시키는 것이 구강기 고착을 일으키고, 이런 성향을 가진 사람이 알코올 문제를 일으킨다는 입장이다.

9 진로상담에서 진로 미결정 내담자를 위한 개입방법과 비교하여 우유부단한 내담자에 대한 개입방법이 갖는 특징이 아닌 것은?

① 장기적인 계획 하에 상담해야 한다.
② 대인관계나 가족 문제에 대한 개입이 필요하다.
③ 정보 제공이나 진로 선택에 관한 문제를 명료화하는 개입이 효과적이다.
④ 문제의 기저에 있는 역동을 이해하고 감정을 반영하는 것이 효과적이다.

⭐ADVICE 우유부단한 내담자의 경우 생활에 전반적인 장애를 주는 불안을 동반한 내담자 혹은 일반적으로 문제 해결 과정에서 부적응적인 성격을 지니고 있는 내담자에 해당한다. 종종 성격적인 문제가 있고 지나치게 경쟁적이며 타인을 의식하기 때문에 자발적인 의사결정을 기대하기 어렵다. 따라서 정보제공이나 진로선택에 관한 문제를 명료화하기에 앞서 상담관계를 형성해야 한다.

10 통합적 상담모형의 기본 개념에 해당하지 않는 것은?

① 내담자와의 동반자 관계를 형성한다.
② 일상의 상황들에서 성공적으로 대처하기 위해서 재사회화 과정을 거친다.
③ 내담자의 인지보다는 행동에 초점을 둔다.
④ 독특한 내담자에게 최상의 상담기법이 무엇인지 찾는다.

⭐ADVICE 통합적 상담모형에서 효율적인 치료는 인지, 정서, 행동 기법들을 능숙하게 통합할 수 있는 것을 의미한다. 이러한 통합을 통해 내담자들이 그들의 신념과 가정에 대해 생각하고, 갈등과 고충을 인식하고 일상생활에서 새로운 행동을 함으로써 통찰을 행동으로 옮길 수 있도록 도움을 주게 된다.

ⓐ 6.② 7.① 8.② 9.③ 10.③

11 다음과 같이 시험불안 원인을 설명하는 이론적 접근은?

> 시험불안이 높은 것은 학습전략 혹은 시험전략이 부족하기 때문이다.

① 인지적 간섭 모델 접근
② 행동주의적 접근
③ 욕구이론 접근
④ 인지적 결핍 모델 접근

> ✪ ADVICE 시험불안의 원인을 학습전략 혹은 시험전략의 부족으로 보는 것은 인지적 결핍 모델 접근이다.
> ① **인지적 간섭 모델 접근** : 부정적인 내적 대화를 하면서 걱정을 하게 되는 것을 원인으로 본다.
> ② **행동주의적 접근** : 조건형성이 잘못 이루어진 것을 원인으로 본다.
> ③ **욕구이론 접근** : 과제수행욕구는 과제수행을 촉진하지만 불안욕구는 과제수행을 방해한다고 본다.

12 생애별 발달과업을 제시함으로써 상담자에게 전체적인 상담프로그램을 평가하는 기준을 제시해 준 것은?

① Erikson의 공헌
② Piaget의 공헌
③ Havighurst의 공헌
④ Gesell 아동발달연구소의 공헌

> ✪ ADVICE Havighurst(1970)는 영유아기, 아동기, 청소년기, 청년·성인 초기, 중·장년기, 노년기의 단계별 주요 발달과업을 체계화하여 전체적인 상담프로그램을 평가하는 기준을 제시하였다.

13 청소년 비행의 원인에 관한 설명으로 옳지 않은 것은?

① 생물학적 접근 : 매우 심각한 비행청소년 집단에서 측두엽 간질이 유의미하게 발견되기도 한다.
② 사회학습이론 : 청소년의 역할 모형이 바람직하지 못한 반사회적 행동이었을 경우에는 그 행동 패턴이 비행적으로 나타나게 된다.
③ 문화전달이론 : 빈민가나 우범지대와 같은 사회해체 지역에서 성장하는 청소년은 각종 비행을 배우고 또 직접 행동으로 실행하기도 한다.
④ 아노미이론 : 비행행동도 개인과 사회간 상호 행위 과정의 산물로 이해한다.

> ✪ ADVICE 머튼(Merton)은 아노미이론에서 "한 사회의 문화적 목표와 제도화된 수단과의 괴리" 현상 때문에 일탈이 발생한다고 보았다. 즉, 목적을 이루기 위해 비합법적으로라도 목적을 성취하려는 사회구조적 관점에서 비행을 바라본다.

14 신체적 장애 발생 시 흔히 나타나는 심리적 적응단계에 대한 설명으로 틀린 것은?

① 초기에 외상 자체에 대한 부정 여부는 회복효과와 관련이 없는 것으로 나타난다.

② 장애나 질병의 심각성과 정도를 이해하고 완전히 인정하게 될 때에는 우울해진다.

③ 독립적으로 자기간호와 재활의 노력이 가능할 때 나타나는 반작용이 독립에 대한 저항이다.

④ 충격은 외상 시 나타나는 즉각적인 반응이다.

> ✪ ADVICE 신체적 장애발생 시 심리적 적응 단계는 충격→부정→우울→저항→적응의 단계를 거친다. 초기에 외상 자체에 대한 부정은 적응의 단계로 진행되면서 회복을 하게 된다.

15 만성 정신장애 환자를 위한 정신재활치료에서 사례관리의 목적으로 가장 적합한 것은?

① 독립적인 사회생활을 할 수 있는 다양한 주거공간 확보

② 환자에게 필요한 다양한 서비스의 조정·통합

③ 위기상황에서 환자에게 안정화 전략 제공

④ 효율적인 대인관계 증진 지원

> ✪ ADVICE 사례관리는 초기상담, 사정단계, 계획단계, 개입단계, 점검단계, 평가단계를 거쳐 환자가 사회생활에서 경험하는 다양한 욕구를 충족시키고자 적절한 사회자원을 조정·통합하는 총체적인 절차다.

16 다음에 해당하는 방어 기제는?

> A 교수는 최근에 이혼을 경험하고, 자신의 학생들에게 불필요하게 어려운 시험을 내고 점수도 다른 때와는 다르게 굉장히 낮게 주었다.

① 퇴행(regression) ② 전치(displacement)

③ 투사(projection) ④ 반동형성(reaction formation)

> ✪ ADVICE 전치(전위, Displacement)는 어떤 대상에게 향했던 감정을 전혀 다른 대상으로 옮겨 표출하는 것을 말한다.
> ① **퇴행**(Regression) : 생애 초기에 성공적으로 사용했던 생각이나 감정, 행동에 의지하여 불안이나 위협을 해소하려 한다.
> ③ **투사**(Projection) : 자신이 지닌 욕구를 다른 대상이 지닌 것으로 간주한다.
> ④ **반동형성**(Reaction Formation) : 자신이 가지고 있는 무의식적인 충동이나 소망을 반대되는 방향으로 바꾸는 것이다.

답 11.④ 12.③ 13.④ 14.① 15.② 16.②

17 인간중심 상담에 대한 설명으로 옳은 것은?

① 상담관계보다는 기법을 중시하는 특성을 가지고 있다.
② 내담자의 무의식적 측면도 충분히 반영하여 상담을 진행한다.
③ 기본원리를 "만일 ~라면 ~이다"라는 형태로 표현할 수 있다.
④ 상담은 내담자가 아닌 상담자가 이끌어가는 과정이다.

> ⭐ADVICE 인간중심상담에서는 'If ~ then ~(만일 ~라면 ~일 것이다)'이라는 가설로 표현한다. 만일 어떤 관계 안에서 치료자라고 하는 사람의 태도 속에 진실성, 무조건적인 긍정적 존중, 공감적 이해와 같은 특정한 조건이 존재한다면, 그로 인해 내담자라는 사람에게서 성장적인 변화가 일어날 것이라는 것을 내포한다.

18 노인을 대상으로 한 심리치료에서 고려해야 할 사항으로 적합하지 않은 것은?

① 보다 현실적이고 구체적인 사안에 초점을 맞추는 것이 좋다.
② 심층치료보다는 지지적인 치료가 더 적합하다.
③ 가급적 가족의 참여를 배제하고 개인 상담을 활용해야 한다.
④ 치료적 의존성을 주의해야 하며, 자조적이고 자립적인 행동을 격려하고 강화할 필요가 있다.

> ⭐ADVICE 노인을 대상으로 한 심리치료는 신체적·정신적·경제적 변화에 대한 이해와 성공적 노화를 도와주기 위한 활동으로 가족의 지지 및 노인 복지 등의 공적 개입과 연계하여 진행한다.

19 청소년 상담자에게 요구되는 윤리적인 내용과 가장 거리가 먼 것은?

① 비밀보장에 대한 원칙을 내담자에게 알려준다.
② 청소년 내담자의 법적, 제도적 권리에 대해 알려준다.
③ 청소년 내담자에게 존중의 의미에서 경어를 사용할 수 있다.
④ 비밀보장을 위하여 내담자에 대한 기록물은 상담의 종결과 함께 폐기한다.

> ⭐ADVICE 내담자와 보호자가 기록 삭제를 요청할 경우를 제외하고는 상담 종결 후 일정기간 내담자에 대한 기록물을 보관할 의무가 있다.

20 도박중독의 심리·사회적 특징에 대한 설명으로 옳은 것은?

① 도박 중독자들은 대체로 도박에만 집착할 뿐 다른 개인적인 문제를 가지지 않는다.

② 도박 중독자들은 직장에서 도박 자금을 마련하기 위해 남보다 더 열심히 노력한다.

③ 심리적 특징으로 단기적인 만족을 추구하기 보다는 장기적인 만족을 추구한다.

④ 도박행동에 문제가 있음을 인정하지 않고 변명하려 든다.

✪ ADVICE 도박중독자들은 도박을 부정하거나 합리화하며 잃은 돈에 대한 복구 소망, 도박을 끊을 수 있을 것이라는 착각, 취미생활 등의 끊임없이 핑계를 댄다.

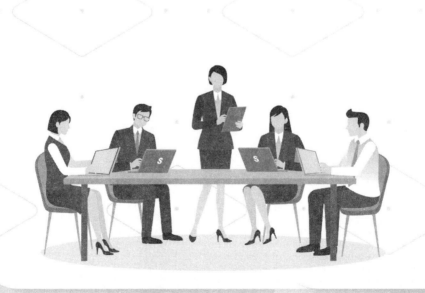

XI

2019년 3월 3일 시행

1 망각에 대한 설명으로 틀린 것은?

① 망각은 단기기억과 장기기억에서 모두 일어날 수 있다.

② 시간이 경과함에 따라 이전의 정보를 더 많이 잃어버리는 현상을 쇠퇴라고 한다.

③ 망각은 적절한 인출 단서가 없거나 유사한 기억 내용이 간섭을 해서 나타날 수 있다.

④ 장기기억에서 망각이 일어나는 주요 이유는 대치와 쇠퇴 현상 때문이다.

> ★ADVICE 장기기억에서 망각이 일어나는 주요 이유는 쇠퇴현상과 간섭(순행간섭, 역행간섭), 저장된 정보에 접근하는 적절한 수단인 인출단서가 없기 때문(단서 의존 망각)으로 보고 있다.

2 Fastinger와 Carlsmith(1959)의 연구에 의하면 피험자들이 적은 돈, 혹은 많은 돈을 받고 어떤 지루한 일을 재미있다고 다른 사람에게 말하였을 때, 후에 그 일에 대한 태도의 결과로 옳은 것은?

① 적은 돈을 받은 사람은 실제로 그 일이 재미있다고 생각한다.

② 많은 돈을 받은 사람은 실제로 그 일이 재미있다고 생각한다.

③ 적은 돈을 받은 사람이나 많은 돈을 받은 사람 모두 실제로 그 일이 재미있다고 생각한다.

④ 적은 돈을 받은 사람이나 많은 돈을 받은 사람 모두 그 일이 지루하다고 생각한다.

> ★ADVICE 인지부조화란 개인의 신념 간에 또는 신념과 실제로 보는 것 간에 불일치나 비일관성이 있을 때 생기는 것으로, 인지부조화 이론에 따르면 이러한 불일치는 불편함을 야기시키므로 이를 제거하려 한다. 즉, 돈을 많이 받고 싶음에도 지루한 일을 하면서 적은 돈을 받은 사람은 불일치를 경험하며 이러한 불편함을 제거하기 위해 그 일이 재미있다고 생각하는 것이다.

3 성격이론에 대한 설명으로 틀린 것은?

① 유형론이 비연속적 범주에 의해서 성격특징들을 기술하는데 비해 특성론은 연속적인 속성으로 성격특징들을 파악하고 기술한다.
② Adler이론에서는 열등감, 보상, 우월성 추구가 핵심적 개념이다.
③ 행동주의적 성격이론에 따르면 성격은 개인이 타고났거나 상당히 지속적인 속성이며 학습에 의해 형성된 것이다.
④ Rogers가 묘사한 "완전히 기능하는 인간"은 경험에 대한 개방, 자신에 대한 신뢰, 내적 평가, 성장의지를 가진 사람이다.

> ⭐ADVICE 행동주의적 성격이론은 개인이 타고난 유전적인 변인보다는 상황적인 요인을 중시하며 학습의 원리로 성격을 설명한다.

4 표집방법 중 확률표집방법에 해당하지 않는 것은?

① 단순 무선표집(simpling random sampling)
② 체계적 표집(systematic sampling)
③ 군집 표집(cluster sampling)
④ 대리적 표집(incidental sampling)

> ⭐ADVICE 표본추출(표집)은 모집단에 속한 모든 구성원들이 표본으로 뽑힐 가능성 여부에 따라 확률 표본추출과 비확률 표본추출로 구분되며 확률 표집은 단순 무작위 표집, 계통 표집, 층화 표집, 군집(또는 집락) 표집이 있다.

5 Freud에 따르면 거세불안을 극복하는 과정에서 형성되는 성격의 요소는?

① 원초아
② 자아
③ 초자아
④ 무의식

> ⭐ADVICE 거세불안은 정신분석 이론의 심리성적 발달 단계의 남근기에 발생하는 것으로, 아동이 자신의 생식기를 부모에 의해 잃어버릴지 모른다는 불안을 느끼는 것을 의미한다. 오이디푸스의 열망을 억제하고 포기하게 하며 아버지의 권위를 자신의 초자아로 내면화하게 된다.

ⓐ 1.④ 2.① 3.③ 4.④ 5.③

6 처벌의 효과적인 사용방법에 대한 설명으로 틀린 것은?

① 처벌은 반응 이후 시간을 두고 주는 것이 효과적이다.
② 반응이 나올 때마다 매번 처벌을 주는 것이 효과적이다.
③ 처음부터 아주 강한 강도의 처벌을 주는 것이 효과적이다.
④ 처벌행동에 대해 대안적 행동이 있을 때 효과적이다.

> ⭐ADVICE 처벌 시 고려해야 할 사항
> ㉠ 즉시성 : 벌 받을 행동이 일어난 직후에 즉각적으로 벌을 준다.
> ㉡ 강도 : 처벌의 강도가 충분히 강해야 한다.
> ㉢ 일관성 : 처벌을 주는데 있어 일관성이 있어야 한다.

7 Rogers의 성격이론에서 심리적 적응에 가장 중요한 역할을 한다고 가정하는 것은?

① 자아강도(ego strength)
② 자기(self)
③ 자아이상(ego ideal)
④ 인식(awareness)

> ⭐ADVICE 로저스의 성격이론에서 자기(self)는 핵심적인 성격의 구조적 개념으로 중요하다. 로저스는 과정으로서의 자기를 강조하며, 현상학적 장 내에서 충분히 기능하는 전체적이고, 조직화된 통합된 자기를 강조하였다. 개인이 자신의 행동과 자기개념이 일치하지 않는 경험을 할 때 자기개념과 경험 사이 불일치를 탐색하여 통찰력을 줄 수 있어야 하고, 모든 사람에게 내재한 기본 욕구인 무조건적 긍정적 관심을 제공해야 한다고 하였다.

8 성격심리학의 주요한 모델인 성격 5요인에 대한 설명으로 옳은 것은?

① 5요인에 대한 개인차에서 유전적 요인은 찾아볼 수 없다.
② 성실성 점수가 높은 사람의 경우 행동을 계획하고 통제하는 것을 돕는 전두엽의 면적이 더 큰 경향이 있다.
③ 뇌의 연결성은 5요인의 특질에 영향을 미치지 않는다.
④ 정서적 불안정성인 신경증은 일생동안 계속해서 증가하고 성실성, 우호성, 개방성과 외향성은 감소한다.

> ⭐ADVICE ① 5요인에 대한 개인차에서 기질과 같은 유전적 요인이 작용한다.
> ③ 신경성, 외향성, 친화성, 성실성, (경험에 대한) 개방성 중 개방성은 지능 및 상상력과 관련되는데 전두엽에 있는 인지 회로의 효율성에 영향을 받는 것으로 알려져 있다.
> ④ 연구결과 5가지 성격 가운데 따뜻함과 공감 능력 등과 관련된 친화성은 일생동안 큰 변화가 없지만, 나머지 4개 요인인 신경성, 외향성, 성실성, 개방성은 세월이 흐르면서 점점 줄어드는 것으로 나타난다.

9 특정 검사에 대한 반복노출로 인해 발생하는 연습효과를 줄이기 위해 이 검사와 비슷한 것을 재는 다른 검사를 이용하여 측정하는 검사의 신뢰도는?

① 반분신뢰도
② 동형검사 신뢰도
③ 검사-재검사 신뢰도
④ 채점자간 신뢰도

> ⊙ ADVICE 특정 검사와 비슷한 것을 재는 다른 검사를 이용하여 측정하는 검사의 신뢰도는 동형검사 신뢰도다.
> ① **반분신뢰도** : 검사도구를 구성하고 있는 문항들을 임의로 반으로 나누어 각각을 하나의 검사로 해서 신뢰도를 측정한다.
> ③ **검사-재검사 신뢰도** : 동일한 측정대상에 동일한 검사를 다른 시간에 두 번 측정한 다음 그 결과를 비교하는 것이다.
> ④ **채점자간 신뢰도** : 여러 사람이 함께 채점할 때 그 점수들의 일관성으로 신뢰도를 측정한다.

10 다음 설명이 나타내는 것은?

> 우리는 교통사고(혹은 교통위반범칙금)를 예방하기 위하여 빨강 신호등에서 정지하는 것을 학습한다.

① 행동조성
② 회피학습
③ 도피학습
④ 유관성 학습

> ⊙ ADVICE 도피학습은 어떤 행동이 일어난 후에 벌이 제거되거나 또는 벌이 종식됨으로써 그 행동이 일어날 확률이 점점 증가하는 것이다. 이외 비교하여 회피학습은 혐오자극을 피하기 위하여 어떤 행동을 학습하는 것이다. 통상 도피학습을 먼저 습득하고 회피학습을 형성한다.

답 6.① 7.② 8.② 9.② 10.③

11 다음 실험에서 살펴보고자 한 것은?

> 할로윈데이 밤에 아이들이 찾아와 '사탕과자 안주면 장난칠 거예요'라고 외치는 경우, 한 사람이 한 개씩만 가져가라고 한 다음 사탕과자가 든 바구니를 놓아둔 채 문 안으로 사라진다. 일부 아이들에게는 이름을 물어 확인하였고, 나머지 일부 아이들은 익명성을 유지하도록 하였다.

① 몰개성화   ② 복종

③ 집단사고   ④ 사회촉진

> ⭐ ADVICE   몰개성화는 집단으로 행동하는 상황에서 구성원 개개인의 정체성과 책임감이 약화되어 집단에 대해 몰입하면서 자신의 자의식을 상실하는 것이다.
> ② **복종** : 수직적 관계(권위관계)에서 타인의 요구에 따르는 것을 말한다.
> ③ **집단사고** : 집단사고는 집단 의사 결정 상황에서 집단 구성원들이 집단의 응집력과 획일성을 강조하고 반대 의견을 억압하여 비합리적인 결정을 내리는 의사 결정 양식을 말한다.
> ④ **사회촉진** : 다른 사람들이 있을 때 쉬운 과제를 더 잘하게 되는 현상으로, 사회적 시선 및 평가가 수행에 미치는 영향을 지칭한다.

12 다음 (   )에 알맞은 것은?

> Freud의 주장에 따르면, 신경증적 불안은 (   )에서 온다.

① 환경에 있는 실재적 위험

② 환경내의 어느 일부를 과장해서 해석함

③ 원초아의 충동과 자아의 억제 사이의 무의식적 갈등

④ 그 사회의 기준에 맞추어 생활하지 못함

> ⭐ ADVICE   신경증적 불안은 자아(ego)가 본능적 충동인 원초아(id)를 통제하지 못하여 발생할 수 있는 불상사에 대해 위협을 느낌으로써 나타난다. 자아는 원초아에 의해 본능적인 쾌락에 몰두할 때 그로 인해 처벌받을 수 있다는 두려움에 사로잡힌다.

13 너무 더우면 땀을 흘리고, 너무 추우면 몸을 떠는 것과 같이 항상성(homeostasis)을 유지하는 것과 관련이 있는 뇌의 부위는?

① 소뇌
② 시상하부
③ 뇌하수체
④ 변연계

✪ ADVICE 시상하부는 뇌 전체 부피의 1% 이하를 차지하고 있지만, 항상성 유지를 위한 중추로 작용한다. 감정표출, 체온조절, 배고픔이나 목마름 등의 다양한 행동 조절을 담당하는 중추로도 작용한다.
① 소뇌: 전체 뇌의 10% 정도를 차지하는 중추신경계의 일부로 대뇌의 뒤쪽 아랫부분에 위치하며 대뇌의 기능을 보조하여 자발적 운동의 조절과 평형을 유지한다.
③ 뇌하수체: 뇌의 가운데에 위치하는 내분비기관으로 시상하부의 지배를 받아 우리 몸에 중요한 여러 가지 호르몬들을 분비한다.
④ 변연계: 기억과 감정 및 동기와 정서를 관장한다.

14 다음이 설명하는 개념은?

> 학교에서 강의를 듣는 학생이 강의를 받던 곳에서 시험을 치르면 강의를 받지 않은 다른 곳에서 시험을 보는 것보다 시험결과가 좋아질 수가 있다.

① 처리수준모형
② 부호화특정원리
③ 재인기억
④ 우연학습

✪ ADVICE 부호화특정원리는 인출 단서의 효과는 그 단서가 특정 항목에 대한 초기의 부호화와 갖는 관계 정도에 따라 달라진다는 원리이다. 예로써, 사람들은 어떤 정보를 학습한 바로 그 방에서 정보를 인출할 때 기억을 더 잘하게 된다. 강의를 받던 곳에서 시험을 치르면 강의를 받지 않은 다른 곳에서 시험을 보는 것보다 정보인출이 용이해질 수 있다.

15 Piaget의 인지발달단계 중 대상영속성(object permanence)의 발달이 최초로 이루어지는 단계는?

① 감각운동기
② 전조작기
③ 구체적 조작기
④ 형식적 조작기

✪ ADVICE 대상영속성이란 존재하는 사물이 어떤 것에 가려져 보이지 않더라도 그것이 사라지지 않고 지속적으로 존재하고 있다는 사실을 아는 능력으로 감각운동기에 최초로 발달한다.

답 11.① 12.③ 13.② 14.② 15.①

16 강화계획에 관한 설명으로 틀린 것은?

① 고정비율 계획에서는 매 n번의 반응마다 강화인이 주어진다.

② 변동비율 계획에서는 평균적으로 n번의 반응마다 강화인이 주어진다.

③ 고정간격 계획에서는 정해진 시간이 지난 후의 첫 번째 반응에 강화인이 주어지고, 강화인이 주어진 시점에서 다시 일정한 시간이 지난 후의 첫 번째 반응에 강화인이 주어진다.

④ 변동비율과 변동간격 계획에서는 강화를 받은 후 일시적으로 반응이 중단되는 특성이 있다.

✪ ADVICE 강화계획과 반응패턴

강화 계획	정의	반응 패턴
연속 강화	매 반응 후 강화	지속성이 거의 없음
고장 간격	일정한 시간 간격에 따른 예측 가능한 강화	약한 지속성 강화자가 나타나기 전에 임박하여 반응률이 높아지고 강화 뒤에 일시적으로 반응이 중단
변동 간격	불규칙적인 시간 간격에 따른 예상이 불가능한 강화	강한 지속력 완만하고 안정된 반응률을 보이며 강화 뒤에 일시적 반응 중단이 없음
고정 비율	일정한 반응 수에 따른 예측 가능한 강화	약한 지속성 높은 반응률을 보이며 강화 뒤에 일시적으로 반응이 중단
변동 비율	불규칙적인 반응 수에 따른 예상이 불가능한 강화	강한 지속성 아주 높은 반응률을 보이며 강화 뒤에 일시적인 반응 중단이 거의 없음

17 마리화나가 기억에 미치는 영향을 알아보기 위한 연구에서 선행조건인 마리화나의 양은 어떤 변수에 해당하는가?

① 독립변수

② 종속변수

③ 가외변수

④ 외생변수

✪ ADVICE 원인이나 선행요인, 영향을 주는 변수를 독립변수라 하며, 결과 또는 독립변수에 따라 변화가 결정되는 변수를 종속변수라 한다. 이 실험에서 마리화나의 양은 독립변수이며, 마리화나가 기억에 미치는 영향이 종속변수다.

18 상관계수에 관한 설명으로 옳은 것은?

① 두 변수간의 연합정도 보다는 변별정도를 나타낸다.

② 상관계수의 범위는 0에서 +1까지이다.

③ 두 변수 사이의 관계의 강도는 상관계수(γ)의 절대치에 의해 규정된다.

④ 한 변수가 다른 변수에 영향을 미치는 인과관계를 추론할 수 있다.

⭐ ADVICE ① 상관계수는 두 변수 간의 정적, 부적 관련성(연관성)의 정도를 나타낸다.
② 상관계수는 −1에서 1까지의 값을 갖는다. 값이 1이면 두 변수의 움직임이 완전히 같다는 뜻이며 −1이면 움직임이 완전히 역방향임을 의미한다. 0이면 상관관계가 존재하지 않는다는 뜻이다.
④ 인과관계는 원인과 결과의 관계, 즉 선행하는 한 변인이 후행하는 다른 변인의 원인이 되는 관계다. 상관관계는 두 변수인 A와 B의 관련성을 나타낼 뿐 인과관계를 나타내지 않는다.

19 의미 있는 "0"의 값을 갖는 측정의 수준은?

① 명목측정
② 비율측정
③ 등간측정
④ 서열측정

⭐ ADVICE **척도의 유형(측정의 수준)**
㉠ **명목척도** : 대상을 그 특성에 따라 분류하여 기호를 부여한 것으로, 수치간의 양적인 의미는 없다(운동선수 등번호).
㉡ **서열척도** : 상대적 등급순위만 있고, 순위간 크기를 반영하지는 않는다(학습 석차).
㉢ **등간척도** : 명목척도, 서열척도와 같은 특성을 가지면서 크기의 정도도 알 수 있으나, 진정한 영점이 없기에 비율 관계가 성립하지 않는다(온도).
㉣ **비율척도** : 명목, 서열, 등간척도의 특수성을 포함하면서 절대적인 원점(0)이 존재하는 척도다(키, 몸무게 등)

20 내분비체계에서 개인의 기분, 에너지 수준 및 스트레스를 해결하는 능력에서 중요한 역할을 하는 것은?

① 시상하부
② 뇌하수체
③ 송과선
④ 부신

⭐ ADVICE 부신은 콩팥 위에 위치한 내분비기관으로 스트레스 호르몬을 분비한다. 스트레스 호르몬은 스트레스에 대항해서 에너지 생산을 늘려 혈압, 당 수치를 높인다. 적정 이상으로 지나치게 많이 호르몬이 분비되면 교감 신경을 활성화해서 고혈압, 불안, 초조, 근육 긴장, 감각 예민 등의 부작용을 유발한다.

답 16.④ 17.① 18.③ 19.② 20.④

1 DSM-5에서 다음에 해당하는 지적장애(Intellectual Disability) 수준은?

> 개념적 영역에서, 학령기 아동과 성인에서는 학업 기술을 배우는데 어려움이 있으며, 연령에 적합한 기능을 하기 위해서는 하나 이상의 영역에서 도움이 필요하다. 사회적 영역에서, 또래에 비해 사회적 상호작용이 미숙하고, 사회적 위험에 대해 제한적인 이해를 한다. 실행적 영역에서, 성인기에는 개념적 기술이 강조되지 않는 일자리에 종종 취업하기도 한다. 지적장애의 가장 많은 비율이 여기에 해당한다.

① 경도(Mild) ② 중등도(Moderate)
③ 고도(Severe) ④ 최고도(Profound)

⭐ADVICE **지적장애의 진단기준**
㉠ **경도** : IQ 50 ~ 55에서 70 미만에 해당되며, 지적장애의 85%가 여기에 해당이 된다. 독립적인 생활 혹은 지도에 의한 일상 생활이 가능하다.
㉡ **중등도** : IQ 35 ~ 40에서 50 ~ 55에 해당되며, 지적장애의 약 10%가 해당되고, 초등학교 2학년 수준의 지적 수준을 넘기기 어렵다. 보호기관에서 지도 아래 반숙련 또는 비숙련 작업이 가능하다.
㉢ **고도** : IQ 20 ~ 25에서 35 ~ 40에 해당되며, 지적장애의 약 3 ~ 4%가 해당되고, 매우 초보적인 언어 습득만 가능하고 매우 집중적인 지도 감독 하에서 비숙련 단순작업이 가능하다.
㉣ **최고도** : IQ 20 ~ 25 이하에 해당되며, 지적장애의 약 1 ~ 2%로, 학습 및 사회적 적응이 거의 불가능하다. 초기 아동기부터 계속적인 보살핌이 필요하다.

2 친밀한 관계에서의 문제, 인지 및 지각의 왜곡, 행동의 괴이성 등을 주요 특징으로 보이는 성격장애는?

① 조현성 성격장애 ② 조현형 성격장애
③ 편집성 성격장애 ④ 회피성 성격장애

⭐ADVICE 조현형 성격장애는 사회적으로 고립되어 있으며, 기이한 생각이나 행동을 보여 사회적 부적응을 초래하는 성격장애이다.
① **조현성 성격장애** : 타인과의 친밀한 관계형성에 관심이 없고 감정표현이 부족하여 사회적 적응에 현저한 어려움을 나타낸다.
③ **편집성 성격장애** : 타인의 의도를 적대적인 것으로 해석하는 불신과 의심을 주된 특징으로 하며, 타인이 자신을 부당하게 이용하고 피해를 주고 있다고 생각한다.
④ **회피성 성격장애** : 타인으로부터 호감을 받기를 갈망하지만 비난 또는 거절을 받을지도 모른다는 두려움 때문에 지속적으로 대인관계를 기피하게 된다.

3 공황을 경험하거나 옴짝달싹 못하게 되었을 때, 도망가기 어렵거나 도움이 가능하지 않은 공공장소나 상황에 있는 것을 두려워하는 불안장애는?

① 왜소공포증
② 사회공포증
③ 광장공포증
④ 폐쇄공포증

> ⭐ADVICE 광장공포증은 즉각적으로 피하기 어렵거나 곤란한 장소(엘리베이터, 다리 위, 비행기, 전철, 버스, 기차 속) 또는 갑작스런 공황발작 또는 공황과 유사한 증상이 나타날 때 도움을 받을 수 없는 장소나 상황(집 밖에서 혼자 있는 것, 백화점, 영화관, 운동장 등)에 대한 공포를 나타내는 장애이다.

4 의사소통장애(communication disorder)에 속하지 않는 것은?

① 언어장애(language disorder)
② 말소리장애(speech sound disorder)
③ 아동기 발병 유창성 장애(childhood-onset fluency disorder)
④ 탈억제성 사회적 유대감 장애(disinhibited social engagement disorder)

> ⭐ADVICE 의사소통장애는 대뇌의 언어 중추 발달이 늦어서 말이 늦되는 것으로 언어장애, 말소리장애, 아동기 발병 유창성 장애(말더듬), 사회적(실용적) 의사소통 장애의 네 가지로 분류된다. 탈억제성 사회적 유대감 장애 는 외상 및 스트레스 관련 장애의 유형으로 아무에게나 친숙한 것처럼 행동하고 낯선 사람도 쉽게 따르는 행동을 한다.

5 공황장애에 대한 설명과 가장 거리가 먼 것은?

① 일부 신체감각에 대한 재앙적 사고는 공황장애에서 나타나는 대표적인 인지적 왜곡이다.
② 항우울제보다는 항불안제가 공황장애 환자들의 치료에 우선적으로 쓰인다.
③ 전체 인구의 1/4 이상은 살면서 특정 시점에 한두 번의 공황발작을 경험하는 것으로 알려져 있다.
④ 반복적이고 예기치 못한 공황발작이 특징적이다.

> ⭐ADVICE 공황장애에 사용되는 약물은 항우울제와 항불안제가 있는데 각각의 장단점이 있는 것으로 알려져 있다. 항우울제는 치료 효과가 비교적 오래 유지되고 공황발작을 예방하는 효과가 있으며 습관성이 없다. 항불 안제는 항우울제에 비해 치료 효과가 바로 나타나 불안을 빠르게 감소시켜 주지만 치료 효과가 수시간 정 도만 지속되고 습관성이 있어 전문의의 관리가 필요하다.

답 1.① 2.② 3.③ 4.④ 5.②

6 Young에 의해 개발된 것으로, 전통적인 인지치료를 통해 긍정적인 치료효과를 보지 못했던 만성적인 성격 문제를 지닌 환자와 내담자를 위한 치료법은?

① 심리도식치료(schema therapy)

② 변증법적 행동치료(dialectical behavior therapy)

③ 마음챙김에 기초한 인지치료(mindfulness-based cognitive therapy)

④ 통찰 중심치료(insight focused therapy)

> ✪ADVICE 심리도식치료는 영(Young)과 그의 동료들이 개발한 것으로서, 특히 전통적인 인지행동치료를 통해서는 적절한 도움을 받을 수 없었던 고질적이고 만성적인 성격문제를 지닌 내담자를 치료하고자 하였다. 심리 도식치료에서는 인간이 지닌 다섯 가지 보편적이고 핵심적인 정서욕구로 타인과의 안정애착, 자율성과 유 능감과 정체감, 타당한 욕구와 감정을 표현하는 자유, 자발성과 유희, 현실적 한계 및 자기통제를 가정하 고 내담자가 이를 충족시킬 수 있는 적응적인 방식을 찾는 것을 목표로 한다.

7 다음 사례와 같은 성격장애는?

> 자신이 관심의 중심에 있기를 바라고, 감정이 빠르게 변하고 피상적이며, 지나치게 인상에 근거한 언어 표현을 보이고, 피암시성이 높은 특성을 보인다.

① 편집성 성격장애

② 연극성 성격장애

③ 자기애성 성격장애

④ 강박성 성격장애

> ✪ADVICE ① **편집성 성격장애** : 타인의 의도를 적대적인 것으로 해석하는 불신과 의심을 주된 특징으로 하며, 타인이 자신을 부당하게 이용하고 피해를 주고 있다고 생각한다.
> ③ **자기애성 성격장애** : 자신을 매우 과대하고 중요하다고 지각하기 때문에 자기 능력을 과대평가하고 성취 를 과장한다. 과도한 숭배 요구, 공감의 결여를 특징적으로 보인다.
> ④ **강박성 성격장애** : 정리정돈, 완벽주의, 정신 및 대인관계의 통제에 집착하는 광범위한 행동양상을 보인다.

8 뇌에서 발견되는 베타 아밀로이드라는 단백질의 존재와 가장 관련이 있는 장애는?

① 파킨슨병   ② 조현병

③ 알츠하이머병   ④ 주요우울장애

> ✪ADVICE 베타 아밀로이드는 단백질의 일종으로, 인체에 과도하게 만들어져 뇌세포에 축적되면 뇌의 신경 세포 기 능이 떨어져 알츠하이머병이 발생한다고 한다.

9 다음에서 설명하고 있는 조현병 유발요인에 해당하는 것은?

> 부모의 상반된 의사전달, 감정과 내용이 불일치하는 의사소통방식 등이 조현병의 원인이 될 수 있다.

① 조현병을 유발하기 쉬운 어머니의 양육태도(schizophrenogenic mother)
② 이중구속이론(double-bind theory)
③ 표현된 정서(expressed emotion)
④ 분열적 부부관계(marital schism)

⭐ADVICE 이중구속이론은 베이트슨(G. Bateson)이 조현병의 발생요인으로서의 가족 내 의사소통패턴을 설명한 이론이다. 부모가 자녀를 대할 때 상반된 메시지가 동시에 다른 수준에서 제시될 경우 이러한 메시지를 받는 사람이 한 메시지에 반응하면 다른 메시지는 위반하도록 되어 있기 때문에 어떻게 반응해도 실패하게 만드는 의사소통의 형태가 이중구속이다. 연구결과를 살펴보면, 이중구속의 상황이 계속해서 반복될 때 조현병이 나타날 확률이 높아진다.

10 Beck의 우울 이론 중 부정적 사고의 세 가지 형태에 해당하지 않는 것은?

① 과거에 대한 부정적 사고
② 자신에 대한 부정적 사고
③ 미래에 대한 부정적 사고
④ 주변환경(경험)에 대한 부정적 사고

⭐ADVICE 우울증의 인지삼제
    ㉠ 자신에 대한 비관적 사고 : "나는 쓸모없는 인간이다"
    ㉡ 자신의 미래에 대한 비관적 사고 : "내겐 더 이상 희망이 없다"
    ㉢ 주변 환경(세계)에 대한 부정적 사고 : "세상 살기가 정말로 어렵다"

11 공포증의 형성 및 유지에 대한 2요인 이론은 어떤 요인들이 결합된 이론인가?

① 학습 요인과 정신분석 요인
② 학습 요인과 인지 요인
③ 회피 조건형성과 준비성 요인
④ 고전적 조건형성과 조작적 조건형성

⭐ADVICE Mowrer가 제안한 2요인 이론에서 공포증이 형성되는 과정에는 고전적 조건형성이, 형성된 공포증을 유지하는 과정에는 조작적 조건형성이 각각 관여하게 된다.

ⓐ 6.① 7.② 8.③ 9.② 10.① 11.④

12 알코올 중독과 비타민 B(티아민) 결핍이 결합되어 만성 알코올 중독자에게 발생하는 장애로, 최근 및 과거 기억을 상실하고 새로운 정보를 학습하지 못하는 인지손상과 관련이 있는 것은?

① 뇌전증
② 혈관성 신경인지장애
③ 헌팅턴병
④ 코르사코프 증후군

⭐ADVICE 코르사코프 증후군(Korsakoff's syndrome)은 뇌의 티아민(비타민B1)의 결핍에 의해 생기는 신경학적 장애이다. 진행성 기억상실, 역행성 기억상실, 심각한 기억 손실, 작화증, 통찰력 부족, 무관심, 무감동이 나타난다.

13 정신분석학적 관점에서 볼 때 해리장애를 야기하는 주된 방어기제는?

① 억압
② 반동형성
③ 치환
④ 주지화

⭐ADVICE 정신분석학적 관점에서 해리성 장애는 불안을 유발하는 심리적 내용을 억압과 부인의 방어기제를 통해 의식에 떠오르지 못하게 하는 것이라 설명한다.

14 조현병의 진단기준에 해당하는 증상이 아닌 것은?

① 망상
② 환각
③ 고양된 기분
④ 와해된 언어

⭐ADVICE 조현병의 증상
  ㉠ 양성 증상 : 정상인들에게는 나타나지 않지만 정신분열증 환자에게 나타난다. 망상, 환각, 와해된 언어와 행동을 보인다.
  ㉡ 음성 증상 : 정상인들이 나타내는 적응적 기능이 결여된 상태를 말한다. 정서적 둔마, 언어빈곤, 의욕저하, 쾌락감소, 대인관계 무관심을 보인다.

15 주의력결핍 및 과잉행동장애(ADHD)의 치료에 사용되는 약물은?

① Ritalin
② Thorazine
③ Insulin
④ Methadone

⭐ ADVICE 리탈린(Ritalin)은 중추신경계를 흥분시키는 약으로 주의력결핍 과잉행동장애의 치료에 쓰이며, 불안증이나 불면증 같은 부작용이 있는 것으로 나타난다.

16 특정공포증의 하위유형 중 공포상황에서 초반에 짧게 심박수와 혈압이 증가된 후 갑자기 심박수와 혈압의 저하가 뒤따르고 그 결과 실신하거나 실신할 것 같은 반응을 경험하는 것은?

① 동물형
② 상황형
③ 자연환경형
④ 혈액-주사-손상형

⭐ ADVICE ① **동물형** : 파충류, 쥐, 벌레, 고양이, 개, 곤충에 대한 공포
② **상황형** : 터널, 다리, 엘리베이터, 운전, 폐쇄된 공간 등에 대한 공포
③ **자연환경형** : 폭풍, 높은 곳, 물과 같은 자연환경에 대한 공포

17 기분관련장애와 관련된 유전가능성에 대한 설명으로 옳은 것은?

① 유전가능성은 양극성 장애보다 단극성 장애에서 더 높다.
② 유전가능성은 단극성 장애보다 양극성 장애에서 더 높다.
③ 유전가능성은 단극성 장애와 양극성 장애에서 유사하다.
④ 단극성 장애와 양극성 장애는 유전가능성과 관련이 없다.

⭐ ADVICE 기분장애에서 나타나는 우울 상태는 우울 삽화만 나타나는 단극성 우울장애와 조증 삽화와 우울 삽화가 모두 나타나는 양극성 장애로 구분된다. 단극성 장애를 가진 가족보다 양극성 장애를 지닌 가족 중 기분장애를 나타내는 비율이 높게 나타난다.

답 12.④ 13.① 14.③ 15.① 16.④ 17.②

18 외상 후 스트레스 장애의 주된 증상과 가장 거리가 먼 것은?

① 침습 증상

② 지속적인 회피

③ 과도한 수면

④ 인지와 감정의 부정적 변화

> ⭐ADVICE **외상 후 스트레스의 증상**
> ㉠ **침습 증상**: 외상적 사건을 생활 속에서 재경험한다.
> ㉡ **회피 증상**: 불쾌한 기억과 감정을 차단하기 위해 외상과 연관된 생각, 느낌, 대화를 피하려고 한다.
> ㉢ **인지와 기분의 부정적 변화**: 자신과 타인에 대한 부정적 인식을 하고, 부정적인 감정들을 겪게 된다.
> ㉣ **지나친 각성 증상**: 심한 외상 이후 항상 위험에 처한 것처럼 느껴 조마조마하고 경계를 하게 된다.

19 DSM-5에서 주요 우울 장애의 주 증상에 포함되지 않는 것은?

① 정신운동성 초조나 지체

② 불면이나 과다수면

③ 죽음에 대한 반복적인 생각

④ 주기적인 활력의 증가와 감소

> ⭐ADVICE **주요 우울 장애** …다음에 제시된 9가지의 증상 중 A, B항을 필수적으로 포함하고 5개 이상의 증상이 거의 매일 2주 이상 나타나야 한다.
> A. 하루의 대부분, 거의 매일 지속되는 우울한 기분
> B. 거의 모든 일상 활동에 대한 흥미나 즐거움 저하
> C. 체중조절을 하고 있지 않은 상태에서 현저한 식욕과 체중의 감소나 증가
> D. 거의 매일 불면이나 과다수면
> E. 거의 매일 정신운동성 초조나 지체. 즉 좌불안석이나 처져있는 느낌
> F. 거의 매일 피로감이나 활력상실
> G. 거의 매일 무가치감이나 과도하고 부적절한 죄책감
> H. 거의 매일 사고력이나 집중력의 감소 또는 우유부단함
> I. 죽음에 대한 반복적인 생각이나 특정한 계획 없이 반복적으로 자살에 대한 생각이나 자살 기도를 하거나 자살하기 위한 구체적 계획을 세움

20 DSM-5에서 성별 불쾌감에 대한 설명으로 틀린 것은?

① 성인의 경우 반대 성을 지닌 사람으로 행동하며 사회에서 그렇게 받아들여지기를 강렬하게 소망한다.

② 태어나면서 정해진 출생 성별과 경험하고 표현하는 성별 사이에 뚜렷한 불일치를 보인다.

③ 아동에서부터 성인에 이르기까지 다양한 연령대에서 나타날 수 있다.

④ 동성애자들이 주로 보이는 장애이다.

> **✪ ADVICE** 성별 불쾌감(Gender Dysphoria)은 자신의 생물학적 성과 성 역할에 대해 지속적이고 심각한 불편감을 호소하고 반대의 성이 되기를 희망한다. 동성애와 구별되어야 하는데, 대부분의 동성애자들은 자신의 생물학적인 성이나 성 역할에 대해 심각한 불편감을 호소하지도 성전환을 원하지 않는다.

1 지능의 개념에 관한 연구자와 주장의 연결이 틀린 것은?

① Wechsler – 지능은 성격과 분리될 수 없다.
② Horn – 지능은 독립적인 7개 요인으로 이루어져 있다.
③ Cattell – 지능은 유동적 지능과 결정화된 지능으로 구분할 수 있다.
④ Spearman – 지적 능력에는 g요인과 s요인이 존재한다.

⭐ ADVICE Horn은 지능을 결정적 지능과 유동적 지능으로 구분하였으며, 여기에 기억과 속도를 추가하여 웩슬러 지능검사 소검사들을 4개 범주로 분류하였다. Gardner는 두뇌 손상을 입은 환자들의 상이한 인지적 능력을 연구하여, 인간은 서로 연관성이 적은 일곱 가지 영역의 다중지능을 가지고 있다는 결과를 소개하였고, 후에 두 가지 지능영역을 추가하여 모두 아홉 가지 하위영역으로 이론을 확대하였다.

2 MMPI-2의 형태분석에서 T 점수가 65 이상으로 상승된 임상척도들을 묶어서 해석하는 것은?

① 코드유형(code type)
② 결정문항(critical items)
③ 내용척도(content scales)
④ 보완척도(supplementary scales)

⭐ ADVICE 코드유형 해석은 T점수가 적어도 65점 이상으로 상승한 프로파일을 대상으로 해석하는 것이 적절하며 T 점수가 60~70 정도의 범위에 있을 경우에는 극단적인 설명은 배제하고 해석에 주의를 기울여야 한다. 두 척도 중 한 척도가 10점 이상 높을 경우, 높은 척도에 중점을 두고 해석을 해야 하며 척도의 상승 정도가 똑같다면 동일하게 강조해야 한다.

3 정신연령(mental age) 개념상 실제 연령이 10세인 아동이 IQ검사에서 평균적으로 12세 아동들이 획득할 수 있는 점수를 보였다. 이 아동의 IQ 점수는 어느 정도라고 할 수 있는가?

① 84

② 100

③ 120

④ 140

⭐ADVICE 비네는 정신 연령 개념을 이용하여 지능지수(IQ)라는 개념을 만들었다.

$$IQ = \frac{MA\,(Mentalage)}{CA\,(Currentage)} \times 100$$

$$\frac{12}{10} \times 100 = 120$$

4 다음은 MMPI의 2개 척도 상승 형태분석 결과이다. 어느 척도 상승에 해당하는 것인가?

> 이 프로파일은 반사회적 인격장애 특징을 나타낸다. 즉, 사회적 규범과 가치관, 제도에 대해 무관심하거나 무시하며, 반사회적 행위로 인해 권위적인 인물과 자주 마찰을 빚는다. 이들의 성격 특징은 충동적이고 무책임하며 타인과 관계에서 신뢰를 얻기 어렵다.

① 1-2

② 2-1

③ 3-5

④ 4-9

⭐ADVICE 4-9/9-4 프로파일에 관한 외국의 연구 결과들은 반사회적 성격장애를 중심으로 거의 의견 일치를 보이고 있으나 한국의 경우에는 임상장면에서 빈도자체가 낮고 진단적 소견을 중심으로 하는 행동특성의 양상에 있어서 외국의 결과와 많은 차이를 보이고 있다.

이러한 유형의 사람들은 과격한 행동을 나타낼 수 있는 사람들로 척도 9의 상승은 척도 4가 나타내는 반항적 및 충동적 행동을 활성화 한다. 과잉 활동적이고 충동적, 무책임 쾌락추구, 인내력이 낮으며, 정서적으로 불안정하다. 대인관계는 반사회적 범죄행동, 사회적 기준이나 가치의 무시, 윤리적 가치관 등이 불확실하다. 과격하고 반사회적인 행동 특징 외에도 착취적인 행동특성이 있으며, 외견상 불안이나 걱정이 보이지 않음으로 활력이 넘치고, 화술도 좋아 일시적으로 좋은 인상을 주기도 하나 시간이 흐를수록 대인관계는 피상적이며, 타인을 이용, 무책임하며 신뢰롭지 못함이 드러난다. 부부문제, 불법 임신 및 아동학대, 아내구타, 알코올, 약물남용, 소년비행, 반복적 과잉노출증, 강간 등이 이 척도에서 자주 나타난다.

이들의 방어기제는 행동화(acting-out)이며 합리화(rationalization)도 자주 사용된다.

답 1.② 2.① 3.③ 4.④

5 Rorschach 검사의 각 카드별 평범반응이 잘못 짝지어진 것은?

① 카드 I – 가면
② 카드 IV – 거인
③ 카드 V – 나비
④ 카드 VI – 동물의 가죽

⭐ADVICE 로샤 감사의 카드별 평범반응

카드	기호	평범반응
I	W	박쥐, 나비
II	D1	곰, 개, 코끼리, 양 등의 구체적인 동물 전체
III	D9	인간의 모습, 인형이나 만화도 가능
IV	W, D7	인간이나 거인, 인간 닮은 대상
V	W	나비, 박쥐
VI	W, D1	동물가죽, 짐승가죽, 융단이나 모피
VII	D9	사람의 머리나 얼굴
VIII	D1	동물 전체
IX	D3	인간이나 마녀, 거인, 괴물 등 인간과 유사한 대상
X	D1	거미, 게

6 초등학교 아동에게 사용하기 적합하지 않은 검사는?

① SAT
② KPRC
③ CBCL
④ K-Vineland-II

⭐ADVICE SAT(Senior Apperception Technique)는 노인용 주제통각검사로 노인들이 경험하고 있는 문제들을 알아보기 위해 고안되었다.
② KPRC(The Korean Personality Rating Scale for Childres)는 한국 아동 인성 평정척도로 임상장면에서 아동 및 청소년의 정신과적 문제를 조기 선별하여 도움을 주고자 개발되었다.
③ CBCL(Child Behavior Checklist)은 아동 행동 평가척도로 아동 및 청소년의 사회 적응 및 정서행동 문제를 평가하는 데 세계 여러 나라가 사용하는 유용한 임상도구다.
④ K-Vineland-II는 0 ~ 90세를 대상으로 자조, 이동, 작업, 의사소통, 자기관리, 사회화 등 6개의 하위영역으로 나누어 전 연령대의 적응행동 수준을 평가한다.

7 MMPI-2가 대표적인 자기보고식 심리검사로 사용되는 이유가 아닌 것은?

① 객관적으로 표준화된 규준을 갖추고 있다.
② 많은 연구결과가 축적되어 있다.
③ 코드 유형 등을 사용해 체계적으로 사용할 수 있다.
④ MMPI척도가 DSM체계와 일치하여 장애진단이 용이하다.

⭐ADVICE MMPI-2는 타당도 척도와 10개의 임상척도로 구성되며 DSM체계와 진단기준이 상이하다.

8 Rorschach 구조변인 중 형태질에 대한 채점이 아닌 것은?

① v

② −

③ o

④ u

> ⭐ADVICE 로샤검사 채점 시 형태질은 반응된 내용이 브롯의 특징에 적합한지를 보는 것으로 4가지로 구분된다.
> ㉠ +(우수하고 정교한, superior-overaborated) : 매우 정확하게 형태가 사용됨으로써 형태가 적절하면서도 질적으로 상승된 수준에서 반응된다.
> ㉡ o(보통의, ordinary) : 흔히 지각되는 사물을 묘사함에 있어서 명백하고 쉽게 이해될 수 있는 방식으로 브롯의 특징이 사용된다.
> ㉢ u(드문, unusual) : 흔히 반응되지 않는 낮은 빈도의 반응으로서 반응내용이 브롯의 특징과 크게 부조화되지는 않는다.
> ㉣ −(왜곡된, minus) : 반응과정에서 브롯의 특징이 왜곡되고 인위적이며 비현실적으로 사용된다.

9 뇌손상 환자의 병전지능 수준을 추정하기 위한 자료와 가장 거리가 먼 것은?

① 교육수준, 연령과 같은 인구학적 자료

② 이전의 직업기능 수준 및 학업 성취도

③ 이전의 암기력 수준, 혹은 웩슬러 지능검사에서 기억능력을 평가하는 소검사 점수

④ 웩슬러 지능검사에서 상황적 요인에 의해 잘 변화하지 않는 소검사 점수

> ⭐ADVICE 병전지능 추정 방법
> ㉠ 교육수준, 연령, 성별과 같은 인구학적 자료
> ㉡ 웩슬러 지능검사에서 상황적 요인에 의해 잘 변화하지 않는 소검사 점수
> ㉢ 이전의 직업기능 수준 및 학업 성취도 등 병전 상태

10 신경심리 평가시 고려해야 할 사항과 가장 거리가 먼 것은?

① 손상 후 경과시간

② 성별

③ 교육수준

④ 연령

> ⭐ADVICE 신경심리 평가는 뇌기능 손상이 환자의 일상생활에 어떠한 영향을 주는지를 평가하는 것으로 손상 후의 경과시간, 교육수준, 연령을 고려하여 이루어지게 된다.

답 5.① 6.① 7.④ 8.① 9.③ 10.②

11 심리평가를 시행할 때 고려할 사항과 가장 거리가 먼 것은?

① 성격이 복잡한 구조로 이루어져 있음을 고려한다.

② 각각의 심리검사는 성격의 상이한 수준을 측정할 수 있음을 고려한다.

③ 측정의 방법과 관련된 요인이 그 결과에 영향을 미칠 수 있음을 고려한다.

④ 심리적 구성개념과 대응되는 구체적인 행동 모두를 관찰한 이후에야 결론에 이를 수 있음을 고려한다.

> ⭐ADVICE 심리평가는 개인의 구체적인 행동 모두가 아니라 대표적인 행동 양식을 심리학적 평가 방식으로 측정하는 것이다.

12 일반적으로 지능검사는 같은 연령 범주 규준집단의 원 점수를 평균 100, 표준편차 15인 표준점수로 바꾸어서 규준을 작성한다. IQ 85와 115 사이에는 전체 규준 집단의 사람들 중 약 몇 %가 포함된다고 가정할 수 있는가?

① 16%   ② 34%

③ 68%   ④ 96%

> ⭐ADVICE

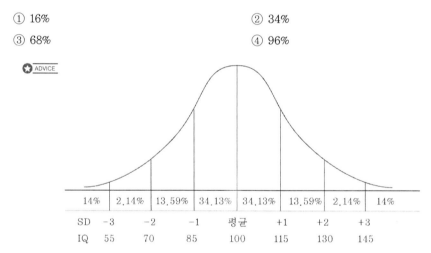

14%	2.14%	13.59%	34.13%	34.13%	13.59%	2.14%	14%
SD	-3	-2	-1	평균	$+1$	$+2$	$+3$
IQ	55	70	85	100	115	130	145

원 점수 평균 100, 표준편차 15인 표준점수로 규준을 작성할 경우 IQ 85와 115 사이에는 전체 규준 집단의 사람들 중 68.26%(약 68%)가 포함된다고 가정한다.

13 선로 잇기 검사(Trail Making Test)는 대표적으로 어떤 기능 또는 능력을 측정하기 위해 고안된 검사인가?

① 주의력   ② 기억력

③ 언어능력   ④ 시공간 처리능력

> ✪ADVICE 선로 잇기 검사(Trail Making Test : TMT)는 집중력, 정신적 추적능력을 평가한다. A형과 B형으로 되어 있다. A형은 검사지에 무작위로 배치되어 있는 숫자들을 1-2-3-4와 같이 차례대로 연결하는 것이고, B형은 숫자와 문자를 번갈아 가며 차례대로 연결하는 것으로(1-가-2-나-3-다) 검사를 마치는데 걸린 반응 시간과 오류 수가 측정된다.

14 주의력결핍 과잉행동장애(ADHD)로 진단된 아동의 경우 Wechsler 지능검사상 수행이 저하되기 쉬운 소검사는?

① 공통성   ② 숫자

③ 토막짜기   ④ 어휘

> ✪ADVICE ADHD를 가진 피검자들은 언어성 지능보다 동작성 지능이 낮으며, '상식, 공통성, 숫자, 기호쓰기' 소검사에서 저조한 수행을 보인다.

15 다음 설명에 해당하는 타당도는?

> 타당화하려는 검사와 외적 준거 간에는 상관이 높아야 하고, 어떤 검사를 실시하여 얻은 점수로부터 수검자의 다른 행동을 예측할 수 있어야 한다.

① 준거관련 타당도

② 내용관련 타당도

③ 구인 타당도

④ 수렴 및 변별 타당도

> ✪ADVICE ② 내용(관련) 타당도 : 검사 내용이 측정하고자 하는 속성을 제대로 측정하고 있는지를 전문가가 판단한다.
> ③ 구인 타당도 : 측정하고자 하는 추상적인 개념(이론)이 측정도구에 의해 제대로 측정되었는가를 파악하는 방법이다.
> ④ 수렴 및 변별 타당도 : 구인(구성) 타당도는 수렴 타당도와 변별 타당도로 나뉜다. 수렴 타당도는 동일한 특성을 상이한 방법에 의하여 측정한 검사 점수 간의 상관계수를 의미하며, 변별 타당도란 서로 다른 특성을 동일한 방법으로 측정한 검사 점수 간의 상관계수를 의미한다.

16 MMPI에서 6번과 8번 척도가 함께 상승했을 때의 가능한 해석이 아닌 것은?

① 편집증적 경향과 사고장애가 주된 임상 특징이다.

② 주요 방어기제는 투사, 외향화, 왜곡, 현실 부정이다.

③ 대인관계 특징은 친밀한 관계 형성의 어려움, 불신감, 적대감이다.

④ 남들로부터 관심과 애정을 끌고 동정을 받으려는 강한 욕구를 지니고 있다.

✿ ADVICE 6-8/8-6 코드유형은 심각한 정신병리의 가능성을 시사하며 보통 F척도가 함께 상승된다. 임상진단은 정신분열증(편집형)이며 다음으로는 분열성 혹은 편집성 성격장애이다. 타인에게 관심과 애정을 끌고 동정을 받으려는 강한 욕구를 지는 코드 유형은 1-3/3-1이다.

17 Wechsler 지능검사를 실시할 때 주의할 점과 가장 거리가 먼 것은?

① 가급적 표준화된 과정과 동일한 방식대로 실시되어야 한다.

② 검사의 이론적 배경, 적용한계, 채점방식 등에 관해 충분한 이해가 선행되어야 한다.

③ 검사도구는 그 검사를 실시하기 전까지 피검자의 눈에 띄지 않는 곳에 두어야 한다.

④ 지적인 요인을 평가하는 검사이므로 다른 어떤 검사보다 피검자와의 라포 형성은 최소화되어야 한다.

✿ ADVICE 웩슬러 지능검사는 숙련된 검사자의 진행이 필수이며 검사자와의 라포 형성이 중요하다.

18 MMPI-2에서 문항의 내용과 무관하게 응답하는 경향을 측정하는 척도는?

① F

② F(p)

③ FBS

④ TRIN

✿ ADVICE ① 비전형 척도(F : in frequency) : 규준 집단에서 매우 낮은 빈도로 응답되어지는 60개의 문항으로 구성되어 있다.

② 비전형-정신병리[F(p):Infrequency-psychopathology] 척도 : 규준 집단과 정신과 외래환자 모두 매우 낮은 빈도로 반응을 보인 문항으로 구성되어 있다.

③ 증상 타당도 척도(FBS : Fake Bad Scale) : 개인 상해 소송에서 증상 과장 가능성을 탐색하기 위해 개발되었다.

19 심리검사 사용 윤리와 가장 거리가 먼 것은?

① 자격을 갖춘 사람만이 심리검사를 사용해야 한다.

② 자격을 갖춘 사람만이 심리검사를 구매할 수 있다.

③ 쉽게 이해할 수 있고 검사 목적에 맞는 용어로 검사 결과를 제시하는 것이 좋다.

④ 검사 결과는 어떠한 경우라도 사생활 보장과 비밀유지를 위해 수검자 본인에게만 전달되어야 한다.

> ✪ ADVICE **검사 사용 시 고려할 점**
> ㉠ 피검자에게 가장 적합한 검사를 선택할 책임은 임상가에게 있다.
> ㉡ 임상장면에서의 피검자에 대한 평가는 단지 검사 결과만으로 이루어지는 것이 아니라 피검자의 행동 관찰이나 면접을 통해 얻은 자료들이 함께 고려되어야 한다.
> ㉢ 검사의 실시 및 해석
> • 검사의 보다 정확한 실시와 해석을 위해 검사자는 자신의 유능함만을 믿어서는 안 되며, 의뢰된 질문에 깔려있는 동기에 대한 철저한 연구가 필요하다.
> • 보다 유익하고 실제적인 정보를 얻기 위해 노력해야 하며, 의뢰된 질문을 폭넓은 맥락에서 이해하는 것이 무엇보다 중요하다.
> ㉣ 진단을 위해 검사를 사용할 때 주의할 점으로는 진단검사의 결과에 대해 과장된 믿음을 가져서는 안 된다.

20 주의력 손상을 측정하기 위한 검사가 아닌 것은?

① Category Test

② Digit-Span Test

③ Letter Cancellation Test

④ Visual Search and Attention Test

> ✪ ADVICE 숫자 외우기(Digit span), 글자-숫자 연결하기(Letter-Number Sequencing), 글자 소거검사(Letter Cancellation Test), 시각적 탐색과 지속적 주의 평가(Visual Search and Attention Test)는 주의력을 측정하는 검사다. 카테고리 검사(Category Test)는 전두엽 및 고위인지기능 검사에 해당한다.

1 심리평가 도구 중 최초 개발된 이후에 검사의 재료가 변경된 적이 없는 것은?

① Wechsler 지능검사

② MMPI 다면적 인성검사

③ Bender-Gestalt 검사

④ Rorschach 검사

> ✪ ADVICE 로샤 검사는 1921년 헤르만 로샤(Herman Rorschach)에 의해 처음 도입된 이후로 현재까지 10장의 잉크반점 카드를 사용한다. 이 중 카드 Ⅰ, Ⅳ, Ⅴ, Ⅵ, Ⅶ은 무채색으로 된 흑백 카드이고 카드 Ⅱ, Ⅲ은 무채색에 붉은 색이 일부 포함되어 있으며, 카드 Ⅷ, Ⅸ, Ⅹ은 전체가 유채색으로 된 색채 카드이다.

2 심리치료에 관한 연구결과로 옳은 것은?

① 모든 문제들은 똑같이 치료가 어렵다.

② 치료자의 연령과 치료성과와의 관련성은 없다.

③ 사회경제적 지위는 좋은 치료효과를 예언한다.

④ 치료자의 치료경험과 치료성과 간의 관계는 일관적이다.

> ✪ ADVICE 내담자들은 종종 특정한 연령층이나 성 혹은 특정한 문화나 종교 배경을 가진 치료자를 선호하는 경우가 있으나 치료 효과가 더 좋다는 증거는 없다.

3 치료효과에 긍정적인 영향을 미치는 유능한 치료자의 특성과 가장 거리가 먼 것은?

① 의사소통 능력

② 이론적 모델

③ 치료적 관계 형성 능력

④ 자기관찰과 관리기술

> ✪ ADVICE 연구결과들을 보면 특정한 연령이나 성별, 혹은 이론적 지향이나 배경 및 모델이 성공적인 치료 성과와 관련이 있는지는 뚜렷하지 않다.

4 Rogers의 인간중심 이론에서 치료자가 지녀야 할 주요 특성으로 틀린 것은?

① 합리성
② 진실성
③ 정확한 공감
④ 무조건적인 존중

⭐ADVICE Rogers의 인간중심 이론에 따르면 내담자가 자유롭게 자신의 감정을 표현하도록 하고, 이를 적극적으로 경청하고, 비판 없이 반영하며 존중할 때 내담자가 스스로 문제를 극복하고 성장하게 된다고 보았다. 치료자가 갖추어야 할 기본적 태도는 진실성, 무조건적인 긍정적 존중, 공감적 이해가 있다.

5 내담자의 경험에 초점을 두고 심리치료적 상호작용에서 감정이입, 따뜻함, 무조건적인 긍정적 존중을 강조한 접근은?

① 정신분석적 접근
② 행동주의 접근
③ 생물학적 접근
④ 인본주의 접근

⭐ADVICE 내담자의 경험에 초점을 두고 감정이입, 무조건적 긍정적 존중을 강조한 접근은 인본주의적 접근으로 Rogers와 Maslow가 대표적이다.

6 다음과 같은 상황에서 임상심리사에게 가장 필요한 것은?

> 개인적인 문제와 관련하여 공격적이거나 적대적인 내담자와의 관계에서 자주 갈등을 일으키며 이 때문에 심리적 고통이 심하고 업무수행이 곤란한 상황이다.

① 임상실습훈련에 참여
② 지도감독에 참여
③ 소양교육에 참여
④ 개인심리치료에 참여

⭐ADVICE 상담자는 개인적인 문제가 내담자와의 치료적 관계에 악영향을 미치지 않도록 개인적 심리치료 과정을 거치는 것이 바람직하다.

답 1.④ 2.② 3.② 4.① 5.④ 6.④

7 심리평가의 해석 과정에 대한 설명으로 틀린 것은?

① T 점수의 평균은 50점, 표준편차는 10점이 된다.
② 개인내간 차이는 각 하위척도 점수를 표준점수로 환산하여 오차를 없앤 뒤 절댓값을 산출한다.
③ 외적 준거로 채택한 검사에서 받을 수 있는 점수를 좀 더 정확하게 추정하려면 회귀방정식을 이용해야 한다.
④ 심리검사의 점수는 절대성이 있는 것이 아니고 상대적으로 비교한 측정치로 상대성을 포함한다.

> ⭐ADVICE 심리평가의 결과해석 시 개인내적 차이를 알아보기 위해서는 표준오차를 사용하여 어떤 사람의 두 하위척도 점수 간의 차이를 통계적으로 해석한다.

8 다음 중 접수면접에서 반드시 확인되어야 할 사항과 가장 거리가 먼 것은?

① 인적사항
② 주 호소문제
③ 내원하게 된 직접적 계기
④ 문제의 원인으로 추정되는 어린 시절의 경험

> ⭐ADVICE 접수면접은 가장 적절한 치료나 중재 계획을 세우기 위해 환자의 증상이나 문제를 이해하기 위해 실시한다. 내담자의 인적사항, 내담자의 호소문제, 내원하게 된 직접적 계기, 문제의 원인, 호소문제와 관련된 개인사 및 가족관계, 외모 및 행동 등을 확인한다.

9 다음과 관련된 치료적 접근은?

> 치료과정에서 내담자의 열등감 극복을 주요과제로 상정하며, 보상을 향한 추구 행동으로서의 생활방식을 변화시키는데 주목한다.

① Erikson의 심리사회적 발달이론
② Freud의 정신분석학
③ Adler의 개인심리학
④ 대상관계이론

> ⭐ADVICE Alder는 자신의 부족한 점을 인정하고 그것을 극복하려는 과정을 통해 개인들이 궁극적으로 심리적 건강과 자기완성을 달성하게 된다고 하면서 '열등감의 극복'을 개인심리학의 주요 개념으로 다루었다.

10 최초의 심리진료소를 설립함으로써 임상심리학의 초기발전에 직접적으로 중요한 공헌을 한 인물은?

① Kant
② Witmer
③ Mowrer
④ Miller

> ★ADVICE 라이트너 위트머(Lightner Witmer)가 1896년에 펜실베니아 대학교에 첫 심리진료소를 개설하면서 임상심
> 리학이 시작되었다. 위트머(Witmer)는 아동의 학습문제 및 학교에서의 어려움을 돕기 위한 아동 프로그
> 램을 개발하였고, 연구증거에 기반한 중재와 진단전략을 사용하였다.

11 다음은 자문의 모델 중 무엇에 관한 설명인가?

> • 자문가와 자문요청자 간에 보다 분명한 역할이 있다.
> • 자문가는 학습이론이 어떻게 개인, 집단 및 조직의 문제에 실질적으로 적용될 수 있는지를 가르
>   치고 보여주는 인정된 전문가이다.
> • 문제해결에 대한 지식에 있어 자문가와 자문요청자 간에 불균형이 있다.

① 정신건강 모델
② 행동주의 모델
③ 조직 모델
④ 과정 모델

> ★ADVICE 자문의 주요 모델
> ⊙ **정신건강 모델** : 피자문자에게 문제해결의 능력이 있다고 가정하며 자문가와 자문요청자 간의 관계는
>   평등하며 자문가는 조언과 지시를 제공하여 촉진자로서의 역할을 한다.
> ⓛ **행동주의 모델** : 자문가와 자문요청자 간에 보다 분명한 역할이 있으며, 문제해결에 있어 상호관계가 있
>   을 수 있지만 행동지식 기반에 있어서 자문가와 자문요청자 사이에는 커다란 불균형이 있다.
> ⓒ **조직인간관계 모델** : 자문가는 인간관계의 촉진자로 묘사되는데, 개인의 가치 및 태도, 집단 과정에 초
>   점을 두어 계획된 변화를 이끌어냄으로써 조직의 생산성 향상 및 사기 증진에 이바지한다.
> ⓔ **조직사고 모델** : 자문가는 시범을 보이고 훈련을 제공하는 등 보다 직접적인 개입을 통해 집단 과정을
>   촉진한다.
> ⓜ **과정 모델** : 자문가와 요청자 간의 협동을 강조한다.

답 7.② 8.④ 9.③ 10.② 11.②

12 방어기제에 대한 개념과 설명이 바르게 짝지어진 것은?

① 투사(projection) : 주어진 상황에서 결과에 대해 어쩔 수 없었다고 생각하며 행동한다.
② 대치(displacement) : 추동대상을 위협적이지 않거나 이용 가능한 대상으로 바꾼다.
③ 반동형성(reaction formation) : 이전의 만족방식이나 이전 단계의 만족대상으로 후퇴한다.
④ 퇴행(regression) : 무의식적 추동과는 정반대로 표현한다.

⭐ADVICE ① **투사**(projection) : 자신이 지닌 욕구를 다른 대상이 지닌 것으로 간주한다.
③ **반동형성**(reaction formation) : 무의식적 추동과는 정반대로 표현한다.
④ **퇴행**(regression) : 이전의 만족방식이나 이전 단계의 만족대상으로 후퇴한다.

13 직접행동관찰에 관한 설명으로 가장 적합한 것은?

① 평정하고자 하는 속성을 명확하게 정의해야 한다.
② 후광효과의 영향은 고려되지 않는다.
③ 내현적이거나 추론된 성격 측면을 평가하는데 적합하다.
④ 각각의 항목에 대해 극단적인 점수에 평정하는 경향이 있다.

⭐ADVICE 행동관찰은 문제행동의 발생 원인을 파악하기 위해 객관적인 행동관찰을 통해 문제행동을 지속하게 하는 요인을 파악하기 위한 것으로 평정하고자 하는 속성을 명확히 정의해야 한다. 행동관찰은 관찰되는 행동의 신뢰도 확보, 관찰자 효과, 후광 효과, 상황적 요인을 통제하기 어렵다는 제한점을 지닌다.

14 정상적 지능의 성인이 나머지 가족원을 살해한 사건에서 법정 임상심리학자가 가장 우선적으로 고려해야 할 사항은?

① 가족의 재산정도
② 피해자와 가해자의 평소 친분관계
③ 목격자 증언의 신빙성
④ 범행 당시 가해자의 정신상태

⭐ADVICE 법정 심리학자들은 법률적인 쟁점에 대해 심리학적인 자문, 평가 및 법정 증언 등을 한다. 법과 관련된 모든 행동이 연구대상으로, 법정에서 법적 당사자들(판사, 검사, 변호인, 증인, 피고인, 피해자 등)의 행동과 상호 작용, 배심재판(국민 참여 재판)에서 배심원 선정, 수형이나 보호관찰 등 형 집행 과정, 그리고 범죄 예측에 대한 활동 등이 포함된다. 대부분의 법정 심리학자들이 법정에 나갈 때는 학자로서가 아니라 임상가로서 출석하게 되는데, 이때 법정으로부터 요구받는 것은 피고인이 '범행 당시에 어떤 정신상태에 있었는가'와 피고인이 '재판을 계속 받을 수 있는 능력이 있는가' 그리고 '죄를 시인할 능력이 있는가'이다.

15 다음 사례에서 사용한 치료적 접근은?

> 불안을 갖고 있는 내담자를 치료하는 과정에서 체계적 둔감법을 사용하였고, 공황을 느끼고 있는 내담자에게 참여 모델링 기법을 사용했다.

① 행동적 접근
② 정신분석적 접근
③ 실존주의적 접근
④ 현상학적 접근

> ⭐ADVICE 체계적 둔감법과 모델링 기법은 행동주의 치료에서 활용한다. 체계적 둔감법은 내담자가 특정 장면에 공포를 느낄 때 이완훈련을 도입하여 낮은 단계의 불안 유발 장면에서부터 점차 높은 단계의 불안을 유발하는 장면에 이르기까지 불안감소를 유도하는 방법이다. 모델링 기법은 내담자의 문제에 대해 잘 대처하는 타인의 모습을 보여주고, 내담자로 하여금 그 사람의 모습을 모방하도록 하여 두려움을 감소시키는 방법이다.

16 상담자가 자신의 내담자와 치료를 진행하는 기간에 내담자 가족에게 식사초대를 받아 식사를 했다면 어떤 윤리원칙을 위반할 가능성이 높은가?

① 유능성
② 이중관계
③ 전문적 책임
④ 타인의 존엄성에 대한 존중

> ⭐ADVICE 이중관계는 상담관계 이외에 상담자가 내담자와 가족, 친족, 친구, 동료, 학생 등의 관계를 맺는 것을 말하는데 상담자는 내담자와의 상담관계에 영향을 줄 수 있는 다른 사적관계는 피해야 한다.

17 심리평가를 시행하는 동안 임상심리사가 취해야 할 태도와 가장 거리가 먼 것은?

① 행동관찰에서는 비일상적 행동이나 그 환자만의 특징적인 행동을 주로 기술한다.
② 관찰된 행동을 기술할 때 구체적인 용어로 설명하는 것이 바람직하다.
③ 평가상황에서의 일상적인 행동을 평가보고서에 기록하는 것이 좋다.
④ 심리검사 결과뿐만 아니라 외모나 면접자에 대한 태도, 의사소통방식 등도 기록하는 것이 좋다.

> ⭐ADVICE 평가보고서는 환자의 일상적인 행동보다는 임상적으로 유의미한 특징이나 증상을 나타내는 행동을 포함시켜야 한다.

답 12.② 13.① 14.④ 15.① 16.② 17.③

18 임상적 평가의 목적과 가장 거리가 먼 것은?

① 치료의 효과에 대한 예측(예후)
② 미래 수행에 대한 예측
③ 위험성 예측
④ 심리 본질의 발견

> ⭐ADVICE 임상심리평가는 환자 또는 내담자를 진단하고 치료를 계획하고 행동을 예측(예후, 위험성, 미래 수행 등) 하기 위해 정보를 수집하고 검토하는 과정이다.

19 아동의 바람직하지 않은 행동을 감소시키기 위해 사용할 수 있는 적합한 기법은?

① 행동연쇄(Chaining)
② 토큰경제(Token economy)
③ 과잉교정(Overcorrection)
④ 주장훈련(Assertive training)

> ⭐ADVICE 과잉교정은 바람직하지 않은 행동에 대한 책임을 강제로 지게 하기 위하여 특정 행동을 반복하여 시행시 킴으로써 문제 행동을 수정하는 것이다. 문제를 일으킨 행동의 결과를 원래의 상태로 돌리는 것, 또는 올 바르게 행동할 때까지 행동을 강제로 반복하여 시키는 방법 등이 사용된다.

20 행동평가에 관한 설명으로 틀린 것은?

① 목표행동을 정확히 기술한다.
② 행동의 선행조건과 결과를 확인한다.
③ 법칙정립적(nomothetic) 접근에 기초한다.
④ 특정상황에 대한 개인의 행동에 초점을 맞춘다.

> ⭐ADVICE 행동평가는 법칙정립적 접근에 기초하지 않고 행동에 대한 상황적 결정 요인을 강조한다.
> ㉠ 행동평가는 행동주의 이론에 근거를 두고 있다.
> ㉡ 특수한 상황에서 나타나는 개인의 구체적인 행동, 사고, 감정 및 생리적 반응에 관심을 가지며 이를 기술적인 용어로 설명한다.
> ㉢ 개인적 요인 및 상황적 요인이 문제행동과 상호교환적으로 영향을 미친다고 주장한다.
> ㉣ 행동의 결과 뿐만 아니라 선행사건들, 즉 관심행동을 이끈 선행조건에 대해 분석한다. 선행사건은 특 정 행동을 표출하게 하는 기회를 제공하며, 결과는 행동을 유지하거나 강화한다.
> ㉤ 행동평가에서는 관찰해야 할 분명한 표적행동을 규명해야 하며, 이를 위해 표적행동에 대한 조작적 정 의가 필요하다.

1 진로지도 및 진로상담의 일반적인 목표와 가장 거리가 먼 것은?

① 내담자 자신에 관한 보다 정확한 이해를 높인다.
② 합리적인 의사결정능력을 높인다.
③ 일과 직업에 대한 올바른 가치관을 형성하는데 도움을 준다.
④ 이미 선택한 진로에 대해 후회하지 않도록 유도한다.

> ✪ ADVICE 진로지도 및 상담의 목표
> ㉠ 자기 자신에 관한 정확한 이해 증진 : 자기개념의 구체화를 통해 자신의 현실적인 개념을 형성하도록 하며, 자신의 성격, 능력, 적성, 흥미 등을 이해하도록 한다.
> ㉡ 일(직업)의 세계에 대한 이해 증진 : 현대사회에서 정치적·경제적·사회적 측면을 통해 요구되는 다양하고 복잡한 일의 세계를 이해하는 동시에 그 변화의 흐름에 적응하도록 한다.
> ㉢ 합리적인 의사결정 능력의 증진 : 일(직업)의 세계에 대한 다양한 정보들을 적절히 활용하여 최선의 선택이 이루어지도록 의사결정 기술의 습득을 돕는다.
> ㉣ 정보탐색 및 활용 능력의 함양 : 내담자 스스로 일(직업)의 세계에 대한 정보를 탐색할 수 있는 방법을 알려주고, 이를 수집, 활용할 수 있는 방법을 체득하도록 돕는다.
> ㉤ 일과 직업에 대한 올바른 가치관 및 태도 형성 : 직업에 대한 올바른 의식과 건전한 가치관을 습득하도록 하여 바람직한 직업윤리를 형성하도록 한다.

2 사회 공포증 치료에서 지금까지 피해왔던 상황을 더 이상 회피하지 않고 직면하게 하는 행동수정 기법은?

① 노출훈련
② 역할연기
③ 자동적 사고의 인지재구성 훈련
④ 역기능적 신념에 대한 인지재구성 훈련

> ✪ ADVICE 노출훈련은 내담자가 두려워하는 자극이나 상황에 반복적으로 노출시켜 직면하게 함으로써, 자극과 상황에 대한 불안을 감소시키는 방법이다. 노출법에는 실제상황 노출법, 상상적 노출법, 점진적 노출법, 급진적 노출법이 있다.

답 18.④ 19.③ 20.③ / 1.④ 2.①

3 주요 상담이론과 대표적 학자들이 바르게 짝지어지지 않은 것은?

① 정신역동이론 - Freud, Jung, Kemberg
② 인본(실존)주의이론 - Rogers, Frankl, Yalom
③ 행동주의 이론 - Watson, Skinner, Wolpe
④ 인지치료이론 - Ellis, Beck, Peris

⭐ ADVICE Peris는 형태치료의 대표자로 만약 사람들이 성숙하기를 원한다면 생활에서 자신의 방식을 발견해야 하며, 개인적 책임능력을 받아들여야만 한다고 전제한다. 형태치료는 실존치료의 한 부류이며 기본 목표는 내담자 스스로 자신이 경험하고 행하고 있는 것에 대해 인식을 하는 것이다. 이 인식을 통해 그들이 변화할 수 있다는 것을 알고 자기 이해를 획득할 수 있다는 것이다.

4 성폭력에 관한 설명으로 옳은 것은?

① 성폭력은 성적 자기결정권의 침해이다.
② 끝까지 저항하면 강간은 불가능하다.
③ 성폭력의 피해자는 여성뿐이다.
④ 강간은 낯선 사람에 의해서만 발생한다.

⭐ ADVICE 성폭력은 성을 매개로 상대방의 의사에 반해 이뤄지는 모든 가해행위로 성희롱, 성추행, 성폭행 등을 모두 포괄한다. 성폭력은 개인이 사회적 관행이나 타인에 의해 강요받거나 지배받지 않으면서, 자신의 의지나 판단에 따라 자율적이고 책임있게 자신의 성적 행동을 결정하고 선택할 권리인 성적 자기결정권을 침해하는 행위다.

5 상담의 일반적인 윤리적 원칙에 해당하지 않는 것은?

① 자율성(autonomy)
② 무해성(nonmaleficence)
③ 선행(beneficience)
④ 상호성(mutuality)

⭐ ADVICE 상호성이란 서로 대등하고 의존하는 두 개인이, 상호 교류를 통해 각각 자기를 성장 발달시켜가고, 서로 간의 대립, 갈등을 겪으면서 정체성을 확립해가는 것을 의미한다. 따라서 상담자와 내담자 사이의 상호성은 요구되지 않는다.

6 문화적으로 다양한 집단이 참여하는 집단상담에서의 기본 전제로 적합하지 않은 것은?

① 상담자보다 내담자에 대해서만 기본가정(문화, 인종, 성별 등)을 고려해야 한다.
② 모든 인간의 만남은 그 자체가 다문화적이다.
③ 사람들의 문화적 배경을 고려해야 한다.
④ 지도자는 다문화적 관점을 갖고 있어야 한다.

⭐ADVICE 미국의 상담 및 심리치료 분야에서는 다문화 상담에 대한 끊임없는 관심과 연구가 진행되고 있다. 상담교육기관들은 전문 상담가들에게 문화적인 배경이 다른 사람들을 위한 철저한 교육을 제공해야 할 것을 촉구하고 있다. 다문화 상담에 있어서 내담자 뿐만 아니라 상담자의 문화적 차이에 대한 문제는 매우 중요한 과제로 등장하고 있다.

7 Satir의 의사소통모형에서 스트레스를 다룰 때 자신의 스트레스를 무시하고 다른 사람에게 힘을 넘겨주며 모두에게 동의하는 말을 하는 의사소통 유형은?

① 초이성형
② 일치형
③ 산만형
④ 회유형

⭐ADVICE 사티어(Satir)의 의사소통유형 분류에서 회유형, 초이성형, 비난형, 산만형은 역기능적 의사소통 유형이고, 일치형은 기능적인 의사소통 유형에 해당된다.
　㉠ **초이성형** : 자신이나 다른 사람을 낮게 평가하고 지나치게 합리적인 상황만을 중시한다.
　㉡ **일치형** : 나 스스로가 주체적으로 타인과 관계를 갖고 접촉하고, 직접적으로 사람과 연결을 맺는다.
　㉢ **산만형** : 마치 위협이 존재하지 않는 것처럼 행동하고 지나치게 즐거워하거나 익살맞은 행동을 해서 오히려 의사소통에 혼란이 생긴다.
　㉣ **회유형** : 자신의 내적 감정이나 생각을 무시하고, 다른 사람에게 힘을 넘겨주며, 모두에게 동의하는 말을 한다.

🅐 3.④ 4.① 5.④ 6.① 7.④

8 다음 대화에서 상담자의 반응은?

> 내담자 : (흐느끼며) 네, 의지할 사람이 아무도 없어요…
> 상담자 : (부드러운 목소리로) 외롭군요…

① 해석
② 재진술
③ 요약
④ 반영

> ⚙️ ADVICE 반영은 내담자가 자신의 느낌을 더 잘 표현하고, 이해하도록 격려하기 위하여 말하고 있는 것에 대한 느
> 낌을 전하는 것을 말한다.
> ① 해석 : 내담자가 자신의 문제를 보다 잘 이해하고 효과적으로 해결할 수 있도록 내담자가 말한 경험 내
> 용에 새로운 의미와 관련성을 부여하여 언급하는 것이다.
> ② 재진술 : 내담자가 말한 내용에 대해 상담가가 이해한 말로 다시 바꾸어 말해주는 것이다.
> ③ 요약 : 몇 가지 논점들을 점검하여 정리하고, 공통된 전반적인 주제를 강조하고자 할 때 사용된다.

9 병적 도박에 관한 설명으로 틀린 것은?

① 대개 돈의 액수가 커질수록 더 흥분감을 느끼며, 흥분감을 느끼기 위해 액수를 더 늘린다.
② 도박행동을 그만두거나 줄이려고 시도할 때 안절부절 못하거나 신경이 과민해진다.
③ 병적 도박은 DSM-5에서 반사회성 성격장애로 분류된다.
④ 병적 도박은 전형적으로 남자는 초기 청소년기에, 여자는 인생의 후기에 시작되는 경우가 많다.

> ⚙️ ADVICE DSM-IV에서는 병적 도박이 충동조절장애의 하위 유형이었으나 DSM-5에서는 도박장애가 물질 관련 및
> 중독장애의 하위유형으로 분류된다. 이는, 도박행동이 남용약물에 의해 활성화되는 것과 유사한 보상체제
> 를 활성화시키고, 물질사용장애에 의해 산출되는 것과 비슷한 것으로 보이는 일부 행동 증상을 산출한다
> 는 증거를 반영하고 있다.

10 다음에 해당하는 인지적 왜곡은?

> 길을 가다가 어떤 모르는 사람들이 웃고 있다면, 자신과 그 사람들은 아무런 관련이 없음에도 불구하고, 그 사람들이 자신을 욕하면서 비웃고 있다고 생각하는 것

① 극대화
② 예언자의 오류
③ 개인화
④ 이분법적 사고

⭐ADVICE 인지적 오류

인지적 오류의 유형	설명
흑백논리적 사고 (이분법적 사고)	생활사건의 의미를 이분법적인 범주 중의 하나로 해석하는 오류
과잉일반화	한두 번의 사건에 근거하여 일반적인 결론을 내리고 무관한 상황에도 그 결론을 적용시키는 오류
정신적 여과	여러 가지 일 중에서 일부만을 뽑아내어 상황 전체를 판단하는 오류
의미확대/의미축소	어떤 사건의 의미나 중요성을 실제보다 지나치게 확대하거나 축소하는 오류
개인화	자신과 무관한 사건을 자신과 관련된 것으로 잘못 해석하는 오류
잘못된 명명	사람의 특성이나 행위를 기술할 때 과장되거나 부적절한 명칭을 사용하는 오류
독심술	충분한 근거 없이 다른 사람의 마음을 마음대로 추측하고 단정짓는 오류
예언자적 오류	충분한 근거 없이 미래에 일어날 일을 단정하고 확신하는 오류
감정적 추론	충분한 근거 없이 막연히 느껴지는 감정에 근거하여 결론을 내리는 오류

11 청소년 상담시 대인관계 문제해결을 위한 상담전략에 관한 설명으로 틀린 것은?

① 정서적 개입 : 문제의 신체적 요소에 초점을 맞춘 신체 인식활동도 포함한다.
② 인지적 개입 : 내담자가 자신이 처한 상황이나 사건, 사람, 감정 등에 대해 지금과 다르게 생각하도록 돕는다.
③ 행동적 개입 : 내담자에게 비생산적인 현재의 행동을 통제하게 하거나 제거하게 함으로써 새로운 행동이나 기술을 개발하도록 돕는다.
④ 상호작용적 개입 : 습관, 일상생활 방식이나 다른 사람과의 상호작용 패턴을 수정하도록 한다.

⭐ADVICE 습관, 일상생활 방식이나 다른 사람과의 상호작용 패턴을 수정하도록 하는 것은 행동적 개입이다. 상호작용적 개입은 다른 사람, 또는 상황에 대한 관계 패턴을 다룬다. 개입의 자료로서 내담자의 가족, 직업장면, 이웃사람, 교회, 또는 어떤 상호작용 패턴이 일어날 수 있는 사회적 상황 등이다.

답 8.④ 9.③ 10.③ 11.④

12 개인의 일상적 경험구조, 특히 소속된 분야에서 특별하다고 간주되던 사람들의 일상적 경험구조를 상세하게 연구하고자 하는 목적에서 생겨난 심리상담의 핵심적인 전제조건에 해당하는 것은?

① 매순간 새로운 자아가 출현하고 새로운 경험을 할 때마다 우리는 새로운 위치에 있게 된다.

② 어린 시절의 창조적 적응은 습관적으로 알아차림을 방해한다.

③ 내담자로 하여금 문제를 해결하는 것뿐만 아니라 그 문제를 유지시키는 보다 근본적인 기술을 변화시키도록 돕는 것이 중요하다.

④ 개인은 마음, 몸, 영혼으로 이루어진 체계이며, 삶과 마음은 체계적 과정이다.

⭐ADVICE 자아초월심리학은 정신분석과 행동주의 심리학, 인본주의 심리학의 한계를 넘어 인간의 조건인 생물, 심리, 사회, 영적인 연속체로서의 몸, 마음, 영혼 그리고 영을 다 포괄하며, 통합함으로써 인간의 정신을 보다 포괄적으로 이해하는 심리학 분야다. 인간은 건전한 개인적 성장과 발달을 이루고 나면 궁극적으로 인격적 자아를 초월하는 정체성을 경험하는 것이 가능하다고 본다.

13 상담초기에 상담관계 형성에 필요한 기법과 가장 거리가 먼 것은?

① 경청하기
② 상담에 대한 동기부여하기
③ 핵심 문제 해석하기
④ 무조건적인 긍정적 존중하기

⭐ADVICE 상담초기에는 상담관계를 형성하기 위해 관심 기울이기, 적극적 경청, 무조건적인 긍정적 존중 등을 통해 내담자에게 일관된 관심과 공감적인 반응을 나타내야 한다.

14 Adler 개인심리학의 기본 가정에 해당하지 않는 것은?

① 개인은 무의식과 의식, 감정과 사고, 행동이 각각 분리되어 있는 것으로 본다.

② 인간은 미래 목표를 향해 나아가는 창조적인 존재라고 본다.

③ 현실에 대한 주관적 인식을 강조하며 현상학적 접근을 취한다.

④ 인간은 기본적으로 공동체 의식, 즉 사회적 관심을 지닌 존재라고 본다.

⭐ADVICE Adler는 개인심리학에서 인간의 특성을 분리관계로 보지 않고 자신만의 독특한 생활양식(life style)에 의해 생의 목표를 설정하여 전체성과 통일체를 형성하는 존재로 보았다. 이는, 인간의 행동, 사고, 감정을 하나의 일관된 전체로 보는 것이다.

15 중독에 대한 동기 강화 상담의 기본 기법 4가지(OARS)에 포함되지 않는 것은?

① 인정   ② 공감

③ 반영   ④ 요약

> **ADVICE** 동기 강화 상담 … 행동의 변화를 위하여 내담자가 경험하는 변화에 대한 양가감정을 탐색하고 해결해 가는 과정을 통해 개인에게 내재된 변화동기를 강화하는 상담접근이다. 기법은 열린 질문하기(open question), 인정하기(affirming), 반영하기(reflecting), 요약하기(summarizing)이다.

16 직업발달을 직업 자아정체감을 형성해 나가는 계속적 과정으로 보는 이론은?

① Ginzberg의 발달이론

② Super의 발달이론

③ Tiedeman과 O'Hara의 발달이론

④ Tuckman의 발달이론

> **ADVICE** 타이드만과 오하라는 직업발달의 단계는 연령과 관계없이 문제의 성질에 의해 좌우되며, 일생동안 여러 번 반복될 수 있다는 입장을 취한다. 직업정체감의 형성과정을 문제를 정하고 정보를 수집하며 대안을 평가는 '예상기'와 예상기에서 내린 잠정적 결정을 실천에 옮기는 '실천기'로 구분하였다.

17 면접기법에 대한 설명으로 틀린 것은?

① 구체적인 내용의 해석은 상담관계가 형성되는 중반까지는 보류하는 것이 일반적이다.

② 감정의 명료화에서 내담자가 원래 제시한 것보다 더 많은 의미를 추가하여 반응하는 것은 삼갈 필요가 있다.

③ 내담자의 성격을 파악하지 못했거나 해석의 실증적 근거가 없을 때는 해석을 하지 말아야 한다.

④ 상담자의 반영, 명료화, 직면, 해석은 별개가 아니라 반응 내용의 정도와 깊이에 차이가 있을 뿐이다.

> **ADVICE** 명료화는 내담자의 말 속에 포함되어 있는 불분명한 내용에 대해 상담자가 그 의미를 분명하게 밝히려는 것을 말한다. 명료화는 내담자의 탐색 촉진 의도와 상담자의 이해 증진 의도를 반영하기 때문에 내담자가 원래 제시한 것보다 더 많은 의미가 추가될 수도 있다.

18 Lazarus의 중다양식 상담에 관한 설명으로 틀린 것은?

① 성격의 일곱가지 양식은 행동, 감정, 감각, 심상, 인지, 대인관계, 약물/생물학 등이다.

② 사람은 개인이 타인들과의 긍정적이거나 부정적인 상호작용의 결과들을 관찰함으로써 무엇을 할 것인지를 배운다고 본다.

③ 사람들은 고통, 좌절, 스트레스를 비롯하여 감각자극이나 내적 자극에 대한 반응을 나타내는 식별역이 유사하다.

④ 행동주의 학습이론과 사회학습이론, 인지주의의 영향을 많이 받았으며, 그 외 다른 치료기법들도 절충적으로 사용한다.

> ✪ ADVICE Lazarus의 중다양식치료의 기본전제는 내담자들은 보통 여러 가지 특수한 문제들로 고통을 받고 있으므로 그 문제들을 다룰 때에는 여러 가지 특수한 치료법들을 동원해야 한다는 것이다. 중다양식 치료자는 각 내담자마다 독특한 BASIC ID(행동, 감정, 감각, 심상, 인지, 대인관계, 약물/생물학)의 형태를 파악하여 내담자 문제를 평가해야 한다.

19 3단계 상담모델(탐색단계, 통찰단계, 실행단계)에서 탐색단계의 특징에 해당하는 것은?

① 내담자가 그들의 감정을 표현하고 복잡한 문제를 통한 그들의 생각을 표현하는 기회를 제공한다.

② 내담자들이 새로운 밝은 면을 볼 수 있도록 돕는다.

③ 내담자에게 어떤 사건을 만드는데 원형을 제공하고 그들이 더 좋은 선택을 할 수 있도록 돕는다.

④ 내담자가 왜 그들이 행동하고, 생각하고, 느끼는가에 관하여 이해할 수 있게 해준다.

> ✪ ADVICE **3단계 상담모델**
> ㉠ **탐색** : 내담자가 자신의 감정과 생각을 표현하도록 경청, 개방형 질문, 재진술, 감정의 반영 기법을 활용한다.
> ㉡ **통찰** : 내담자 자신이 인정하고 싶지 않았던 감정이나 욕구를 자각하도록 도전, 해석, 즉시성 등의 기법을 활용한다.
> ㉢ **실행** : 내담자의 삶에서 필요로 하는 변화를 만들기 위해 배운 것을 행동으로 옮길 수 있도록 과제 제시, 정보 및 피드백을 제공한다.

20 청소년을 대상으로 한 자살위험 평가에 대한 설명으로 틀린 것은?

① 개별적으로 임상 면담을 실시한다.

② 자살 준비에 대한 구체적인 질문은 자살가능성을 높일 수 있으므로 피한다.

③ 자살의도를 유보하고 있는 기간이라면 청소년의 강점과 자원을 탐색한다.

④ 자살에 대해 생각할 수 있으나 행동으로 실천하지 않겠다는 구체적인 약속을 한다.

★ADVICE 자살위험 평가 시 내담자와 친밀한 관계를 유지하고 상담형태로 이끌어나가야 한다. 이러한 관계 형성은 내담자가 자신의 자살감정을 잘 표현할 수 있도록 도와주어 상담자를 신뢰하도록 만든다. 평가 상담 시 자살이라는 용어 사용을 꺼리거나 회피할 경우 오히려 내담자가 자살에 대한 응답을 회피하게 만드는 것으로 알려져 있다. 따라서 상담자가 솔직담백하게 자살의도 및 자살준비와 관련된 대화를 하면서 내담자의 신뢰를 얻어야 한다.

답 18.③ 19.① 20.②

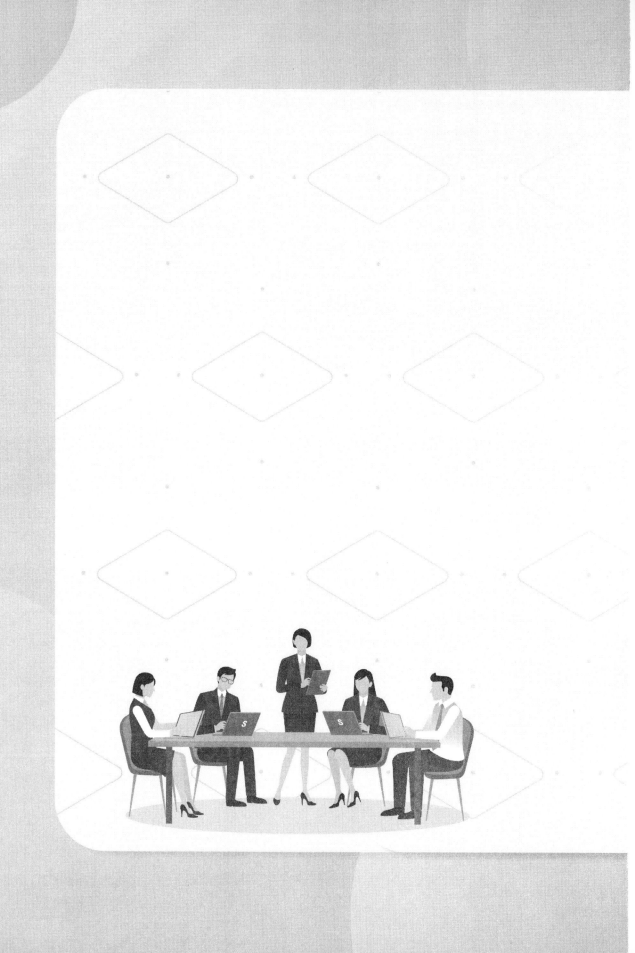

XII

2019년 8월 4일 시행

1 다음은 무엇에 관한 설명인가?

> 물속에서 기억한 내용을 물속에서 회상시킨 경우가 물 밖에서 회상시킨 경우에 비해서 회상이 잘 된다.

① 인출단서효과
② 맥락효과
③ 기분효과
④ 도식효과

ADVICE 맥락효과란 학습이나 경험을 했던 상황/환경과 같은 상황/환경에서 그 내용을 더 잘 회상해내는 현상을 의미한다.
  ① **인출단서효과** : 인출단서란 저장된 정보를 연합하고 마음 속에 있는 정보를 가져오도록 도와주는 외적 준거를 의미한다.
  ③ **기분효과** : 상태 의존 학습에 따르면 무언가를 외울 때의 기분과 기억해낼 때의 기분이 비슷한 상태일 때 기억 회상이 더 잘 된다는 사실을 보여준다.
  ④ **도식효과** : 사람들은 새로운 사건이나 대상을 부호화하거나 회상할 때 자신의 도식에 맞게 해석한다.

2 호감에 영향을 미치는 요인과 가장 거리가 먼 것은?

① 물리적 근접성
② 유사성
③ 상보성
④ 내향성

ADVICE 호감을 느끼게 하는데 중요한 4가지 요소
  ㉠ **근접성** : 물리적으로 근접해 있을수록 자주 만날 수 있고, 자주 만나는 만큼 친숙해지게 된다.
  ㉡ **신체적 매력(외모)** : 사람들은 신체적으로 매력적인 사람을 좋아함. 외모는 동성보다는 이성 간의 관계에서, 그리고 관계 초기에 상대적으로 더 큰 영향력을 지닌다.
  ㉢ **유사성** : 사람들은 태도, 가치관, 성격 또는 배경 등이 자신과 비슷하다고 지각하는 사람을 좋아하는 경향이 있다.
  ㉣ **상대의 호의** : 호감의 상호성으로, 자신을 좋아하고 긍정적으로 평가하는 사람을 좋아하는 경향이 있다.

3 뉴런이 휴식기에 있을 때의 상태로 옳은 것은?

① 칼륨 이온이 뉴런 밖으로 나간다.
② 나트륨 이온이 뉴런 안으로 밀려온다.
③ 뉴런이 발화한다.
④ 뉴런 내부는 외부와 비교하여 음성(−)을 띠고 있다.

⭐ADVICE 세포 외부에 나트륨이 많기 때문에 안으로 확산되어 들어올 경우 세포 내부는 덜 음성적이게 된다. 이때 원형질막이 탈분극 되었다고 한다. 만일 칼륨 통로가 열린다면, 세포 내부에 많은 칼륨 이온이 확산되어 나가게 되고 세포 내부는 더 음성을 띄게 된다. 이를 과분극이라고 한다.

4 Freud의 발달이론에서 오이디푸스 갈등을 경험하는 시기는?

① 구강기   ② 항문기
③ 남근기   ④ 잠복기

⭐ADVICE 남근기(3 ~ 6세)에 남아는 '오이디푸스 콤플렉스(Oedipus complex)'로 인해 거세불안을 경험하고, 여아는 '엘렉트라 콤플렉스(Electra complex)'로 인해 남근선망을 경험한다.

5 Ainsworth의 낯선 상황 실험에서 낯선 장소에서 어머니가 사라졌을 때 걱정하는 모습을 약간 보이다가 어머니가 돌아왔을 때 어머니를 피하는 아이의 애착 유형은?

① 안정 애착
② 불안정 혼란 애착
③ 불안정 회피 애착
④ 불안정 양가 애착

⭐ADVICE 애인스워스(Ainsworth)는 낯선 환경에서 엄마가 있을 때와 없을 때, 그리고 엄마와 떨어졌다 다시 만났을 때의 아기 행동을 관찰한 뒤 세 가지로 애착 유형을 구분했다.
　ⓘ **안정 애착**(securely attachment) : 엄마가 있을 때 호기심을 갖고 낯선 환경을 탐색하며, 엄마와 떨어질 경우 울거나 찾기는 하지만 엄마가 돌아온 이후 쉽게 진정하고 다시 놀이 활동에 집중한다.
　ⓛ **회피 애착**(avoidant attachment) : 엄마가 없어도 전혀 관심을 보이지 않고 오히려 낯선 사람을 친근하게 대한다. 엄마가 돌아와도 시선을 돌리는 등 무관심한 모습을 보인다.
　ⓒ **양가적 애착**(ambivalent attachment) : 엄마가 있어도 낯선 환경을 탐색하지 않으며 엄마와 떨어질 경우 매우 힘들어하고 울기 시작한다. 엄마가 돌아와도 계속 울면서 안아달라고 했다가 몸부림치며 피하는 등 양면적인 모습을 보인다.

답 1.② 2.④ 3.④ 4.③ 5.③

6 Freud의 세 가지 성격 구성요소 중 현실 원리를 따르는 것은?

① 원초아(id)

② 자아(ego)

③ 초자아(superego)

④ 원초아(id)와 자아(ego)

⭐ADVICE **Freud의 성격 구성요소**
  ㉠ **원초아(id)** : 무의식적 정신 에너지의 저장소이며 쾌락의 지배를 받아 현실에 의해서 구속받지 않고 즉각적 만족을 추구한다(쾌락 원리).
  ㉡ **자아(ego)** : 현실적인 적응을 담당하며 원초아와 초자아와의 균형을 유지하고 둘 간의 갈등을 중재하는 역할을 한다(현실 원리).
  ㉢ **초자아(super ego)** : 자아로 하여금 현실적인 것뿐만 아니라 이상적인 것도 고려하도록 이끌고 행위를 판단하게 하는 도덕적 규범과 같다(도덕 원리).

7 혼자 있을 때 보다 옆에 누가 있을 때 과제의 수행이 더 우수한 것을 일컫는 현상은?

① 몰개성화

② 군중 행동

③ 사회적 촉진

④ 동조 행동

⭐ADVICE 사회적 촉진이란 타인이 존재할 때 과제를 더 잘 수행하는 현상을 의미한다. 혼자 무엇을 수행하는 경우보다 집단 속에서 타인이 존재하거나 우리를 관찰한다고 느낄 때, 각성(흥분)이 되어 수행이 촉진될 수 있다. 이 현상은 단순한 성질의 과제에서 특히 잘 나타난다.

8 잔인한 아버지가 자식을 무자비하게 때리면서 매질이 자식을 위한 것으로 확신하고 있다고 하는 것처럼, 자기 자신의 감정이나 행위를 보다 허용 가능한 것으로 해석하는 방어기제는?

① 투사   ② 반동형성

③ 동일시   ④ 합리화

⭐ADVICE 합리화는 수용하기 어려운 욕망에 대해 그럴듯한 현실적 이유를 붙여 그 행동을 정당화하고 불안을 회피하는 방어기제다.
  ① **투사** : 자신이 지니고 있는 감정이나 욕구가 상대에게 있다고 여기는 경우이다.
  ② **반동형성** : 자신의 욕망과 반대로 행동한다.
  ③ **동일시(동일화)** : 자신이 존경하는 대상과 강한 정서적 유대를 형성하여 모방함으로써 만족을 추구한다.

9 놀이방에서 몇 명의 아동에게 몇 가지 인형을 주어 노는 방법의 변화를 1주일에 1시간씩 관찰하는 연구방법은?

① 실험법　　　　　　　　　　　　② 자연관찰법
③ 실험관찰법　　　　　　　　　　④ 설문조사법

ADVICE 실험관찰법은 한 개 이상의 독립변수와 한 개 이상의 종속변수와의 인과관계를 밝히는 연구방법으로, 독립변수를 조작하여 종속변수에 대한 그 조작의 효과를 관찰하고 측정하는 방법을 말한다. 놀이방에서 아동에게 준 인형은 독립변수고, 이에 따른 노는 방법의 변화는 종속변수다.

10 연결망을 통해 원하는 만큼 많은 수의 표본을 추출하는 방법은?

① 눈덩이표집(snowball sampling)
② 유의표집(purposive sampling)
③ 임의표집(convenient sampling)
④ 할당표집(quota sampling)

ADVICE 눈덩이표집은 처음에는 소규모의 응답자집단으로 시작하여 다음에는 이 응답자들을 통해 비슷한 속성을 가진 다른 사람들을 소개하도록 하고, 이들을 대상으로 조사하는 표집방법이다.

11 아동으로 하여금 매일 아침 자신의 침대를 정리하도록 하는데 효과가 있는 것을 모두 고른 것은?

> 처벌, 긍정적 강화, 부정적 강화, 모방

① 처벌
② 처벌, 긍정적 강화
③ 처벌, 긍정적 강화, 부정적 강화
④ 처벌, 긍정적 강화, 부정적 강화, 모방

ADVICE 처벌, 긍정적 강화, 부정적 강화, 모방 모두 행동주의 학습에 해당이 되며, 강화와 처벌은 조작적 조건 형성을 바탕으로 하고, 모방은 사회학습 이론을 바탕으로 한다.

답 6.② 7.③ 8.④ 9.③ 10.① 11.④

12 Maslow의 5단계 욕구 중 "금강산도 식후경"이라는 속담의 의미와 일치하는 욕구는?

① 생리적 욕구   ② 안전의 욕구

③ 자기실현의 욕구   ④ 소속 및 애정의 욕구

     ★ADVICE **Maslow의 5단계 욕구**
         ㉠ **생리적 욕구** : 의식주 생활에 관한 욕구 즉, 본능적인 욕구 단계
         ㉡ **안전의 욕구** : 신체적, 정서적인 안전을 추구하는 욕구 단계
         ㉢ **소속감과 애정의 욕구** : 조직이나 단체에 소속되어 소속감을 느끼고 사람들과 애정을 나누고자 하는 욕구 단계
         ㉣ **존경의 욕구** : 인정받고자 하는 욕구 단계
         ㉤ **자아실현의 욕구** : 자신의 재능과 잠재력을 발휘하여 성취하고 자기만족을 하고자 하는 욕구

13 무작위적 반응 중에서 긍정적 결과가 뒤따르는 반응들을 통해서 행동이 증가하는 학습법칙은?

① 시행착오 법칙   ② 효과의 법칙

③ 연습의 법칙   ④ 연합의 법칙

     ★ADVICE 손다이크는 유기체는 문제해결과정에서 시행착오를 통해 최적의 방법을 추구해나간다고 보았으며(시행착오학습), 문제해결 뒤 주어지는 보상에 대한 만족이 클수록 조건형성이 잘 이루어진다고 설명하였다(효과의 법칙).

14 두 변인 간의 높은 정적 상관을 보이는 산포도의 형태는?

① 좌상단에서 우하단으로 가면서 흩어진 정도가 매우 큰 산포도
② 좌상단에서 우하단으로 가면서 흩어진 정도가 매우 작은 산포도
③ 좌하단에서 우상단으로 가면서 흩어진 정도가 매우 큰 산포도
④ 좌하단에서 우상단으로 가면서 흩어진 정도가 매우 작은 산포도

     ★ADVICE 두 변인 간의 높은 정적(+, 양) 상관을 보이는 산포도는 좌하단에서 우상단으로 가면서 흩어진 정도가 매우 작은 형태다.

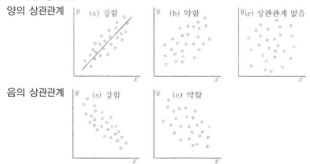

15 통계적 검증력이 증가하는 경우는?

① 표본의 크기가 작은 경우
② 각 전집 표준편차의 크기가 다른 경우
③ 양방검증 대신 일방검증을 채택한 경우
④ 제2종 오류인 β를 늘리는 경우

> ✪ ADVICE 양방검증이란 분포의 양 끝으로 기각영역을 두는 검증으로 대립가설이 영가설에서 기대되는 것으로부터 이탈되는 방향을 명세하지 않은 통계적 검증으로 비방향적 검증이라고도 한다. 일방검증이란 대립가설이 방향성을 규정하여, "특정값 이상이다 또는 이하이다"와 같이 한 쪽 방향으로 설정되어 있는 경우의 가설 검증으로 단측검증이라 한다. 정규분포에서는 좌우대칭이므로, 동일한 유의수준에서 관측값이 기각역에 속할 가능성은 단측검증이 양측검증에 비하여 두 배가 된다.

16 강화계획 중 소거에 대한 저항이 가장 큰 것은?

① 고정간격 강화계획
② 변동간격 강화계획
③ 고정비율 강화계획
④ 변동비율 강화계획

> ✪ ADVICE 소거에 대한 저항이란 보상을 철회한 뒤에도 조작 반응을 계속하려는 경향을 말한다. 소거에 대한 저항은 여러 요인에 따라 달라지지만 가장 중요한 것은 강화계획이다. 고정간격 계획이나 고정비율 계획하에서 학습된 반응은 쉽게 소거되는 반면, 변동간격 계획이나 변동비율 계획하에서 학습된 반응은 잘 소거되지 않는다. 특히, 변동비율 계획의 경우 몇 번 반응해야 강화가 나올지 모르므로 소거에 대한 저항이 가장 큰 것으로 알려져 있다.

17 방어기제와 그 예가 틀리게 짝지어진 것은?

① 대치 – 방문을 세게 쾅 닫으며 화를 내게 만든 사람이 아닌 다른 사람에게 소리 지르는 경우
② 합리화 – 자기 자신이 부정직하다고 생각하기 때문에 다른 사람도 역시 부정직하다고 판단하는 경우
③ 동일시 – 괴롭힘을 당한 아이가 다른 아이들을 괴롭히는 사람이 되는 경우
④ 승화 – 분노를 축구나 럭비 또는 신체 접촉이 이루어지는 스포츠를 함으로써 해소하는 경우

> ✪ ADVICE 합리화는 패배, 실수로 말미암아 생기는 문제에 대해 자기변호를 하기 위해 적합한 구실을 찾아 자신의 행동을 변명하거나 정상화하려는 것이다.

⊙ 답 12.① 13.② 14.④ 15.③ 16.④ 17.②

18 걸맞추기(matching) 현상과 관련된 매력의 결정요인은?

① 근접성
② 친숙성
③ 유사성
④ 상보성

⭐ADVICE 걸맞추기 현상은 데이트나 결혼에 있어서 외모나 기타 특성이 자신과 비슷한 상대를 선택하는 경향으로 유사성과 관련된다.

19 기억 정보의 인출에 대한 설명으로 옳은 것은?

① 인출 시의 맥락과 부호화 시의 맥락이 유사할 때 인출 가능성이 클 것이라는 주장을 부호화 명세성(특수성) 원리라고 한다.
② 설단현상은 특정 정보가 저장되어 있지 않다는 증거로 볼 수 있다.
③ 회상과 같은 명시적 인출방법과 대조되는 방법으로 재인과 같은 암묵적 방법이 있다.
④ 기억탐색 과정은 일반적으로 외부적 자극정보를 부호화하는 과정을 말한다.

⭐ADVICE ② 설단현상은 혀끝에서만 맴돌뿐 기억이 나지 않는 현상으로 인출실패에 해당한다.
③ 재인과 회상 모두 명시적 인출방법이다.
④ 기억탐색 과정은 장기기억의 정보를 단기기억으로 가져오는 작업을 말하며 인출방법으로는 회상기억과 재인기억이 있다.

20 특질을 기본적인 특질과 부수적인 특질로 구분하는 경우, 기본적인 특질에 해당하지 않는 것은?

① Allport의 중심 성향
② Eysenck의 외향성
③ Cattell의 원천 특질
④ Allport의 2차적 성향

⭐ADVICE 올포트의 2차적 특질(성향)은 개인의 기호와 관련된 것으로 평상시 쉽게 변화지 않는 중심 특질(성향)과 비교하여 쉽게 변할 수 있다.

1 알츠하이머병으로 인한 신경인지장애에 관한 설명으로 틀린 것은?

① 여성호르몬 estrogen과 상관이 있다.
② Apo-E 유전자 형태와 관련이 있다.
③ 허혈성 혈관 문제 혹은 뇌경색과 관련이 있다.
④ 노인성 반점(senile plaques)과 신경섬유다발(neurofibrillary tangle)과 관련이 있다.

⭐ADVICE 허혈성 혈관 문제 혹은 뇌경색과 관련된 것은 혈관성 치매로 알츠하이머병 다음으로 흔한 치매의 원인 질환으로 알려져 있다. 혈관성 치매는 치매에서 보이는 증상이 나타나며 이것이 뇌혈관 질환과 직접적인 관련이 있다는 뚜렷한 증거가 있을 때 진단한다.

2 알코올 금단에 대한 설명으로 틀린 것은?

① 과도하게 장기적으로 사용하다가 중단(혹은 감량) 후에 나타난다.
② 수시간에서 수일 이내에 진전, 오심 및 구토 등이 나타난다.
③ 알코올 금단을 경험하는 대부분의 사람들은 진전섬망을 경험한다.
④ 알코올이나 벤조디아제핀을 투여하면 금단증상이 경감된다.

⭐ADVICE 진전섬망은 장시간 심한 폭주를 계속하던 사람이 갑자기 음주를 중단했을 때 중단 후 3～7일 사이에 나타난다. 초조, 식욕부진, 떨림, 수면장애 등이 먼저 나타나고 때로는 전신경련이 나타나기도 한다. 알코올 금단 증상 중 가장 심한 형태로 알코올 금단 증상을 보이는 환자의 약 5%에서 발생하는 것으로 알려졌다.

답 18.③ 19.① 20.④ / 1.③ 2.③

3 이상행동의 설명모형 중 통합적 입장에 해당하는 것은?

① 대상관계이론
② 사회적 학습이론
③ 소인-스트레스 모델
④ 세로토닌-도파민 가설

⚙ ADVICE 이상행동 또는 문제행동을 유발하는 다양한 원인적 요인을 통합적으로 설명하려는 시도로서 취약성(소인)-스트레스 모델이 대표적이다. 장애에 걸리기 쉬운 개인적 특성인 취약성과 환경으로부터 주어지는 사회심리적 스트레스가 상호작용하여 정신장애가 유발된다는 입장이다.
  ㉠ **취약성** : 특정 장애에 걸리기 쉬운 개인적 특성으로 생물학적, 유전적, 인지적 소인 모두를 포함하며 환경과의 상호작용에서 점진적으로 형성된 신체적, 심리적 특성까지도 포함한다.
  ㉡ **심리사회적 스트레스** : 심리적 부담을 야기하는 외부 사건을 의미한다. 예로써 부모의 사망, 이혼, 실직, 전쟁, 천재지변 등이다.

4 다음 (   )에 알맞은 증상은?

> DSM-5 주요 우울 삽화의 진단에는 9가지 증상 중 5개 혹은 그 이상의 증상이 연속 2주 동안 지속되며, 증상이 사회적, 직업적, 또는 기타 중요 기능 영역에서 임상적으로 현저한 고통이나 손상을 초래한다. 여기서 말하는 9가지 증상 가운데 적어도 하나는 (   )이거나 (   )이다.

① 우울기분 – 무가치감
② 불면 – 무가치감
③ 우울기분 – 흥미나 즐거움의 상실
④ 불면 – 사고력이나 집중력의 감소

⚙ ADVICE 주요 우울 삽화
  A. 다음의 증상 가운데 5개(또는 그 이상)의 증상이 2주 내내 지속되며 이전의 기능 상태와 비교할 때 변화를 보이는 경우 증상 가운데 적어도 하나는 (1) 우울한 기분 또는 (2) 흥미나 즐거움의 상실이어야 한다.
    1. 하루 중 대부분, 그리고 거의 매일 지속되는 우울한 기분이 주관적인 보고나 객관적인 관찰에서 드러남
    2. 거의 매일, 하루 중 대부분, 거의 또는 모든 일상 활동에 대해 흥미나 즐거움이 뚜렷하게 저하됨
    3. 체중 조절을 하고 있지 않은 상태에서 현저한 체중 감소나 체중 증가, 거의 매일 나타나는 식욕 감소나 증가
    4. 거의 매일 나타나는 불면이나 과다수면
    5. 거의 매일 나타나는 정신운동초조나 지연
    6. 거의 매일 나타나는 피로나 활력(energy)이 상실
    7. 거의 매일 느끼는 무가치감 또는 과도하거나 부적절한 죄책감
    8. 거의 매일 나타나는 사고력이나 집중력의 감소, 또는 우유부단함
    9. 반복적인 죽음에 대한 생각, 구체적인 계획 없이 반복되는 자살 의도, 또는 자살 시도나 자살 수행에 대한 구체적인 계획
  B. 증상이 사회적, 직업적 또는 기타 중요한 기능 영역에서 임상적으로 심각한 고통이나 손상을 유발한다.
  C. 삽화가 물질의 생리적인 작용의 결과나 다른 의학적 상태에 의한 것이 아니다.

5 DSM-5 사회공포증 진단 기준으로 틀린 것은?

① 사회적 상황에서 수치스럽거나 당혹스런 방식으로 행동할까봐 두려워한다.

② 공포가 너무 지나치거나 비합리적임을 인식하지 못한다.

③ 공포, 불안, 회피는 전형적으로 6개월 이상 지속되어야 한다.

④ 공포가 대중 앞에서 말하거나 수행하는 것에 국한될 때 수행형 단독으로 명시한다.

> ✪ ADVICE 사회공포증은 당혹감을 줄 수 있는 특정한 사회적 상황 또는 활동 상황을 지속적으로 두려워하고 피하려 하거나, 피할 수 없는 경우에는 즉각적인 불안 반응을 보이는 질환이다. 남들에게 자세히 관찰되는 상황 에서 창피를 당할 수 있다는 생각에 두려움을 느끼게 되고 즉각적으로 공포반응이 일어난다. 본인 스스로 이러한 공포가 비합리적인 것을 인식하지만, 그 상황에서는 왜곡된 심상에 집중하게 된다.

6 이상심리학의 역사에 대한 설명으로 옳은 것은?

① Hippocrates는 정신병자에게 인도주의적 대우를 해 주어야 한다고 주장한 최초의 사람이다.

② Kraepelin은 치료와 입원이 필요한 정신장애에 대한 분류체계를 제시하였다.

③ 1939년에는 최초의 집단용 지능검사인 Wechsler 검사가 제작되었다.

④ 1948년 세계 보건 기구는 정신장애 분류체계인 DSM-I을 발표하였다.

> ✪ ADVICE ① Hippocrates는 정신장애를 세 가지 유형(조증, 우울증, 광증)으로 분류하고, 그 원인을 신체적 요인의 불균형에 있다고 보았다.
> ③ 최초의 집단 지능검사는 제1차 세계대전 중에 일반적인 지능 수준을 근거로 육군 징집자들을 분류하기 위해 개발된 Army Alpha와 Army Beta 검사다.
> ④ DSM은 미국 정신의학회(APA : American Psychiatric Association)에서 발간한 것으로 1952년의 최초 의 DSM-I부터 시작하여 II, III, IV, IV-TR을 거쳐 2013년 5월에 DSM-5까지 나왔다.

7 70세가 넘은 할아버지가 기억력 저하를 호소한다. 가장 가능성이 적은 문제는?

① 뇌경색

② 알츠하이머병

③ 주요우울장애

④ 정신병질

> ✪ ADVICE 정신병질은 1952년 반복적으로 범죄행동을 하는 사람을 통칭하는 사회병질(sociopathy)에서 시작하여 1968년 DSM-IV에서는 반사회성 성격장애의 의미로 쓰였다. 자신의 이득을 위해 타인의 권리를 쉽게 무 시하거나 침해하는 경향으로 아동기 혹은 청소년기 초기부터 꾸준히 발현된다. 형사사법적으로는 외관상 으로 정상적이고 보통 수준 이상의 지능을 지니나, 극단적으로 이기적이고 타인을 목적달성의 도구로 이 용하며 무책임, 냉담, 거짓말하는 특성을 보이는 사이코패시(psychopathy, 정신병질)로 이해된다.

답 3.③ 4.③ 5.② 6.② 7.④

8 도박장애는 DSM-5의 어느 진단 범주에 속하는가?

① 성격장애
② 파괴적, 충동조절 및 품행장애
③ 물질관련 및 중독장애
④ 적응장애

> ⭐ ADVICE DSM-5에서는 도박장애가 물질 관련 및 중독장애의 하위유형으로 분류된다. 이는, 도박행동이 남용약물에 의해 활성화되는 것과 유사한 보상체제를 활성화시키고, 물질사용장애에 의해 산출되는 것과 비슷한 것으로 보이는 일부 행동 증상을 산출한다는 증거를 반영하고 있다.

9 타인에 대한 강한 불신과 의심을 가지고 적대적인 태도를 나타내어 사회적 부적응을 나타내는 성격특성을 지닌 것은?

① 편집성 성격장애
② 조현성 성격장애
③ 반사회성 성격장애
④ 연극성 성격장애

> ⭐ ADVICE ② **조현성 성격장애** : 타인과의 친밀한 관계형성에 관심이 없고 감정표현이 부족하여 사회적 적응에 현저한 어려움을 나타낸다.
> ③ **반사회성 성격장애** : 반사회성 성격장애는 15세 이후에 시작되고, 타인의 권리를 무시하거나 침해하는 광범위한 행동 양상을 보인다.
> ④ **연극성 성격장애** : 타인의 애정과 관심을 끌기 위한 지나친 노력과 과도한 감정 표현이 주된 특징이다.

10 다음 중 정신장애에 대한 사회문화적 치료와 가장 거리가 먼 것은?

① 커플치료
② 집단치료
③ 가족치료
④ 게슈탈트치료

> ⭐ ADVICE 사회문화적 치료는 서로의 노력과 배려 및 서로의 마음을 들어주고 이해하는 시간을 통해 관계를 만들 수 있도록 돕는 치료로 커플상담, 집단상담, 가족상담, 부부상담 등에서 활용된다.

11 주의력결핍 과잉행동장애(ADHD)에 대한 설명으로 가장 적절하지 않은 것은?

① 유전성이 높다.

② 학령전기에는 과잉행동이, 초등학생 시기에는 부주의 증상이 더욱 두드러진다.

③ 페닐알라닌 수산화 효소 부족으로 인해 발생한다.

④ 몇 가지의 부주의 또는 과잉 행동-충동성 증상은 12세 이전에 나타나야 한다.

⭐ADVICE ADHD는 원인이 매우 다양하나 유전적 요인이나 미세한 뇌손상과 같은 생물학적 요인과 부모의 성격이나 양육방식과 같은 심리사회적 요인이 복합적으로 작용하여 유발되는 것으로 여겨진다.
페닐알라닌 수산화 효소는 12번 염색체에 위치하며 효소가 부족할 경우 근육관절이 뻣뻣해지고 손을 떨거나, 경련 및 뇌파 이상이 관찰된다.

12 강간, 폭행, 교통사고, 자연재해, 가족이나 친구의 죽음 등 충격적 사건에 뒤따라 침습 증상, 지속적 회피, 인지와 감정의 부정적 변화, 각성과 반응성의 뚜렷한 변화 등이 나타나는 심리적 장애는?

① 주요 우울증

② 공황장애

③ 외상후 스트레스 장애

④ 강박장애

⭐ADVICE 외상 후 스트레스 장애는 실제적 혹은 위협에 의한 죽음에의 노출, 심각한 상해 또는 성폭력에의 노출을 경험했을 때 발생한다.
※ 외상 후 스트레스의 증상
ㄱ **침습 증상** : 외상적 사건을 생활 속에서 재경험한다.
ㄴ **회피 증상** : 불쾌한 기억과 감정을 차단하기 위해 외상과 연관된 생각, 느낌, 대화를 피하려고 한다.
ㄷ **인지와 기분의 부정적 변화** : 자신과 타인에 대한 부정적 인식을 하고, 부정적인 감정들을 겪게 된다.
ㄹ **지나친 각성 증상** : 심한 외상 이후 항상 위험에 처한 것처럼 느껴 조마조마하고 경계를 하게 된다.

답 8.③ 9.① 10.④ 11.③ 12.③

13 경계성 성격장애의 치료에 대한 설명으로 틀린 것은?

① 대상관계적 이론가들은 초기에 부모로부터 수용받지 못해 자존감 상실, 의존성 증가, 분리에 대한 대처 능력 부족 등이 나타난다고 보았다.

② 변증법적 행동치료에서는 내담자 중심치료의 공감이나 무조건적인 수용을 비판하고 지시적인 방법으로 경계성 성격장애를 가진 사람들의 행동을 수정하는 데 집중한다.

③ 정신역동적 치료자들은 경계성 성격장애를 가진 사람들이 아동기에 겪은 갈등을 치유하는 데 집중한다.

④ 인지치료에서는 경계성 성격장애를 가진 사람들의 인지적 오류를 수정하려고 한다.

> ⭐ ADVICE 변증법적 행동치료(Dialectical Behavior Therapy)는 Linehan이 경계선 성격장애의 치료를 위해 개발한 것으로서 강렬한 정서적 고통과 충동성을 경험하는 내담자들에게 효과적인 것으로 알려져 있다. 구체적으로 대인관계 기술, 정서조절 기술, 고통감내 기술, 의미창출 기술을 포함한다. 대립되는 사상들이 균형을 이루고 통합 및 종합하는 것을 강조하는 변증법적 세계관을 바탕으로 사고, 정서, 행동의 변화를 촉진하는 여러 가지 인지행동적 전략과 마음챙김(mindfulness) 명상활동을 절충하여 구성되었다.

14 조현병의 증상 중 의지결여, 정서의 메마름, 언어빈곤, 사회적 철회 등은 다음 중 무엇에 해당하는가?

① 양성 증상
② 음성 증상
③ 혼란 증상
④ 만성 증상

> ⭐ ADVICE 조현병의 양성 증상과 음성 증상

	양성 증상	음성 증상
유형	정상인에게는 나타나지 않지만 정신분열증 환자에게서 나타나는 증상. 즉, 망상, 환각, 와해된 언어나 행동	정상인들이 나타내는 적응적 기능이 부족한 상태. 즉, 정서적 둔마, 언어 빈곤, 의욕 저하 등
발생기제	스트레스 사건에 대한 반응으로 급격하게 발생. 뇌의 과도한 도파민(dopamine) 수준에 의해 발생함	외부사건과 무관하게 뇌의 구조적 변화(측두엽 구조상의 세포상실)나 유전적 소인과 관련 있음
치료	약물치료에 의해 쉽게 호전됨	약물치료에 잘 반응하지 않음
지적 기능	지적 손상이 적음	지적 기능이 현저하게 저하됨
예후	경과가 상대적으로 좋은 편	경과가 나쁨

15 우울증의 원인론에 관한 설명으로 틀린 것은?

① 생리학적으로 세로토닌 수준이 높아지면 우울증에 걸리게 된다고 설명하고 있다.

② Freud의 정신분석 이론에서 상징적 상실 또는 상상의 상실로 설명하고 있다.

③ Beck의 인지이론에서 인지적 왜곡으로 우울증을 설명하고 있다.

④ 자신의 삶을 통제할 수 없다는 느낌과 개인의 수동적 태도가 학습되어 무기력감을 가지게 된 결과가 우울증을 유발한다는 주장이 있다.

> ⭐ ADVICE 세로토닌은 평화와 안정감을 느끼게 해주는 뇌 신경전달물질이다. 세로토닌이 부족하면 감정이 불안정하게 되고 근심과 걱정이 많아지면서 충동적인 성향이 나타나며 우울증이 생긴다.

16 신경발달장애에 해당하지 않는 것은?

① 발달성 협응장애

② 탈억제성 사회적 유대감 장애

③ 상동증적 운동장애

④ 투렛장애

> ⭐ ADVICE 탈억제성 사회적 유대감 장애는 아무하고나 친숙한 것처럼 행동하고 낯선 사람도 쉽게 잘 따르는 행동을 하는 장애로 외상 및 스트레스 관련 장애에 해당한다.
> ※ 신경발달장애
> ㉠ 중추신경계, 즉 뇌의 발달 지연 또는 뇌 손상과 관련된 것으로 알려진 정신장애로 생의 초기부터 나타나는 아동기 및 청소년기의 정신장애를 포함하고 있다.
> ㉡ 신경발달장애의 하위유형으로는 지적장애, 의사소통장애, 자폐 스펙트럼 장애, 주의력결핍 과잉행동장애, 특정 학습장애, 운동장애가 있다.

답 13.② 14.② 15.① 16.②

17 급식 및 섭식장애에서 부적절한 보상행동에 포함되는 것은?

① 폭식   ② 과식

③ 되새김   ④ 하제 사용

⭐ADVICE **급식 및 섭식장애**

ⓐ **신경성 식욕부진증** : 체중 증가와 비만에 대한 극심한 두려움을 지니고 있어서 음식섭취를 현저하게 감소시키거나 거부함으로서 체중이 비정상적으로 저하되는 경우

ⓑ **신경성 폭식증** : 짧은 시간 내에 많은 양을 먹는 폭식행동과 이로 인한 체중 증가를 막기 위해 구토 등의 보상행동이 반복되는 경우

ⓒ **폭식장애** : 폭식을 일삼으면서 자신의 폭식에 대해 고통을 경험하지만 음식을 토하는 등의 보상행동은 나타내지 않는 경우, 폭식행동은 부정정서과 엄격한 절식에 대한 반작용으로 나타남

ⓓ **이식증** : 영양분이 없는 물질이나 먹지 못하는 것(종이, 천, 흙, 머리카락 등)을 적어도 1개월 이상 지속적으로 먹는 경우, 가정의 경제적 빈곤, 부모의 무지와 무관심, 아동의 발달지체와 관련된 경우가 흔함

ⓔ **반추장애** : 음식물을 반복적으로 토해 내거나 되씹는 행동을 1개월 이상 나타내는 경우, 역류를 통해 몸통 및 목을 율동적으로 움직이며 입에 손가락이나 옷을 넣는 행동을 보이며 반추를 통해 자기자극, 자기만족을 느끼기 때문에 반추행동을 하는 동안 아동은 불편감보다는 오히려 행복감을 느낌. 부모의 무관심, 정서적 자극의 결핍, 스트레스가 많은 생활환경, 부모-아동관계의 갈등이 주요한 원인

ⓕ **회피적/제한적 음식섭취장애** : 6세 이하의 아동이 지속적으로 먹지 않아 1개월 이상 심각한 체중감소가 나타나는 경우

18 조현병의 좋은 예후 요인을 모두 고른 것은?

> ㉠ 높은 병전 기능   ㉡ 양성 증상이 두드러짐
> ㉢ 나이가 들어서 발병   ㉣ 높은 지능

① ㉠㉡   ② ㉠㉢㉣

③ ㉡㉢㉣   ④ ㉠㉡㉢㉣

⭐ADVICE **조현병의 예후**

ⓐ **조현병의 좋은 예후**
- 증상의 급성 발현
- 증상 시작 시 나이가 많음
- 아프기 이전에 기술이나 성취도 수준이 높았음
- 인지 손상의 정도가 경미함
- 음성 증상은 소수에 불과함(감정 표현 감소 등)
- 최초 정신병 증상 발현에서 치료까지의 시간이 짧음

ⓑ **조현병의 좋지 않은 예후**
- 증상 시작 시 나이가 어림
- 아프기 전 사회 상황과 직장에서 기능에 문제가 있었음
- 조현병 가족력
- 음상 증상이 많음
- 최초 정신병 증상 발현에서 치료까지의 시간이 지체됨

19 성별 불쾌감에 대한 설명으로 틀린 것은?

① 자신의 1차 및 2차 성징을 제거하고자 하는 강한 갈망이 있다.

② 반대 성이 되고 싶은 강한 갈망이 있다.

③ 반대 성의 전형적인 느낌과 반응을 가지고 있다는 강한 확신이 있다.

④ 강력한 성적 흥분을 느끼기 위해 반대 성의 옷을 입는다.

> ★ADVICE 강력한 성적 흥분을 느끼기 위해 반대 성의 옷을 입는 것은 성별 불쾌감이 아닌 복장도착적 물품음란증 (transvestic fetishism)의 임상적 특징이다.
> ※ **성별 불쾌감(성 불편증)의 임상적 특징**
> ㉠ 자신의 경험된 성과 표현된 성과의 불일치로 일차적 성 특징을 제거하려는 강한 욕구
> ㉡ 반대 성의 일차적 성 특성을 얻고자 하는 강한 욕구
> ㉢ 반대 성이 되고자 하는 강한 욕구
> ㉣ 반대 성으로 대우받고자 하는 강한 욕구
> ㉤ 반대 성의 전형적 감정과 반응을 지니고 있다는 신념

20 다음에 제시된 장애유형 중 같은 유형으로 모두 묶은 것은?

㉠ 신체증상장애	㉡ 질병불안장애
㉢ 전환장애	㉣ 공황장애

① ㉠㉡

② ㉡㉢㉣

③ ㉠㉡㉢

④ ㉠㉡㉢㉣

> ★ADVICE 신체증상 및 관련 장애는 원인이 불분명한 신체증상을 호소하거나 그에 대한 과도한 염려를 나타내는 부적응 문제를 의미한다. 하위 유형으로는 신체증상장애, 질병불안장애, 전환장애, 허위성 장애가 있다.
> 공황장애는 분리불안장애, 선택적 무언증(함구증), 특정공포증, 사회불안장애(사회공포증), 광장공포증, 범불안장애와 함께 불안장애의 하위 유형이다.

정답 17.④ 18.④ 19.④ 20.③

1 스탠포드-비네 지능검사에 대한 설명으로 틀린 것은?

① IQ는 대부분의 점수가 100 근처에 모인다.
② 언어성 검사와 동작성 검사 두 부분으로 나누어져 있다.
③ 언어 추리, 추상적/시각적 추리, 양 추리, 단기기억 영역을 포함한다.
④ IQ 분포는 종 모양의 정상분포 곡선을 그린다.

✪ ADVICE ② 언어성 검사와 동작성 검사로 구분되는 것은 웩슬러 지능검사이다.
　　　 ※ **스탠포드-비네 지능검사** … 1916년 Terman이 Binet 지능검사를 수정, 확대하여 표준화한 개인용 일반 지능검사이다. Terman과 그의 동료들은 지능검사의 점수를 산출하는데 Stern이 고안해 낸 정신지수 (mental quotient)의 개념을 도입하여 이를 지능지수(IQ : intelligence quotient)라고 명명하였다. 1916년판 스탠포드-비네 지능검사는 1937년과 1960년에 두 차례 개정되었고, 1986년에 다시 개정되 어 오늘에 이르고 있으며 Wechsler 지능검사와 더불어 오랫동안 세계적으로 널리 사용되어 온 대표적 인 개인용 일반지능검사이다.

2 MMPI-2에서 내용척도 CYN의 설명과 가장 거리가 먼 것은?

① 근거 없는 염세적 신념을 보인다.
② 자신의 위선, 속임수를 정당화한다.
③ 어려움에 쉽게 포기하거나 타인에게 복종한다.
④ 쉽게 비난받는다고 여기며 타인을 경계한다.

✪ ADVICE CYN(Cynicism 냉소적 태도 척도)은 타인들을 부정직하고 이기적이고 냉정하다고 평가하는 것과 관련된 다. 타인의 동기를 의심하며 대인관계를 경계하고 믿지 않는 경향을 반영한다. 적대적, 편집성 사고를 경 험하기도 하며 타인에게 요구가 많지만 타인의 요구에는 분개하는 특성을 나타낸다.
　　　 어려움에 쉽게 포기하거나 타인에게 복종하는 것은 LSE(Low Self-Esteem, 낮은 자존감 척도)와 관련된다.

3 뇌손상의 영향에 관한 설명으로 가장 적합한 것은?

① 뇌손상 이후 일반적인 지적 능력을 유지하지 못하여 원래의 지적 능력 수준이 떨어진다.
② 의사소통장애가 있는 모든 뇌손상환자들이 실어증을 수반한다.
③ 뇌손상이 있는 환자는 복잡한 자극보다는 단순한 자극에 더 시지각장애를 보인다.
④ 뇌손상이 있는 환자는 대부분 일차 기억보다 최신 기억을 더 상세하게 기억한다.

⭐ADVICE 뇌손상 이후 환자들은 병전 수준의 일반적인 지적 능력을 유지하지 못하여 원래의 지적 능력 수준이 저하된다. 문제해결을 효과적으로 하지 못하고 목표 지향적 행동이 체계적이지 못하며 계산능력, 속담 해석 등 다양한 특정능력이 손상된다. 뇌손상이 있을 때 흔히 기억장애를 동반하며 최근 기억이 손상된 경우가 빈번하다. 숙련된 활동을 수행하는 운동속도의 저하, 시각-공간 능력의 손상이 나타난다.

4 다음 K-WAIS 검사 결과가 나타내는 정신장애로 가장 적합한 것은?

- 토막짜기, 바꿔쓰기, 차례맞추기, 모양맞추기 점수 낮음
- 숫자외우기 소검사에서 바로 따라 외우기와 거꾸로 따라 외우기 점수 간에 큰 차이를 보임
- 공통성 문제 점수 낮음 : 개념적 사고의 손상
- 어휘, 상식, 이해 소검사의 점수는 비교적 유지되어 있음

① 강박장애　　　　　　　　　　　② 기질적 뇌손상
③ 불안장애　　　　　　　　　　　④ 반사회성 성격장애

⭐ADVICE ① **강박장애**
- 상식 : 세밀하고 세부적인 응답 보이거나, 불완전한 응답일 경우 포기하는 경향 있음
- 어휘 : 높은 지적인 야망과 추구 나타남. 주지화 경향 보임
- 이해 : 지나치게 길고 세부적인 응답 보임
- 토막 : 지나친 심사숙고와 강박적 행동으로 낮은 점수가 나올 수 있음
- 바꿔 쓰기 : 기호를 완벽하게 쓰느라 시간 지연될 수 있음
- 공통성 : 강박적일 경우 추상적, 구체적 사고를 고루 발휘하여 높은 점수를 보일 수 있음

③ **불안장애**
- 상식 : 만성 불안이 있으면 쉬운 문항부터 실패하여 점수가 낮을 수 있음
- 숫자 외우기 : 상태불안(즉 검사 불안)은 특성적 만성 불안보다 점수가 낮을 수 있음
- 산수 : 불안과 주의집중력 저하로 인해 점수가 낮을 수 있음
- 이해 : 현재의 정서적 갈등이나 불안에 대한 내용을 살펴볼 수 있음
- 토막 : 불안, 부주의로 인해 점수가 낮을 수 있음
- 모양 : 불안, 심리적 불안정성, 신경증 상태에서는 점수가 낮을 수 있음

④ **반사회성 성격장애**
- 상식 : 학업에 대한 적개심, 기초 상식 부족, 쉽게 포기하는 경향으로 점수가 낮을 수 있음

답 1.② 2.③ 3.① 4.②

- 이해 : 부정적 태도, 양심이나 도덕적 판단 결여, 사회적 성숙의 저하로 점수 낮을 수 있음
- 빠진 곳 찾기 : 반항적 태도, 거부적 태도로 인해 점수가 낮을 수 있음("빠진 곳이 없다"라고 응답하는 경향)
- 차례 맞추기 : 사회적 상황에 대한 이해, 사회화된 방식의 부족으로 점수가 낮을 수 있음
- 모양 맞추기 : 방어적, 반항적인 태도로 인해 점수가 낮을 수 있음

5 표준화된 검사가 다른 검사에 비하여 객관적인 해석을 가능하게 해 주는 이유로 가장 적합한 것은?

① 타당도가 높기 때문이다.
② 규준이 마련되어 있기 때문이다.
③ 신뢰도가 높기 때문이다.
④ 실시가 용이하기 때문이다.

⭐ADVICE 규준(norm)은 검사를 실시할 대상을 대표할 수 있도록 표집한 규준집단(norm group)의 정상적인 또는 평균적인 수행을 말하고 검사를 표준화한다는 것은 규준을 설정하는 것을 의미한다. 원점수 자체는 아무런 의미도 없기 때문에 표준화를 통해 만든 규준과 비교함으로써 검사 결과를 의미 있게 해석할 수 있다. 표준화된 검사는 규준이 마련되어 있기 때문에 다른 검사에 비하여 객관적인 해석이 가능하다.

6 Rorschach 검사의 질문단계에서 검사자의 질문 또는 반응으로 가장 적절하지 않은 것은?

① "말씀하신 것은 주로 형태인가요", "색깔인가요"
② "당신이 어디를 그렇게 보았는지를 잘 모르겠네요."
③ "그냥 그렇게 보인다고 하셨는데 어떤 것을 말씀하시는 것인지 조금 더 구체적으로 설명해 주세요."
④ "그것처럼 보이게 만든 것은 무엇인가요"

⭐ADVICE Rorschach 검사
ⓐ 적절한 질문
- 질문 단계에서 검사자는 주요한 3가지 요소에 초점을 둔다. 즉 영역(어디에서 그렇게 보았나), 반응 결정인(어떤 점을 보고 그렇게 보았나), 내용(무엇을 보았나)이다.
- 이해되지 않을 때는 "당신이 어디를 그렇게 보았는지 잘 모르겠네요(영역)." "그것처럼 보이게 하는 게 무엇인지 모르겠네요(반응 결정인)." 등의 질문을 해야 한다.
ⓑ 부적절한 질문
- 직접적인 질문이나 유도 질문은 부적절하다.
- "그 사람이 뭔가를 하고 있나요?"(직접적인 질문), "어느 쪽이 위인가요?"(유도적인 질문), "그 동물은 왜 싸웠을 까요?"(반응을 상세히 묘사하도록 유도하는 질문) 이와같은 질문은 부적절한 질문이다.

7 MMPI-2에서 4-6코드의 대표적인 특성으로 옳은 것은?

① 기묘한 성적 강박관념과 반응을 가질 수 있다.

② 외향적이고 수다스러우며 사교적이면서도 긴장하고 안절부절못한다.

③ 연극적이고 증상과 관련된 수단을 통해 사람을 통제한다.

④ 자신의 잘못에 대해 타인을 비난하기 때문에 이에 대한 자신의 통찰이 약하다.

⭐ADVICE MMPI-2 4-6/6-4 코드
　　㉠ 주요 특징은 분노와 적개심, 불신이다. 특히 권위적인 대상에 대한 적개심이 많고 권위상에 손상을 입히려고 한다.
　　㉡ 사소한 비판이나 거부에도 부당한 취급을 받았다고 여기고 심한 분노감을 표출한다.
　　㉢ 밀접한 대인관계가 거의 없고 타인에 대한 불신감으로 인해 깊은 정서적 교류를 회피한다.
　　㉣ 갈등을 유발하고 대인관계를 악화시키는 자신의 태도에 대해서는 생각하지 않고 분노나 갈등의 원인을 외부로 전가한다.
　　㉤ 정신과 환자집단에서는 흔히 성격장애(특히 수동-공격적)와 정신분열증(특히 망상형)의 진단이 내려지며 특히 척도 4와 6의 상승도가 높을수록, 그리고 척도 6이 척도 4보다 더 높을수록 성격장애보다는 정신증적 상태에 있을 가능성이 높다.

8 조직에서 직원을 선발할 때 적성검사를 사용하는 경우, 적성검사의 준거관련타당도는 어떻게 구하는 것이 가장 바람직한가?

① 적성검사의 요인을 분석한다.

② 적성검사와 다른 선발용 검사와의 상관을 구한다.

③ 적성검사의 내용을 전문가들이 판단하도록 한다.

④ 적성검사와 직원이 입사 후 이들의 직무수행점수와의 상관을 구한다.

⭐ADVICE 준거관련타당도는 검사점수와 준거변인점수와의 상관관계를 산출함으로써 추정하는데, 적성검사 결과를 직원이 입사 후 실제 직무수행점수와 비교해보는 것을 예로 들 수 있다.

9 MMPI-2에서 임상척도의 중요성을 평가할 때 고려할 사항과 가장 거리가 먼 것은?

① 전체프로파일 해석에서 타당도척도보다 임상척도를 먼저 해석해야 한다.
② 정신병리에 대해 임상척도와 소척도를 함께 살펴봐야 한다.
③ 정신병리를 측정하는 내용 척도 및 내용 소척도와도 비교해야 한다.
④ 연령이나 성별과 같은 인구통계학적 변인들과 임상척도들 사이의 관계를 고려해야 한다.

⭐ADVICE MMPI의 해석
피검자의 검사태도 검토→타당도척도 검토→임상척도에서 상승한 척도 검토→2코드 해석 시도→낮은 임상척도에 대한 해석→전체 프로파일 형태분석

10 실행적 기능(executive function)을 담당하는 뇌 부위가 손상된 환자에 대한 평가결과와 가장 거리가 먼 것은?

① BGT에서 도형의 배치 순서를 평가하는 항목의 점수가 유의하게 낮다.
② Trail Making Test에서 반응시간이 평균보다 2 표준편차 이상 높았다.
③ Stroop test의 간섭시행 단계에서 특히 점수가 낮았다.
④ 웩슬러 지능검사에서 상식 소검사의 점수가 유의하게 낮았다.

⭐ADVICE 실행적 기능을 담당하는 뇌 부위는 전두엽이다. 전두엽의 손상은 일상생활에서의 문제 해결 능력에 현저한 손상을 가져오게 된다. 또한 욕구나 정서 표현, 반응을 억제하는 능력에도 장해가 생겨 이전과는 다른 행동 및 성격 특성, 정서적 변화를 초래하기도 한다.
웩슬러 지능검사의 상식 소검사는 전반적인 지식의 범위와 언어 이해력을 측정한다.

11 WAIS-IV의 연속적인 수준 해석 절차의 2단계는?

① 소검사 반응내용 분석
② 전체척도 IQ해석
③ 소검사 변산성 해석
④ 지수점수 및 CHC 군집 해석

⭐ADVICE WAIS-IV 5가지 수준의 해석 단계
㉠ 전체 IQ와 일반능력지수(GAI)에 근거한 전반적인 지능 수준의 분류 및 해석
㉡ **지표 점수 및 군집 분석**: Keith의 5요인 모델에 근거한 군집분석, WAIS IV의 이론적 모델에 기초한 군집 분석, CHC 모델에 기초한 군집 분석
㉢ 소검사 간 분산 분석
㉣ 과정 점수를 포함한 질적 분석
㉤ 소검사 내에서의 분산 분석

12 신경인지장애가 의심되는 노인 환자를 대상으로 실시하기에 적합하지 않은 검사는?

① NEO-PI-R
② MMSE
③ COWA Test
④ CERAD

> ⭐ADVICE 간이정신상태검사(MMSE), 치매진단검사(CERAD), 언어적 유창성 평가(COWA Test)는 신경인지장애가 의심되는 노인 환자를 대상으로 실시한다.
> NEO-PI-R은 1976년에 심리학자 P.T. Costa와 R.R. McCrae가 개발했으며, 인간의 성격을 5가지의 상호 독립적인 요인들로 설명하는 성격심리학적 모형이다. 성격 5요인 모델을 기반으로 하며, 개방성(O ; Openness to Experience), 성실성(C ; Conscientiousness), 외향성(E ; Extraversion), 우호성(A ; Agreeableness), 신경성(N ; Neuroticism)의 5가지 요인들의 앞글자를 따서 OCEAN이라고도 표현한다.

13 아동용 시지각-운동통합의 발달검사로, 24개의 기하학적 형태의 도형으로 이루어진 지필검사는?

① VMI
② BGT
③ CPT
④ CBCL

> ⭐ADVICE **시지각-운동 통합발달검사**(VMI : Development test of Visual-Motor Integration)
> ㉠ 3~14세 아동 및 청소년을 대상으로 한 시지각 및 운동협응력을 측정하기 위한 발달검사
> ㉡ 수직선, 수평선, 삼각형, 정방형 등 24개의 기하학적 형태 도형으로 구성

14 지능이론에 대한 설명으로 옳은 것은?

① Thurstone은 지능이 g요인과 s요인으로 구분하여 지능의 개념을 가정하였다.
② Cattell은 지능을 선천적이며 개인의 경험과 무관한 결정성 지능과, 후천적이며 학습된 지식과 관련된 유동성 지능으로 구분하였다.
③ Gardner는 다중지능을 기술하여 언어적, 음악적, 공간적 등 여러 가지 지능이 있다고 하였다.
④ Spearman은 지능을 7개의 요인으로 구성되어 있다고 보는 다요인설을 주장하고, 이를 인간의 기본정신능력이라고 하였다.

> ⭐ADVICE ① 스피어만(C. Spearman)은 인간의 지능이 일반요인과 특수요인으로 이루어진다고 제안하였다.
> • 일반(g)요인 : 모든 종류의 인지과제를 해결하는 데 필수적으로 관여하는 요인
> • 특수(s)요인 : 특정 과제의 문제해결에만 적용되는 다수의 특수요인
> ② 카텔(Cattell)은 지능을 선천적이며 개인의 경험과 무관한 유동성 지능과, 후천적이며 학습된 지식과 관련된 결정성 지능으로 구분하였다.
> ④ 서스톤(L. Thurstone)은 지능을 7개의 요인으로 구성되어 있다고 보는 다요인설을 주장하고, 이를 인간의 기본정신능력이라고 하였다.

ⓐ 9.① 10.④ 11.④ 12.① 13.① 14.③

15 노인을 대상으로 HTP 검사를 실시하는 방법으로 옳은 것은?

① 노인의 보호자가 옆에서 지켜보면서 격려하도록 한다.
② HTP 실시할 때 각 대상은 별도의 용지를 사용하여 실시한다.
③ 그림을 그린 다음에는 수정하지 못하게 한다.
④ 그림이 완성된 후 보호자에게 사후 질문을 하는 것이 일반적이다.

⭐ ADVICE HTP 검사 시 수검자에게 A4 용지 한 장을 가로로 제시하며 "여기에 집을 그려 보세요"라고 말하고, 소요 시간을 측정한다. '나무'와 '사람' 그림은 세로로 종이를 제시한다.

16 발달검사의 특징에 관한 설명으로 옳은 것은?

① 아동을 직접 검사하지 않고 보호자의 보고에 의존하는 발달검사도구도 있다.
② 발달검사의 목적은 유아의 지적능력 파악이 주목적이다.
③ 영유아 기준 발달상 미숙한 단계이므로 다양한 영역을 측정하기 어렵다.
④ 발달검사는 주로 언어이해 및 표현능력으로 구성되어 있다.

⭐ ADVICE CBCL(Child Behavior Checklist)은 아동 행동 평가척도로 아동 및 청소년의 사회 적응 및 정서행동 문제를 평가하는 데 세계 여러 나라가 사용하는 유용한 임상도구다. 이는 대상아동의 부모가 평가하는 것으로 부모가 부재하는 경우 아동을 잘 아는 사람이 평가한다.

17 MMPI의 타당도 척도 중 평가하는 내용이 나머지와 다른 하나는?

① F
② K
③ L
④ S

⭐ ADVICE 타당도 척도 중 F(비전형)는 비전형성을 평가한다. K(교정), L(부인), S(과장된 자기제시)는 방어성을 평가한다.

※ MMPI-2의 타당도 척도

	측정내용	척도명
성실성	빠짐없이 문항에 응답했는지, 문항을 잘 읽고 응답했는지에 대한 정보제공	?(무응답)
		VRIN(무선반응 비일관성)
		TRIN(고정반응 비일관성)
비전형성	일반인들이 일반적으로 반응하지 않은 방식으로 응답했는지에 대한 정보제공	F(비전형)
		F(B)(비전형-후반부)
		F(P)(비전형-정신병리)
방어성	자기 모습을 과도하게 긍정적으로 제시하고자 했는지에 대한 정보제공	L(부인)
		K(교정)
		S(과장된 자기제시)

18 Guilford의 지능구조(Structure of Intellect, SOI) 3요소가 아닌 것은?

① 조작(operations)　　　　　　② 내용(contents)
③ 과정(processes)　　　　　　 ④ 결과물(products)

⭐ADVICE　길포드(Guilford)는 지능을 다양한 방법으로 상이한 종류의 정보를 처리하는 능력들의 체계적인 집합체라고 개념화하고, 요인분석을 통해 지능구조의 3차원 모델을 제시하였다.
지능은 내용(content), 조작(operation) 및 결과(product) 차원으로 이루어져 있고, 이들을 조합할 경우 120가지 다른 종류의 지적 능력이 산출된다.

19 MMPI-2에서 타당성을 고려할 때 "?"지표에 대한 설명으로 틀린 것은?

① 각 척도별 r 반응의 비율을 확인해 보는 것은 유용할 수 있다.
② r 반응이 300번 이내의 문항에서만 발견되었다면 L, F, K 척도는 표준적인 해석이 가능하다.
③ '?' 반응이 3개 미만인 경우에도 해당 문항에 대한 재반응을 요청하는 등의 사전 검토 작업이 필요하다.
④ '?' 반응은 수검자가 질문에 대해 답변을 하지 않을 경우뿐만 아니라 '그렇다'와 '아니다'에 모두 응답했을 경우에도 해당된다.

⭐ADVICE　**MMPI-2의 무응답 척도 해석시 주의할 점** … 무응답 문항의 개수가 30개 이상이라면 검사결과 자체를 무효로 간주하지만, 결론을 내리기 전에 두 가지 사항을 고려해야 한다.
ㄱ MMPI-2에서는 단축형 검사 실시를 쉽게 하기 위해 원판 타당도 척도(L, F, K)와 임상척도들을 최초 370문항 안에 모두 배치하였기 때문에 대부분의 무응답 문항이 370번 문항 이후에 나타났다면, 단지 무응답 문항의 수가 많다는 이유만으로 전체 검사결과의 타당성을 의심할 필요는 없다.
ㄴ MMPI-2에서는 척도마다 전체 문항 중 몇 %의 문항이 응답되었는지를 표시해준다. 무응답 문항들이 각 척도에 실제로 영향을 미쳤는지, 영향이 있다면 어느 정도인지를 파악할 수 있다. 무응답 문항이 전체의 10% 이상인 척도는 해석을 해서는 안 된다.

답 15.② 16.① 17.① 18.③ 19.②

20 K-WISC-IV를 통해 일반능력을 알아볼 수 있는 소검사끼리 바르게 묶은 것은?

① 공통그림찾기, 단어추리, 순차연결

② 상식, 숫자, 동형찾기

③ 공통성, 토막짜기, 이해

④ 행렬추리, 기호쓰기, 어휘

⭐ ADVICE K-WISC-IV 구성

구분	언어이해	지각추론	작업기억	처리속도
핵심 소검사	이해, 어휘, 공통성	토막짜기, 행렬추론, 공통그림찾기	숫자, 순차연결	동형찾기, 기호쓰기
보충 소검사	단어추리, 상식	빠진곳찾기	산수	선택

K-WAIS-IV의 소검사는 언어이해지수, 지각추론지수, 작업기억지수, 처리속도지수로 구성된다. 4가지 소검사 환산점수들의 합으로 전체지능지수가 산출된다. 언어이해지수와 지각추론지수의 조합점수는 일반능력지수로 산출되며, 작업기억지수와 처리속도지수의 조합점수는 인지효능지수로 산출된다.

1 건강심리학 분야의 초점 영역과 가장 거리가 먼 것은?

① 고혈압

② 과민성 대장증후군

③ 결핵

④ 통증

> **ADVICE** 건강심리학(Health psychology)은 건강의 유지 및 증진, 질병의 예방과 치료를 목적으로 심리학적인 지식을 응용하는 학문이다. 건강에 대한 관심이 증가하면서 최근 급속도로 성장하고 있는 영역으로 신체질병, 스트레스, 비만, 흡연, 알코올 사용, 만성질환 등 다양한 건강 관련 주제를 다루고 있다.
> 결핵은 폐를 비롯한 장기가 결핵균에 감염되어 발생하는 질환으로 호흡기내과의 치료영역이다.

2 아동을 상담할 때 일반적으로 고려해야 할 사항과 가장 거리가 먼 것은?

① 아동에게 치료 중 일어난 일은 성인의 경우와 마찬가지로 부모 등에게는 반드시 비밀로 유지되어야만 한다.

② 아동은 놀이를 통해 자신의 생각과 감정을 표현하기 때문에 놀이의 기능을 중요하게 다루어야 한다.

③ 아동은 발달과정에 있기 때문에 생활조건을 변화시키는데 있어 거의 무력하다.

④ 아동은 부모에게 의존적 상태에 있기 때문에 상담자는 가족의 역동을 이해하고 변화시키는 것이 바람직하다.

> **ADVICE** 아동을 상담할 때에도 아동 자신이나 다른 사람의 안전을 위해서, 혹은 상담자 자신의 안전을 위해서 타인에게 비밀을 말할 수 있다는 것을 알려주어야 한다. 즉 아동 상담의 경우에도 비밀보장 및 비밀보장의 한계는 적용된다.

3 지역사회 심리학에서 지향하는 바가 아닌 것은?

① 자원 봉사자 등 비전문 인력의 활용
② 정신 장애의 예방
③ 정신 장애인의 사회 복귀
④ 정신병원시설의 확장

✪ ADVICE 1950년대 미국의 정신과 환자들이 병원을 떠나 지역사회 정신건강 기관이나 사회로 복귀할 수 있었던 직접적 원인은 향정신성 약물치료의 개발과 보급에 있다. 한 때 향정신성 약물치료의 부작용과 치료의 제한점이 문제가 되기도 하였지만 향정신성 약물치료는 정신분열증과 양극성 장애의 치료에 효과적이었고, 정신병이 무의식의 갈등만으로 발생하는 것이 아닌 뇌의 질병이라는 인식을 확산시켰다. 궁극적으로 약물치료는 환자들을 정신병원에서 퇴원 가능하게 하였다.

4 심리치료 장면에서 치료자의 3가지 기본 특성 혹은 태도가 강조된다. 이는 인간중심 심리치료의 기본적 치료 기제로도 알려져 있는데, 이러한 치료자의 기본 특성에 해당되지 않는 것은?

① 무조건적인 존중　　　　　　② 정확한 공감
③ 적극적 경청　　　　　　　　④ 진솔성

✪ ADVICE 내담자 중심 상담(인간중심 심리치료)은 치료 과정에서 내담자가 자유롭게 자신의 감정을 표현하도록 하고, 이를 적극적으로 경청하고, 비판 없이 반영하며 존중할 때 내담자가 스스로 문제를 극복하고 성장하게 된다고 보았다. 치료자가 갖추어야 할 기본적 태도는 진실성(진솔성, 일치성), 무조건인 긍정적 존중, 공감적 이해가 있다.

5 임상심리학자의 윤리에 관한 일반원칙 중 다음에 해당하는 것은?

> 모든 사람은 심리서비스를 이용하고 이익을 얻을 권리가 있다. 심리학자는 자신이 가진 편견과 능력의 한계를 인지하고 있어야 한다.

① 공정성　　　　　　　　　　② 유능성
③ 성실성　　　　　　　　　　④ 권리와 존엄성의 존중

✪ ADVICE ② 유능성: 자신의 강점과 약점 그리고 자신이 가지고 있는 기술과 그것의 한계에 대해 충분히 자각함으로써 지속적인 교육훈련을 도모하고 최신의 기술을 습득해야 함을 의미한다.
③ 성실성: 성실하고 정직한 자세로 내담자에게 자신의 서비스로부터 기대할 수 있는 바를 설명한다.
④ 권리와 존엄성의 존중: 개인의 개성과 문화의 차이를 민감하게 고려해야 하며 자신의 일방적인 지식과 편견으로 내담자를 대하는 것을 금한다.

6 Dougherty가 정의한 임상심리학자들의 6가지 공통적인 자문 역할에 해당하지 않는 것은?

① 협력자
② 진상 조사자
③ 옹호자
④ 조직 관리자

> ✪ ADVICE Dougherty(2008)는 컨설턴트의 일반인 역할에 대해 다음과 같이 6가지로 분류하여 제시하고 있다.
> ㉠ **전문가(expert)로서의 역할** : 컨설턴트는 제시된 문제에 대한 해결안을 창출할 수 있는 전문적 지식과 기술을 필요로 한다.
> ㉡ **협력자(Collaborator)로서의 역할** : 보다 효과적인 컨설팅을 위해서는 컨설턴트가 컨설턴티의 도움을 이끌어 낼 수 있어야 한다.
> ㉢ **지지자(advocate)로서의 역할** : 컨설턴트가 갖는 가장 직접적 서비스를 제공하는 역할로 지지자를 들 수 있다. 지지자란 컨설턴트가 생각하기에 가장 바람직하다고 생각되는 것을 컨설턴티가 실행할 수 있도록 설득하는 역할을 의미한다.
> ㉣ **사실 발견가(fact finder)로서의 역할** : 문제를 진단하고 해결책을 찾기 위해서는 컨설턴트의 가장 중요한 역할 중의 하나가 객관적인 사실과 정보를 찾는 작업이다.
> ㉤ **과정전문가(process specialist)로서의 역할** : 컨설턴트는 무엇보다도 어떻게에 더 관심을 가져야 한다. 질문을 할 때에도 "무슨 일이 벌어지고 있는가?" 보다 "어떻게 일이 벌어지고 있는지?"를 물어보아야 한다.
> ㉥ **교육/훈련가(educator/trainer)로서의 역할** : 컨설턴트가 기술적 조언가의 역할을 하는 것을 의미한다.

7 심리치료기법에서 해석에 관한 설명으로 적절하지 못한 것은?

① 핵심적인 주제가 더 잘 드러나도록 사용한다.
② 저항에 대한 해석보다는 무의식적 갈등에 대한 해석을 우선시 한다.
③ 내담자가 상담자의 해석을 받아들일 수 있는 것부터 해석한다.
④ 내담자의 생각 중 명확하지 않은 부분에 대해 상담자가 추리하여 설명해준다.

> ✪ ADVICE 정신분석상담의 기법은 무의식적 동기와 그에 대한 해석을 통하여 내담자의 자각을 증진시키고 행동에 대한 통찰을 이끌어내어 증상의 의미를 이해하려는 데 있다.

8 정신건강의학과 병동에 입원한 환자들 중 단체생활의 규칙을 잘 지키지 않는 환자들의 행동문제들을 개선하는데 가장 효과적인 치료적 접근은?

① 자기주장훈련(self-assertiveness training)
② 체계적 둔감법(systematic desensitization)
③ 유관성 관리(contingency management)
④ 내재적 예민화(covert sensitization)

> ✪ADVICE 유관성 관리(수반관계관리, contingency management)는 스키너(Skinner)의 조작적 조건화의 원칙에 입각하여 결과를 수정함으로써 행동변화를 시도하는 치료 전략이다.

9 1950년대 이후 정신역동적 접근에 대한 대안적 접근들이 임상심리학에 많은 영향을 주었다. 이와 가장 관련이 적은 것은?

① 형태주의적 접근
② 행동주의적 접근
③ 가족체계적 접근
④ 생물심리사회적 접근

> ✪ADVICE 형태주의적 접근은 행동을 자극-반응의 연합으로 환원하려는 행동주의와 정신과정을 구성요소로 분석하려는 구조주의에 반발하여 태동하였다. M. Wertheimer의 1912년 가현운동(apparent movement)에 관한 실험을 통해 운동 지각이 종래의 요소적 입장으로는 설명할 수 없음을 실증하는데서부터 시작되었다. Perls는 형태주의 상담의 창시자로 1952년 뉴욕에 형태주의 치료연구소를 세웠으며 정신분석의 영향을 받은 것으로 평가된다.

10 자해 행동을 보이는 아동에 대한 심리평가로 가장 적합한 것은?

① 부모면접
② 자기보고형 성격검사
③ 투사법 검사
④ 행동평가

> ✪ADVICE 행동평가는 내적 과정이나 무의식을 문제 행동의 주요 원인으로 가정하는 정신역동적 평가와는 달리 행동주의 이론을 근거로 해서 특정한 상황에서 나타난 내담자의 행동이나 사고, 감정 등에 관심을 둔다.

11 다음 중 혐오치료를 적용하기에 가장 적합한 장애는?

① 광장공포증

② 소아기호증

③ 우울증

④ 공황장애

⭐ADVICE 성도착장애 중 소아기호증(소아애, pedophila)은 사춘기 이전 소아를 성적 대상으로 삼아 성적 공상 및 성행위를 반복적으로 실행한다. 혐오치료는 바람직하지 않은 행동에 대하여 전기나 화학약품과 같은 불쾌한 자극을 제시함으로써 바람직하지 않은 행동을 줄여나가고자 하는 치료법이다. 혐오치료의 과정은 혐오 자극이 부적응 행동을 하는 동안에 주어지고 그 행동을 그만두면 혐오자극은 사라지도록 하는 것이다. 혐오치료는 약물중독과 성도착증(노출증, 소아기호증 등)의 치료에 주로 사용된다.

12 다음에 제시된 방어기제 중 Vaillant의 성숙한 방어에 해당하지 않는 것은?

① 승화

② 유머

③ 이타주의

④ 합리화

⭐ADVICE Vaillant의 성숙한 방어기제
  ㉠ 이타주의(Altruism) : 건설적이고, 본능적으로 자신에게 만족을 주는 다른 사람에 대한 봉사를 통해서 대리의 경험(만족)을 하는 것
  ㉡ 대비(Antipation) : 목적을 가지고 향후 발생할 내적 고통에 대해 준비하고 대비하는 것
  ㉢ 금욕주의(Asceticism) : 어떤 일을 통해 얻을 수 있는 쾌락에 도덕적 요소가 있음을 고려하여 만족을 거부하는 것
  ㉣ 유머(Humor) : 개인적인 고통이나 어려움 없이 감정이나 생각을 마음 놓고 표현하는 것으로 다른 사람에게 불쾌감을 초래하지 않음
  ㉤ 승화(Sublimation) : 충동의 만족과 목표의 성취가 이루어지는데 그 대상이나 목적은 이전에 사회적으로 용납되지 않던 것에서 사회적으로 받아들여지는 것으로 변화시킴
  ㉥ 억제(Suppression) : 의식적 혹은 반의식적으로 충동이나 갈등에 관심기울이는 것을 최소화

13 다음은 어떤 치료에 대한 설명인가?

> 경계성 성격장애와 감정조절의 어려움과 충동성이 문제가 되는 상태를 치료하기 위해 상대적으로 최근에 개발된 인지행동치료이다. 주로 자살 행동을 보이는 여자 환자들과의 임상 경험을 바탕으로 개발되었다.

① ACT(Acceptance and Commitment Therapy)
② DBT(Dialectical Behavior Therapy)
③ MBSR(Mindfulness Based Stress Reduction)
④ EMDR(Eye Movement Desensitization and Reprocessing)

✪ ADVICE 변증법적 행동치료(Dialectical Behavior Therapy)는 Linehan이 경계성 성격장애의 치료를 위해 개발한 것으로서 강렬한 정서적 고통과 충동성을 경험하는 내담자들에게 효과적인 것으로 알려져 있다. 구체적으로 대인관계 기술, 정서조절 기술, 고통감내 기술, 의미창출 기술을 포함한다.

14 원판 MMPI에 관한 설명으로 가장 거리가 먼 것은?

① T점수로 변환하여 모든 척도 점수의 분포가 동일한 정규 분포가 되도록 했다.
② 적어도 중학생 이상의 독해능력 혹은 IQ 80 이상 등의 조건에서 실시한다.
③ 불가피한 경우가 아니면 맹목 해석(blind interpretation)을 하지 말아야 한다.
④ 개별 척도의 의미뿐만 아니라 척도의 연관성을 함께 고려해야 한다.

✪ ADVICE MMPI-2의 특징(원판 MMPI와의 차이점)
　㉠ 검사문항의 향상 : 원판 MMPI에서 내용상 부적절하거나 성차별적인 문항 및 구식 표현 삭제, 새로운 문항을 추가하여 주제나 문제의 영역을 확대하였다.
　㉡ 동형(Uniform) T점수의 사용 : 원판 MMPI에서는 예를 들어, Hs척도의 T점수 70과 D척도의 T점수 70점이 동일한 백분위의 의미를 갖지 않았다. MMPI-2에서는 이러한 문제점을 해결하고자 동형 T점수를 사용하였다.
　㉢ 타당도 척도의 추가 : MMPI-2에는 기존의 L, F, K척도에 더하여 VRIN, TRIN, F(B), F(P), S의 5개 타당도 척도가 추가되었으며, 이를 통해서 보다 체계적이고 정확하게 피검자의 수검 태도를 평가할 수 있다.
　㉣ 재구성 임상 척도(Restructured Clinical Scales, RC)의 개발
　㉤ 새로운 내용 척도의 개발
　㉥ 새로운 보충 척도의 개발 : MMPI-2에는 성격병리 5요인(PSY-5)척도를 비롯하여, 중독 인정 척도(AAS), 중독 가능성 척도(APS), 남성적 성역할(GM) 척도, 여성적 성역할(GF) 척도, 결혼생활 부적응 척도(MDS) 등의 새로운 보충 척도들이 추가되었다.

15 투사검사의 일반적인 특성이 아닌 것은?

① 환자의 성격구조가 드러나며 욕구, 소망, 또는 갈등을 표출시킨다.

② 자극재료의 모호성이 풍부하다.

③ 반응범위가 거의 무한하게 허용된다.

④ 환자의 욕구나 근심이 드러나도록 구조화하여 질문한다.

★ ADVICE 투사검사란 모호한 검사 자극(구조화되지 않은 자극)을 통해 개인의 욕구, 갈등, 성격에 대한 독특성을 최대한 끌어내려는 목적을 지닌다. 대표적으로 로샤(Rorschach) 검사, 주제통각검사(TAT), 사람그리기(Draw-a-person : DAP), 집-나무-사람 그리기(House-Tree-Person : HTP), 벤더게슈탈트도형검사(Bender Visual Motor Gestalt test : BGT), 문장완성검사(Sentence completion test : SCT) 등이 있다.

16 DSM-5에 관한 설명으로 옳은 것은?

① DSM-Ⅳ에 있던 GAF 점수 사용을 중단하였다.

② DSM-Ⅳ에 있던 다축진단체계를 유지한다.

③ 모든 진단은 정신병리의 차원모형에 근거하고 있다.

④ DSM-Ⅳ에 있던 모든 진단이 유지되었다.

★ ADVICE DSM-5의 특징
ⓐ 기존의 다축 체계가 진단에 큰 효용성이 없다는 학계의 의견을 반영하여 다축 체계가 폐기되었다.
ⓑ DSM-Ⅳ가 질환을 범주로 나눴다면 DSM-5는 스펙트럼으로 질환을 연속선상에 분류하였다. 따라서 같은 증상이라도 심각도의 정도를 구분하거나, 서로 다른 진단명을 가졌던 질환들도 스펙트럼상의 유사한 진행 과정을 공유한다.
ⓒ 세계보건기구(WHO)의 ICD(국제질병분류)와 진단명이 상이한 경우의 혼돈을 줄이고자 조화를 이룰 수 있도록 진단체계를 구성했다.
ⓓ 새로운 범주가 추가되었으며, 각 범주별 하위 범주가 추가 및 변경되었다.
ⓔ 진단명을 간소하고 명료하게 변경하였으며 정진지체라는 용어에서 지적장애로 변경하는 등 대중적으로 사용되는 용어로 변경하였다.

답 13.② 14.① 15.④ 16.①

17 일반적으로 의미적 인출(semantic retrieval) 및 일화적 부호화(episodic encoding)를 담당하는 곳은?

① 브로카의 영역

② 우전전두 피질 영역

③ 베르니케 영역

④ 좌전전두 피질 영역

> ⭐ADVICE ②④ 자전적 기억과 관련하여 내측 측두엽이 기억의 견고화를 담당하고 연합피질은 장기저장에 관여하며, 전전두 피질은 인출에서 특히 중요하다(Tulving, 2002). 최신 뇌영상 연구에 따르면, 해마 체계는 다른 뇌 영역들과의 상호작용을 통해 부호화, 저장, 인출 단계에 모두 영향을 미치는 것으로 알려져 있다. 장기 암묵 기억(implicit memory)이 형성되기 위해서는 전전두엽과 해마가 모두 반드시 활성화되어야 하고, 정확한 암묵 기억을 위해서는 전전두엽과 측두엽 기억 체계들 간의 상호작용이 필요하다. 정보처리 측면에서 살펴보면, 전전두엽이 암묵 기억의 부호화에 관여하며, 의미적 인출과 일차적 부호화에는 좌전전두 피질이 관여하는 것으로 나타났다.
> ①③ 브로카 영역은 언어 표현과 베르니케 영역은 언어 이해와 관련 있는 것으로 알려져 있다. 브로카 영역이 손상될 경우, 말을 유창하게 하지는 못하지만 언어 지시는 이해 가능하다. 베르니케 영역이 손상될 경우, 유창하게 말을 하지만 의미 있는 내용이 아니며, 타인의 말을 이해하지 못한다.

18 다음은 어떤 조건형성에 해당하는가?

> 연구자가 종소리를 들려주고 10초 후 피실험자에게 전기 자극을 주었다고 가정해 보자. 몇 번의 시행 이후 다음 종소리에 피실험자는 긴장하기 시작했다.

① 지연조건 형성

② 흔적조건 형성

③ 동시조건 형성

④ 후향조건 형성

> ⭐ADVICE 고전적 조건형성에서는 조건 자극(CS)과 무조건 자극(UCS) 사이의 시간적 관계가 중요하다.
> ① 지연조건 형성은 조건 형성이 먼저 제시되어 무조건 자극이 제시될 때까지 지속되는 경우를 말한다.
> ② 흔적조건 형성은 조건 자극이 먼저 제시되지만 무조건 자극이 제시되기 전에 조건 자극이 종료되는 경우를 말한다.
> ③ 동시조건 형성은 조건 자극과 무조건 자극이 동시에 제시되는 경우를 말한다.
> ④ 후향조건 형성은 무조건 자극이 먼저 제시되고 조건 자극이 나중에 제시되는 경우를 말한다.

19 행동평가 방법 중 참여관찰법에 비교할 때 비참여 관찰법의 특성과 가장 거리가 먼 것은?

① 내담자의 외현적 행동을 기록하는데 유리하다.

② 관찰자 훈련에 많은 시간과 비용이 소요된다.

③ 관찰자가 다른 활동 때문에 관찰에 지장을 받아 기록에 오류를 범할 가능성이 높다.

④ 행동에 관한 정밀한 측정이 요구되고, 연구자가 충분한 인적 자원을 갖고 있는 경우 유용하다.

> ⭐ADVICE **참여관찰과 비참여 관찰**
> ㉠ **참여관찰** : 관찰대상과 상호작용하며 구성원과 하나가 되어 함께 생활하거나 활동하면서 관찰한다. 객관성과 표준화 가능성이 부족하다.
> ㉡ **비참여 관찰** : 내담자의 행동을 관찰하고 기록하기 위해 제3자의 입장에서 관찰하는 것으로 객관성을 확보할 수 있다. 관찰 활동에 특별한 제약이 없으나 타인을 통해 관찰 결과를 지각하는 과정에서 오류가 발생할 수 있다.

20 평가자간 신뢰도를 알아보기 위한 지표로 사용되지 않는 것은?

① Pearson' r

② 계층 간 상관계수

③ Kappa 계수

④ Cronbach's alpha

> ⭐ADVICE 크론바흐 알파(Cronbach's alpha)는 문항 내적 합치도에 기초하여 신뢰도를 추정할 때 사용한다. 각 문항을 하나의 검사로 간주하여 신뢰도를 추정하며 0 ~ 1 사이의 값을 갖는다.

1 청소년 상담에서 특히 고려해야 할 요인과 가장 거리가 먼 것은?

① 일반적인 청소년의 발달과정에 대한 규준적 정보
② 한 개인의 발달단계와 과업수행 정도
③ 내담자 개인의 영역별 발달수준
④ 내담자의 이전 상담경력과 관련된 사항

> ⚙ ADVICE 청소년 상담에서 고려해야 할 요인
> ㉠ 발달단계에 대한 정보는 일반적인 청소년의 발달과정에 대한 규준적 정보를 제공하고, 이와 같은 정보는 상담자로 하여금 '지나친 진단'이나 '미흡한 진단'의 가능성을 방지할 수 있다.
> ㉡ 한 개인의 발달단계 대한 객관적인 이해는 상담자에게 뿐 아니라 아동 및 청소년이나 그들의 양육자인 부모 자신에게도 도움이 된다.
> ㉢ 상담자가 발달단계나 중요한 발달과업에 대한 지식을 가지고 있음으로써 발달단계나 과업의 수행에서 부진한 영역을 발견하고 그 부분의 회복을 위해 노력할 수 있다.
> ㉣ 한 개인의 발달단계와 그들의 과업수행 정도를 평가함으로써 상담의 필요성 여부를 결정하거나 상담의 목표, 또는 상담의 양식을 결정하는데 도움이 된다.
> ㉤ 상담자는 내담자의 영역별 발달수준, 발달이 뛰어난 영역과 부진한 영역, 성취한 발달과업을 고려하여 상담할 수 있다. (상호 연관성을 활용한 접근)

2 AA(Alcoholic Anonymous)에서 이루어지는 활동의 대표적인 특징은?

① 알코올 중독 치료 후에 사교적인 음주를 허용한다.
② 술이나 중독물의 부작용을 생생하게 상상하고 논의한다.
③ 알코올 중독을 병으로 인정하고 단주를 목표로 한다.
④ 술과 함께 심한 부작용을 일으키는 혐오적 약물치료를 한다.

> ⚙ ADVICE 익명의 알코올 중독자들(Alcoholics Anonymous)은 알코올로부터 해방되기를 원하는 사람들의 국제적인 상호 협조 활동 모임이다. 영문 앞글자를 따서 AA라고 칭한다. AA모임의 근본 목적은 '술을 마시지 않고 다른 알코올 의존증 사람들 및 알코올 중독자들이 술을 끊도록 상호 도와주는 것'이다
> ※ AA 12단계
> • 1단계 : 우리는 알코올에 무력했으며, 우리의 삶을 수습할 수 없게 되었다는 것을 시인했다.
> • 2단계 : 우리보다 위대하신 '힘'이 우리를 본 정신으로 돌아오게 해 주실 수 있다는 것을 믿게 되었다.
> • 3단계 : 우리가 이해하게 된대로, 그 신의 돌보심에 우리의 의지와 생명을 맡기기로 결정했다.
> • 4단계 : 철저하고 두려움 없이 우리 자신에 대한 도덕적 검토를 했다.
> • 5단계 : 우리의 잘못에 대한 정확한 본질을 신과 자신에게 그리고 다른 어떤 사람에게 시인했다.

- 6단계 : 신께서 이러한 모든 성격상 결점을 제거해 주시도록 완전히 준비했다.
- 7단계 : 겸손하게 신께서 우리의 단점을 없애 주시기를 간청했다.
- 8단계 : 우리가 해를 끼친 모든 사람의 명단을 만들어서 그들 모두에게 기꺼이 보상할 용의를 갖게 되었다.
- 9단계 : 어느 누구에게도 해가 되지 않는 한, 할 수 있는 데까지 어디서나 그들에게 직접 보상했다.
- 10단계 : 인격적인 검토를 계속하여 잘못이 있을 때마다 즉시 시인했다.
- 11단계 : 기도와 명상을 통해서 우리가 이해하게 된대로의 신과 의식적인 접촉을 증진하려고 노력했다. 그리고 우리를 위한 그의 뜻만 알도록 해주시며, 그것을 이행할 수 있는 힘을 주시도록 간청했다.
- 12단계 : 이런 단계들의 결과, 우리는 영적으로 각성되었고, 알코올중독자들에게 이 메시지를 전하려고 노력했으며, 우리 일상의 모든 면에서도 이러한 원칙을 실천하려고 했다.

3 사이버상담에 대한 설명으로 틀린 것은?

① 사이버상담은 전화상담처럼 자살을 비롯한 위기 상담이라는 뚜렷한 목적을 갖고 시작되었다.

② 사이버상담자들의 전문성과 윤리성 등을 통제하고 관리하는 체제가 필요하다.

③ 사이버상담의 전문화를 위해 기존 면대면상담과는 다른 새로운 상담기법을 개발하고 실험을 통해 효과를 검증할 필요가 있다.

④ 사이버상담은 기존의 면대면상담과 전화상담에 참여하지 않았던 새로운 내담자군의 출현을 가져왔다.

> **ADVICE** 사이버상담이란 가상의 상담실에서 이루어지는 전문상담활동으로, 도움을 필요로 하는 내담자의 문제를 해결하고 생각 · 감정 · 행동상의 성장을 위해 노력하는 상담과정을 사이버공간에서 수행하는 것을 말한다. 상담자는 내담자의 문제나 감정 · 생각 · 행동상의 특징에 대해 내담자의 실제 모습을 보고 이해할 수 없다. 단지 컴퓨터 모니터에 올려진 문자나 영상을 통해서만 내담자를 파악하게 된다.

4 학습문제 상담의 시간관리전략에서 강조하는 것은?

① 기억하고자 하는 의도를 갖도록 노력한다.

② 학습의 목표를 중요도와 긴급도에 따라 구체적으로 수립한다.

③ 시험이 끝난 후 오답을 점검한다.

④ 처음부터 장시간 공부하기 보다는 조금씩 자주 하면서 체계적으로 학습한다.

> **ADVICE** 학습(문제)상담이란 협의로는 학습부진 및 학습문제의 원인을 진단하여 전반적인 생활에서 학생이 학습에 스스로 책임감을 느끼고 전념하도록 도우며, 나아가 스스로 학습방법을 개선하고 향상시키도록 돕고 예방하는 활동이다. 광의로는 학습문제로 인한 부모자녀관계, 대인관계문제, 진로문제, 학교부적응 문제, 정신건강문제 등을 예방하고 도와 성장, 변화, 학습하도록 하는 활동이다. 학습(문제)상담 시 시간관리전략으로 제한된 시간 내 효율적으로 학습하기 위해 목표를 구체적이고 측정 가능하도록 세우고, 중요도에 따라 우선순위를 부여하여 실행한다.

답 1.④ 2.③ 3.① 4.②

5 상담의 초기단계에서 다루어야 할 내용과 가장 거리가 먼 것은?

① 도움을 청하는 직접적인 이유의 확인
② 과정적 목표의 설정과 달성
③ 상담 진행방식의 합의
④ 촉진적 상담관계의 형성

⭐ ADVICE 상담의 초기 단계에 반드시 이루어져야 하는 것으로는 상담관계(Rapport) 형성, 내담자의 이해와 평가, 상담의 구조화, 목표 설정이 있다. 또한 내담자가 지금 상담을 받기로 결정한 동기나 기대가 무엇인지, 자신의 문제를 어떻게 보고 있는지, 자살과 같은 위기 상황에 놓여있는지 여부 등을 살펴봐야 한다.

6 Rogers의 인간중심 상담에 대한 설명으로 틀린 것은?

① 내담자는 불일치 상태에 있고 상처받기 쉬우며 초조하다.
② 상담자는 내담자와의 관계에서 일치성을 보이며 통합적이다.
③ 상담자는 내담자의 내적 참조 틀을 바탕으로 한 공감적 이해를 경험하고 내담자에게 자신의 경험을 전달하려고 시도한다.
④ 내담자는 의사소통의 과정에서 상담자의 선택적인 긍정적 존중 및 공감적 이해를 지각하고 경험한다.

⭐ ADVICE 인간중심 치료에서 인간은 긍정적인 변화를 위한 내면적 동기와 잠재력을 가진 존재이므로 치료자가 내담자를 받아들여 공감하고 이해하면 내담자 스스로가 변화를 모색하며 문제를 해결한다고 본다. 내담자는 의사소통의 과정에서 상담자의 선택적이 아닌 무조건적 긍정적 존중 및 공감적 이해를 지각하고 경험한다.

7 상담자가 내담자를 직면시키기에 바람직한 시기가 아닌 것은?

① 문제가 드러날 때 즉각적으로 내담자의 잘못을 직면시켜서 뉘우치게 한다.
② 내담자와 적당한 신뢰관계가 형성되었을 때 시도한다.
③ 내담자의 말과 행동의 불일치가 보일 때 시도한다.
④ 부정적인 자아상을 가진 내담자가 처음 긍정적인 진술을 할 때 시도한다.

⭐ ADVICE 직면이란 내담자의 말과 행동이 일치하지 않는 것을 인식시키는 방법으로 현실치료에서는 내담자가 자신의 말과 행동에 대해 책임감을 지니도록 촉진하는 것을 말한다. 직면은 내담자와의 신뢰관계가 형성되었을 때 시도해야 한다. 문제가 드러날 때 즉각적으로 내담자의 잘못을 직면시킬 경우 내담자의 저항을 야기하거나 신뢰관계가 악화될 수 있다.

8 다음 사례에서 사용된 상담기법은?

> 상담자가 금연을 하고자 하는 철수 씨에게 금연을 시도하기 전 얼마의 기간 동안 흡연량을 대폭 줄여 하루에 특정한 시간에 특정한 장소에서만 흡연하도록 권하였다.

① 조건자극 줄이기(narrowing) ② 행동 감소법(action-reducing)
③ 연결 끊기(link-cutting) ④ 중독 둔감법(de-sensing)

⭐ADVICE 흡연에 관한 인지행동 치료적 접근은 담배에 대한 흡연자의 잘못된 인식을 수정하고, 인지 교정을 통해 행동 수정을 도모하는 것이다. 금연 준비단계에서 행동치료의 자극조절기법 중 하나인 narrowing기법을 이용하여 생활 속 흡연과 연관된 조건자극의 수를 줄여나가는 방법이 금연을 시도하고 성공하는데 중요한 요인이 될 수 있다. 흡연과 관련된 특정한 장소, 시간, 상황을 파악하여 한정시키는 것으로, 얼마간 하루의 특정 시간 혹은 특정 장소에서만 흡연하는 연습을 하는 것이다.

9 Adler 상담이론의 주요 개념이 아닌 것은?

① 우월성 추구 ② 자기 초월
③ 생활양식 ④ 사회적 관심

⭐ADVICE 아들러(Adler)가 창안한 개인심리학의 주요 개념은 열등감과 보상, 우월성 추구, 사회적 관심, 생활양식, 가족구도와 출생순위, 삶의 과제 등이다.

10 상담에서 나타날 수 있는 윤리적 갈등의 해결단계를 바르게 나열한 것은?

> ㉠ 관련 윤리강령, 법, 규정 등을 살펴본다.
> ㉡ 한 사람 이상의 전문가에게 자문을 구한다.
> ㉢ 상황에서 문제점이나 딜레마를 확인한다.
> ㉣ 다양한 결정의 결과를 열거해보고 결정한다.

① ㉠→㉢→㉡→㉣ ② ㉡→㉢→㉠→㉣
③ ㉢→㉠→㉡→㉣ ④ ㉢→㉠→㉣→㉡

⭐ADVICE 상담에서의 윤리적 갈등의 해결단계는 문제점이나 딜레마 확인→관련 윤리강령, 법, 규정 검토→한 사람 이상의 전문가에게 자문→다양한 결정의 결과를 열거해보고 결정하는 순으로 이루어진다.

답 5.② 6.④ 7.① 8.① 9.② 10.③

11 집단상담의 후기 단계에서 주어지는 피드백에 대한 설명으로 틀린 것은?

① 구성원들에게 친밀감, 독립적인 평가를 제공할 수 있다.
② 긍정적인 피드백은 적절한 행동을 강화할 수 있다.
③ 지도자는 효과적인 피드백 모델이 될 수 있다.
④ 교정적인 피드백이 긍정적인 피드백보다 중요하다.

> ⭐ADVICE 집단상담의 후기(종결 단계)에서는 분리감정 다루기, 집단 내 초기 지각과 후기 지각 비교, 미해결 문제 다루기, 집단경험의 의미 표현(포옹, 선물 등), 집단경험 뒤돌아보기, 행동 변화의 실습, 심도 있는 학습 수행, 피드백 주고받기, 다짐과 과제의 활용, 좌절 극복하기 등이 이루어진다. 피드백의 경우 집단원 개인 에게 초점을 맞춘 건설적 피드백이 제공되어야 한다.

12 성 피해자에 대한 심리치료 과정 중 초기 단계에서 상담자가 유의해야 할 사항과 가장 거리가 먼 것은?

① 치료의 관계형성을 위해 수치스럽고 창피한 감정이 정상적인 감정임을 공감한다.
② 피해상황에 대한 진술은 상담자 주도로 이루어져야 한다.
③ 성피해 사실에 대한 내담자의 부정을 허락한다.
④ 내담자에게 치료자에 대한 감정을 묻고 치료자를 선택할 수 있도록 해 준다.

> ⭐ADVICE 성 피해자를 대상으로 한 심리치료의 초기에 피해상황에 대한 진술은 내담자의 주도로 이루어져야 한다.
> ※ **성 피해자 심리상담의 초기 단계에서 유의할 사항**
> ㉠ 상담자는 피해자인 내담자와 신뢰할 수 있는 치료적 관계형성에 힘써야 한다.
> ㉡ 상담자는 내담자의 비언어적인 표현에 주의를 기울이며, 이에 대해 적절히 반응해야 한다.
> ㉢ 상담자는 내담자에게 상담 내용의 주도권을 줌으로써, 내담자에게 현재 상황에서 표현할 수 있는 것들에 대해 이야기할 수 있도록 배려해야 한다.
> ㉣ 피해자의 가족상황과 성폭력 피해의 합병증 등에 관해 상세하게 파악해야 한다.
> ㉤ 내담자가 성폭력 피해의 문제가 없다고 부인하는 경우, 상담자는 일단 수용하며 언제든지 상담의 기회가 있음을 알려주어야 한다.

13 진로상담의 목표와 가장 거리가 먼 것은?

① 내담자가 이미 결정한 직업적인 선택과 계획을 확인하도록 돕는다.
② 내담자 자신의 직업적 목표를 명확하게 해 준다.
③ 내담자로 하여금 자아와 직업세계에 대한 구체적인 이해와 새로운 사실을 발견하도록 한다.
④ 직업선택과 직업생활에서 순응적인 태도를 함양하도록 돕는다.

> ⭐ADVICE 진로상담의 목표는 자신 및 직업세계에 대한 이해 증진, 합리적인 의사결정의 함양, 정보 탐색 및 활용 능력의 함양, 일과 직업에 대한 올바른 가치관 형성, 직업선택에 대한 능동적 태도 형성 등이다.